Lernen durch Bewegung

Lernen durch Bewegung

Carl Ginsburg

Carl Ginsburg

Lernen durch Bewegung

Eine andere Sicht auf die Verbindung von Körper und Geist nach Moshé Feldenkrais

unter Mitarbeit von
Lucía Schütte-Ginsburg

Aus dem Amerikanischen
von Lucía Schütte-Ginsburg
und Claus-Jürgen Kocka

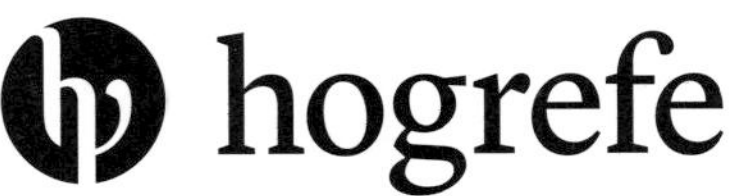

Lucía Schütte-Ginsburg und Carl Ginsburg
Zum Quellenpark 38
65812 Bad Soden
csginsburg@hotmail.com

Bibliografische Information der Deutschen Nationalbibliothek
Die Deutsche Nationalbibliothek verzeichnet diese Publikation in der Deutschen Nationalbibliografie; detaillierte bibliografische Daten sind im Internet über http://www.dnb.de abrufbar.

Anregungen und Zuschriften bitte an:
Hogrefe AG
Lektorat Gesundheit
Länggass-Strasse 76
3000 Bern 9
Schweiz
Tel: +41 31 300 45 00
E-Mail: verlag@hogrefe.ch
Internet: http://www.hogrefe.ch

Lektorat: Susanne Ristea
Lektorat Übersetzung: Cornelia Berens, Giekau
Bearbeitung: Claus-Jürgen Kocka, Nürnberg
Herstellung: Daniel Berger
Umschlagabbildung: Irene Sieben, Berlin
Umschlag: Claude Borer, Riehen
Satz: Claudia Wild, Konstanz
Druck und buchbinderische Verarbeitung: Finidr s. r. o., Český Těšín
Printed in Czech Republic

1. Auflage 2016

E-Book-ISBN_PDF 978-3-456-95347-2
E-Book-ISBN_EPUB 978-3-456-75347-8
ISBN 978-3-456-85347-5
http://doi.org/10.1024/85347-000

Inhalt

Widmung

In Erinnerung an Moshé Feldenkrais, der einen Weg zur selbstgesteuerten Verbesserung entdeckte und ein neues Verständnis des Biologischen, das uns Wachstum und Entwicklung beschert.

Sowie den vielen Studenten und Kollegen gewidmet, die diese Ideen so bekannt machen, dass viele Menschen davon profitieren.

Geleitwort

Wenn es Frühling wird und die Zugvögel aus ihren südlichen Winterquartieren wieder zu uns zurückkehren, sind plötzlich auch die Bachstelzen wieder da und erinnern mich mit ihren eigenartigen, wippenden Bewegungen an einen Hinweis meines Biologielehrers, den ich bis heute nicht vergessen habe: „Sie sehen nur das, was sich bewegt". Wie die Welt um sie herum beschaffen ist, können sie nur erkennen, indem sie sich selbst bewegen. Deshalb beginnen sie mit ihrem Körper zu wippen, sobald sie sich irgendwo niederlassen. Damals war das für mich eine logische Erklärung. Ich wusste noch nicht, wie sehr dieses Bild der wippenden Bachstelzen meine gesamte spätere Forschungstätigkeit als Biologe und als Neurobiologe bestimmen sollte. Es wurde für mich zu einer Metapher für die Art und Weise, wie Lebewesen sich ihre jeweilige Lebenswelt erschließen: eben nicht als passive Reiz-Reaktions-Maschinen, sondern als eigenständige, aktive Gestalter. Als handelnde – und damit als sich selbst bewegende – intentionale Subjekte. Und natürlich gilt das nicht nur für Bachstelzen und deren Verhalten, es gilt auch für Pflanzen, die sich dem Licht entgegenstrecken und es gilt sogar für Pantoffeltierchen, also für frei lebende Einzeller, die sich auf einen Nahrungsbrocken zu- und von einer Gefahrenquelle wegbewegen. Aber allem voran bildet dieses aktive, die Welt durch eigene Bewegungen erkundende Handeln die Grundlage für die wichtigste Leistung, die alle Lebewesen von unbelebten Objekten unterscheidet: das Lernen.

„Lernen durch Bewegung" haben Carl Ginsburg und Lucía Schütte-Ginsburg als Titel für dieses Buch gewählt, in dem sie die in ihrer langjährigen Forschungstätigkeit gewonnenen Erkenntnisse zusammenfassen. In drei aufeinander aufbauenden Teilen machen sie deutlich, wie grundsätzlich sich das Verständnis lebendiger Entwicklungsprozesse zu verändern beginnt, wenn Zellen, Tiere und nicht zuletzt Menschen als autonom handelnde, sich selbst bewegende Subjekte erkannt und nicht länger als passive Objekte wissenschaftlicher Analysen behandelt und bis in ihre Einzelbausteine zerlegt werden. Sehr bewusst vermeiden die Autoren eine Bewertung des von den „Mutterdisziplinen" der Biologie, der Physik und Chemie übernommenen objektivierenden Ansatzes. Ohne eine möglichst genaue Kenntnis der molekularen Grundlagen des Kontraktionsprozesses und der Rolle von Aktin- und Myosinfibrillen in den Muskelfasern, könnten wir ja auch gar nicht beschreiben, was in unseren Muskeln passiert, wenn wir uns bewegen. Aber um zu verstehen, weshalb eine Bachstelze zu wippen beginnt, wenn sie sich auf einem Stein niederlässt, hilft uns dieses Wissen nicht weiter. Dazu müssten wir dieses Bewegungsmuster als Ausdruck ihrer eigenen Versuche verstehen, sich in ihrer Lebenswelt mit den ihr zur Verfügung stehenden Möglichkeiten zu orientieren. In gleicher Weise gilt das auch für Kinder, die sich ihre Welt beobachtend, erprobend und gestaltend erschließen.

Um zu verstehen, wie jedes einzelne Kind das auf seine Weise bewerkstelligt und was es dabei alles lernt, ist eine möglichst detaillierte Kenntnis, der in seinem Gehirn ablaufenden Prozesse eine zwar hilfreiche, aber eben nicht ausreichende Voraussetzung. Und genau darum, um diesen nur aus der Perspektive des betreffenden Kindes verstehbaren Grund für seine Lernbemühungen und um die dabei von ihm ausgewählten und eingesetzten Verhaltens- und Bewegungsmuster geht es Carl Ginsburg und Lucía Schütte-Ginsburg in diesem Buch. Sie nehmen darin genau das in den Blick, was von den bisher vorherrschenden, „objektiven" Untersuchungen von Lernprozessen mehr oder weniger bewusst als „unwissenschaftlich" ausgeklammert worden ist. Deshalb ist dieses Buch im besten Wortsinn „richtungsweisend". Mit ihren grundsätzlichen entwicklungsbiologischen Überlegungen (Teil I) und den daraus abgeleiteten Schlussfolgerungen zur Bedeutung von Affekten für Lernprozesse, insbesondere während der frühen Kindheit (Teil II) und den abschließend dargestellten Praxisbeispielen (Teil III) schärfen die Autoren das Bewusstsein für all jene Aspekte der Entwicklung des Lebendigen, die erst verstehbar werden, wenn ein Lebewesen in seiner Subjekthaftigkeit als handelnder Akteur betrachtet wird. Auf diese Weise wird es möglich, die in den letzten Jahrzehnten von Entwicklungsbiologen entwickelten Vorstellungen von Kohärenz, von Selbstorganisation und Potentialentfaltung verständlich – und künftig gezielter als bisher wissenschaftlich untersuchbar – zu machen.

Es ist in diesem Zusammenhang recht interessant, dass die entscheidenden Impulse für diese neue, für Biologen, Mediziner und Therapeuten äußerst interessante Betrachtungsweise von Moshé Feldenkrais stammen und Carl Ginsburg zu den wenigen Personen gehört, die von diesem Pionier der Lernforschung noch selbst erfahren haben, was er mit seinem Leitsatz „Bewegung ist der Schlüssel zum Leben" zusammengefasst hat. In einer Epoche, die ganz wesentlich von der Vorstellung bestimmt war, dass die Entschlüsselung des Erbgutes, also die Sequenzierung der DNA-codierten genetischen Anlagen der entscheidende Schritt auf dem Weg zur „Entschlüsselung des Lebens" sei, war es die Lektüre von Moshé Feldenkrais' Arbeiten, die auch mich selbst nachhaltig ermutigt hat, Lebewesen nicht als zum Zweck der eigenen Reproduktion von ihren genetischen Anlagen geschaffene Container zu betrachten. Auch deshalb bin ich froh, dass dieses Buch von Carl Ginsburg und Lucía Schütte-Ginsburg nun auch ins Deutsche übersetzt und für Leserinnen und Leser im deutschsprachigen Raum verfügbar gemacht worden ist.

Göttingen, 15. April 2016 Gerald Hüther

„Ihr Buch und Ihre Arbeit reichen so tief. Sie sind elegant, einfach und schön. Beide sind ein Beitrag zu dem kulturellen Transformationsprozess, den Menschen überall auf der Welt leben. Eine Transformation auf der Basis der Feldenkrais-Arbeit, die den Geist und den Reichtum seiner Arbeit erhält, eröffnet die Möglichkeit, unser Verständnis der Lebenswissenschaften zu verändern."

Aus einem Brief, den Prof. Dr. Humberto Maturana nach der Lektüre des Buchs an Dr. Carl Ginsburg und Lucía Schütte-Ginsburg schrieb.

Vorwort

Während ich an meinem Computer sitze, bin ich mir meiner Finger bewusst, wie sie sich über die Tasten bewegen, meines Atems, des Bildschirms vor mir und der Tastatur, wenn ich meinen Kopf bewege, um sie zu sehen. Die Worte kommen in mein Bewusstsein, während ich in Sätze fasse, was ich zu sagen beabsichtige. Zugleich bin ich mir meines persönlichen Umfelds und des weiteren Raums bewusst. Ich bemerke die Bewegung meines Atems, die gleichmäßig und flach ist, ohne Anstrengung; ich nehme sowohl das Gefühl von Leben in meinen Beinen, meinem Rumpf, meinen Armen, meinen Füßen, meinem Kopf wahr als auch das meines Gewichts auf dem Stuhl. Wenn ich meinen Kopf hebe und aus meinem Fenster schaue, werde ich mir der Natur draußen bewusst, erkenne den wachsenden Kastanienbaum und seine Blüten, die Brise, die durch die Büsche und Bäume weht, ein bisschen blauen Himmel und ein paar Wolken. Es ist alles sehr gewöhnlich und doch außerordentlich. Ich bin gerade dabei zu schreiben, dass das nicht immer so war in meinem Leben, und nehme plötzlich wahr, dass ich mein linkes Knie von einer Seite zur anderen wippen lasse. Der Gedanke mündete in ein leichtes Unbehagen. Dieses kaum wahrnehmbare Gefühl hat sich mit dem wippenden Bein in Bewegung ausgedrückt. In der Vielfältigkeit jedes Gegenwartsmomentes gibt es viele Bewusstseinsschichten.

Das war nicht immer so. Ich denke zurück an die Anfänge meines jetzigen Lebens, an den Lehrstuhl für Anorganische Chemie an einem kleinen amerikanischen *College*, das in den 60ern mit einer größeren Universität verbunden war. Damals waren meine Gegenwartsmomente nicht so ausgefüllt. Ich bin sicher, dass die Gefühle und Empfindungen von Lebendigsein in mir versteckt waren; gewohnheitsmäßige Bewegungen habe ich nicht bemerkt, meine Umgebung habe ich nicht als gegenwärtig empfunden, sondern als eine Quelle von Unwohlsein. Ich erinnere mich, dass ich häufig das Empfinden hatte, nicht zugehörig oder ein Fremder auf Erden zu sein. Zu unterrichten war mühsam; d.h. ich erlebte mich müde, schwer und wartete fast ängstlich auf die Klingel, sodass ich aufhören und zurück zu meinem Schreibtisch flüchten konnte. Ich litt unter allen möglichen Beschwerden, darunter immer wiederkehrende Rückenschmerzen und einem chronischem Reizdarm. Bewegung empfand ich als lästige Arbeit. Das Schönste war, die Nase in ein Buch zu stecken.

Damals las ich gierig alles über Psychologie, Entfremdung, Politik, Existenzialismus und alles was verwandt war. Ich las Freud, Norman O. Brown, Paul Goodman, Norman Mailer, Camus, Sartre, Martin Buber und Wilhelm Reich. Ich abonnierte *Encounter* und *Commentary*. Dieses Interesse hatte nichts mit der Schule zu tun. Ich las viel im Bereich der Philosophie der Naturwissenschaften und betrachtete mich selbst als sehr rational. Ich glaubte an eine objektive Wahrheit, die sich am besten durch wissenschaftliche Experimente entschlüsseln lassen würde. Ich war überzeugt, normal zu sein. Und doch hatte das, was man damals in der wissenschaftlichen Psychologie verstand, nur eine schwache Verbindung zu der Erfahrung lebendig zu sein. Begrenzt, wie ich damals war, erahnte ich, dass es noch vieles gab, was ich nicht erfahren und verstanden hatte. Mein Lesen und Studieren machte mein Leben nicht schlauer, eleganter oder besser. Der Lebensweg schien ohne Wahlmöglichkeiten weiterzugehen.

Bevor der Schmerz allgegenwärtig wurde, war meine bewusste Erfahrung vorwiegend mit verbalem Denken beschäftigt, Tagträumen oder Kritzeln. Das Leben mit meinen Freunden war mit Gesprächen gefüllt. Mit meiner damaligen Frau gab es viele Streitigkeiten und Ärger. Ich überlegte, dass sie sich die Kränkungen und Fehler, die uns in Konflikt brachten, nur einbildete. Ein Wochenende in einer Selbsthilfegruppe enthüllte mich mir selbst. Es war ein Schock für mich zu verstehen, dass ich mich vor mir selbst versteckte und vor den anderen um mich herum. Wie hatte ich das gemacht? Was hatte ich dadurch gewonnen, was verloren? Wie hatte dieser Sachverhalt meine Ideen, meine Wahrnehmung verzerrt?

Ich erwähne diese persönlichen Details nur, um zu zeigen, dass, obwohl dieser Zustand mein persönliches Leben zu der Zeit bestimmte, es ein kulturbedingtes Leiden ist, das viele Menschen betrifft. Der Welt zeigte ich eine Maske der Ruhe (sogar mir selbst gegenüber). Ich war sehr von meinen Gefühlen und Erregungen abgeschnitten, welche sich am Rande meiner Erfahrung zeigten, die aber in ihrem Ausdruck gehemmt waren. Ich fühlte das Leben in mir nicht in seiner Fülle. In einer der ersten Selbsthilfegruppen zeigte ich den andern gegenüber eine vermeintliche Ruhe und Überlegenheit, wenn sie in verschiedenen Situationen ihre Gefühle ausdrückten. Während des zweiten Wochenendes explodierte ich in unerwarteter Wut. Nach dem ersten Schock spürte ich Erleichterung, meine Atmung war offen, ein Gefühl von Loslassen breitete sich aus. Wilhelm Reich leuchtete mir plötzlich ein. Er hatte angenommen, dass alles was versteckt und dem widerstanden wird, sich in der Muskulatur und im Körper ausdrückt. Reich gehörte ursprünglich zu Freuds innerem Kreis, wurde aber später aus der Gruppe der Psychoanalytiker ausgestoßen. Später betrachtete man ihn als unausgeglichen und paranoid. Doch viele seiner Einsichten und Anschauungen gelten heute nicht länger als radikal.

Mitte der siebziger Jahre hatte ich meine Karriere als Hochschullehrer aufgegeben und war in einer Ausbildungsgruppe von Dr. rer. nat. Moshé Feldenkrais in San Francisco. Den Doktortitel in Naturwissenschaften hatte er für seine Arbeit im Pariser Labor von Frédéric Joliot-Curie in den 30ern und kurz nach dem 2. Weltkrieg bekommen. Doch was Moshe Feldenkrais präsentierte, schien uns weit weg von Physik und Maschinenbau. Das Thema war Bewegung, aber nicht aus einer äußerlichen Perspektive. Es war nicht Tanz, keine *Performance*, keine Kunsttheorie, keine äußerliche Analyse von Bewegung, sondern eine Erforschung unserer eigenen kinästhetischen Erfahrung und des Reichtums, der sich daraus entwickelte.

Im Jahr davor hatte ich die Gelegenheit bekommen, seine Bewegungslektionen bei einem Lehrer, der an ein paar Workshops von Feldenkrais teilgenommen hatte, auszuprobieren. Zu diesem Zeitpunkt war ich mir überaus gewahr, dass die Art und Weise, wie ich Gefühle hemmte, mit den Bewegungen zu tun hatten, die nötig waren, genau diese Gefühle auszudrücken. Das war mir nicht unbedingt bewusst. Jedoch mir gewahr zu werden, was ich tat und wie ich es tat, was sich mir in den verschiedenen Feldenkrais-Lektionen enthüllte, war ein wichtiger Schritt auf dem Weg etliche Schwierigkeiten in meinem Leben zu lösen. Die Erfahrung eines Gefühls von Freiheit in meinen Bewegungen, im Tanzen, im Handeln eröffnete weitere Möglichkeiten von einem verkörperten (*embodied*)[1] Leben. Die Wahrnehmung,

1 verkörpert: die Einheit von Geist und Körper

nicht dazuzugehören, mich nicht mit anderen verbinden zu können, lichtete sich. Ich konnte mich nun auf den Boden legen und die Spannung in der Muskulatur, die mir Schmerzen verursachte, lindern. Es brauchte Jahre, mich mit dem Leben, der Natur und den Menschen um mich herum wohl zu fühlen. Die Reise, die ich den späten sechziger und während der siebziger Jahre begonnen hatte, führte mich auf einen Weg, der mir unvorstellbar gewesen war, bevor ich ihn begann. Ich hatte verschiedene wichtige Begleiter auf meinem Weg, darunter den Körpertherapeuten Ron Kurtz, den Gestalttherapeuten Jack Canfield, jedoch die Arbeit mit Moshe Feldenkrais zwischen 1975 und 1978 war entscheidend, um meine Weltsicht und meinen Denkprozess zu überarbeiten. Was für mich praktisch durchführbar war, wurde nun das, was ich mit anderen teilte – für den Rest meines Lebens. Ich begann die Feldenkrais-Methode zu unterrichten und wurde schließlich Trainer. Meine akademische Karriere und die Chemie gab ich vollständig auf.

Es gab noch einen anderen Aspekt, warum ich vier Sommer mit Feldenkrais verbrachte. Ich hatte mich durch die Erforschung meiner Bewegungen und Gefühle von der intellektuellen Welt entfernt, er jedoch war ein erstklassiger Denker. Er lud den Neurowissenschaftler Karl Pribram von der *Stanford University* zu drei Gesprächen in die Trainingsgruppe ein. Später besuchten uns der Kybernetiker Heinz von Förster und die Anthropologin Margret Mead. Feldenkrais ermutigte uns, alles zu lesen, was wichtig war in Bezug zu dem, was wir experimentell erforschten. Er untermauerte seine Bewegungslektionen von der ersten Stunde an mit Vorträgen und Geschichten, um uns sein Denken in Bezug zur jeweiligen Lektion zu verdeutlichen. Er eröffnete die Denkmöglichkeit, dass wir Bewegung nicht mehr als ein ergänzendes System einer Person oder eines Organismus' betrachteten, sondern als einen grundlegenden Aspekt alles Lebendigen. Wie wir Bewegung erforschten, würde alles in uns beeinflussen. Nichts im Lebensprozess war vorstellbar ohne Bewegung. Ich war am Anfang der Idee gegenüber sehr skeptisch, dass das Verändern von Bewegungsmustern z. B. auch mit einem Wandel im Denken und Konzeptualisieren einhergehen würde. Aber nach vier Jahren Training war es für mich zur Gewissheit geworden. Was er uns intellektuell präsentierte, hing mit den Bewegungslektionen zusammen. Er ermutigte uns zu lernen, wie er es tat, und nichts selbstverständlich zu nehmen. Wir waren in eine Methode des Erforschens und in ein System von Selbsterfahrung eingetaucht. Zwei Aspekte dieses Tuns waren für mich besonders attraktiv: Erstens, dass Denken Empfinden, Gefühl und Handeln beinhaltet. Denken in Wörtern ohne das Fundament aus den Sinneseindrücken und der Erfahrung war fruchtlos. Zweitens, jeder Mensch hat die Fähigkeit für sich selbst etwas zu entdecken und muss das auch tun. Fehler waren oft das Ergebnis, wenn man nach vorgefertigten Ideen handelte.

Wir Menschen neigen dazu, die vorschriftsmäßige Sichtweise und die richtige Antwort zu suchen. Obwohl ich Sehnsucht nach Selbstständigkeit und selbstbestimmtem Fortschritt hatte, war sein Programm eine Herausforderung. Ich wollte oft die richtige Antwort für die Rätsel, die er präsentierte. Auf der anderen Seite wusste ich aber auch, dass menschliche Probleme oft undurchsichtig sind; Denken in der Kategorie, „was ist die Ursache und was die Wirkung“, führte oft nicht zu Lösungen oder nur zu begrenzten oder teilweise gültigen. Wir mussten außerhalb unserer gelernten kognitiven Strukturen denken. Ich begann mich von der Idee zu lösen, dass Bewegung etwas Zusätzliches ist; als Mensch habe ich ein Bewegungssystem, das verantwortlich ist für meine sensomotorische Koordination. Je geschickter ich mit der Methode wurde, umso mehr brachten mich meine erweiterten Möglichkeiten zu einem wirkungsvollen Denken und Handeln. Gleichzeitig war ich überzeugt, dass es einen starken Mittelweg zwischen anerzogenen Glaubenssätzen und dem Anarchismus, das alles möglich sei, gäbe. Lebendige Systeme sind hochkomplex und in einem strengen Sinn letztendlich unvorhersehbar. Gleichzeitig agieren und reagieren sie innerhalb vernünftiger Gesetzmäßigkeiten. Lernen findet in einer Umgebung statt, in welcher sich der Körper und das Nervensystem in wechselseitigem Zusammenspiel entwickeln, um sich selbst zu erhalten, sich selbst zu reproduzieren und zu beschützen. Leben wird erhalten durch die Aktivitäten, die es aufrechterhält. Leben geht weiter, auch wenn individuelle Organismen geboren werden, sich entwickeln und sterben. Aber jeder Organismus „weiß", wie er so lange wie möglich überleben kann. Bewegung und Intelligenz sind die Schlüsselfäden für diesen fortwährenden Prozess. Irgendwie neigen wir in unserer westlichen Kultur dazu, die lebendige Verbindung zu diesen Fäden zu verlieren. Philosophen und Wissenschaftler haben erst kürzlich wieder Bewegung und die intime Verbindung von Geist und körperlicher Erfahrung entdeckt. Unlängst wurde Intelligenz als eine Eigenschaft aller lebenden Wesen wiedergefunden, einschließlich der einfachsten.[2] Feldenkrais war mit diesem Denken in vorderster Linie und ohne die Wirkung seiner Arbeit auf mich wäre dieses Buch nicht möglich gewesen. Seine Methodik schien mir geheimnisvoll, sogar noch nach vielen Jahren. Seine an uns weitergeleiteten Ideen keimten auf, zusammen mit der Erfahrung in der Arbeit und meinem wissenschaftlichen Lesen, das ich weiter betrieb. Somit begriff ich langsam, wie seine Methodik zu Muster-Veränderungen führt – und einem anderen Sinn fürs Leben. Mit dieser Einsicht wird es klar, wie ein somatischer Standpunkt, der die Beziehungen von „Geist-Körper-Umgebung-Welt" umfasst, zu einer Praxis von Bewusstheit und Engagement führt. Das Buch, das folgt, ist eine Untersuchung dieses radikal biologischen Standpunkts und der Konsequenzen daraus.

2 Frederick R. Prete, (Ed.) Complex Worlds from Simpler Nervous Systems, MIT Press 2004, für viele Beispiele. „Die Autoren erklären, wie Tiere mit kleinen oft winzigen Nervensystemen – Springspinnen, Bienen, Gottesanbeterinnen, Kröten und andere – keine einfachen „Reflexmaschinen" sind, wie man früher oft gedacht hat. Weil diese Tiere in der gleichen Welt wie größere leben, müssen sie mit den Herausforderungen ihrer Umgebung fertig werden. Sie tun das, indem sie aufwendige Wahrnehmungswelten aufbauen, in denen sie ihre Wahlmöglichkeiten abwägen, Entscheidungen treffen, unverwechselbare Erfahrungen integrieren, komplexe Algorithmen anwenden und Pläne ausführen." [Verlagstext]

Eine Einleitung zum Buch

Die Bedeutung von Bewegung als einer biologischen Größenordnung

Für uns als Betrachter bewegen sich im Universum viele Dinge. Aber es zeigt sich, dass nur lebendige Wesen sich selbst bewegen. Moshé Feldenkrais sagt, „Bewegung ist der Schlüssel zum Leben." Was könnte er damit gemeint haben? Eine Lebensform, die in der Lage zur Selbsterhaltung ist und sich dabei selbst zu bewegen, muss empfindlich auf ihre Umgebung reagieren, deshalb lautet der Titel des Buchs „Lernen durch Bewegung". Alles Lebendige bewegt sich und besitzt zumindest etwas Bewegungsautonomie im Verhältnis zu seinem weiteren Lebensumfeld. Der Anthropologe und Wissenschaftsautor Jeremy Narby präsentiert in seinem Buch „Intelligenz in der Natur" (2006) den wissenschaftlichen und experimentellen Nachweis, dass Intelligenz auf jeder Ebene von Entwicklung vorhanden ist, vom Bakterium bis zum höchstentwickelten Lebewesen in der Evolution. Narby verfeinert die Vorstellung von Intelligenz, indem er sagt, Intelligenz meint die Anpassung und Veränderlichkeit in Reaktion auf die Lebensumstände, in denen Leben erhalten werden kann. Um das zu erreichen, ist Eigenbewegung unbedingt nötig.

Exakte Wissenschaft als Lern-, Denk- und Untersuchungsmodalität ist durch etablierte Gewohnheiten und normative Untersuchungstechniken eingeschränkt. In den meisten Fällen denken wir, dass uns das methodische Vorgehen die „Gedankenfreiheit" gebracht hat, auf die sich unsere moderne Welt gründet, ihre Begrenzungen nehmen wir eher nicht wahr. Höflicher könnte man sagen, die Tätigkeit, die wir Wissenschaft nennen, hat strenge Vorgehensweisen entwickelt, um das zu etablieren, was in unserer Welt „so" ist. Wir wollen wissen, dass unsere Konzepte fundiert und richtig sind. Die Erfolge in Physik und Chemie und deren Umsetzung in der Umwelttechnik sind bewundernswert, aber die Anwendung ihrer Methodologie auf lebendige Wesen schafft unerwartete Probleme. Die Methodenlehren der exakten Wissenschaft fixieren ihre Aufmerksamkeit auf isolierte Mechanismen, finden Ursache und Wirkung, verengen Aufmerksamkeit auf begrenzte Gebiete und beschränken Denken auf einen künstlichen Bereich, den man *Objektivität* nennt. Das heißt nicht, dass das reduktionistische und objektivistische Programm kein Wissen von der lebendigen Welt abwerfen kann. Viele wichtige Entdeckungen über uns selbst und andere lebendige Wesen waren das Resultat. Wir kennen jetzt viele Details über die biologischen Mechanismen der Gene, der Zellaktivität, der Übertragung von Nervenimpulsen und wie Lernen auf der Ebene von strukturellen Änderungen in den Nervenzellen vor sich geht. Es ist etabliertes Wissen, dass viele dieser Details für Organismen von ansonsten erheblich unterschiedlichen Ebenen von Komplexität üblich sind.

Die Vielschichtigkeit selbst hat sich andererseits für die reduktionistischen Modelle als schwierig erwiesen. Die Sache ist die, dass die integrativen und die Beziehungsaspekte lebendiger Systeme mehr verlangen, als einfach die Teile zu addieren. Wir brauchen eine *biology of coherence*, eine Biologie des Zusammenhangs, um unser Verstehen zu verbessern. Dennoch bilden wir uns ein, dass der im Moment populäre technische Weg unsere Lebensprobleme anzugehen, zu einem weit besseren Leben führen wird. Wir glauben, dass wir weit mehr über uns selbst wissen als unsere Vorfahren. Andererseits produzieren wir immer neue Katastrophen und versuchen unseren Mangel an Verständnis zu vertuschen. Ich erinnere mich oft an Albert Einsteins Aussage „Wahnsinn ist, die gleiche Sache immer wieder zu tun, aber einen anderen Ausgang zu erwarten", und Moshé Feldenkrais' Satz, „Ihr seht, es ist auch schwierig, zum ersten Mal einen Gedanken zu haben, der dem entgegengesetzt ist, was allgemein geglaubt wird."

Die Feldenkrais-Arbeit zu praktizieren, zwang mich dazu, viele anerzogene Denk- und Handlungsweisen, die mir in meiner langen Schulzeit zur Gewohnheit geworden waren, beiseite zu legen. Ich entwickelte in der Folge eine sehr andere Sicht auf das Leben und entdeckte die Notwendigkeit, einfach zu denken: Empfinden, Fühlen und Handeln ohne die Sprache als Vermittler. Man kann das als unmittelbares Denken in Bewegung beschreiben. Die strikte Einhaltung des objektiven Standpunktes stand einer wirksamen Untersuchung der menschlichen Gegebenheiten im Wege – bei mir selbst und bei anderen, die meine Hilfe suchten. Lösungen kamen oft indirekt und ohne, dass ich darüber nachdenken musste, bis ich es verstand. Dieser Perspektivwechsel im Denken und die Rückkehr zur Erfahrung hatten praktische Konsequenzen. Später beim Nachdenken konnte ich zur Sprache zurückgehen. Sie ist wichtig für die Vermittlung von Gedanken. Der Kern von Feldenkrais' Arbeit war, abstrakte Begriffe konkret greifbar zu machen. Alles in seiner Arbeit konnte vorgeführt werden.

Feldenkrais' Arbeit, unvergleichlich darin, wie sie Bewegungserkundung als Weg zur Erweiterung von Bewusstheit und Wachstum nutzte, war aber auch Teil eines zunehmenden Trends im modernen Denken. Nicht alle wissenschaftlichen Herangehensweisen blieben beim strikten Objektivismus. Was wertvoll ist, sollte für alle beobachtbar und deshalb auch feststellbar sein. Feldenkrais hatte mit vielen bahnbrechenden Denkern und Wissenschaftlern Kontakt, die wegweisend waren in der Biologie, in der Psychologie und in den Neurowissenschaften. Unter ihnen waren Aaron Katzir-Katchalsky, der am Anfang der dynamischen Systemtheorie stand, Karl Pribram, der zu der Zeit ein Hologramm-Modell der Hirnfunktionen entwickelte, und andere Gründer und Ausarbeiter der kybernetischen Bewegung, Gregory Bateson, Magret Mead, Heinz von Foerster und Francisco Varela. Sie alle schätzten etwas in Feldenkrais' Arbeit, das einen Widerhall ihrer eigenen neuen Ansätze bedeutete. Wir alle beobachteten, dass er durch die Art, wie er Kontakt zu Menschen mit sehr unterschiedlichen Problemen knüpfte, allen half, einen Weg zum besseren Umgang mit sich und ihrer Umgebung zu finden, selbst bei denjenigen, denen zuvor keine Intervention Besserung gebracht hatte. Es sah aus wie ein Wunder. Dennoch nutzte er einfach sein außergewöhnliches Einfühlungsvermögen und sein Verständnis der menschlichen Komplexität, um Menschen zur Selbstveränderung zu führen. Er vertraute darauf, dass jede lebende Person über diese Kapazität verfügt – als Konsequenz aus der fundamentalen Fähigkeit zu lernen. Heute nennen das viele Denker Selbstorganisation.

Arbeit, die menschliche Bewegung und Bewusstheit kombiniert, hat eine lange Tradition in der Praxis. Bereits seit den orientalischen Heiltechniken und den Kampfkünsten beinhalten diese somatischen Prozesse Selbstbeobachtung und Bewusstheit. Diese Qualitäten finden sich auch in den zunehmenden Arbeiten aus der Praxis, die sich auf die Werke von Elsa Gindler, Heinrich Jacoby, Ida Rolf und F.M. Alexander gründen. Feldenkrais hat sich mit all diesen Arbeiten beschäftigt. 1975 jedoch war Bewegung in den meisten Disziplinen nicht vorhanden, oder eigenen Feldern zugeordnet, wie dem *motor learning* (Bewegungslernen) oder der Verhaltensforschung. Im letzten Jahrhundert wurde das, was man heute *embodiment*[3] nennt, vornehmlich von der Phänomenologie, besonders im Werk von Edmund Husserl und Maurice Merleau-Ponty, beschrieben. Es wurde auch in der an die Psychoanalyse angelehnten Arbeit von Wilhelm Reich und Paul Schilder dargestellt. Eine bemerkenswerte Ausnahme in der Wissenschaft war die Pionierarbeit des russischen Physiologen und Psychologen Nicolai Bernstein. Wir werden ihm in einem späteren Teil des Buches begegnen.

Heute verändert sich die Situation radikal. Neurowissenschaftler spekulieren jetzt, dass ohne eine gegenseitige dynamische Verbindung von lebendigem Körper und seiner Umgebung kein Nervensystem funktionieren kann. Professor György Buzsáki, Neurowissenschaftler an der Rutgers-Universität, schreibt in seinem neuesten Buch „Rhythms of the Brain" (2006, S. 221): „Hingegen kann keine noch so große Menge an sensorischer Stimulation ohne das Ergebnis einer Interaktion von Körper und Umgebung ein brauchbares Hirn produzieren."[4] Und der Professor der Neurophysiologe, Giacomo Rizzolattí von der Universität Parma, sowie der Kognitionswissenschaftler, Professor Corrado Sinigaglia von der Universität Mailand, schreiben in „Empathie und Spiegelneurone: Die biologische Basis des Mitgefühls" (2008, S. 13): „Die starre Abgrenzung zwischen perzeptiven, kognitiven und motorischen Prozessen entpuppt sich am Ende als weitgehend künstlich. Nicht nur scheint die Wahrnehmung in die Dynamik der Handlung verwickelt und stärker artikuliert zu sein, als man bisher gedacht hat; vielmehr ist das *agierende Gehirn* auch und vor allem ein *verstehendes Gehirn*."

Diese Äußerungen verdanken sich vielen neuen Entdeckungen über das Nervensystem. Allerdings wurde die ganze Frage zum Zusammenhang von Geist und Körper *(body-mind)* in den vergangenen Jahren von Wissenschaftlern und Philosophen neu überdacht. Das bahnbrechende Buch, das der Idee und Diskussion von der Wahrnehmung von Geist und Körper *(embodied cognitive science)* in den kognitiven Wissenschaften eine neue positive Richtung gab, war „Der mittlere Weg der Erkenntnis: der Brückenschlag zwischen wissenschaftlicher Theorie und menschlicher Erfahrung" (dt., 1992) des Biologen und Neurowissenschaftlers Francisco Varela, gemeinsam mit dem Philosophen Evan Thompson und der Psychologin Eleanor Rosch. Sie beschreiben ihr Buch als eine „exploration of deep circularity" (S. 17)[5]. Philosophen wie Shaun Gallagher mit seinem Buch „How the Body Shapes the Mind" (2005a), Alva Noë mit „Action in Perception" (2004), und Evan Thompson mit „Mind in Life: Biology, Phenomenology and the Sciences of Mind" (2007) haben die Diskussion in der Philosophie des Geistes weitergeführt. Nichtsdestotrotz gibt es einen starken Widerstand bei vielen Wissenschaftlern und Philosophen gegen diesen neuen Trend. Sie wollen die altbekannte wissenschaftliche Suche nach objektivem Wissen, wie unsere Kultur sie hervorgebracht hat, beibehalten. Es gibt einen Glauben, dass Wissenschaft vom Objektivismus abhängt und nur als eine Serie von langsamen kleinen Schritten weitergeführt werden kann. Viele Wissenschaftler agieren in ihren Recherchen, als ob jeder Aspekt ihrer Untersuchung eine unabhängige, eigenständige Entität wäre. Sie haben die Idee,

3 Geist und Körper als Einheit wahrnehmen

4 Übersetzung: L. Schütte-Ginsburg (im Folgenden LS-G)

5 Francisco J. Varela; Evan Thompson; Eleanor Rosch, Der mittlere Weg der Erkenntnis: der Brückenschlag zwischen wissenschaftlicher Theorie und menschlicher Erfahrung. Aus dem Amerikanischen von Hans Günter Holl. Bern, München, Wien, Scherz, (1992, p. 17).

dass die Anhäufung kleiner Teile ein Warenhaus voller Wissen kreieren könnte. Es gab aber immer wieder Vorgänger, die ahnten, dass eine solche Vorgehensweise nicht genügt. Sie glaubten, dass wir wahrnehmende Wesen aus Geist und Körper sind, und dieser Sachverhalt alleine den Objektivismus herausfordere. Ich erwähne nur einige dieser Wissenschaftler und Philosophen, die Überlegungen ins Feld führten, dass Bewegung und *embodiment* wichtig für eine vollständige Sicht aufs Leben mit all seinen Aspekten ist und dass wir selbst in dieser Betrachtung unerlässlich sind. Es gibt keinen Blick von außerhalb. Ich beziehe den Psychologen J. J. Gibson und seine Mitarbeiter E. J. Gibson, Edward Reed und Michael Turvey ein, den Biologen Humberto Maturana, die Kognitionswissenschaftler George Lakoff und Mark Johnson, Bewegungswissenschaftler Marc Jeannerod und J. A. Scott Kelso, die Entwicklungspsychologin Esther Thelen, den Philosophen und Psychotherapeuten Eugene Gendlin, den Psychiater Daniel N. Stern und den Neurowissenschaftler und Musiker Manfred Clynes. Schließlich würde ich dieser Liste noch Charles Darwin, Henri Poincaré, William James und John Dewey aus unserer weiter entfernten Vergangenheit hinzufügen.

Zwei Bücher aus den letzten Jahren, die Bewegung als zentrales oder hauptsächliches Thema haben, schaffen Bewusstheit für die eminent lebenswichtige Bedeutung von Bewegung an sich: das Buch des Neuro-Physiologen Alain Berthoz' „The Brain's Sense of Movement" (2000) und „The Primacy of Movement" (1999) der Philosophin, Biologin und Tänzerin Maxine Sheets-Johnstone. Diese Bücher sind wichtige Quellen für weitere Studien und Themen, die ich in diesem Buch behandle, genauso wie für viel mehr Details von der wissenschaftlichen Basis und dem intellektuellen Diskurs, der für die Themen dieses Buchs von Bedeutung ist. Wenn Bewegung wirklich so grundlegend ist, müssen wir sie als integral für alle lebendigen Wesen ansehen und nicht als Teilaspekt des Lebens, der unabhängig untersucht werden kann.

Somit ist das Thema dieses Buches Bewegung im Verhältnis zu allem anderen. Viele Fragen stellen sich: Wie werden wir da erwachsen, wo wir mit anderen Menschen leben, wie wirken wir aufeinander ein, wie sprechen wir miteinander, wie lieben wir uns, wie kämpfen wir und wie betreiben wir all unsere anderen Aktivitäten? Es ist unmöglich zu denken, dass wir ohne die Matrix anderer Menschen und anderer Lebensformen um uns herum leben könnten. Wie entwickeln wir unsere Kapazitäten im Verhältnis zu dieser Matrix? Wir lernen in einem intimen Kontakt mit den Menschen, die uns versorgen, seien es nun unsere Eltern oder andere Bezugspersonen. Wir lernen ebenso in einer Umwelt, die alle Ressourcen bereitstellt, die für unser Leben lebensnotwendig sind. Und diese Umwelt schließt auch die Schwerkraft ein, die eine besondere Anforderung an unser Wachstum und unsere Entwicklung stellt. Entwicklung ist eine ernste Angelegenheit für belebte, interagierende Wesen. Dementsprechend müssen wir viele verschiedene Interaktionsebenen betrachten, von der molekularen zur sozialen und dann zur ökologischen Ebene.

Da ich kein aktiver Wissenschaftler mehr bin, kommt das, was ich beizutragen habe, vielmehr aus meiner 34-jährigen praktischen Arbeit und Erfahrung mit der Feldenkrais-Methode. Die Beiträge meiner Frau Lucía Schütte-Ginsburg kommen ebenfalls aus ihrer aktiven Praxis, besonders mit Kindern. Vieles in der Feldenkrais-Arbeit ist einzigartig, was später im Buch ersichtlich wird. Dementsprechend will dieses Buch, soweit das überhaupt im Medium eines Buchs möglich ist, persönliche Erfahrung betonen. Diese stellt meiner Meinung nach einen sehr guten Weg zur Weisheit dar, wenn sie sorgfältig trainiert wird. Weisheit ist nicht dasselbe wie technisches und wissenschaftliches Wissen. Dieses erfordert spezifische Methoden der Untersuchung, andere, als ich hier vorschlage. Aber auch persönliche Erfahrung bedarf einer disziplinierten Untersuchungsmethode, um zu einer nützlichen Perspektive zu kommen. Damit können wir dann das Spinngewebe der Konzeptualisierungen, das unser Empfinden, Fühlen, Handeln und damit unser Denken verwirrt, hinwegfegen. Es ist nicht die Frage, Wissen zu bekämpfen, das auf andere Art erworben wurde. Es ist tatsächlich wesentlich, gerade das nicht zu tun. Aber eine disziplinierte persönliche Erforschung kann etwas klären, sowohl konzeptuelle Konfusion, die aus unserer Anhänglichkeit an Dritte-Person-Beschreibungen kommt, als auch wie wir unsere persönliche Erfahrung verstehen. Letztendlich sollten beide Gebiete zueinander in Beziehung stehen. Ich hoffe deshalb, Sie als Leser auf dieser Reise so mitreißen zu können, dass Sie sich von anerzogenem Wissen, in welchem Grad auch immer, zu einem Selbstherausfinden bewegen lassen. Unsere Frage ist nämlich das „Wie". Dann können wir fragen, wie wir wahrnehmen und wie sich das vom Empfinden unterscheidet, wie Begreifen Wahrnehmen auf die Ebene des Denkens bringt, wie Bewegung zu Wahrnehmen und Begreifen führt und wie sorgfältige Selbstwahrnehmung zu einem besseren Leben und besserem Denken für uns selbst führen kann. Bewegung bringt uns auch zu einem anderen Bereich in der Wahrnehmung und im Denken. Und das ist der Bereich der Affekte. Affekte sind mehr als das, was wir als Gefühle beschreiben. Ohne Affekt kann Intelligenz nicht funktionieren. Der Kontext der Nachforschung ist die Matrix der Wechselwirkung, in der wir leben und in welcher wir uns entwickelt haben.

Das Buch gliedert sich in drei Teile. Im ersten Teil untersuchen wir die Basis dieses neuen Denkens über das Leben und seinen Ursprung. Wir beginnen mit der Einsicht, dass sich im biologischen Leben das erste Lebewesen mit einer Membrane umgab. Innerhalb dieser Grenze gab es Struktur und Funktion, die Selbst-Antrieb ermöglichten. Nichts lebt oder überlebt ohne diese Absonderung und ohne irgendeine Form von Empfindungsvermögen. Wir spannen dann den Bogen zur Untersuchung von Intention, Handlung und Wahrnehmung und wie das zu Konzepten, wie z. B. der Idee von Raum und Zeit, führt.

Im zweiten Teil wird die Frage von Lernen und Entwicklung beleuchtet als auch das riesige Thema Affekt und Gefühl. Wir werden hervorheben, wie Bewegung nötig ist für Affekte und wie Affekte notwendig sind fürs Denken, Lernen und die Selbstentwicklung. Wir werden weiterhin die Frage berühren, wie Affekt und Sprachentwicklung zusammenhängen, und die Beziehung des Affekts zur Musik und zu anderen Kunstformen betrachten. Wir werden untersuchen, wie grundlegend Bewegung und *embodiment* sind für die Entwicklung des Denkens, das ohne Wörter beginnt und das zum Sprechen wird in einer Umgebung von sprechenden Menschen.

Der dritte Teil wird uns zu den praktischen Aspekten dieses neuen Denkens über das Leben bringen. Durch Beispiele werden wir zeigen, dass es möglich ist, bestimmte Probleme in uns zu lösen. Wir können entdecken, dass es möglich ist, uns durch Denken in Bewegung aus gewohnten Sackgassen zu befreien. Präzise Bewegungs-Erforschungen werden vorgeschlagen, sodass der Leser den Lernprozess ganz unmittelbar erfahren kann. Dann wird hoffentlich jeder Mensch einen Weg finden, der ihn zu einem logischeren Handeln im Leben führen wird – mit größerem Vergnügen und größerer Verbindung zum Leben. Und letztendlich werden wir zusammenfassen, wie dieses sich entwickelnde Verstehen einer neuen Sichtweise aufs Leben dazu führt, viele Fragen übers Lernen, Handeln und Leben erneut zu überdenken.

Eine Anmerkung für den Leser: Das Buch ist so geschrieben, dass sich die Themen aus den vorherigen entwickeln. Es kann jedoch sein, dass einige Leser Teil I beim ersten Lesen schleierhaft finden. Sie können dann mit Teil II oder auch Teil III beginnen. Wenn ein Abschnitt schwer zu verstehen ist, lassen Sie ihn liegen und kommen Sie später darauf zurück.

Teil I
Vom Ursprung zur Wahrnehmung

1 Einleitung zu Teil 1

1.1 Die unvorhersehbaren Zufälle des Lebens bringen Fragen mit sich

Einem Mann, der seit seiner frühen Kindheit blind war, wurde sein Sehvermögen im Erwachsenenalter wiederhergestellt. Er konnte sehen, doch er konnte nicht „sehen". Sah er einen Hund oder eine Katze? Er hatte keine Ahnung. Nur wenn er sorgfältig den Wuchs der Haare bemerkte oder wohin die Ohren der Tiere zeigten und sie dann beide mit seiner Erinnerung der Worte in Übereinstimmung brachte, fand er heraus, was Hund und was Katze war. Nur durch diesen bedächtigen Denkprozess konnte er die Kreaturen vor sich unterscheiden. Aber wenn er die Tiere streichelte, wusste er sofort, welches Tier er vor sich hatte. Es ist schwer, sich seine Schwierigkeiten vorzustellen. Wir halten unsere optische Wahrnehmung für so gegeben, dass wir denken, wir bräuchten nur Augen zum Sehen.

Die Treppe hinunterzugehen, war eine Qual. Er sah seinen Fuß, wusste aber nicht, wohin er ihn stellen sollte. Als er noch blind war, hatte er keine Schwierigkeiten. Er platzierte seinen Fuß genau dorthin, wo er Stabilität hatte, und ging unbesorgt die Treppe hinunter. Tragischer Weise lernte er nie, beide Augen zusammen zu gebrauchen und wie die meisten Menschen wahrzunehmen. Sein Problem löste sich von selbst, als er allmählich wieder blind wurde. Dass er nie gelernt hatte wahrzunehmen heißt, dass er sogar mit normalen Augen und mit einem normalen Bild auf seiner Netzhaut nicht „sehen" konnte. Er konnte sein Sehen und sein Sich-Bewegen nicht miteinander koordinieren. Diese Koordination lernt man normalerweise ohne Schwierigkeiten in früher Kindheit. Wenn das nicht geschieht, kann sie später nur mit vielen Schwierigkeiten und Anstrengung gelernt werden.

Ein anderer Mann erlitt ein schweres Unglück, er verlor seinen propriozeptiven Sinn. Dieser Sinn ist die Wahrnehmung des Körperraums, der Muskelaktivität, die Ausrichtung unserer Glieder usw. Niemand konnte ihm helfen, und er konnte sich nicht selbst bewegen. Er verlor die Handlungsurheberschaft für seine Bewegungen außer für Kopf und Hals. Keiner der Fachleute, die er konsultierte, konnte ihm helfen. Tatsache ist, dass die meisten von uns, die dieses lesen, sich schwer vorstellen können, worin seine Erfahrung bestand. Wenn unser propriozeptiver Sinn mehr oder weniger intakt ist, beachten wir ihn nicht weiter. Wie kommt es, dass dieser Mann sich nicht bewegen kann? Er war zum Äußersten entschlossen, seine Urheberschaft wieder zu erlangen.

In seinem Dilemma entdeckte er, dass er seine Glieder und seinen Rumpf visuell wahrnehmen konnte, um sich selbst zu Bewegungen zu dirigieren (mit beachtlicher Anstrengung und Schwierigkeit). Er wurde darin außergewöhnlich gewandt, um so etwas wie ein normales Leben zu führen. Das war genau das Ziel, das er sich gesteckt hatte. Er wollte wieder so wie vor seiner Krankheit sein und seinen Sinn dafür bewahren, eine Person zu sein. Sein Erfolg verwirrte seine Ärzte. Nachdem er jedoch seinen Lernweg für sich gefunden hatte, fand er berufsmäßige Helfer, die ihn unterstützen konnten.

Dies sind zwei Geschichten, die zeigen, wie vielschichtig unsere Fähigkeiten sind, unser tägliches Leben zu leben. Die Schwierigkeiten dieser zwei Menschen legen offen, wie viel es gibt, das wir als gegeben hinnehmen. Wir wissen oft nicht zu würdigen, wie die sogenannten geistigen Fähigkeiten zu dem, was so grundlegend zum Lebendigsein gehört, in Beziehung stehen: Wir sind bewegliche Wesen, autonome oder – anders gesagt – selbst-bewegende Wesen. Wir nehmen es als selbstverständlich hin, wie wir unsere Fertigkeiten gelernt haben, wie wir gelernt haben, aufzustehen, Treppen hinauf und hinunter zu gehen, wie wir Sachen aufheben, wie wir gelernt haben, Hunde und Katzen zu erkennen und zu identifizieren, und wie wir gelernt haben, über all das zu sprechen. Jeder von uns lebt inmitten seiner eigenen Errungenschaften und eingebettet in den Rahmen einer komplexen sozialen Welt. Die Frage stellt sich, können wir Bewusstheit von unserem Tun – und wie wir es tun – bekommen? Wie können wir lernen und lernen, wie man lernt? Das wird ein Aspekt dieses Buches sein.

In der ersten Geschichte entdeckte Vernon, der Mann, der keine Sehkraft hatte und sie dann wiederbekam, keinen Lernprozess für sich. Tatsächlich spekuliert Oliver Sacks, der die Geschichte wiedergibt („Sehen oder nicht sehen“, in „Eine Anthropologin auf dem Mars“, 1995), dass der Verlust von Vernons Sehkraft, nachdem er sie wiedergewonnen hatte, ein zufälliges Ereignis war, weil es die sensorische Konfusion beendete, die aus der neuen Fähigkeit zu sehen resultierte. In der zweiten Geschichte engagierte sich Ian Waterman, der Mann der seinen propriozeptiven Sinn verlor, in seinem eigenen unvergleichlichen Lernprozess. Weder die Medizin noch die Therapien, die er ausprobierte, konnten ihm helfen. In seiner Absicht, irgendeine Art von Urheberschaft und Kontrolle seiner Bewegungen wiederzuerlangen, konnte er sich nur auf seine eigenen Entdeckungen verlassen. Er wollte sein Verständnis des Menschseins wiederhaben. Es ist eine bewundernswerte Haltung. Wir hätten das nie erfahren, wenn der Neurologe Jonathan Cole nicht so neugierig gewesen wäre und Ians Situation genau untersucht hätte. Er schrieb den Bericht über diese Geschichte (Cole, 1995).

Die Fragen, die von diesen zwei Geschichten aufgeworfen wurden, sind tatsächlich tiefgreifend. Die Frage von Geist und Körper ist immer noch eine Zwickmühle für diejenigen, die sich damit beschäftigen wollen, ebenso wie der Ursprung von Bewusstsein und dessen Beziehung zu den materiellen Substraten, Gehirn und Körper. Oliver Sacks spekuliert, dass Vernon, der Mann, der seine Sehkraft wiedererlangte, keine Erfahrung darin hatte, seine Augen so übereinstimmend zu bewegen, dass er sowohl seine Aufmerksamkeit fixieren als auch Bewegung in seiner Umgebung verfolgen und beide Augen auf einen gemeinsamen Punkt fokussieren konnte. Hätte die Arbeit mit Bewegung ihm helfen können, visuelle Wahrnehmungsfähigkeiten zu entwickeln? Wie stehen die Bewegungen der Augen und des Körpers in Beziehung zur visuellen Wahrnehmung oder der Wahrnehmung mit jeder anderen Sinnesmodalität? Über Vernons missliche Lage können wir nur spekulieren. Doch die generelleren Fragen können wir untersuchen. In der Geschichte von Ian Waterman, wie sie Jonathan Cole erzählte, ist es klar, dass Ian mit einer Art Willensanstrengung einen sensorischen Ersatz für sich fand. Er gebrauchte seine Sehkraft, um seinen propriozeptiven Sinn zu ersetzen. Auf eine Art ist es das Gegenteil von Vernons Situation, dessen neuerworbene Sehkraft seinem genauen propriozeptiven Sinn und seiner Tastwahrnehmung entgegenstand. Wie war das alles möglich? Und woher kommt Ian Watermans Sinn für sich selbst als Person, woher kommt seine Motivation, das Lernen zu suchen, das er bewerkstelligt hat?

In den letzten vierzig oder fünfzig Jahren sind ganz neue Forschungsfelder entstanden, die etwas anderes untersuchen wollen als nur das Verhalten von Menschen und Tieren. Darunter findet sich eine neue Fachrichtung, jetzt Kognitionswissenschaft genannt. In ihr werden die kognitiven Denkfähigkeiten von Menschen auf verschiedenen Ebenen studiert. Erst kürzlich ist „Bewusstsein" ein zulässiger Gegenstand für akademische und wissenschaftliche Untersuchungen geworden. Sogar solche Themen wie *embodiment*, Bewegung und phänomenale Erfahrung wurden seriös. Ich werde noch zwei weitere Geschichten erzählen, um einige der Schwierigkeiten zu beleuchten.

Ein Philosoph schreibt ein Buch, in dem er viele neue Erkenntnisse aus den neurowissenschaftlichen Untersuchungen mit philosophischen Standpunkten zum Bewusstsein in Beziehung bringen will. Er will ein kohärentes Modell aufzeigen, wie Bewusstsein und phänomenologische Erfahrung aus der Interaktion von lebenden Systemen mit ihrer Umwelt entstehen können. Es ist ein sehr gutes Buch und es unterstützt eine detaillierte Analyse seines Modells. Er beginnt sein Buch mit folgender Feststellung:

„Die Hauptthese ist, dass kein solches Ding wie ein Selbst in der Welt existiert. Niemand *war* oder *hatte* je ein Selbst. Alles was jemals existierte, waren bewusste Selbst-Modelle, die nicht als Modelle erkannt worden waren."

Dieser Philosoph steht jeden Morgen auf, wäscht sich, putzt sich die Zähne, entscheidet, welches Hemd und welche Hose er anziehen will, zieht sich an, isst ein schnelles Frühstück, bevor er zu seiner Universität fährt, um vor seinen versammelten Studenten zu stehen. Er will verstehen, wie er das tut. Er fährt mit seiner Idee folgendermaßen fort:

„Das phänomenologische Selbst ist kein Ding, sondern ein Prozess – und die subjektive Erfahrung, *jemand zu sein*, entsteht, wenn ein bewusstes informationsverarbeitendes System unter einem transparenten Selbst-Modell wirkt."

Dieser Philosoph hat offensichtlich seine Prioritäten, wenn er etwas als existierend oder nicht-existierend zu kennzeichnen wünscht. Aber wie kann dieses „bewusste informationsverarbeitende System" mit mehr Realität erfüllt sein als das, was er „Selbst" nennt? Beide Wörter implizieren ein Konzept von etwas. Wie machen wir Konzepte und wie beziehen sie sich oder auch nicht auf etwas Bestehendes? Beide Konzepte gehen mit einem Prozess einher und nicht mit etwas Konstantem. Das „Selbst" ist ein biologisch arbeitender Prozess und Informationsverarbeitung läuft als ein mechanischer Prozess ab, der mit von Menschen hergestellten Maschinen in Beziehung steht. Können sie wirklich in Beziehung zueinander stehen? Die Antwort ist nicht klar, weil wir biologische Daseinsformen noch nicht voll verstehen.

Ein Nobelpreisträger macht in einem Buch über Bewusstsein und Gehirn, in dem er von wichtigen neuen Erkenntnissen in den Neurowissenschaften berichtet, die folgende Feststellung, die er *die erstaunliche Hypothese* nennt: „Sie, Ihre Freuden und Leiden, Ihre Erinnerungen, Ihre Ziele, Ihr Sinn für die eigene Identität und Willensfreiheit – bei alldem handelt es sich in Wirklichkeit nur um das Verhalten einer riesigen Ansammlung von Nervenzellen und dazugehörigen Molekülen."[6] Er drückt es dann so aus: „Sie sind nichts weiter als ein Haufen Neurone." (ebd.) Sollen wir über seine Weisheit oder über seine Verwirrung erstaunt sein? Oder vielleicht beides, denn was wir sagen, sagen wir im Bereich der Kommunikation und das gibt uns keine bevorzugte Position, wie ein Gott zu wissen, was absolut ist. Was heißt es, wenn er sagt, dass Sie und ich nur ein Bündel von Neuronen sind? Auf eine Art will der Autor uns diese Feststellung als eine Metapher für seine metaphysische Haltung geben, die wir akzeptieren sollen, nämlich es gibt nur eine materielle Realität. Andererseits fordert

6 Francis Crick, Was die Seele wirklich ist. Naturwissenschaftliche Erforschung des Bewußtseins. Aus dem Amerikanischen von Harvey Gavagai. München, 1994, S. 17.

er uns auf, abzuwerfen, was er für unsere kollektiven Illusionen hält. Er macht eine Gleichung auf: Gefühle = ein Bündel von Neuronen. Es gibt keine andere Gleichheit, da er die Wörter „nichts als" benutzt. Natürlich weiß er, dass wir alle möglichen anderen Identitäten produzieren. Er wählt diese Metapher, um sein Publikum zu schockieren. Gleichzeitig verursacht er eine biologische Konfusion. Was ist ein Bündel von Neuronen außerhalb eines lebendigen, sich bewegenden Körpers und einer Welt, die diese Lebensformen unterstützt? Wir müssen irgendwie wissen, was es heißt, wenn wir sagen „sein" oder „existieren", und was existiert, wenn wir nur ein Bündel von Neuronen sind. Später in seinem Buch gibt er seinen Alles-oder-nichts-Standpunkt auf und vertritt eine Ansicht jenseits seiner Hypothese und der religiösen Sicht von einer Seele. Er schreibt: „Es gibt immer eine dritte Möglichkeit, und zwar die, dass die Tatsachen eine neue und ganz andere Betrachtungsweise des Geist/Hirn-Problems unterstützen – eine Betrachtungsweise, die sich merklich von dem eher grobschlächtigen Materialismus, den viele Neurowissenschaftler heute vertreten, und auch von dem religiösen Standpunkt unterscheidet." (ebd., S. 323).

Vielleicht kann das Wörterbuch uns helfen, unsere Probleme zu lösen. Ich folgte einem Hinweis Heinz von Foersters, ging zum *Oxford Dictionary* und suchte die Bedeutung des Wortes „Existieren" und fand: „sein, lebendig sein, wirklich sein". Jetzt wusste ich, wo ich Erläuterungen für das Wort „Existieren" finden konnte. So suchte ich ein paar andere Wörter im Lexikon und fand, dass das Wort „Sein" „existieren, leben, geschehen" bedeutet. Dann fand ich, dass „Lebewesen" als „Existenz" und dass „wirklich" als „tatsächlich existierend" definiert wird. Jetzt musste ich herausfinden, was „tatsächlich" bedeutet, nämlich „als wahr erkennen" und „wahr", was in „Übereinstimmung mit den Tatsachen" bedeutet. Für das Wort „Leben" fand ich die Definition „Existenz haben" und an diesem Punkt stellte ich fest, dass ich in einem Kreislauf gefangen war, aus dem es kein Entkommen gab. Das Wörterbuch hatte mich durch einen Kreis von Wortbeziehungen geleitet, ohne mich jemals aufzuklären, was die Wörter meinten. Wir alle jedoch gebrauchen diese Wörter dauernd, und wir wissen genau, wie wir sie gebrauchen, um auszudrücken, was wir auszudrücken wünschen.

Sprache, wenn man sie auf diese Weise untersucht, ist ein geschlossener Kreis. Sie ist selbst-verweisend und selbst-umschlossen, besonders wenn die Worte eine Grundlage für Beziehung und Zusammenhang etablieren wollen. Philosophen haben tausende Jahre damit zugebracht, die Lösung dafür zu finden. Wenn wir vielleicht nach den Wurzeln der Wörter suchen, den metaphorischen Ursprüngen, könnten wir einen Weg aus dem Kreislauf finden. Was wir Bedeutung, Sinn nennen, ist zuallererst in konkreten Handlungen und Erfahrungen verankert; danach wird es zur Abstraktion gebracht. Wir vergessen normalerweise den Verlauf. Mit den meisten Konzepten können wir vorherige Inkarnationen des Wortes rekonstruieren.

„Existieren" z. B. heißt im Lateinischen herausstehen oder hervorstehen. In gleicher Weise kann man im Deutschen „Existenz" sagen, aber auch „bestehen", was im übertragenen Sinn auch herausstehen oder hervorstehen bedeutet. Wie hervorstehen? Im Deutschen gebraucht man das Wort „Wahrnehmen" für das englische Wort *perceiving*, wortwörtlich „für wahr nehmen". Lassen Sie uns spekulieren. Wenn wir z. B. ein Objekt oder eine Person sehen, steht die Wahrnehmung in unserem Bewusstseinsraum gegen einen Hintergrund hervor. Somit steht also etwas vor im Raum unseres Bewusstseins, weil es als etwas wahrgenommen wird, als ein Objekt, als ein anderes Lebewesen, eine Idee, mein eigenes Sein usw. Somit kommt die Wurzel des Wortes „Existieren" aus der Erfahrung des Wahrnehmens. Es besagte ursprünglich nicht ‚Realität' mit all seinem metaphysischen Gewicht. Das große ‚R' impliziert einen metaphysischen Standpunkt, d.h. es gibt eine Realität, die als etwas Absolutes festgelegt ist. In unserem täglichen wachen Leben jedoch gebrauchen wir unsere Wahrnehmungsobjekte, um die Welt, in der wir leben, zu bewältigen, und tatsächlich nehmen wir unsere Wahrnehmung für Realität. Manchmal überhöhen wir diesen Sinn für die Realität auf die metaphysische Ebene.

In diesem Sinn steht ein ‚Selbst' im phänomenologischen Raum hervor und existiert deshalb. Somit ist es ein genauso nützliches Wahrnehmungsobjekt wie jedes andere auch. Noch einmal, es gibt keine metaphysische Existenz für ein Selbst außerhalb des Wahrnehmens und Handelns. Wenn wir diese Idee des ‚Hervorstehens von etwas' oder ‚Herausstehens' weiter untersuchen, können wir sehen, dass wenn wir übereinkommen zwischen uns, dass etwas hervorsteht, es auch existiert. Ich existiere für mich selbst, aber wenn Sie mit mir übereinstimmen, existiere ich als ein Wahrnehmungsobjekt für Sie, sowie Sie als ein Wahrnehmungsobjekt für mich existieren. Ein anderes Beispiel ist, wenn Sie sagen: „Schau, da sitzt eine Katze auf der Fensterbank", und ich vollziehe den Akt des Sehens und sage „Oh ja, da ist sie", dann orientieren wir uns miteinander. Wir lernen das und stimmen darin überein durch Sprache und durch die Etikettierung unserer Wahrnehmungen. Die Mutter sagt zum Kind, „Schau da sitzt ein Kätzchen im Fenster!" Das Kind schaut und lächelt die Mutter an. Es gibt viele Handlungen von Orientierung und Etikettierung. Sprache wird hier gelernt, indem das Kind dem Hinweis der Mutter folgt und zurückkommuniziert (hier nonverbal), dass Sehen und Wahrnehmen geschehen ist. Sie sehen, Bewegung und koordinierte Handlung sind auf diese Weise wesentlich für das kognitive Lernen. Wie Wittgenstein schrieb, „Sprache ist eine Lebensform".

Nur wenn Sie zu den höheren Lagen der Abstraktion kommen, beginnen Sie die Verbindung zu dem, was Sie sagen, und zu dem, was hervorsteht, zu verlieren. Wenn Sie nicht in einem Labor arbeiten oder in der Medizin, existieren Neuronen nur als kognitive Idee und stehen in Ihrer Erfahrungswelt nicht heraus. Sie kennen sie nur als repräsentative Bilder. Sie erfahren sie nicht. Noch fühlen Sie sie in sich arbeiten. Deshalb bezeichnet der Philosoph Thomas Metzinger, was er als die Abläufe hinter Ihrer direkten Wahrnehmung zu wissen glaubt, als transparent. Informationsverarbeitende Systeme sind noch viel abstrakter. Wie wissen wir, was das ist, außer dass es eine Metapher ist, abgeleitet von einer Maschine, die angeblich solche Operationen ausführt? Wie würde irgendeiner wissen, dass ein solches System auf einer biologischen Ebene in lebendigen Systemen existiert? Wissenschaftler debattieren immer noch über solche Behauptungen. Wie können Neuronen oder informationsverarbeitende Systeme dann irgendeinen metaphysischen Vorrang haben außerhalb von Beobachtungssystemen und dem menschlichen Beobachter (Wahrnehmenden), der solche Konzepte kreiert hat? Was für einen Unterschied würde es in Ihrem Leben machen, wenn Sie wüssten, ob Sie nur ein Bündel von Neuronen sind oder nicht? Gibt es eine objektive Welt, die da draußen existiert, ohne einen Beobachter? Dieses könnten unentscheidbare Fragen sein. Es gibt noch mehr solcher unentscheidbarer Fragen, wenn man metaphysische Feststellungen macht, wie viele heutige Denker uns zeigen. Auf jeden Fall ist das, was wir als wirklich bezeichnen, sicherlich abhängig vom Beobachter.

Was ich in Teil I vorschlage ist, dass Sie und ich Beobachter werden. Ich habe den Prozess auf der Basis meiner eigenen Einsichten und Erfahrungen strukturiert. Nichtdestotrotz werden wir die Fragen nicht mit der Absicht untersuchen, zu einer absoluten Wahrheit zu gelangen, sondern im Akt des Beobachtens beginnen wir die Verwirrungen und Knoten in unserem Denken, Wahrnehmen und Konzeptualisieren über uns selbst zu lösen. Das zugrunde liegende Thema wird Bewegung und Bewegen sein. Bewegung und Bewegen als Medium für unsere Erkundungen und für das wichtige Verständnis, dass sie grundlegend sind für alles andere. Auf diese Weise werden wir einen dritten Weg verfolgen, der uns zu einer anderen Sicht auf die erstaunliche *Hypothese* bringt.

Solch ein Weg wird allmählich in Wissenschaft und Philosophie akzeptabel. Es gibt heute so viele Bücher über die verschiedenen Ideen von Bewusstsein, Kognition, den Beziehungen dieser Aspekte vom Leben zum Nervensystem etc., dass ich Sie nicht mit einer weiteren Besprechung all dieser verschiedenen Ideen und Theorien belasten möchte. Aber wenn aus der Sicht eines sich bewegenden Lebewesens ein neues Verständnis entstehen könnte, werde ich Sie zuzeiten darauf hinweisen. Vor allem hoffe ich aber, einen experimentellen konkreten Weg für die Untersuchungen anzubieten und durch Beispiele zu überzeugen. Wissenschaftlich fundierte Forschung kann oft zu wichtigen Entdeckungen führen. Das kann übereinstimmen oder auch nicht übereinstimmen mit dem, was wir in unserem Untersuchungsprozess entdecken werden. Es ist wichtig, einen Dialog zwischen den verschiedenen Untersuchungsformen offen zu halten. Letztendlich sollten wir in der Lage sein, die verschiedenen Bereiche aufeinander zu beziehen. Ich werde natürlich eine Reihe von Denkern und Wissenschaftlern zitieren, deren Einsichten ich faszinierend finde. Und so werden wir von einem sehr ungewöhnlichen, jedoch dynamischen Standpunkt ausgehend unsere Forschungsreise beginnen – ohne die übliche Erörterung von gegensätzlichen Ansichten.

2 Ursprünge

Bewegung ist der Schlüssel zum Leben.
Moshé Feldenkrais

Es ist nicht leicht, mit den Anfängen und Ursprüngen anzufangen. Als Erwachsene denken wir, wir wüssten schon alles und haben unser Leben und Denken danach strukturiert. Wir werden in eine Welt und in eine Gesellschaft von Menschen hinein geboren. In unserer Kindheit verbringen wir eine Menge Zeit damit, uns nach den anderen Menschen um uns herum zu richten und an die Umgebung anzupassen, weil wir weiterleben wollen. Diesen Prozess der Orientierung nennen wir Lernen und Sozialisation. Dann gibt es noch ein fundamentaleres Lernen, dieses Lernen geht mit Entwicklung einher. Wir kommen in dieses Leben und sind durch unser biologisches Erbe auf diesen Lernprozess, der von Bewegung und Interaktion abhängt, vorbereitet. Wir werden diesen Entwicklungsprozess im zweiten Teil des Buches untersuchen. Für den Moment reicht es zu sagen, dass wir viel lernen, bevor wir fähig sind zu sprechen.

Sprechen erweitert unsere Möglichkeiten und es engt gleichzeitig unsere Erfahrungen ein. Während wir in das Sprechen hineinwachsen, wollen wir das, was wir schon aus Erfahrung wissen, mit der neuen Domäne in Übereinstimmung bringen. Deshalb verbringen kleine Kinder, so um das Alter von vier herum oder auch früher, viel Zeit mit Fragen z. B. „Wie das?“ und „Warum das?“. Das ist oft schwierig für Erwachsene, die diese Fragen meistens verwirrend und rätselhaft finden. So bringen die Großen, besonders die Eltern, ihre Kinder schließlich dazu, mit diesen „Warum“-Fragen aufzuhören und beim etablierten Programm zu bleiben. Wir lernen, keine lächerlichen Fragen zu stellen. Dann werden wir in die Schule geschickt. Wir lernen stolz auf unser Wissen zu sein und uns für unser Unwissen zu schämen. Dieses Wissen jedoch ist oft nur das, was die Anerkennung der anderen in unserem sozialen Umfeld hat und was ihrer Überzeugung entspricht.

Der französische Philosoph René Descartes versuchte ganz tief unten zu beginnen. Er benutzte eine Methode, die alles, was er kannte, anzweifelte, bis er zu etwas kam, was er nicht mehr anzweifeln konnte. Wir haben nun einen Namen für diesen Ort. Wir nennen ihn „Cogito“ nach dem lateinischen Ausspruch *Cogito ergo sum*. Ich denke, also bin ich. Descartes handelte nichtsdestotrotz aus einer Tradition, in der Vernunft wichtiger war als die Sinne. Damit waren die Würfel von Anfang an gezinkt. Man könnte genauso von einer anderen Perspektive aus sagen, „ich bewege mich selbst, also existiere ich“. Descartes benutzte seine Methode des Zweifels, um diese Möglichkeit zu eliminieren. Dennoch hatte er sein Experiment an einem sehr kalten Tag begonnen, in einem kleinen Raum mit einem Ofen, in dessen Wärme er baden konnte. Wäre er im Kalten geblieben, hätten wir wahrscheinlich niemals den „Cogito“ bekommen. Andererseits werden „kalt“ und „warm“ durch das Sich- bewusst-Machen (den aktiven Standpunkt) oder durch das Bewusstsein eingeschätzt, das Descartes mit dem Geist assoziierte, der vom Körper unterschieden und maschinenähnlich für ihn war. Seiner Idee nach ist das Verhältnis von Körper und Geist so, dass der Geist den Körper dirigiert. Auf diese Art können wir wahrnehmen, wie wir uns bewegen, und dass wir selbst die Verursacher dieser Bewegung sind.

Selbst wenn wir sagen, „Ich bewege mich selbst, also existiere ich", müssen wir diesen Sinn für Urheberschaft schon entwickelt haben. Das heißt, wir haben bereits eine Wahrnehmung verkörperten Bewegens und eigenen Handelns entwickelt. Es gibt gute Gründe anzunehmen, dass die Entwicklung dieses Sinns für Urheberschaft der Entwicklung des Sprachvermögens vorausgeht. Wir werden auch im geistigen Bereich beobachtungsfähig. Beobachten fängt ebenfalls vor dem Sprechen an. Doch mit der Sprache können wir auf der Ebene der Erkenntnisse einfach vermitteln, was wir beobachtet haben. Sprache gehört zum sozialen Bereich und wir nehmen an, dass sie unserer individuellen Existenz vorangegangen ist. Geistiges wird durch diese Domäne vermittelt und diese Vermittlung erfordert ein Tun. Auf diese Weise tritt die Trennung von Geist und physischem Körper zurück und wir nähern uns einer Einheit beider.[7]

Wir werden nicht zum tiefsten Punkt gelangen. Es gibt keinen solchen Ort. Deshalb können wir Descartes' Lösung anzweifeln, die in unterschiedlicher Gestalt die moderne Welt beherrscht hat. Aber es ist etwas Besonderes lebendig zu sein, lebendig in einer lebendigen Welt, die von anderen empfindungsfähigen Lebewesen bevölkert ist. Wir können eine wesentliche Qualität von uns selbst und von anderen sich selbst bewegenden Kreaturen anerkennen und sie *Autonomie*[8] nennen. Diese Qualität verleihen wir weder Steinen noch Wolken oder Sternen noch einem Gewässer. Wir könnten eine Maschine herstellen, die etwas Ähnliches wie Autonomie hätte, dann müssten wir als autonome Wesen diese Kapazität jedoch in das Design hineinbauen. Es würde nicht von selbst in diesen Maschinen entstehen. Es gibt etwas, das lebendige Systeme von unbelebten unterscheidet. Dies muss trotz aller Argumente gegen den Vitalismus gesagt werden, die solche Abgrenzungen eliminieren wollen. Vitalismus ordnet lebende Wesen irgendwo jenseits von Physik und Chemie ein. Alles Lebendige kann durch diese beiden grundlegenden Wissenschaften beschrieben werden, so wissen wir es heute. Vitalismus in seinem ursprünglichen Sinn ist nicht fundiert. Gleichwohl können lebendige Wesen als grundsätzlich andersgeartet angesehen werden.[9]

Bemerkenswert ist, dass Säuglinge nachgewiesenermaßen den Unterschied zwischen mechanischen und lebendigen Dingen kennen. Wie Daniel Stern berichtet, zeigen sehr kleine Säuglinge ein deutliches Interesse an anderen Wesen um sie herum, aber nicht an mechanischen Geräten, die ein lebendes Wesen nachäffen.[10]

Unsere Autonomie, die uns die Selbststeuerung erlaubt und dass wir uns selbst bewegen sowie die Kapazität, Beobachter zu sein, das heißt, bewusstmachend und „awareing" zu sein, wurde nicht von einem Konstrukteur entworfen; sie ist von selbst in der Natur entstanden. Ich habe die Substantivformen „Bewusstsein" und „Bewusstheit" für einen Moment wieder fallen gelas-

---

7 Im ersten Anhang dieses Buches werden einige dieser Terminologien überprüft und verschiedene Standpunkte in Beziehung gesetzt.

8 Francisco Varela führte diese Vorstellung von Autonomie (Eigen-Gesetz) in natürlichen Systemen in seinem Theorie-Werk *Principles of Biological Autonomy* (Varela, 1979) ein.

9 Gregory Bateson lieh sich in *Geist und Natur* (1982) und in *Wo Engel zögern* (1993) den Begriff *creatura*, um eine lebendige Form von einer unbelebten durch Vergleiche von Unterschieden zu bestimmen. Maxine Sheets-Johnstone trifft in ihrem Buch *The Primacy of Movement* (1999) die Unterscheidung durch *animate form* für sich selbst bewegende lebendige Kreaturen.

10 Daniel N. Stern, *Die Lebenserfahrung des Säuglings* (1992)

sen, um zu betonen, dass diese Wörter sich nicht auf Dinge beziehen. Wir sind aktiv bewusstmachend, wenn wir wach sind, und „awareing“, wenn wir uns aktiv selbststeuern, um zu lernen und zu entdecken.

Einiges was nun folgt, wird zuerst schwierig sein. Die Schwierigkeit liegt in der Einfachheit. Die ersten Explorationen sind Entdeckungen in der Selbst-Beobachtung, und was es bedeutet, ein Beobachter zu sein. Ich rühre hier an die Arbeit von George Spencer-Brown, der einen Weg vom Grunde aus aufbaute und dessen äußerste Einfachheit unser Wissen herausfordert, wenn wir dem auch anfangs mit großer Fassungslosigkeit begegnen. Dann werde ich mich an eine neue Antwort auf die Frage herantasten, die lautet, was unterscheidet Lebendiges von Nicht-Lebendigem? Ich möchte die Auffassung von Humberto Maturana und Francisco Varela vorstellen, die diese Antwort vereinfacht. Zuletzt möchte ich dann die Frage der Ordnung und des Ursprungs des Lebens untersuchen, die immer noch keine Antwort hat. Da ich diese wichtigen Fragen nur anrühre, empfehle ich Ihnen die zitierten Quellen für eine ausführlichere Betrachtung aufzusuchen. Ansonsten bleiben Sie so offen wie möglich und stellen Sie eigene Überlegungen an, wenn Sie etwas verwirrt. Etwas verstehen zu wollen, vertreibt nicht notwendigerweise die Verwirrung. Offenheit führt zu Einsicht.

2.1 Ursprung I

Objektivität ist die Wahnvorstellung, Beobachtungen könnten ohne Beobachter gemacht werden. Die Berufung auf Objektivität ist die Verweigerung von Verantwortung – daher auch ihre Beliebtheit.
Heinz von Foerster

Wir fangen mit der Aktivität Beobachten an, die wir in unserer ersten Exploration untersuchen werden. Man kann nur von dem Ort aus beobachten, wo man ist, wenn man anfängt. In den zwei folgenden Explorationen beobachten Sie so unvoreingenommen, wie Sie können, mit der Idee, dass irgendetwas auftauchen wird, wenn Sie dabeibleiben. Wenn Sie das Gefühl haben, im Prozess steckengeblieben zu sein, hören Sie für eine Weile auf und kommen Sie dann wieder zurück. Obwohl Sie in den Beobachtungsprozess mit Ihren Ideen, mit Ihrem Glauben und mit Ihren Gefühlen eintreten, schauen Sie, ob Sie diese allmählich loslassen können. Jede irgendwie geformte Erwartung, seien es Konzepte oder bekannte Reaktionen, wird die Beobachtung in irgendeiner Form behindern. Übung wird Ihre Fähigkeit dazu verbessern. Sie müssen nur offen für das sein, was auftaucht und was Sie erfahren.

Bevor wir mit „Exploration 1“ beginnen, brauchen wir etwas Übung im Beobachten. Der beste Weg ist, die Anleitung auf Band aufzunehmen und sie abzuspielen, wenn Sie auf dem Boden liegen. Vielleicht haben Sie den Wunsch, genauso auch mit einigen der noch folgenden Explorationen zu verfahren. Diese erste Übung folgt Abläufen, die Moshé Feldenkrais entwickelt hat.

Wenn Sie eine angenehme Veränderung durch diese Übung erfahren haben, kehren Sie zu ihr zurück. Sie hilft Ihnen vielleicht sich in einen ausgeglichenen Zustand zu versetzen, bevor Sie mit der nächsten Exploration anfangen. Vielleicht brauchen Sie eine Weile, sich auf diese Weise selber spüren zu lernen. Sie können am folgenden Tag darauf zurückkommen, wenn Sie möchten. Vielleicht wollen Sie sicherer werden, bevor Sie mit den anderen Übungen fortfahren. Später werden wir Ihnen andere Explorationen vorschlagen, die Ihnen helfen können, Ihre sensorischen Fähigkeiten zu verbessern.

2.2 Bewusstseinsraum

Die folgende Exploration wurde nach Stephen Wolinskys Einführung in die Meditation, „Hearts on fire“ (1996; dt.: „Das Tao der Meditation“, 1997), entwickelt. In den traditionellen Meditationsübungen beginnt

Vorbereitende Übung

Empfindung, Berührung und Bewegung

Bitte legen Sie sich auf den Rücken, auf eine Decke oder auf eine Unterlage, die Sie auf den Boden legen. Liegen Sie ruhig und bemerken Sie, was Sie im Moment fühlen. Liegen Sie bequem? Wenn nicht, wo erleben Sie das Unbehagliche? Vielleicht ändern Sie ihre Lage ein wenig und schauen, ob Sie dann bequemer liegen. Danach lassen Sie das nicht Komfortable, wie es ist. Bequemlichkeit ist wichtig, denn dann können Sie spüren, dass unbequeme Empfindungen ihre Aufmerksamkeit einfangen. Vielleicht bemerken Sie später, dass es sich trotz der anfänglichen Unbequemlichkeiten bequemer liegt.

Bemerken Sie, wie Sie liegen und den Boden berühren. Wenn Sie den Kontakt genauer untersuchen, fällt Ihnen vielleicht auf, dass einige Partien Ihrer Rückseite am Boden aufliegen und andere nicht. Zum Beispiel können die meisten den Kontakt des Hinterkopfes mit dem Boden spüren und ebenso den Kontakt der Fersen mit dem Boden. Dazwischen werden Sie mehr oder weniger Kontakt spüren. Für viele Menschen ist der untere Rücken vom Boden entfernt ebenso die Stelle hinter den Knien und die Spitzen der Schultern. Für die meisten liegt der Nacken nicht am Boden.

Nun achten Sie darauf, ob Sie eine unterschiedliche Empfindung im Kontakt mit der rechten und der linken Seite zum Boden spüren. Eine Seite kann sich vielleicht schwerer anfühlen oder auch näher zum Boden. Bemerken Sie einfach die Unterschiede.

Wenn Sie fortfahren, achten Sie auf Ihren Atem und spüren Sie die Atembewegung. Wo spüren Sie Ihre Atembewegung am meisten und wo ist die Bewegung am wenigsten spürbar? Legen Sie Ihre beiden Hände auf Ihren oberen Brustkorb und spüren Sie, was mit der Bewegung passiert. Lassen Sie die Hände wenigstens eine Minute dort ruhen. Dann nehmen Sie die Hände wieder weg und spüren die Nachwirkungen. Jetzt legen Sie die Hände auf die unteren Rippen, ein bisschen oberhalb Ihres Bauchs. Lassen Sie die Hände wenigstens eine Minute liegen, dann nehmen Sie Ihre Hände wieder weg und beobachten, was geschieht.

Ruhen Sie sich einen Moment aus. Spüren Sie irgendwelche Veränderungen in Ihrem Atmen? Jetzt bringen Sie Ihre Hände zu den unteren Rippen auf der Seite. Lassen Sie ihre Handflächen die Rippen leicht berühren. Bemerken Sie die Bewegung dort. Vielleicht haben Sie die Bewegung dort noch nie begleitet. Die Empfindungen mögen neu sein. Nach mindestens einer Minute lassen Sie die Hände unter die unteren Rippen am Rücken gleiten, sodass Ihre Handrücken mit den unteren Rippen Kontakt haben. Bemerken Sie, was jetzt passiert. Wie spüren Sie die Bewegung? Bringen Sie die Hände und Arme nun längsseits Ihres Rumpfs. Bemerken Sie die Unterschiede.

Legen Sie Ihre rechte Hand auf Ihren unteren Bauch und ihre linke Hand unterhalb des Brustbeines auf Ihren oberen Bauch. Bemerken Sie die Bewegung Ihres unteren Bauches und Oberbauches sowie des Zwerchfells, wenn Sie weiter atmen. Lassen Sie allmählich Ihr Ausatmen länger werden. Spüren Sie, wie Ihr Bauch ein wenig einsinkt und das Zwerchfell sich mit Ihrem Ausatmen nach unten Richtung Boden bewegt. Reduzieren Sie eventuelle Anstrengung. Finden Sie heraus, ob Sie Ihr Ausatmen stoppen können, wenn es im angenehmen Bereich zu Ende ist und vielleicht bemerken Sie dann, dass das Einatmen von ganz alleine kommt. Tun Sie das eine Weile, bis es einfach wird, auszuatmen. Nehmen Sie alle Ihre auftauchenden Reaktionen, Empfindungen und Sinneswahrnehmungen wohlwollend wahr.

Liegen Sie nun ruhig auf dem Rücken mit den Armen auf beiden Seiten Ihres Körpers. Vielleicht gibt es weitere Veränderungen. Dies könnten Veränderungen in der Bewegung Ihres Atems sein oder auch im Kontakt zum Boden.

man gewöhnlich damit, ruhig zu sitzen und seinen Gedankenfluss zu stoppen. Bei anderen Arten der Meditation beobachtet man den Atem oder achtet darauf, wie die Luft durch die Nasenlöcher strömt, oder man wiederholt immer wieder eine Phrase (Mantra). In Stephen Wolinskys Ansatz lässt man den Fluss der Gedanken, die auftauchenden Empfindungen, Gefühle usw. wie sie sind und beobachtet lediglich.

Exploration 1

Suchen Sie sich einen Platz, wo Sie ruhig sitzen können. Vielleicht auf dem Boden, wenn das bequem für Sie ist. Wenn nicht, nehmen Sie einen Stuhl. Machen Sie nichts anderes als Beobachten. Vieles strömt in Ihrer unmittelbaren Bewusstheit vorbei. Bemerken Sie, wie Sie mit sich selbst sind: bequem oder nicht bequem, ruhig oder aufgeregt, aufmerksam oder uninteressiert. Bleiben Sie für ein paar Minuten dabei und finden Sie heraus, was passiert. Während Sie das tun, achten Sie einfach auf Ihre Atmung.

Wenn Sie ruhig genug geworden sind, um zu beobachten, bemerken Sie, dass Gedanken, Gefühle, Empfindungen, Bilder usw. kontinuierlich vorbeifließen. Bemerken Sie weiter, dass jeder Moment einer Aufmerksamkeit wie von einem Raum eingeklammert erscheint. Normalerweise bemerken Sie diesen Raum nicht, aber wenn es passiert, scheint ein Gedanke oder eine Empfindung usw. zu verschwinden und ein anderer aufzutauchen. Wenn Sie nicht agieren, geschieht dieser Wechsel kontinuierlich und wie von alleine. Beim nächsten Mal, wenn wieder etwas auftaucht fragen Sie sich: „Woher kommt dieser Gedanke?" Fragen Sie weiter, bis keine Antwort mehr kommt.

Jetzt ändern Sie Ihre Frage. Dieses Mal fragen Sie sich, wohin verschwindet dieser Gedanke, dieses Gefühl etc.? Fragen Sie wieder weiter, bis es keine Antworten mehr gibt.

Im oben vorgestellten Prozess ist es nicht wichtig, Antworten zu finden. Lassen Sie die Antworten einfach auftauchen. Sie können dabei mehrere Dinge feststellen. Die Gedanken scheinen den Inhalt des Bewusstseinsraumes in Grenzen zu halten. Jede dieser Aufmerksamkeits-Perioden kann man auch als Gegenwartsmoment beschreiben. Solche Momente sind aber keine Zeitpunkte, sondern werden als ausgedehnt in der Zeit erlebt, irgendwie verbunden mit dem, was vorher war und was danach kommt. Die Sequenzen können jedoch von einer Modalität zu einer anderen springen oder von einem Gedanken zu einem sehr anderen. Jeder Moment ist irgendwie organisiert. Wenn es eine Empfindung wie ein plötzliches Jucken ist, können Sie es irgendwo auf der Oberfläche Ihres Körpers lokalisieren. Wenn es ein Gefühl ist, kann es eine erkennbare Form haben, die Sie benennen können. Wenn es ein Gedanke oder ein Bild ist, dann hat das ebenfalls eine Form. Wenn irgendetwas in Ihrer Umgebung Ihre Aufmerksamkeit erregt, hat auch das eine Form. Manchmal erlebt man diese Bewegung als ein zusammenhängendes Ganzes. Aber man kann sich auch der Wechsel bewusst werden.

Was immer in Ihrer Aufmerksamkeit auftaucht, steht gegen einen Hintergrund. Jeder Gegenstand hat eine charakteristische Form. Wenn Sie sich einen Moment das Bewusstseinsfeld als einen Raum vorstellen, dann könnten Sie sich den Raum in dem Moment als offen vorstellen, in dem ein Ding verschwindet und das nächste Ding auftaucht. Der Raum ist dann gespalten oder geteilt in den Aufmerksamkeits- Gegenstand und den Hintergrund, vor dem der Gegenstand jedes Mal auftaucht. Der Raum zwischen Auftauchen und Verschwinden ist ein Moment der Leere. Mit Übung kann dieser Zustand der Leere verlängert werden. Bei den ersten Malen kann es sein, dass Sie diesen Raum nicht entdecken. Wenn Sie diese Exploration ein wenig praktizieren, können Sie den Raum ausfindig machen. Lassen Sie das nicht so wichtig werden oder drängen Sie sich nicht, es unbedingt zu finden. Bewusstheit benötigt innerliche Ruhe. Dann wird der Prozess leichter und leichter.

Der Ort, von dem ein Gegenstand auftaucht oder zu dem er verschwindet, ist nicht wahrnehmbar. Ich meine damit, dass Sie, sogar wenn Sie weiter und weiter mit Ihrer Frage fortfahren, einen solchen Ort in Ihrer Empfindung nicht wahrnehmen oder entdecken. Dieser Platz ist leer und das Äußerste, was Sie machen können, ist ihm ein Etikett ohne Referenz zu verpassen. So könnten Sie sagen, es taucht aus mir selbst auf. Andererseits fahren Sie ja damit fort, Unterscheidungen zu treffen.

Wir müssen jetzt die Frage der Unterscheidungen untersuchen. Ohne sie gibt es keine Unterschiede im Bewusstseinsraum und deshalb auch keine Wahrnehmungen, keine Gedanken, Gefühle, Empfindungen oder irgendetwas anderes. In diesem Zustand gäbe es keinen Weg, zu erfahren, ob etwas existiert. Deshalb ist ein Mensch notwendig, ein Beobachter mit einem bewussten Geist, der etwas als existierend erklären kann. Wir könnten anfangen, einen Weg zum Ursprung zu abstrahieren; das alles, was später ausströmt, also Empfindungen, Gedanken etc., mit dem einfachen Akt beginnt, eine Unterscheidung zu treffen. Dies gilt auch für den Bereich der Symbole und mathematischen Formen. Deshalb hat der Mathematiker George Spencer-Brown verkündet, dass der erste Akt das Ziehen einer Unterscheidung ist. Er schreibt am Anfang von „Note on the Mathematical Approach", die sein bahnbrechendes Werk „The Laws of Form – Gesetze der Form" (1997) einleitet:

„Das Thema dieses Buch ist, dass ein Universum zum Dasein gelangt, wenn ein Raum getrennt oder geteilt wird. Die Haut eines lebenden Organismus trennt eine Außenseite von einer Innenseite. Das gleiche tut der Umfang eines Kreises in einer Ebene. Indem wir in unserer Darstellungsweise einer solchen Trennung nachspüren, können wir damit beginnen, die Formen, die der Sprachwissenschaft wie der mathematischen, physikalischen und biologischen Wissenschaft zugrunde liegen, mit einer Genauigkeit und in einem Umfang, die fast unheimlich wirken, zu rekonstruieren, und können anfangen zu erkennen, wie die vertrauten Gesetzte unserer eigenen Erfahrung unweigerlich aus dem ursprünglichen Akt der Trennung folgen. Der Akt selbst bleibt, wenn auch unbewußt, im Gedächtnis als erster Versuch, verschiedene Dinge in einer Welt zu unterscheiden, in der anfänglich die Grenzen gezogen werden können, wo immer es uns beliebt. Auf dieser Stufe kann das Universum nicht unterschieden werden von der Art, wie wir es behandeln, und die Welt mag erscheinen wie zerrinnender Sand unter unseren Füßen." (S. XXXV, Anmerkung zum mathematischen Zugang)

In den Kognitionswissenschaften sprechen wir normalerweise über den Inhalt von Bewusstsein. Dieser Standpunkt ist angemessen, wenn man von außen entdecken will, wie ein Inhalt in etwas, was wir Bewusstsein nennen, hineingelangte. Wenn man auf der anderen Seite den Akt des Bewusstmachens als fundamental ansieht, dann kann man den Inhalt nicht von seiner Quelle unterscheiden. Spencer-Brown zeigt, dass der Akt der Separierung ein Akt des Bewusstmachens ist. In anderen Worten ist Bewusstsein die Mannigfaltigkeit, in der wir alle unsere Unterscheidungen treffen, einschließlich des Erkennens von Bewusstsein selbst. Hier ist die Zirkularität signifikant und unvermeidbar. Wie wir sehen werden, ist dies fundamental für alle Lebewesen. Eine Unterscheidung zu treffen, ist daher grundlegend für alles, was sodann denkbar ist. Eine Selbst-Unterscheidung zu treffen, macht deutlich, dass Sie Teil der Schleife sind.[11]

2.3 Innen und Außen

Exploration 2

Wenn Sie still sitzen und Ihre Gedanken beobachten, wie wir es Ihnen in der ersten Exploration vorgeschlagen haben, finden Sie in der Einkehr, wenn Sie nicht geschäftig sind, dass die Gedanken, Ideen, Bilder, Gefühle und Empfindungen in einem Bewusstseinsraum entstehen, der keinen erkennbaren Ursprung hat. Fragen Sie sich in dieser Situation, was ist innerhalb und was ist außerhalb von Ihnen. Sitzen Sie dann wieder ruhig. Machen Sie später eine Liste mit allem, was sie innerhalb und außerhalb entdeckt haben. Wiederholen Sie den Prozess, bis keine Antwort mehr kommt.

11 Vgl. Douglas R. Hofstadter, *Ich bin eine seltsame Schleife* (2008)

Jetzt stehen Sie auf und gehen im Raum umher. Bemerken Sie, ob sich das verändert, was in Ihrem Bewusstseinsraum auftaucht. Fragen Sie sich dann, was ist innen und was außen. Machen Sie erneut eine Liste und wiederholen Sie den Prozess, bis alle Möglichkeiten erschöpft sind.
Im letzten Teil dieser Exploration nehmen Sie sich bitte einen Augenblick Zeit, wenn Sie sich mit jemandem unterhalten. Fragen Sie sich wieder, was ist in Ihrem Bewusstseinsraum. Verändert er sich in dieser Situation? Was ist innen und was ist außen? Wie unterscheiden Sie Ihre Gedanken von den Gedanken der anderen Person? Gibt es einen gefühlten Unterschied?

Diese Explorationen könnten offenlegen, dass der Sinn für innen und außen sich mit den Umständen ändert. Wenn wir in uns gekehrt etwas erforschen, erscheint jeder Gedanke, jedes Gefühl oder jede Empfindung usw. innerhalb des Bewusstseinsraumes zu sein. Vielleicht ziehen wir dennoch eine Grenze zwischen einem Geräusch, das wir außerhalb unseres Selbst setzen, und einer Empfindung, die wir innerhalb der Grenzen unseres Selbst platzieren. Aber woher kommt diese Grenze? Die Psychoanalytiker haben früher behauptet, dass ein Kind ohne eine Grenze für sein Selbst geboren wird und ganz besonders nicht zwischen sich selbst und der Mutter unterscheidet. Die Welt und das Selbst sind zuerst eins. Wir wissen aus den Berichten der Mystiker und Meditierenden, dass sich die gewöhnliche Grenze zwischen dem Selbst und der Welt in bestimmten Zuständen auflöst. Diese Zustände kann man durch das Praktizieren erlangen. In der Stille ist diese Grenze weniger klar. Heute wissen wir aus der Säuglingsforschung, dass Säuglinge ganz früh im Leben zwischen sich und der Mutter unterscheiden können. (Lesen Sie das erschöpfende Beweismaterial bei Daniel Stern, (1992), besonders seine Diskussion über das auftauchende Selbst. Für weitere Betrachtungen lesen Sie Teil II.) Somit stellen wir fest, dass es etwas Biologisches in Bezug auf eine Grenze gibt. Andererseits können wir deren Auflösung erfahren.

Wenn wir uns allerdings bewegen, können wir einen Körperraum wahrnehmen und fühlen, dass er sich von einem Außen unterscheidet, das als stillstehend erlebt wird. Wir wissen auch, dass wir einer falschen Wahrnehmung erliegen können, was sich bewegt; wenn wir in einem Zug sitzen, kann man das Gefühl haben, er fährt, während in Wirklichkeit ein Zug nebenan losfährt. (Wir prüfen das durch sorgfältigere Beobachtung nach.) Die Grenze wird nichtsdestotrotz erkennbar durch die eigene Bewegung und das Gefühl, diese Bewegung selbst zu erzeugen. Beachten Sie jedoch, dass in der falschen Wahrnehmung der visuelle Eindruck des Bewegens ein Gefühl der eigenen Bewegung suggeriert, das aber sofort aufhört, wenn Sie den Eindruck korrigieren.

Im Gespräch mit einer anderen Person ziehen wir eine klare Grenze. Wir wissen, welche Gedanken aus unserem Inneren kommen und welche von unserem Gesprächspartner. Aber was machen wir, wenn wir mit uns selbst sprechen? Und wo ist die Sprache? Ist sie in unserem Kopf oder außerhalb? Wir sagen oft, ich habe eine Idee im Kopf. Wo ist dieser Gedanke, dieser Geist, und was meinen wir damit? Es sieht aus, als besäßen wir ein Ding, das Geist oder Verstand genannt wird, und wir nehmen an, es hätte einen Inhalt. Dieser Sprachgebrauch hat zwei der größten ungelösten philosophischen Rätsel kreiert. Für die Materialisten, die annehmen, alles was existiert, sei draußen, ist das Rätsel, wie ein immaterieller Geist in einem materiellen Körper existieren kann. Für jene, die der Auffassung sind, dass alles innerhalb des Bewusstseinsraums erscheint und die sich Idealisten nennen, ist das Rätsel, was existiert, wenn es keinen Geist gibt?

Spencer-Brown hat seine Aufmerksamkeit auf den Aspekt einer Ausdrucksweise gerichtet, der bis dahin außerhalb des Bewusstseins schien. Er bemerkte, dass die Aufteilung eines Raums in ein *Dieses* und

Eine Unterscheidung machen und eine Grenze ziehen

I Eine Unterscheidung macht man, indem man eine Ebene in zwei Teile teilt.

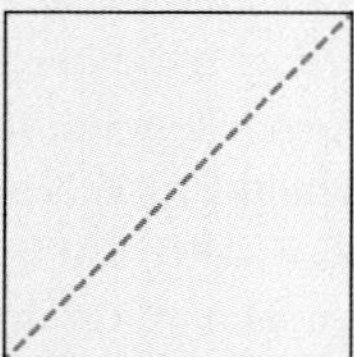

II Eine Ebene zu teilen, kreiert eine Grenze. Wenn eine Seite der markierte Zustand ist, dann ist das Überschreiten der Grenze eine Bewegung vom markierten in den nicht markierten Zustand und die Umkehr ist eine Bewegung zum markierten Zustand. Das Symbol (Token genannt) ⌉ kann den markierten Zustand bezeichnen; das ist der Zustand, der durch die Unterscheidung hervorgehoben wurde. Es kann auch eine Anweisung sein, die Grenze zu überschreiten.

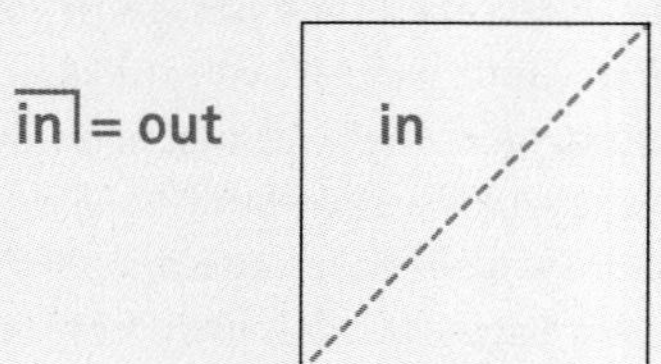

III Ein markierter Kreis kann eine geschlossene Begrenzung bezeichnen und unterscheidet zwischen innen und außen.

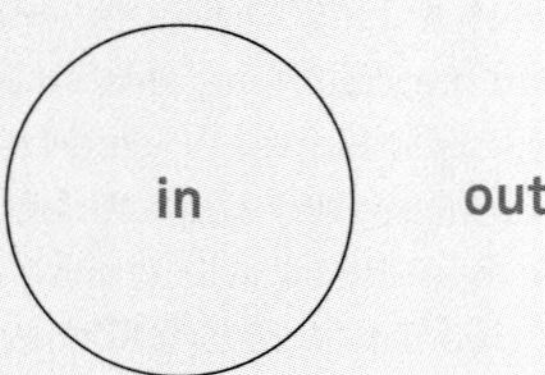

Abbildung 2-1: Grenze, Unterscheidung, Kreuzen von Ebenen und Schleife

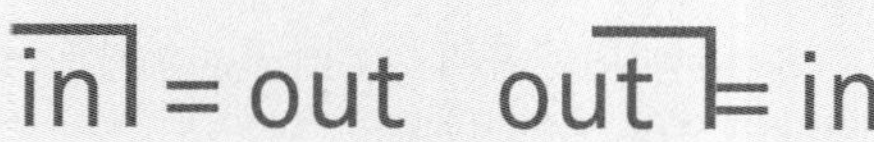

(Nach Spencer-Brown, 1969)

Abbildung 2-2: Grenze und Kreuzen

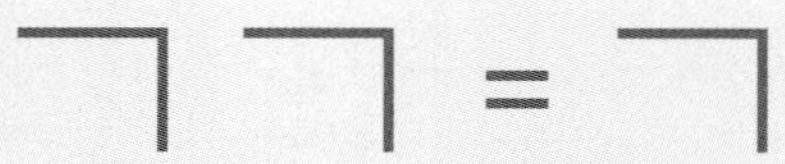

Er entwarf Symbole, die Anweisungen ausdrückten. Das obige Arrangement zeigt an, dass einmal genannt wird und noch einmal genannt wird. Das ist äquivalent dazu, eine Unterscheidung zu machen und die genannte Unterscheidung zu wiederholen. Die Wiederholung der Anweisung ändert nicht die Richtung.

Ein Zeichen innerhalb eines anderen bedeutet, zu kreuzen und dann nochmal zu kreuzen. Dies hebt die Anweisung auf. Man kehrt wieder dahin zurück, von wo man ausgegangen ist.

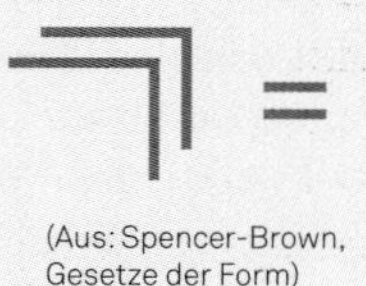

(Aus: Spencer-Brown, Gesetze der Form)

Abbildung 2-3: Grundregeln zur Verbindung von Schritten

Dieses Zeichen (Token) ⊔ gibt an, die Grenze eines geschlossenen Raums zu kreuzen und wieder zu kreuzen. Dies hebt die Anweisung auf. Man kehrt wieder dahin zurück, von wo man ausgegangen ist.

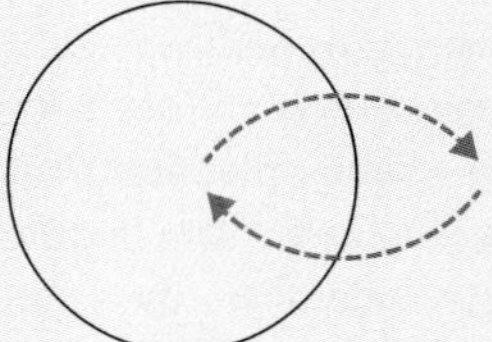

Selbstreferenz kann leicht zum Paradox in der Zweiwertigkeit der schematischen Logik des Ja-Nein und Wahr-Unwahr führen. Eine dreiwertige Logik könnte das Problem lösen, indem man den kontinuierlichen Wechsel von ja zu nein oder innen und außen erlaubt (siehe dazu Abbildung 2-5 für ein Beispiel aus der Physik: die elektrische Klingel). Ein anderes unten gezeigtes Beispiel ist das Möbius-Band. Es wechselt innen und außen, wenn man daran entlang fährt. Das Band hat nur eine Seite.

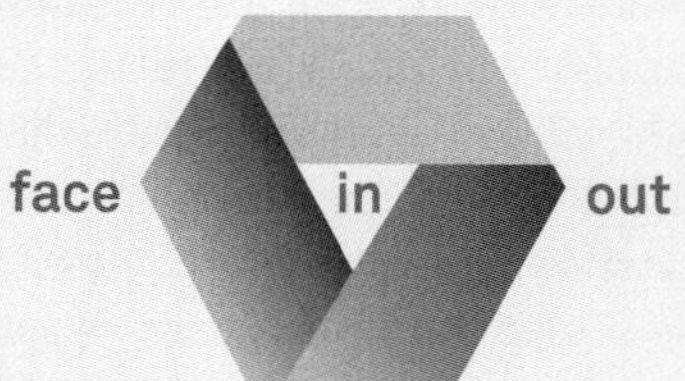

Abbildung 2-4: Wiedereintritt und Selbstreferenz

ein *Jenes* die erste Handlung ist und dass dieser Akt die Möglichkeit einer Logik eröffnete. Dies ist *Dieses* und das ist *Jenes*. Dies ist hier und das ist dort und logischerweise schließt das eine das andere aus. Es gibt einen bezeichneten Zustand und einen nicht bezeichneten Zustand. Zwei getrennte Räume haben nicht dieselbe Identität. Dies ist die zweiwertige Logik, die wir alle kennen und in der Schule gelernt haben. Sie kreiert Identitäts- und Unterscheidungsmöglichkeiten und das, was wir Wahrheitsfunktionen nennen. Aber was passiert, wenn die Teilungsgrenze selbst gemacht ist und ihre eigene Identität als dieses und jenes kreiert? Dann kommen wir mit der zweiwertigen Logik in Schwierigkeiten. Logik-Zirkel und Paradoxa zeichnen sich ab. Es gibt eine Voreingenommenheit gegenüber dieser Möglichkeit. Wir wollen Ordnung und Vorhersehbarkeit. Das Paradoxon scheint ins Chaos zu führen. Nichtsdestotrotz können wir entdecken, dass ein Paradoxon mehr als bedeutend ist. Als Bertrand Russell und Alfred North Whitehead die *Principia Mathematica* schufen, ein Werk, das zeigen sollte, wie die Mathematik aus der Logik abgeleitet ist, verbaten sie die Kreuzung von Ebenen, die zu einem Paradoxon führen konnte.

Spencer-Brown vermerkte, dass ein solches Paradox tief versteckt im Herzen der Mathematik existiert. Es ist die Gleichung, das Quadrat von x plus 1 ist gleich Null, sie hat keine reelle Lösung. Wir alle wissen, dass die Lösung dieser Gleichung die imaginäre Zahl *i* ist, auch bekannt als die Quadratwurzel von −1. Ohne dieses Hilfsmittel können wir die Gleichung nicht lösen. Aber diese mathematische Erfindung versteckt ein erstaunliches Paradox in der Logik der Mathematik. Wenn Spencer-Brown die Gleichung in $x = -1/x$ umformt, können wir durch das Ersetzen selber sehen, was passiert. Die Zahl x muss eine Einheitsform sein.

Wenn wir eine der beiden Einheitsformen (+1 oder −1) in die Gleichung einsetzen, erhalten wir ein paradoxes Resultat:

Wir ersetzen +1 für x:
$x^2 = -1$
$x * x = -1$
$x = -1 \div x$
$+1 = -1 \div +1 = -1$

Dann ersetzen wir −1 für x
$-1 = -1 \div -1 = +1$

Wir erhalten für jede Ersetzung
$+1 = -1$ oder $-1 = +1$

Egal wie man es macht, es zeigt sich hier, dass die normale Logik unmöglich ist, ein Minus ist gleich einem Plus. Das kann doch nicht sein, denken Sie. Spencer-Brown hat das anders gesehen. Es war schon allgemein bekannt, dass dieses Verhältnis extrem nützlich ist. Deshalb wurde das Paradox durch die Erfindung des Zeichens *i* ausgeblendet, sodass man die Anstandsregeln der ordentlichen Logik nicht verletzte.

Was kann das aber heißen? Besser sollte man fragen, wozu ist es gut. Sie sehen, dass sich jedes Mal, wenn Sie +1 oder −1 in die Gleichung einsetzen, der Wert dreht. Das ist das gleiche Paradox wie das Paradox der Selbstreferenz. Sein Nutzen hat mit der Darstellung von Maschinen und Systemen zu tun, die folgende Eigenschaft haben: eine vibrierende Saite oder z. B. eine einfache elektrische Klingel, die so funktioniert, dass der Strom unterbrochen wird, sobald der Strom fließt, und umgekehrt, sobald der Strom aus ist, wird er wieder angedreht. Es ist die Logik des Ja und Nein und eines dritten Wertes des Ja/Nein, der zwischen Ja und Nein alterniert. Spencer-Brown bemerkte, dass Gödels Unvollständigkeitssatz, der vorschlägt, dass kein geschlossenes logisches System ganz konsistent ist, nicht so eine destruktive Entdeckung war, wie es zuerst schien.[12] Diese

12 Der österreichische Mathematiker Kurt Gödel schockte die mathematische Welt 1931 mit der Behauptung, dass es Thesen in grundlegenden Teilen der Arithmetik und Mathematik gebe, die nicht bewiesen werden könnten.

paradoxe Gleichung ist nützlich und sinnvoll. Eine bessere logische Form sollte den dritten Wert einschließen. Und wie es sich herausstellt, ist gerade dies in biologischen Systemen bedeutsam, wo jeder Organismus seine eigene Grenze kreiert, eine Haut oder eine Membran, die ihn von allem anderen trennt. Etwas anderes entspringt aus der alternierenden Bewegung von einer Form zur anderen. Es ist der Auftritt der Zeit. Eine Funktion, die den Wechsel zwischen + und – ausdrückt, ist periodisch; Zeit entsteht in der Bewegung von einer Form zur anderen.

Innen und außen sind keine festen Größen. Wie Spencer-Brown in der Passage, die am Anfang dieses Kapitels zitiert wird, vorschlägt, können „die Grenzen überall, wo wir wollen, gezogen werden." Normalerweise sind die Grenzen gewohnheitsmäßig gut festgelegt. Wir erleben die Haut als eine Grenze. Empfindungen werden als innerlich wahrgenommen: ein Bauchschmerz, ein Kopfschmerz, eine innere Stimme usw., und äußerlich: das Singen eines Vogels, die Berührung eines Objekts mit der Haut. Es gibt jedoch Paradoxe. Die sensorischen Oberflächen sind wirklich gut in das Nervensystem integriert. Wie Georg von Békésy („Physiologie der Sinneshemmung", München; 1970, p. 188) vor vielen Jahren über das Sehvermögen schrieb, „Die Empfindungen existieren nur in unserem Körper, doch das Bild lokalisieren wir außerhalb des Auges, selbst wenn wir nur ein Auge benutzen und ein weit entferntes Objekt anschauen." Und zum Hören bemerkt er, „Die Schnecke ist tief in

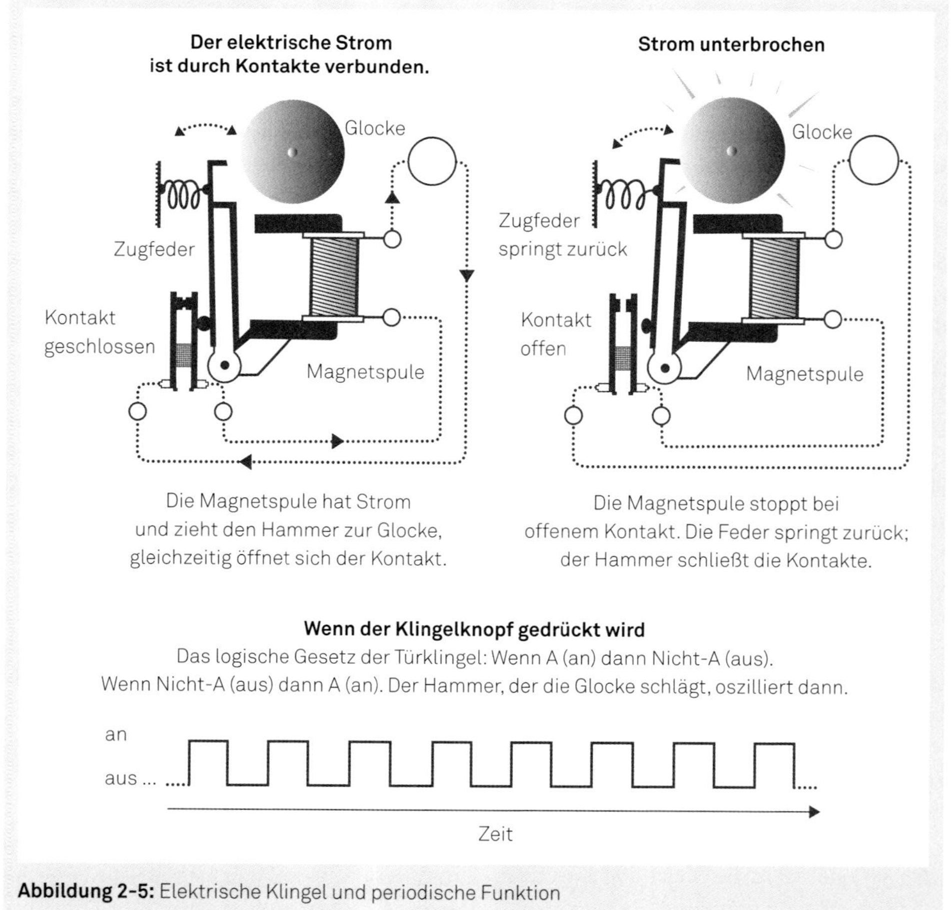

Abbildung 2-5: Elektrische Klingel und periodische Funktion

Knochen eingebettet, aber die Gehörsempfindungen nehmen wir nicht dort wahr, sondern beziehen sie gewöhnlich auf eine Quelle irgendwo in der Umgebung." (S. 189) Im Falle des Auges konstatiert er: „Die Projektion nach außen geschieht ohne das geringste Erkennen des optischen Bildes selbst oder der Erregungen auf der Netzhaut." (S. 188)

In anderen Experimenten zeigt von Békésy, dass sogar Empfindungen auf der Haut, die somit auf der Grenze liegen und damit als innerliche Empfindung gelten, in die Außenwelt projiziert werden können. In einer Studie platzierte er einen Vibrator auf zwei nebeneinander liegende Fingerspitzen. Die Empfindungen wurden durch eine Serie von Klicks ausgelöst. Wenn der Klick von einer Fingerspitze zur anderen drei bis vier Tausendstelsekunden verzögert war, empfand die Versuchsperson die Stimulation auf jeder Fingerspitze unterschiedlich. Wenn er dann den Zeitunterschied auf eine Tausendstelsekunde reduzierte, schmolzen die Empfindungen zusammen und wurden auf der Fingerspitze wahrgenommen, die zuerst stimuliert wurde. Wenn er den Zeitunterschied noch mehr verringerte, bewegte sich die Empfindung zwischen die beiden Fingerspitzen und damit außerhalb der Körpergrenze.

Exploration 3

Bitte setzen Sie sich und finden Sie einen ruhigen Ort in sich. Bemerken Sie wieder, wie die Bilder, Gefühle, Empfindungen, Gedanken usw. vorbeifließen. Wenn etwas in den Vordergrund tritt, bemerken Sie, dass es hinter dem Vordergrund auch einen Hintergrund gibt. Beachten Sie, dass der Hintergrund auch Gefühle, Empfindungen, Bilder usw. beinhaltet, die nicht im Zentrum der Aufmerksamkeit sind. Fokussieren Sie Ihre Aufmerksamkeit auf den Vordergrund. Dann wechseln Sie und machen den Vordergrund zum Hintergrund und den Hintergrund zum Vordergrund. Warten Sie einen Moment und wiederholen Sie dann den Prozess.

Dann fahren Sie fort, zu beobachten, was in Ihrem Bewusstseinsraum auftaucht und wieder verschwindet. Was identifizieren Sie als innen? Können Sie es außerhalb Ihrer Grenze projizieren? Dann kehren Sie den Prozess um. Finden Sie heraus, ob Sie etwas von außerhalb nehmen und es innerhalb Ihrer Grenzen erfahren können.

Wenn Sie diesen Prozess flexibel handhaben können, legen Sie sich bequem auf den Boden. Während Sie den Bildern, Gefühlen, Gedanken usw. zuschauen, wie sie auftauchen und wieder verschwinden, erlauben Sie sich, ganz ruhig zu werden. Können Sie anfangen mit Ihrer Umgebung zu verschmelzen? Stellen Sie sich vor, Ihre Körpergrenze löst sich auf. Bleiben Sie in diesem ruhigen Zustand, solange wie es Ihnen gefällt.

Wenn Sie genug haben, stehen Sie auf und achten Sie darauf, was passiert. Wie finden Sie die Grenze wieder? Sie brauchen sie, um aufzustehen.

Die Grenzen, die wir im Leben formen, sind in vieler Hinsicht wichtig, um gut in unserem Leben zu handeln. Wir haben jedoch die Flexibilität, sie zu variieren oder sie sogar aufzulösen, so lange wir erleben, dass wir die Wahl dazu haben. Der Verlust dieser Wahl kann sehr verunsichernd sein. Das geschieht in gewissen psychotischen Zuständen. In so einem Zustand kann jemand seine Grenze plötzlich verlieren und z. B. eine Stimme, die normalerweise von innen kommt, plötzlich als von außen kommend erleben, als spräche jemand anderes. Andererseits könnte sich jemand isoliert erleben, wie hinter einer Glaswand, ohne Kontakt zur äußeren Welt. Wir brauchen das gleichbleibende Gefühl einer Grenze, um uns sicher in dieser Welt zu fühlen. Wenn wir wie in Exploration 3 die Grenze aufheben, müssen wir wissen, wie wir das getan haben und warum wir das taten.

Wir lernen, innen und außen zu unterscheiden. Dementsprechend legen wir Körperempfindungen, Gefühle, Selbst-Bewegung (Urheberschaft), Wiedererkennen, Gedächtnis, propriozeptive und kinästhetische Empfindungen, selbsterzeugte Ideen, Konzepte, Wörter und Bedeutungen usw. nach innen. Außen platzieren wir Objekte, andere Menschen, andere belebte Wesen, die Welt, Regeln, Gesetze, Sprache, Mathematik, Ideen und Konzepte von anderen, Geschichten, Bewegungen von Maschinen und belebten Wesen usw.

Spencer-Brown liefert in seinem Buch „Gesetze der Form" eine abstrakte Beschreibung von großer Allgemeingültigkeit. Er beschreibt jedoch die Körperlichkeit jeder lebendigen Form so, dass zuerst ein physischer Raum geteilt werden muss, sodass eine Grenze entsteht. Durch diese Grenze kann ein Innen und ein Außen für lebende Wesen festgelegt werden. Dies macht den wesentlichen Charakter der Unterscheidung aus, die wiederum Beziehungen zwischen allen auftauchenden Wesen/Einheiten erlaubt. Derweil sein Werk noch nicht allgemein zur Kenntnis genommen wird, liefert es die Grundlage für die Einsichten einer neuen Biologie, die über den bisherigen mechanistischen biologischen Ansatz hinausgeht. Unterschied und Unterscheidung sind wesentlich für die Empfindungsfähigkeit, weil sich ohne sie kein lebendes Wesen selbst bewegen und somit auch überleben kann. Ohne sie kann sich keine lebendige Form entwickeln und lernen. Im nächsten Kapitel werden wir untersuchen, was Leben unter diesen Bedingungen ist.

2.4 Ursprung II *Was ist Leben?*

Lassen Sie uns eine Art von Ursprungsfrage stellen. Was unterscheidet eine lebendige Form von allen sonstigen Dingen, Maschinen und Konstruktionen, die sich bewegen?

Das fragte sich der chilenische Biologe Humberto Maturana schon als Kind (Maturana, Varela, Einleitung zu „Autopoiesis and Cognition", 1980). Er interessierte sich für Tiere und Pflanzen und stellte sich eine einfache Frage, „was macht sie lebendig?" Als Medizinstudent schrieb er ein Gedicht, das er in der Einleitung zu *Autopoiesis and Cognition* zitierte. Es beschreibt den Weg, den er ging, um diese Frage zu beantworten. In seinem Gedicht gibt es die folgenden Zeilen:

„Und sein Verstand akzeptierte nicht / Dass nach dem Tod nichts sein sollte / Und dass nach dem Tod / Nichts als der Tod sei".

Am Ende des Gedichts schreibt er:

„Weil der Tod der Tod ist / Und das Leben ohne Tod nur Leere ist".

Später hat er seine ursprüngliche Frage wie folgt verändert: „Welche Art von Systemen sind lebende Systeme, dass sie sterben könnten, und wie kommt es, dass sie verstehen?"

Noch später, als junger Lehrer der Biologie an der medizinischen Abteilung der chilenischen Universität in Santiago, hat er seine Frage umformuliert. Er stellte sie erneut anders, weil seine Studenten wieder auf eine andere Art fragten: „Was ist lebenden Systemen eigen, das bereits ursprünglich da war und seither unverändert in ihrer Abfolge von Generationen blieb?" Er wollte seinen Studenten gern antworten, aber sah, dass er alles neu überdenken musste. Was er suchte, musste ein Merkmal jedes lebenden Systems sein, angefangen vom ersten formell lebenden Wesen durch alle evolutionären Wechsel hindurch. Er suchte nach einer unveränderlichen Größe für alle lebenden Wesen. Die Frage war schwieriger, als er gedacht hatte. Bevor wir darauf antworten, fordern wir Sie auf, über diese Frage hier und jetzt nachzusinnen, bevor Sie weiterlesen.

Es gibt natürlich viele Antworten in den Biologie-Büchern, das war schon genauso so, als Maturana sich die Frage stellte. Man kann eine Liste von allen Merkmalen aufstellen, die lebende Systeme aufweisen, Vererbung, Wachstum, Erregbarkeit usw., und Maturana fragte sich, „Wie lang müsste die Liste sein?" und „Wann würde sie komplett sein?". Er war mit den Antworten unzufrieden, weil er zu dem Schluss kam, wenn er die Liste abschließen wollte, müsste er wissen, was ein lebendes System wäre, und das war wiederum genau seine Anfangsfrage gewesen. Außerdem war jedes Merkmal auf der Liste auch eine Beschreibungsweise für etwas Nichtbelebtes.

Die Merkmale waren nicht trennscharf genug. Das dritte Problem war, dass er einsah, dass „jeder Versuch, lebende Systeme im Hinblick auf Zweck und Funktion zu charakterisieren, zum Scheitern verurteilt war, da die Begriffe als referentielle nicht zur Operationalisierung taugten, um irgendein System als eine autonome Einheit zu beschreiben." Er verstand, dass autonome Systeme selbstbezügliche Systeme sind. Sie arbeiten als Einheiten, die durch ihre Grenzen definiert sind, und sie erhalten sich durch genau die Prozesse, die von dieser Begrenzung eingeschlossen sind. Irgendwie schien diese Zirkularität grundlegend zu sein.

Maturana sagt, dass er irgendwie eine Ahnung hatte, was richtig war, er konnte nämlich die Antworten ablehnen, die nicht funktionierten. Sein Genie zu diesem Zeitpunkt war, dass er das Paradox im Herzen des Problems erkannte, das im Allgemeinen nicht erkannt wurde und dass er es verstehen musste. Anders gesagt, er musste die Tatsache berücksichtigen, dass lebende Systeme offene autonome Systeme sind, die sich dadurch hervortun, dass sie sich von einer Umwelt unterscheiden. Spencer-Browns Entdeckung war in der Tat sehr weitreichend.

2.5 Bewegung und Leben

Jede Lebensform bewegt sich im Laufe ihres Lebens irgendwie und jede Lebensform ist umgrenzt.[13] Die Grenze separiert die Form von allem anderen, was noch existiert. Bewegung erlaubt den Nährstoffen zu fließen und Trennung von einem Außen erlaubt der Lebensorganisation, in sich selbst geborgen zu sein. Die Trennung ist jedoch durchlässig, sie gewährt den Fluss von Energie und Material. Die Organisation ist die Organisation von Prozessen innerhalb des Umgrenzten. Solange die Lebensform lebt, wird das aufrechterhalten. Alles andere kann mit der Umwelt ausgetauscht werden. Die Struktur der Lebensform ist auch veränderbar; sie spiegelt die Lebensgeschichte der Lebensform in ihrer Interaktion mit dem, was außerhalb ihrer Grenze liegt. Dieses Außerhalb nennen wir Umgebung. Es ist unmöglich, sich einen lebendigen Organismus, eine Lebensform, ohne diese Charakteristika vorzustellen. Dadurch unterscheidet sich eine belebte Form von allem anderen. Doch die meisten Biologen oder andere, die über dieses Thema nachdenken, stimmen dem nicht zu.[14]

Maturana und sein Schüler und Kollege Francisco Varela gebrauchten letztlich den Terminus „Autopoiesis", um solche Systeme zu beschreiben. Dieser Begriff beschreibt nun die Organisation der lebenden Zelle mit all ihren Organisationsprozessen. Dies sind die zirkulären molekularen Interaktionen, die es der Zelle erlauben, sich selber zu produzieren und so dafür zu sorgen, dass das Leben weitergeht.

Wenn die Organisationsprozesse aufhören, stirbt die Lebensform. Maturana sagt (2002): „Meine Behauptung, dass lebendige

---

13 Vor Maturana hat der Philosoph Helmuth Plessner bereits die Wichtigkeit der Grenze oder der Begrenzung in lebenden Systemen beschrieben (vgl. „Die Stufen des Organischen und der Mensch. Einleitung in die philosophische Anthropologie", Berlin, 1928), wie auf der Website der Helmuth-Plessner-Gesellschaft (http://helmuth-plessner.de/denken/ letzter Zugriff: 03.01.2016) beschrieben: „In seiner Biophilosophie von 1928 entfaltet er, wie die Zelle durch die Membran zu Lebendigem in einer unbelebten Umwelt wird. Erst die Konzentration des belebten Dinges auf seinen Abschluss, die ‚Grenze', öffnet es auf charakteristische Weise zugleich nach innen und außen".

14 Lynn Margulis war eine der ersten unter den Biologen, die die Beschreibung von Leben als Ausdruck kontinuierlicher Aufrechterhaltungs-Prozesse des Selbst (Autopoiesis) anerkannte. Lesen Sie Lynn Margulis und Dorion Sagan, „Slanted Truths" (1997), von denselben Autoren ein weiterer Titel, „Leben: vom Ursprung zur Vielfalt." Mit einem Vorw. von Niles Eldredge. Aus dem Engl. übers. von Kurt Beginnen. Heidelberg, 1997. Stuart A. Kauffman präsentiert eine detaillierte Analyse und ein ähnliches Modell z.B. in „Reinventing the Sacred: a new view of science, reason and religion" (2008).

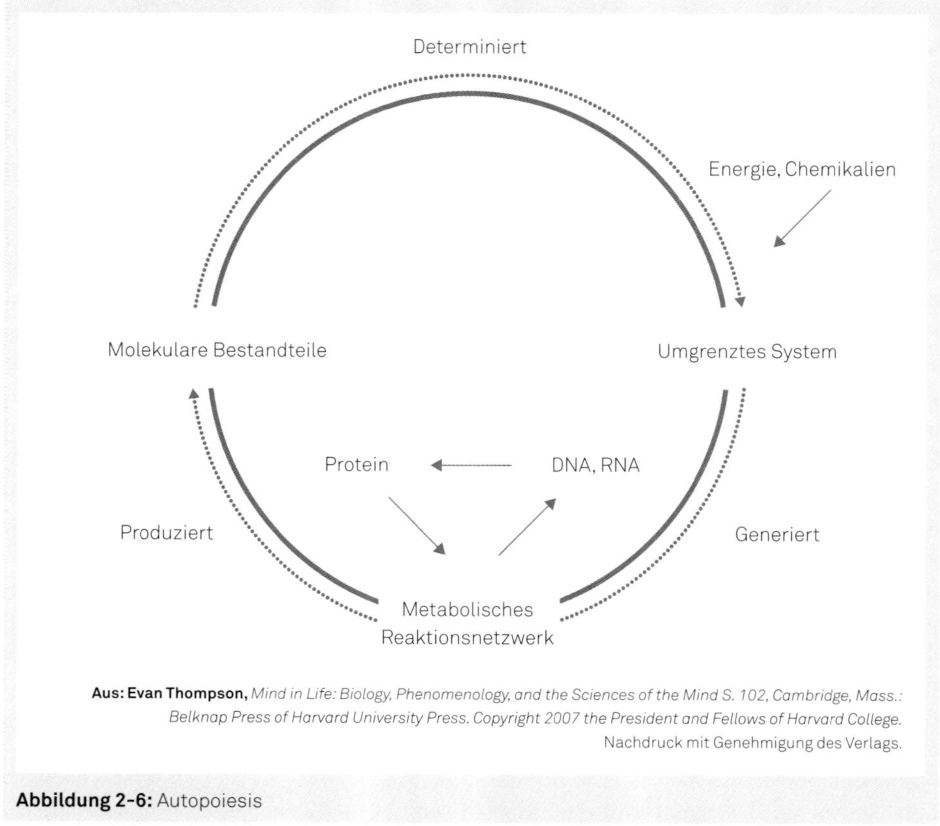

Aus: Evan Thompson, *Mind in Life: Biology, Phenomenology, and the Sciences of the Mind S. 102, Cambridge, Mass.: Belknap Press of Harvard University Press. Copyright 2007 the President and Fellows of Harvard College.* Nachdruck mit Genehmigung des Verlags.

Abbildung 2-6: Autopoiesis

Systeme molekulare autopoetische Systeme sind, ist weder eine Definition noch ein erklärender Vorschlag, sondern die Abstraktion der operativen Kohärenz, die im tatsächlichen Leben der lebenden Systeme als molekularer Systeme augenscheinlich wird."[15]

Für viele Lebensformen ist die Selbstbewegung essentiell.

Stellen Sie sich selbst für einen Augenblick vor. Sie wissen, dass Sie aus Stoff zusammengesetzt sind. Sie essen und scheiden den Abfall durch ihr ganzes Leben hindurch aus. Wie viel Ihrer materiellen Substanz ist die gleiche wie vor zehn Jahren oder zu Beginn Ihres Lebens? Möglicherweise ist kein Atom mehr dasselbe. Aber doch halten Sie aufrecht, dass das, was innerhalb Ihrer Haut ist, dasselbe identische Wesen ist, das Sie „Ich" nennen. Was konstant ist, ist nicht Ihre Stofflichkeit und sicherlich nicht die Struktur. Diese ändern sich kontinuierlich durch Ihr ganzes Leben hindurch. Lassen Sie uns diese Frage vorerst offenhalten.

2.6 Ursprung III *Das Nervensystem schafft Ordnung: Das Gleiche macht das biologische System als Ganzes*

Wir wissen, dass die Prozesse einer lebenden Zelle eine Ordnung haben. Wir wissen auch, dass die Strukturen, die eine Zelle ausmachen, Ordnungen haben. Wenn das nicht so wäre, wäre Leben unmöglich. In Maturanas

15 Maturana, Humberto, Autopoiesis, Structural Coupling and Cognition: A history of these and other notions in the biology of cognition. In: *Cybernetics & Human Knowing* 9 (3-4), S. 5 – 34.

Konzept einer lebenden Zelle bedeutet der Begriff Autopoiesis, dass die grundlegenden zirkulären Prozesse, welche die Zelle erschaffen haben, durch deren ganze Lebensspanne hindurch aufrechterhalten werden bis zum Tod. Die Zelle hält sich durch diese Prozesse am Leben, indem sie Essen einnimmt, Energie absorbiert und Abfallprodukte ausscheidet. Woher kommt diese Ordnung? Wenn überhaupt ist diese Frage bisher nur teilweise beantwortet worden.

Das Nervensystem schafft Ordnung, um den Organismus zu bewegen und sein Überleben zu garantieren, aber nicht notwendigerweise, um zu philosophieren oder zu experimentieren oder um eine Religion auszuüben. Philosophie ist ein menschliches Nebenprodukt für das Bedürfnis des Organismus nach Ordnung. Genauso wie die menschliche Aktivität, die wir wissenschaftliche Forschung nennen. Diese menschlichen Tätigkeiten sind weit entfernt von ihren Ursprüngen im biologischen Leben. Nichtsdestotrotz sind sie nicht möglich ohne die biologische Ordnung, die zu Wahrnehmung, Bewusstsein, Sprache, Kommunikation und dem Regelkreis von gesellschaftlicher Organisation führt. Ordnung ist ein Überlebensfaktor und die Überlebensfähigkeit ist ein grundlegendes Merkmal aller lebenden Systeme. Muss diese Aussage gemacht werden? Ich glaube, ja. Obwohl es offensichtlich und überflüssig ist, sind die Geschichten, die wir uns selbst über die Ursprünge des Lebens erzählen, oft unklar. Und die Geschichten über den selektiven Nutzen oder Vorteil, die jede Veränderung, die in der Evolution erhalten ist, zum Überleben in Beziehung setzen, legen wirklich nicht Rechenschaft ab über die unzähligen Funktionen.

Das Überleben und die Evolution von lebenden Formen ist in der Geschichte der Wissenschaft über eine lange Zeit hinweg gut nachgewiesen. Wir können beobachten wie lebendige Wesen wachsen, sich bewegen, lernen, überleben, sich fortpflanzen und sterben und wie sie dieselben Fähigkeiten den nächsten Generationen weitergeben. Das bedeutet, dass die Funktionen, die das Überleben gewährleisten, selbst in den einfachsten Einzellern präsent sein müssen. Überlebensfähigkeit benötigt Bewegung, das gilt besonders für tierische Lebewesen. Jede Kreatur muss in der Lage sein, sich zum Essen zu bewegen und sich von giftigen und gefährlichen Substanzen wegzubewegen. Außerdem müssen sich alle belebten Wesen in irgendeiner Form für die Fortpflanzung bewegen. Das heißt, es muss Empfindungsvermögen, Reaktionsfähigkeit, Bewegungsfähigkeit und irgendeine Fähigkeit, Kategorien zu bilden, vorhanden sein (z.B. das Vermögen, zwischen giftigen und nährenden Substanzen zu unterscheiden). Diese Fähigkeiten müssen schon beim Ursprung aller Lebensformen dagewesen sein (sogar wenn wir nicht wissen, was der Ursprung war).

Wir können diese Aussagen mit einer gewissen Sicherheit machen, trotzdem gibt es noch eine Menge Fragen. Lassen Sie mich einige aufzählen:

- Was ist der Ursprung der Ordnung?
- Was ist der Ursprung der Beweglichkeit?
- Was ist der Ursprung der Empfindungsfähigkeit?
- Wie haben Lebewesen gelernt, zu differenzieren (Unterscheidungen zu machen) – in Hinsicht auf ihre Umwelt und in Hinsicht auf sich selbst?

2.7 Das Ordnungsproblem

Das Seltsame an der Evolutionstheorie ist, dass jeder sie zu verstehen glaubt. Aber das tun wir nicht. Eine Biosphäre oder eine Ökonosphäre konstruiert sich beständig selbst nach Prinzipien, die wir bisher noch nicht erfassen können. ***Stuart Kauffman***

Charles Darwin stützte mit erlesenen Details, die er für den riesigen Nachweis der Evolution zusammentrug, seine Idee, dass sich alle lebenden Formen aus einfachen Formen zu komplexen verschiedenartigen Lebensformen auf der Erde entwickelten. Er erläuterte Variation und Tauglichkeit und kreierte die Idee der natürlichen Selektion als treibende Kraft, um die tauglichen von den untauglichen Lebensformen auszusondern. Hinter all dem versteckt sich ein Problem. Es muss Ordnung da sein, um einen evolutionären Prozess starten zu können. Selektion kann in sich selbst nicht die ursprüngliche Ordnung hervorbringen, es sei denn in dem redundanten Sinn, dass das, was überlebt hat, zuerst ausgewählt worden sein muss.

Genau das war der Ansatzpunkt für die Kritik an Darwins Theorie. Diejenigen, die von Darwins Theorie überzeugt waren, argumentierten, dass das Leben zufällig begann, und nachdem es einmal angefangen hatte, musste es durch zufällige Mutationen in Kombination mit der Selektion weitergegangen sein. Es war die Selektion, die die Evolution zu immer komplexeren Lebensformen weitertrieb, die überlebten. Die andere Seite argumentierte, dass das Leben in seiner Komplexität und Schönheit einen Schöpfer haben musste. Die Ordnung kam durch den Geist zustande oder vielleicht durch die Hand Gottes. Keine Seite kann diesen Streit für sich entscheiden, das hat sie aber nicht aufhören lassen, die ‚Wahrheit' ihrer jeweiligen Position geltend zu machen. Aber Darwins Sammlung für den Nachweis der Evolution der Lebensformen ist äußerst zwingend und seine Selektionstheorie als treibende Kraft war zu seiner Zeit eine brillante Lösung.

Lassen Sie uns schnell mal beide Seiten anschauen. Ein Schöpfer braucht zuerst Ordnung, um damit anzufangen zu gestalten. Menschen als autonome Wesen mit einem hohen Grad von Ordnung und geordneten Interaktionen gestalten unendlich viele Aspekte ihrer Umgebung, wie Kunst und Musik, Tanz, Geschichten, Wortschöpfungen, Gebäude, Städte, Wirtschaftssysteme usw. Diejenigen, die für den erhabenen Schöpfer argumentieren, sagen auch, das alle Menschen nach dessen Ebenbild geschaffen wurden. Aber die einzigen gestalteten Lebewesen, von denen Menschen wirklich wissen, sind nach ihrem eigenen Bild geschaffen. Damit ist die Grundvoraussetzung eines erhabenen Ur-Schöpfers, in welcher Form auch immer, unzureichend begründet und verdeckt das Problem. Wie tauchte Ordnung für den Ur-Schöpfer auf? Die Propagandisten für die Idee des „Intelligenten Designs" können diese Frage nicht beantworten. Dagegen können die Naturwissenschaftler, die propagieren, dass die Evolution durch Zufälle angetrieben wird, nicht beschreiben, wie Ordnung im Leben und in den nichtlebenden Erscheinungen eines wahrgenommen Universums auftaucht.

Die andere Seite in dieser Debatte eliminierte den Schöpfer. Als die Biologen mehr über lebende Zellen lernten und entdeckten, wie die Gene durch Reproduktion in neue Zellen gelangten, wurde die Funktion für Mutation und Ordnung den Genen und ihrem DNA-Code zugewiesen. Die Bauweise wurde in den Mechanismus der Gene gelegt und ihre Informationsübertragung vom Gen in die Zelle durch die algorithmisches Prozesse, die ihr zur Verfügung standen. Hier gibt es mindestens zwei Probleme. Gene sind wesentlich für die Zelle und ihre Prozesse, sie sind keine autonomen Akteure an sich; und Veränderung in der Genstruktur durch Mutation alleine sollte in den meisten Fällen zu einer Schwächung der Lebensform oder zu ihrem Verhängnis führen, wenn denn solche zufälligen Ereignisse in der Zelle für so eine Veränderung folgerichtig sind. Vielleicht kann man Lebensformen so nicht betrachten. In den letzten Jahren hat eine intensive Überprüfung dieser Auffassung stattgefunden und diese wird noch fortgesetzt; als Resultat neuer Entdeckungen über die Zelle, wie sie arbeitet und sich entwickelt und wie sich die Genetik zu den jeweiligen Lebensformen verhält. Allmählich zeichnet sich eine dritte Position ab, die vorschlägt, dass die Ordnung in lebenden Systemen ein Charakteristikum des Lebens und seiner Dynamik sei. Die neue Sicht ist komplex und geht von der Interaktion der Gene mit Proteinen aus, gekoppelt mit der Entwicklung in einer Umgebung, die Form und Funktion berücksichtigt.

Die populäre Sicht der Vererbungslehre sieht ungefähr so aus: Mit der Entdeckung der DNA als Basis der genetischen Information kennen wir jetzt den Bauplan des Lebens. Gene bestimmen, wie das Leben sich entfaltet und wie eine bestimmte Lebensform wachsen und sich entwickeln wird. Gene werden von einer Generation zur nächsten weitergegeben und Zufälle verändern etwas derart, dass die veränderten Gene wiederum eine Veränderung der Lebensform bewirken. Die neue Form wird dann im Leben getestet, um ihre Überlebensfähigkeit zu ermitteln. Eine ungemäße Lebensform wird aussterben. Mit anderen Worten, missgebildete Formen werden ausgemerzt. In dieser Sicht sind Gene diejenigen, die die Lebensordnung bestimmen. Die anspruchsvolle Version dieser Geschichte nennt sich Synthetische Evolutionstheorie (im Englischen: *modern synthesis*) oder Neo-Darwinismus. Richard Dawkins ist der populärste Vertreter der Synthetischen Evolutionstheorie. Ihm zufolge sind die Lebensformen ohne Schöpfer jedoch durch einen „blinden Uhrmacher" zusammengewürfelt worden. Er geht sogar so weit, dem Gen metaphorisch Autonomie zuzuerkennen, indem er das Bild des „selbstsüchtigen Gens" entwickelte. Dawkins argumentiert in seinem Buch „Gipfel des Unwahrscheinlichen" (Dawkins, 1999) sehr stark für die Selektion als treibende Kraft zur Auswahl der Lebensformen. Er zeigt auf, das computersimulierte Gene sich in nachfolgenden Generationen von einfachen zu komplexeren Lebensformen wandeln können. Er postuliert sodann, dass die Auseinandersetzung nur zwei Seiten habe und die Argumente, die für die Selektion sprächen, für ihn weit mehr als ausreichende Beweise darstellen. Wir können nicht gegen die Selektion als Faktor argumentieren. Welche Organismen auch immer, die in der Natur überlebt haben, wenn wir sie finden und beschreiben können, sie mussten ausgewählt worden sein, um den Bedingungen ihrer Umgebung zu genügen. Wenn wir keinen Schöpfer haben, ist das eine Tautologie, also doppelt erklärt. Wir befürchten, dass das Ordnungsproblem mit den Computermodellen von Dawkins nicht gelöst ist. Es gibt schwerwiegende Probleme mit der Synthetischen Evolutionstheorie. Zugleich gibt das Computermodell einen möglichen Hinweis.[16]

Hier sind ein paar bemerkenswerte Fakten zu bedenken: Während die Evolution des Lebens immer neuere komplexere Lebensformen hervorbringt, enthüllen die Untersuchungen der genetischen Geschichte des Lebens eine verblüffende Kontinuität. Kirschner und Gerhart (2007, p. 45) bemerken, dass nach „Millionen und Abermillionen von Evolutionen viele metabolische Enzyme im Kolibakterium noch immer mit mehr als 50 Prozent der entsprechenden menschlichen Aminosäuren-Sequenzen identisch sind [...] von 548 ausgewählten metabolischen Enzymen [...] sind die Hälfte in allen Lebens-

---

16 Biologen streiten sich grundsätzlich über Selektion und Evolution. Wenn wir dem Argument der Autopoiesis folgen, sieht es so aus, als sei die natürliche Auslese als die zur Ordnung treibende Kraft ungenügend. Die Darwinisten John Maynard Smith, Richard Dawkins, Daniel C. Dennett und natürlich viele andere weisen die Idee der Autopoiesis und der Selbstorganisation zurück und argumentieren für den genetischen Mechanismus. Ein Überblick über die Diskussion finden Sie in David J. Depew und Bruce H. Weber, „What does natural selection have to be like in order to work with self-organization?", *Cybernetics & Human Knowing*, 5, 1 (Depew & Weber, 1998), S. 18 – 31. Die Autoren nehmen eine dazwischenliegende Sicht ein und schlagen vor, „Wir behaupten, dass natürliche Auslese nirgendwo anders als in selbst-organisierten, autokatalytischen, dissipativen Strukturen stattfinden kann, in denen eine chemische Auslese wirkt." Eine detailliertere Diskussion mit vielen Beiträgen finden Sie in „Evolutionary Systems: Biological and Epistemological Perpectives on Selection and Self-Organisation" (Van de Vijver, Salthes, and Delpos, eds.), Kluwer Academic Publishers (1998).

formen zu finden, während nur 13 Prozent spezifisch für die Bakterien sind." Seit Biologen in der Lage sind, den genetischen Code von einigen Lebensformen zu kartografieren, ist klar, dass der Unterschied in den genetischen Codes zwischen einigen verwandten Arten sehr klein ist. Die genetischen Codes von Menschenaffen und Menschen haben einen etwa zweiprozentigen Unterschied. Selbst die Maus und der Mensch haben viele Gene gemeinsam. Menschen haben 22500 Gene. Es gibt in den Genen nicht genug Information, um die Komplexität eines Organs wie des menschlichen Gehirns zu erklären. Das Gehirn und das Nervensystem haben hundert Milliarden Nervenzellen und eine Million Milliarden Synapsen, die alle in einem riesigen komplexen räumlichen Netzwerk für unzählige Funktionen arrangiert sind. Deshalb kann man die Struktur und die komplexen Interaktionen eines menschlichen Nervensystems nicht direkt durch genetische Information programmieren. Das stimmt aber auch für andere Aspekte des Körperplans, wie die der Verteilung der Muskeln und der Blutkapillare. In anderen Worten, es muss andere Quellen für Ordnung in der Entwicklung von Menschen und anderen Lebewesen geben. Wir können auch darauf hinweisen, dass es dreihundert verschiedene Zelltypen im menschlichen Körper gibt, doch jede Variation hat dieselbe genetische Information. Deshalb wechselt die Ausdrucksform des genetischen Codes gemäß einer komplexen Interaktion und es gibt keinen direkten Transfer der genetischen Information zum Design der Zelle. Gene sind keine Maschinen.

Zuletzt könnten wir hervorheben, dass die genetische Mutation, die die Quelle der Mannigfaltigkeit sein soll, nicht so viele Variationen von Lebensformen hervorgebracht hat, wie Sie vielleicht annehmen, wenn es nur zufällige Veränderungen in der genetischen Information gab. Eine der Überraschungen in der Evolution ist, in welchem Grad die wesentlichen Besonderheiten der Zellen und Organismen erhalten worden sind. Jede grundlegende Innovation in der Evolution hat sich über Jahrtausende erhalten. Einige Beispiele: Die erste grundlegende Neuerung, die wir zurückverfolgen können, sind die synergistischen Einschlüsse der einzelnen prokaryotischen Zellen (Prokaryot). Eine prokaryotische Zelle lebt ohne komplexe Strukturen, sie hat keinen Zellkern und keine Organellen wie Mitochondrien. Das Prokaryot teilt sich einfach, wenn es sich fortpflanzt. Lange Zeit nach der Prähistorie, in der diese einfachen Zellen entstanden sind, entwickelten einige Zellen die Möglichkeit, in Synergie mit anderen Zellformationen zu leben. Schließlich verschmolzen einige Zellen, sodass ein Partner im anderen lebte. Die inwendigen Partner wurden Einschlüsse, die besondere Funktionen in den größeren Zellen erfüllten. Damit haben wir Mitochondrien, die ihre eigene DNA haben, wir haben einen Zellkern und andere Organellen. Ein neuer Zelltyp entstand, die Eukaryoten. Sie entwickelten sich als eine bedeutende Neuerung mit inneren Abteilungen und einem Zytoskelett, das aus Mikrotubuli gebaut war. Der nächste Schritt in der Evolution waren die Vielzeller. Einfache Zellen fanden sich zu komplexen Organismen zusammen. Diese Innovationen haben sich seit annähernd mehr als zwei Milliarden Jahren unverändert erhalten.[17]

Die ungefähr dreihundert Zelltypen in heutigen Mehrzellern sind alle Eukaryoten. Diese Zelltypen entstanden natürlich im Kontext der Neuerungen, die zu mehrzelligen Lebewesen führten. Mehrzelligkeit erlaubte nun die Entstehung eines grundlegenden Körperplans. Auch diese Erneuerungen haben sich durch die Evolution hindurch stabilisiert. Bilaterale Symmetrie hat sich in den Annelida (Ringelwürmer), in den Arthropoda (Gliederfüßer mit äußerem Skelett), in den

17 Lesen Sie Lynn Margulis, *Symbiosis in cell evolution: life and its environment on the early earth*, San Franciso, (1981), und Lynn Margulis und Dorion Sagan, *Origins of Sex: three Billion Years of Genetic Recombination*, New Haven, London, (1986).

Chordatieren (Tiere mit einer Rückensaite, einem Nervenstrang) und in den Vertebrata (Wirbeltiere mit innerem Skelett) erhalten. Aber jeder dieser Körperbaupläne ist auch noch in den heute lebenden Geschöpfen erhalten. Phänotypische Variationen sind nicht zufällig, sondern beruhen auf Umbauten von etwas, was sich schon vorher entwickelt hatte. Alle wesentlichen Kernprozesse sind erhalten gebelieben.

Ein weiterer erhaltender Faktor ist bemerkenswert. Gewisse Kernprozesse, besonders in Beziehung zu Entwicklung und Gen-Ausdruck, haben sich über eine lange Zeitspanne hinweg stabil gehalten. Kirschner und Gerhart (2007) schreiben über etwas, was sie unsichtbare Anatomie nennen. Diese leitet die Entwicklung eines Tieres vom Ei zum Erwachsensein ein. Im Embryo formt sich eine Karte von Zellkompartimenten, die den individuellen Ausdruck von Genen in verschieden Bereichen des wachsenden Organismus erlaubt. Dieser grundlegende Lageplan ist sowohl in der Entwicklung der Fruchtfliege als auch in der Entwicklung des Menschen wirksam. Die Komplexität des Prozesses ist außergewöhnlich groß und die Variationen von einem Lebewesen zum anderen zeigen, wie sich die Gene ausdrücken oder wie sie in jedem einzelnen Zellkompartiment kontrolliert werden. Fünfzig Jahre Forschung waren notwendig, um diesen Prozess bei der Fruchtfliege herauszukitzeln. Kirschner und Gerhart bleiben bei der grundsätzlichen genetischen Theorie im Verhältnis zur Evolution. Sie schließen die Lücke, indem sie zeigen, wie die Erhaltung der Kernprozesse Neuerungen überhaupt erlaubt und Variationen erleichtert. Sie entwickeln eine Theorie der ‚erleichterten Variation'. In ihr zeigen sie, dass seit langer Zeit Anpassungsfähigkeit charakteristisch für alle Aspekte biologischer Systeme ist und dass Plastizität bis zum Ende möglich ist. Sie erwähnen, ohne die These explizit aufzustellen, wie wichtig die implizierte Ordnung in biologischen Systemen ist, die sich durch die ganze Entwicklungsgeschichte aller Lebewesen erhält. Ihre Theorie ist detailliert und komplex; sie zeigt, welche Mechanismen wirken, um Gene anzuregen, im Organismus zusammenzuspielen, oder auch um sie abzuschalten, um auf Ungewissheiten in der Umgebung oder im System selbst zu reagieren. All dies geschieht, wenn in der Entwicklung bestimmte Gene anderen Genen etwas signalisieren. Obwohl Kirschners und Gerharts Theorie das Denken in der Biologie bewegt hat, haben sie das Ordnungsproblem nicht vollständig gelöst. Wir wissen immer noch nicht, wie das Leben begann.

Mehr als alle anderen hat Stuart Kauffman die technischen Untersuchungen vorangetrieben, um herauszufinden, wie aus einer chemischen Suppe Leben entstehen kann. Für ihn war es wie ein Schlüssel, als er sah, wie sich autokatalytische Sets in einer chaotischen Kombination formen können. Eine Schleife chemischer Prozesse ist möglich, wo eine chemische Spezies die Formation einer anderen katalysiert, die dann die erste wieder katalysiert. Diese Prozesse sind in sich geschlossen und können weitergehen, solange Energie und Nahrung in und aus dem System fließen. Um so etwas wie ein lebendiges System zu werden, muss das System wenigstens eine eigene Grenze kreieren. Kauffman – wie vor ihm Maturana – verbindet das Ordnungsproblem mit einem Regelkreis von physikalischen Prozessen. Die Kreisförmigkeit *(loop)* scheint eine gewisse Magie zu haben, da sie immer wieder auf verschiedenen Ebenen der Lebensprozesse auftaucht.

2.8 Nichtlinearität

Nehmen Sie z. B. eine Kolonie von ungefähr hundert Millionen Plattwürmern der Gattung Planaria. Jede dieser Kreaturen hat ungefähr 100 Nervenzellen. Somit haben alle zusammen ungefähr zehn Milliarden Nervenzellen. Das menschliche Gehirn hat zehn Milliarden Nervenzellen. Warum vertreten diese hundert Millionen Plattwürmer nicht die Intelligenz eines menschlichen Gehirns? ***Heinz von Foerster***

Menschen lieben Linearität, wenn sie in Wörtern denken, es passt zur zweiwertigen Logik, die sie seit langer Zeit gebrauchen. Behauptungen können als wahr und falsch beurteilt werden, Ursachen können in einer Kette und mit Wirkungen verknüpft werden, komplexe Probleme können trivialisiert werden, um den Eindruck zu erwecken, man könne die Konsequenzen vorhersehen. Wir können so viele Male dabei erwischt werden, wie wir Probleme vereinfachen, und dennoch bleiben wir bei dem einmal festgelegten kognitiven Rahmen, den wir kreiert haben. Es ist bequem. Es passt zu unserem eigenen verinnerlichten Drang nach Ordnung.

Neurowissenschaftler haben oft nach linearen Ketten gesucht, sie verknüpften z. B. den sensorischen Input mit motorischem Output, Reiz mit Reaktion usw. Sie entdecken immer wieder Zyklen *(loops)*. Viele haben festgestellt, dass die Anzahl von Nervenzellen, die direkt mit einer sensorischen Oberfläche verbunden sind, relativ klein im Verhältnis zum Ganzen ist. Sogar die sensorischen Oberflächen sind in ein Netzwerk eingebunden, in welchem es Output und Input vom zentralen Teil des Nervensystems gibt. Es ist klar, eine lineare Anordnung von Nervenzellen würde kein Gehirn ergeben. Es wird auch klar, dass es im Nervensystem selber keinen zentralen Regisseur gibt oder eine zentrale Intelligenz, die kontrolliert, was dort passiert.

Sogar in einer einzelnen Zelle gibt es eigentlich keinen Kontrolleur, keine linearen Ursache-und-Wirkung-Prozesse. Die einfachste prokaryotische Zelle hat über zweitausend unabhängige Proteine plus DNA und RNA in einer komplexen schleifenförmigen Wechselbeziehung von Prozessen, die die Zelle innerhalb ihrer Membrane lebendig erhalten. Biologen beginnen davon zu sprechen, dass all dies selbstorganisiert ist. Ordnung scheint dann aufzutauchen, wenn schleifenförmige Prozesse, wie der Biologe Stuart Kauffman sagt, an der Grenze zum Chaos sind. Das technische Argument ist erschöpfend dargelegt in seinem Buch „Origins of Order“ (1993). In „Investigations“ (2000) zeigt Kauffman die Möglichkeiten eines, wie er es nennt, autokatalytischen Sets, das wir oben beschrieben haben. Hier, bevor wir zu einer Form kommen, die wir sachgemäß Leben nennen können, können chemische Prozesse in geschlossenen Kreisen reagieren; ein Produkt kann die Formation eines zweiten Produktes katalysieren und dieses kann dann wiederum die Formation des ersten katalysieren. Kauffman entwickelt seinen Ansatz aus der Sicht eines Molekularbiologen. Dadurch kommt er zu einer ähnlichen Einsicht wie Maturana und Varela. Ich habe darauf hingewiesen. Etwas ist kreativ an diesen prozessualen Schleifen in einer begrenzten Struktur. In der frühen Geschichte des Lebens hat dieser Einfallsreichtum sich durchgesetzt. Während wir allmählich zu verstehen beginnen, wie die Bauelemente sich in der frühen Atmosphäre und in der Suppe der Ozeane formen konnten, haben wir aber immer noch nicht die Frage entschlüsselt, wie die zyklischen Prozesse verbunden sind, während sie die Grenze formten, in der die erste Lebensform entstand. Zunehmend sprechen Biologen von Selbstorganisation als einem Weg, dieses kreative Element anzuerkennen. Eine Reihe von Büchern ist kürzlich erschienen, die mehr ins Detail geht.[18] Kauffman schlägt in seinem neuesten Buch für die Öffentlichkeit, „Reinventing the Sacred“ (2008), nun vor, dass die kreative Ordnung aus einem Universum auftaucht, das diese Möglichkeit bereits enthält.

2.9 Bewegung und Empfindungsvermögen

Verhalten ist keine Erfindung des Nervensystems.
Humberto Maturana und Francisco Varela

18 Scott Camazine u.a. *Self-organization in biological systems*, Princeton, 2001, Ricard V. Solé und Brian C. Goodwin, *Signs of life: how complexity pervades biology*, New York, 2000.

Stellen Sie sich eine Bakterie vor, die in einer Glukose-Lösung mit geißelartigen rotierenden Bewegungen aufwärts schwimmt. Wenn wir uns naiv fragen, „Was macht sie?", antworten wir ohne zu zögern so etwas wie „Sie will zum Abendessen". ***Stuart Kauffman***

Pflanzen haben gewöhnlich nicht die Fähigkeit, von einem Platz zum anderen zu wandern. Sie erhalten sich selbst mit Energie, Wasser und Nährstoffen aus ihrer direkten Umgebung. Pflanzen antworten auf Veränderungen in ihrer Umgebung. Wir können vielleicht Veränderungen ihrer Gestalt sehen, die abhängig sind von der Menge Wasser, die ihr zu Verfügung steht. Oder auch langsame Bewegungen, wie das Öffnen von Blütenkelchen oder von Blättern, wenn Licht auf sie fällt. Auf diese begrenzte Weise haben Pflanzen eine Art von Empfindungsfähigkeit, d.h. sie entdecken Veränderungen in ihrer Umgebung und reagieren darauf. Es ist schwer, diese Aktivität als ‚Verhalten' zu bezeichnen, wie wir es verstehen. Dennoch plädiert Narby (2006) für Pflanzenintelligenz.

Im Kontrast dazu sind Tiere belebt. Sogar Einzeller können sich über lange Strecken bewegen und sie treiben sich vorwärts, um sich am Leben zu erhalten oder in Sicherheit zu bringen. Wie das zustande kommt, haben wir als Autopoiesis beschrieben. Dabei ist wichtig, dass die Zellmembran reizempfindlich für Substanzen aus ihrer direkten Umgebung ist. Das ist eine sehr primitive Form des Empfindungsvermögens. Es ist nichtsdestotrotz eine Art von Spüren. Humberto Maturana und Francisco Varela (1987) haben beschrieben, wie die Zellmembran einer Amöbe mit einer Substanz in ihrer Umgebung interagiert, die in Gegenwart eines Protozoon auftauchen kann, das Futter für die Amöben ist. Die Gegenwart der aufgespürten Substanzen verändert das Protoplasma innerhalb der Zellwand, so dass sich Plasmaausstülpungen (Pseudopodien) verformen und sich im Raum ausdehnen.

Diese Pseudopodien umhüllen schließlich das Protozoon und nehmen es derart zu sich. Die Expansion des fließenden Protoplasmas in das Pseudopodium bewegt das ganze Tier und verändert es. Maturana und Varela schreiben:

„Dieser Zyklus wiederholt sich, und die Folge der Verlagerung der Amöbe stellt sich her mittels der Erhaltung einer internen Korrelation zwischen dem Grad an Veränderungen seiner Membran und solchen protoplasmatischen Veränderungen, die wir Pseudopodien nennen. Das heißt, eine rekursive oder invariante Korrelation wird etabliert zwischen einer pertubierten beziehunsweise sensorischen Fläche des Organismus und einem motorischen Bereich (motorische Fläche), der Bewegung erzeugen kann, wodurch eine zusammenhängende Menge von inneren Relationen in der Amöbe invariant gehalten wird." (ebd., S. 162)

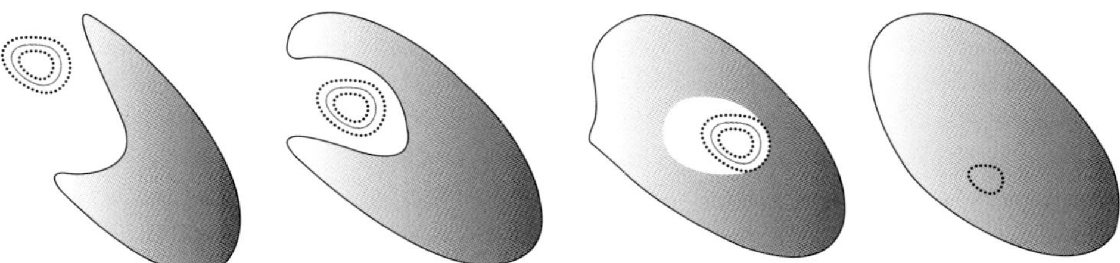

Quelle: Der Baum der Erkenntnis, bearbeitet nach Humberto R. Maturana und Francisco J. Varela, 1987

Abbildung 2-7: Eine Nahrung zu sich nehmende Amöbe

Das ist höchst bemerkenswert. Die Grundlage eines funktionsfähigen Nervensystems ist schon in einem frühen Stadium der Evolution gegenwärtig, zeitlich vor der Entstehung eines richtigen Nervensystems. Und die Funktionsfähigkeit ist folgerichtig bis hin zur zirkulären Natur einer lebenden Zelle mit ihrer selbstgemachten Grenze und ihren zirkulären inneren Prozessen. Man könnte es Reiz-Reaktion nennen, man könnte es aber auch ursprüngliche Intelligenz des Lebens nennen. Die Organismen können sich selbst erhalten und in ihrer jeweiligen Umgebung beschützen, sie können überleben und sich fortpflanzen. Sie treffen Entscheidungen gemäß ihrer Art in ihrer jeweiligen Umgebung, wenn sie sich zur Nahrung hinbewegen und sich von reizenden oder giftigen Substanzen fortbewegen.

Wir wissen nun, dass sogar das einfachste Bakterium, eine prokaryotische Zelle ohne Zellkern, sich auf eine andere bemerkenswerte Art verhalten kann. Wenn es genug zu essen gibt, schwimmt das Bakterium normalerweise allein seiner Wege. Wenn es aber nicht genug zu essen gibt, fügen sich viele Bakterien zu großen Kolonien zusammen, um ihr Überleben zu gewährleisten. Es gibt sogar Hinweise, dass diese Kolonien durch Kommunikations-Links verknüpft sind (und waren).[19] Wir beginnen zu sehen, dass Lebensformen ein Netzwerk formen können. Sie können sich genauso gut verbinden, wie sie auch Futter füreinander sein können. Was wir hier eigentlich beschreiben, sind die verschiedenen Varianten, wie sich Lebensformen mit anderen Lebensformen auf ebenso vielfältige Weise wie mit ihrer Umgebung verbinden. Lebensformen lernen und sie verändern ihre Umgebung.

Ein anderes gut studiertes Beispiel ist der einzellige Schleimpilz *Dictyostelium discoideum,* der zwei Lebensformen hat: als Einzeller, der sich frei bewegt, ähnlich der Amöbe, und als ein vielzelliger Organismus mit sehr ausgeprägten Baureihen verschiedener Formen (detailliert dargelegt in Solé und Goodwin, 2000, S. 21 – 22). Der Auslöser der Veränderung von einer Form zur anderen ist Hunger. Der Mangel an Futter verursacht ein chemisches Stresssignal, das auch einige Bakterien haben. Im Schleimpilz wird diese Chemikalie in pulsierenden Intervallen freigesetzt. Diese werden für die Zellen zum Signal sich zusammenzuschließen und eine Überlebensstruktur zu bilden. „Zwischen 10 000 und 100 000 Zellen schließen sich als Kollektiv selbstorganisierend zusammen, um einen Fruchtkörper zu entwickeln, der bautechnisch gesehen zu einem Drittel aus einem Stiel besteht, auf dessen Spitze eine Kappe von Sporen sitzt, die damit die übrigen zwei Drittel der Zellen ausmacht.“ (S. 22)

Wenn wir solche elegante Komplexität selbst in den kleinsten Lebensformen um uns herum beobachten, können wir nur voller Ehrfurcht die Schönheit der Natur um uns herum bewundern. Nun müssen wir mehr über unsere eigene menschliche Natur herausfinden.

19 Lesen Sie dazu Howard K. Bloom (2000, S. 16 – 17; dt. 1999, S. 27 – 29) für eine Übersicht und Literaturhinweise!

3 Wahrnehmung

Im Alter von einem Jahr und ein paar Monaten hatte mein Sohn noch nicht gesprochen. Er konnte schon stehen und laufen und er hatte bereits gelernt, Sachen für sich zu holen. An einem Tag im Winter – es hatte geschneit, die Sonne schien und die Luft war kristallklar – sagte ich zu ihm: „Geh in den Flur, hol Deine Stiefel und Deinen Mantel, wir gehen nach draußen." Er ging sofort seine Sachen holen, sodass ich ihm helfen konnte, sie anzuziehen. Später dachte ich, wie bemerkenswert es war, dass er den Satz verstanden hatte und meiner Aufforderung nachgekommen war. Einige Jahre danach fiel mir dieses Ereignis wieder ein. Ich las gerade Chomskys Annahme, dass Sprache abhängig ist von grundsätzlich angeborenen kognitiven Strukturen und dass ihr Erlernen darin besteht, diese biologisch vorherbestimmten Strukturen mit Details zu füllen (Chomsky, 1975). Chomskys Idee besagt, dass abstrakte kognitive Strukturen, wie Syntax und allgemeine Grammatik zuerst organisiert werden müssen, bevor die Sprache sich entwickelt. Mein Sohn war schon sein ganzes Leben lang von Sprache umgeben. Viele seiner Aktionen wurden von uns mit Worten und Sätzen begleitet. Er lebte, wie Maturana sagte, in einem linguistischen Herrschaftsbereich, was bedeutete, dass Leute um ihn herum zueinander und zu ihm sprachen und ihn in ein Netz von Zusammenhängen und Orientierungen – sich auf ihn beziehend und aufeinander – einbanden. Als ich darüber nachdachte, fiel mir auf, dass die Struktur meines Satzes parallel zur Struktur seiner Aktion war, die ich ihn auszuführen bat. Diese Fähigkeit hatte er schon organisiert, so dass „geh" für ihn „geh selbst" bedeutete, d.h. er wusste bereits, dass er der Urheber seines eigenen Stehens und Balancierens in der Schwerkraft war und dass er sich selbst zu dem Ort, den ich ihm genannt hatte, fortbewegen konnte. Er hatte Autonomie und Orientierung im Raum. Das Ausmaß an Komplexität, das er gelernt hatte (das meiste war schon bei der Geburt organisiert), war größer als das Lernen von komplexen Sätzen und das Antworten im Zusammenhang. Hierdurch bemerkte ich die Struktur des Satzes: Subjekt (der Urheber in diesem Fall „du", ungesagt aber impliziert in dem Imperativ des Satzes), Verb (Aktion und Richtung –„geh und hole"), Objekt (angedeutet reflexiv –„beweg Dich selbst") und noch mehrere Objekte („Schuhe und Mantel", die geholt werden sollten): all das war in derselben zeitlichen Sequenz und Struktur der Aktionen, die er ausführen würde. Verstehen war deshalb nicht auf einer kognitiven Abstraktion begründet, sondern auf der Verbindung der parallelen Strukturen im Rahmen unserer Beziehung. Gregory Bateson nannte diese Tatsache die Muster, die verbinden. Die Struktur des Satzes ist biologisch in dem Sinn, dass sie mit seiner Autonomie verbunden ist, aber nicht unabhängig, nicht abstrakt und ich glaube, auch nicht angeboren in dem Sinn, dass es eine eingebaute Struktur im Nervensystem ist. Aber ich bemerkte auch, dass es von vielen anderen Fähigkeiten abhängig ist, im Besonderen davon, dass mein Sohn bereits gelernt hatte, Wörter wahrzunehmen oder wenigstens den Sinn dessen, was ich gesagt hatte. Die Geschichte ist nicht so einfach, wie sie klingt. Es gibt Fähigkeiten, die ein Säugling von Geburt an hat. Sie erlauben dem wachsenden Säugling, sich mit anderen Menschen zu verbinden, wahrzunehmen und zu differenzieren, was er wahrgenommen hat, eine Urheberschaft und Selbst-Sinn zu formen und Wahrnehmungen zu bilden, die sensorische Modalitäten kreuzen. Wir werden die Forschung, die diese Kapazitäten aufgedeckt hat, später genauer untersuchen. Sie sind keine eingebauten kognitiven Strukturen an sich.[20]

Wir nehmen Wahrnehmung als etwas Selbstverständliches hin. Im täglichen Leben nehmen wir meistens ohne Mühe wahr. In neuen Situationen können wir die Schwierigkeiten würdigen. Lassen Sie uns mit Hören und Zuhören anfangen, da in der Psychologie und den Neurowissenschaften gewöhnlich die visuelle Wahrnehmung als Musterbeispiel aufgegriffen wird. Erinnern Sie sich bitte an ein Gespräch zwischen zwei Menschen, die sich in einer Ihnen völlig unbekannten Sprache unterhalten haben. Wenn Sie nicht ungewöhnlich begabt im Wahrnehmen sind, konnten Sie ein einziges Wort aus der Unterhaltung herausfiltern? Konnten Sie einen Satz identifizieren? Waren Sie schon einmal im Ausland und fanden Sie dort heraus, dass Sie nicht ein Wort, das Ihnen gesagt wurde, verstanden, obwohl Sie sogar die Sprache des Landes in der Schule gelernt hatten? Verbale Wahrnehmung ist nicht eine Frage des Aufspürens von Phonemen, den abstrakten Einheiten von Wortklängen und deren Zusammensetzung.

Wenn Sie als Erwachsener eine neue Sprache lernen, beginnen Sie einzelne Wörter herauszuhören, wenn Sie die Wörter aussprechen und selber benutzen. Sie brauchen die Bewegung der Zunge, des Gaumens, der Lippen, des Atems usw., um ein Wort auszusprechen, das wiederum erlaubt Ihnen, das Wort hörend wahrzunehmen. Man lernt am besten in der Interaktion mit einem anderen Sprecher. Sogar kleine Unterschiede in der Aussprache von Wörtern, die einfach für einheimische Sprecher zu hören sind, können sich Ihrer Wahrnehmung entziehen und Sie erkennen das Wort nicht, wie z.B. im Französischen die Wörter *dessous* (unten drunter) und *dessus* (oben drauf). Für englisch sprechende Menschen ist das besonders schwierig, da die Bewegung des Mundes, um diese Vokale zu formen, im Englischen tatsächlich nicht üblich ist. Man kann den Unterschied nicht hören, wenn man die Unterscheidung im Sprechen nicht treffen kann.

3.1 John Lillys Experiment

Dieses Experiment können Sie wiederholen, wenn Sie ein Doppelspur-Tonband haben oder ein digitales Gerät, dass ein endloses Abspielen erlaubt. John Lilly kreierte vor einigen Jahren eine Tonband-Schleife, mit der er einen Sound, solange er wollte, wiederholen konnte, ohne Pausen. Er nahm das Wort „Nachdenken" auf und spielte das Tonband kontinuierlich zwischen einer Viertelstunde und sechs Stunden dreihundert Leuten vor. Die meisten Leute hörten zuerst das Wort „Nachdenken". Je länger die Beschallung dauerte, wurden jedoch andere Wörter wahrgenommen. Einige Leute hörten mehr als 30 verschiedene Wörter, je länger sie zuhörten. Die Probanden sollten niederschreiben, was sie hörten. Lilly gibt an, dass ungefähr 2300 Wörter, auch unsinnige Wörter auf diese Weise erschaffen wurden. Dann sollten die Teilnehmer, während sie dem Tonband lauschten, verschiedene Karten anschauen, jeweils eine nach der anderen, auf denen Wörter geschrieben waren. Jedes Mal wenn eine neue Karte auftauchte, hörten die Teilnehmer das Wort, das auf der Karte geschrieben war. Die visuelle Wahrnehmung des Wortes beeinflusste die Geräuschwahrnehmung (Lilly, 1976, S. 64–65). Eine kleine Minderheit hörte auf, irgendein Geräusch zu hören, und erlebte einen veränderten Bewusstseinszustand. Ich wiederholte Lillys

20 Siehe Stern (1992) und (2005)

Experiment und kann sein Resultat bestätigen, denn ich hörte sieben verschiedene Wörter.

Offensichtlich kann das Nervensystem mehrere Empfindungen aus den gleichen sensorischen Signalen oder Informationen herausfiltern oder kreieren. Wir können uns diese organisierten Empfindungen als Invarianten vorstellen, die die Sinneseindrücke übersteigen. Lilly machte eine Computeranalyse des Wortes „Nachdenken", welche das Wort in verschiedene separate Phonem-Zeitnischen zerlegte. Hier konnten verschiedene wahrgenommene Geräusche ausgewählt werden, als kämen die Geräusche von außen. Diese Analyse zeigte, wie unterschiedliche Worte auftauchen konnten. Eine organisierte Empfindung ist auch eine Unterscheidung im Sinne von Spencer-Brown; er schlägt uns vor, wir seien frei, eine Unterscheidung zu machen „in jeglicher Richtung, wie es uns beliebt".

3.2 Ins Grüne mit meinem Hund

Damit Sie verstehen, wie Wahrnehmungen funktionieren und in welcher Beziehung zu Handlungen und Interaktionen sie stehen, stelle ich hier ein Szenario vor, mit dem wir alle vertraut sind. Ich behaupte, dass Wahrnehmung ein artenübergreifendes Phänomen ist, in dem verfügbare Wahrnehmungen in Beziehung zu den Handlungsabsichten stehen. Das heißt nicht, ein Hund mache dieselben Erfahrungen wie ein Mensch. Das können wir nicht wissen. Wir empfinden den Hund jedoch als ein partnerschaftliches, autonomes Wesen und interagieren mit ihm auf dieser Ebene. Und auch der Hund empfindet seinen menschlichen Gefährten als autonomes Wesen und kommuniziert und interagiert mit diesem auf die gleiche für ihn mögliche Weise. Hier ist das Szenario:

Ich bin auf einer Wiese mit meinem Hund. Der Hund sieht einen Stock am Boden, hebt ihn mit seinem Maul auf und kommt auf mich zugelaufen. Beim Näherkommen hält er an, schaut hoch mit seinen Augen, bis er sieht, dass wir Augenkontakt haben. Er senkt seinen Kopf und schaut wieder hoch zu mir. Ich reagiere nicht. Dann lässt er den Stock vor meine Füße fallen, rennt von mir weg, während er mich die ganze Zeit anschaut, und kommt wieder zurück, bis ich den Stock aufhebe und ihn werfe. Jetzt rennt er in die Richtung, in die ich den Stock geworfen hab. Er wartet einen Moment, stellt seine Ohren munter auf; der Stock fällt und er rennt in die Richtung des Geräusches. Er nimmt den Stock auf, rennt zu mir zurück und lässt ihn vor meine Füße fallen. Ich werfe ihn wieder. Wir spielen das Spiel, bis einer von uns genug hat.

Kennen wir nicht alle dieses Szenario? Als Mensch habe ich den Vorteil, oder vielleicht den Nachteil, den Vorfall beschreiben zu können. Ich kann das Wort „Stock", „Spiel", „spielen" sagen oder schreiben usw. Der Hund teilt diese Möglichkeit nicht mit mir. Er kann jedoch auch ohne Sprache sein Anliegen, mit mir zu interagieren, kommunizieren und wir spielen das Spiel.

Lassen Sie uns Sprache und die menschliche Wahrnehmung aus der Betrachtung nehmen, wenn wir uns dieses Ereignis genauer anschauen, außer dass wir natürlich die Sprache als Kommunikationsmittel dazu brauchen. Folglich können wir die unbearbeitete sensorische und wahrnehmende Erfahrung untersuchen.

Ein Beobachter – genau wie ich selbst – kann sehen, dass das Verhalten des Hundes und meines miteinander gekoppelt sind. Der Hund schaut mich an, ich schaue den Hund an, unsere Augen folgen einander. Man könnte sagen, unsere Aktionen sind aufeinander abgestimmt. Wir sind auch auf den sich bewegenden Stock abgestimmt, der außerhalb von uns ist. Wir beobachten den Stock beide, lauschen auf das Geräusch und antizipieren es, wenn der Stock auf den Boden aufschlägt. Ich kann meine Anteilnahme empfinden und Augen, Ohren und die verhaltensbezogenen Signale seiner Anteilnahme bemerken. Es muss so sein, dass sowohl der Hund als auch ich den Stock als ein Objekt im äußeren Raum wahrnehmen. Denn sonst würden unsere Handlungen, die den Stock betreffen, keinen Sinn ergeben. Auf irgendeiner Ebene haben sowohl der Hund als auch ich eine Bewusstheit von diesem Stock als ein Medium für das „Spiel“, das wir vorher schon gespielt haben und das wir beide als vergnüglich erinnern. Außerdem ist durch unser Verhalten klar, dass ich den Hund wahrnehme und der Hund mich wahrnimmt. Der Hund und ich mögen keine gemeinsame Sprache haben oder andere höhere kognitive Prozesse, aber wir müssen einige gemeinsame Prozesse teilen, kognitive Vorgänge, Gehirn- und Körperprozesse, um diese gemeinsame Bewusstheit zu produzieren. Vielleicht teilen wir sogar das gemeinsame Gefühl von Freude.

Ich exponiere mich hier, einmal zu sagen, was der Hund bewusst erlebt. Dennoch ist der Beweis seines Verhaltens, seine energiegeladene Aufregung, die Aufmerksamkeit seiner Augen und Ohren, wie er nach dem Stock rennt und so weiter dem menschlichen Verhalten so ähnlich, dass ich mir diese Mutmaßung erlauben kann.

Wenn wir das Verhalten des Hundes noch genauer anschauen, gibt es beträchtlich mehr festzustellen. Wenn der Hund den Stock am Boden liegen sieht, senkt er den Kopf, bringt sein Maul zum Stock, öffnet seine Kiefer und greift den Stock. Dann hebt er seinen Kopf und beginnt zu mir zurückzulaufen. Wie kann er solch eine komplizierte Reihe von Handlungen und Aufgaben durchführen? Er muss seinen Kopf irgendwie auf die richtige Entfernung zum Stock bringen, um ihn mit den Zähnen aufzuheben. Er muss den Stock in einer komplexen Synergie von muskulären Aktionen seiner Kiefermuskeln greifen und wissen, wann der Stock sicher gehalten ist. Andere Synergien sind daran beteiligt, dass er den Kopf heben und seine Augen so auf mich fokussieren kann, dass er sieht, wohin er zurücklaufen muss, und dann auch wirklich zu meiner Position zurückläuft. Um das zu tun, muss er seine eigene Handlung wahrnehmen, die Konsequenzen antizipieren, sodass er die Wahrnehmung seines eigenen Körpers mit dem Stock in Einklang bringt sowie den äußeren Raum und wo ich mich im Raum befinde. Wenn ich den Stock aufhebe und werfe, tue ich das Gleiche. Ich antizipiere auch das Gefühl und die Wahrnehmung meiner Handlung, bevor ich agiere, und mit fast automatischen Bewegungen und ohne gezwungene oder verengte Aufmerksamkeit vergleiche ich die Resultate meiner Handlung mit meiner antizipierten Wahrnehmung. Ich agiere bewusst, aber das meiste was passiert, passiert unter der Schwelle des Bewusstseins und die wirklichen Aktivitäten meines Nervensystems sind unbewusst. Wenn ich meine bewussten Wahrnehmungen beachte, umfassen sie meine eigene Bewegung, die Orientierung meiner Körperteile zueinander in meinem inneren Raum, besonders die Orientierung meines Kopfes im Gravitationsfeld, der äußere Raum um mich herum und was dort präsent ist (einschließlich Hund, Boden und Stock), die Stabilität des visuellen Raums, das Timing der unterschiedlichen Aktionen, die ich ausführe, und so weiter. Es ist eine lange Liste. Die Koordination all dessen ist so vollendet, dass es leicht für mich ist, zu agieren, ohne darüber nachzudenken, wie ich es tue, noch brauche ich den daran beteiligten Prozessen irgendeine Wichtigkeit beizumessen. Und doch ist die daran beteiligte Komplexität riesig.

Welche organisierten Empfindungen tauchen hier auf? Sie übertreffen die sogenannten Reize, die daran beteiligt sind. Der Hund und ich sehen einen Stock, hören ihn, wenn er fällt, fühlen sein Ausmaß und seine Form und auch seine Beschaffenheit. Der Stock, dem nur ich einen Namen geben kann, ist eine multi-sensorische Invariante in einem wahrgenommenen stabilen invarianten Raum. Damit der Hund handeln kann, muss das für ihn auch so sein, obwohl er dem, was er wahrnimmt, kein Etikett und keinen Begriff geben kann. Wir beide, der Hund und ich, nehmen den Stock als ein gewolltes Objekt wahr. Wir nehmen ihn als einen Angebotscharakter für unser Spiel wahr. Uns selbst erkennen wir auch als einen Angebotscharakter sowohl für das Spiel als auch für das Manipulieren des Stockes und für das Bewegen im Raum. Das Maul und die Zähne des Hundes dienen als Angebotscharakter, um den Stock aufzuheben, und ich habe meinen Arm, meine Hand und alles andere von mir für den gleichen Zweck. Der Begriff des Aufforderungs- oder besser Angebotscharakters wurde vom amerikanischen Psychologen J.J. Gibson kreiert und wir werden seine Nützlichkeit erkennen, wenn wir weitergehen.

Die Synergien der Handlung, die wir beide nutzen, sind auch wie organisierte sensorische Empfindungen. Sie sind Invarianten, die in der Vorwegnahme benutzt werden, um die Handlung und deren Erfolg zu prägen. Diese sind auch Wahrnehmungsformen, aber sie sind Wahrnehmungen in der Zeit. Die Schaffung oder Gewinnung dieser Invarianten, die ich „Wahrnehmungen" nenne, helfen einen sehr komplexen Prozess für mich selber kontrollierbar zu machen, und das trifft auch auf den Hund zu. Aus genau diesem Grund würdigen wir diese Komplexität nicht. Wir finden unsere wahrgenommene Welt leicht zu bewältigen.

3.3 Eigenform

Eine lineare Maschine kann keine Invarianten produzieren, es sei denn ein nicht-lineares Wesen hat sie dafür programmiert. Biologische Systeme kreieren Invarianten ohne Handlungsanweisung oder Programmierung. Wie kommt das zustande?

In seinem bahnbrechenden Papier, „Objects: Tokens for (eigen-)behaviors", bemerkt Heinz von Foerster, dass sich in einer Rückkopplungsschleife, wenn die Ergebnisse einer Aktion immer wieder in das System eingespeist werden, das System zu einem festen, selbst-reproduzierenden Wert bewegt, egal, was der Wert des Inputs ist. Das Feedback verlangt eine kreisförmige *(looped)* Organisation des Prozesses. Heinz erfand eine sehr einfache mathematische Formel, um den Prozess zu illustrieren: „Nimm irgendeine Zahl und wende die folgende Aktion an: dividiere die Zahl durch 2 und addiere 1 zum Ergebnis. Dann wiederhole den Prozess von diesem Ergebnis aus, das heißt, benutze den Output (Ergebnis) dieser Operation als den nächsten Input." (zitiert nach Glanville, 2003, S. 97)

Versuchen Sie mit irgendeiner Zahl anzufangen. Sie werden herausfinden, dass die Eigenform eine Zahl rekursiv ausrechnet, die sich dem Wert 2 nähert.

Was ist eine Invariante? Stellen Sie sich einen Augenblick vor, dass Sie ein Objekt auf einem Tisch quer durch den Raum wahrnehmen könnten. Stellen Sie sich vor, Sie sähen einen runden Teller. Sie wissen, wie das Auge arbeitet, also stellen Sie sich das Lichtbild vor, wie es auf Ihrer Netzhaut erscheint. Wie Sie wissen, trifft das Licht in einem Winkel auf Ihr Auge, welche Form hat das Bild des Tellers? Es ist sicherlich oval. Bewegen Sie sich jetzt auf den Teller zu. Stellen Sie sich vor, wie sich das Bild verändert. Das Bild wird größer und das Oval wird runder. Stellen Sie sich über den Teller. Das Bild ist nun rund und erheblich größer. Nehmen Sie den Teller in Ihre Hände, fühlen Sie seine Form, seine Größe und seine Oberfläche. Egal aus welcher Perspektive Sie schauten, egal wie sich das Bild veränderte, Sie haben einen runden Teller wahrgenommen und kannten seine Größe. Diese organisierten Empfindungen sind eine Invariante. Es ist das, was gleich bleibt, auch wenn sich die Perspektive verändert. Wenn jemand den Teller aufhöbe und ihn in die Luft schmisse, würden Sie immer noch einen runden Teller wahrnehmen. Wenn der Teller zu Boden fiele, würden Sie verstehen, dass das Geräusch zum wahrgenommenen Teller gehört, der auf dem wahrgenommenen Boden aufschlüge. Was wir einen runden Teller nennen, sehen wir als Objekt in unserer Umgebung. Aber die Wahrnehmung, die den runden Teller als runden Teller offenbart, überschreitet die sensorischen Störungen (*pertubations*) auf der Retina usw. Die organisierte Empfindung ist eine Invariante, denn wenn Sie sich bewegen, verändern sich die Beziehungen der Perspektiven zwischen Objekt und Ihnen in der Position als Beobachter. Daraus folgt eine Reihe von invarianten Beziehungen. Dementsprechend ist die organisierte Empfindung eine Extraktion oder eine Konstruktion auf höherer Ebene.

Weil es so aussieht, als existiere die organisierte Empfindung in der äußeren Welt, stellt sich die Frage: Extrahiert das wahrnehmende sensorische System die Invariante oder kreiert es sie? Einige Kognitionswissenschaftler glauben, dass das Hirn das Bild der sensorischen Daten berechnet und sie benutzen deshalb die Idee der Informationsverarbeitung. In unserer vom Computer dominierten Zeit ist ein solches Modell eine sehr attraktive Metapher, um den Mechanismus eines Prozesses von In- und Output zu verstehen. Aber es gibt noch eine wesentliche Frage, nämlich: wie würde ein biologisches System solch einen Rechenapparat zusammenschustern? Er wäre höchst unwahrscheinlich. Es ergibt viel mehr Sinn, dass die Extraktion und/oder die Schaffung von Invarianten ein allgemeiner biologischer Prozess ist, der aus dem Bedürfnis des Organismus zu überleben stammt. Die Errechnung, wenn wir bei der Metapher bleiben wollen, kann keiner linearen Rechenregel ähnlich sein.

Der Psychologe James J. Gibson (1966; 1979, dt. 1982), der sein ganzes professionelles Leben damit verbrachte, das Geheimnis der Wahrnehmung zu klären, sah, dass die Invariante sich durch Bewegung offenbarte. In der visuellen Wahrnehmung eines Objektes zum Beispiel könnte man das Objekt so sehen, als würde man es vor einem feststehenden Hintergrund bewegen, oder man bewegt sich selbst relativ zum Objekt und seiner Position vor einem festen Hintergrund. Deshalb gibt das Energiemuster auf der Netzhaut Informationen über diese Bewegungstransformationen durch das optische Spektrum, das durch die Augen abgetastet wurde. Die Invariante ist aus dieser Sicht in der Umgebung, aber auch in den sich verändernden Winkeln des optischen Spektrums auf der Netzhaut. Wenn man sich z. B. um ein Objekt wie einen Tisch bewegt, ändern sich die Verhältnisse in dieser Anordnung zueinander im entsprechenden Beziehungsmuster. Diese Kovarianz geschieht in Übereinstimmung mit einem invarianten Überkreuz-Verhältnis. Dementsprechend ist die gleiche Information jedem zugänglich, der um diesen Tisch herumgeht, und jeder kann dieselbe Invariante entdecken. Wir haben nicht alle die gleichen Empfindungen, wir können aber nichtsdestotrotz dieselbe Wahrnehmung haben. Nach Gibson kommt diese Information von außen und sie bestimmt sowohl das Selbst wie auch die Umgebung. Wie kommt das Selbst hier hinein? Wenn man wahrnimmt, ist man ein sich selbst bewegendes, sich selbst orientierendes Wesen.

Heinz von Foersters Einsicht in das Eigenverhalten passt also zu einem biologischen System. Als Kind spielte man mit seinem Teller, bewegte sich auf vielfältige Weise im Verhältnis zu ihm und schaute ihn damit aus verschiedenen Perspektiven an. Man hatte also wiederholte Interaktionen mit verschiedenen Objekten und fütterte durch das sensorische und Handlungs-System, was man sah, im Verhältnis zu den anderen Sinnen, zurück in diesen Kreis. All dies war mit der Absicht, die man mit dem Teller hatte, gekoppelt, d.h. man wollte ihn z.B. werfen, von ihm essen, ihn zu Boden fallen hören, ihn auslecken und das mit vielen verschiedenen Wiederholungen. Man setzte die Resultate dieser Interaktionen zusammen. Diese Resultate schließen die Antizipationen, wie es aussehen würde, wie es klingen würde, wie man es gebrauchen könnte, wie schwer es sein würde usw., mit ein. Der invariante Teller tauchte aus diesem Prozess auf. Es ist nicht so weit von Gibson zu von Foerster, wie es scheinen mag, obwohl Gibson die Invarianz in die Umwelt legte und von Foerster sie inwendig aus dem Prozess der Interaktion mit der Umwelt generiert sah.

Der Prozess selber ist keine unabhängige Erfindung eines wahrnehmenden Systems im Gehirn. Natürlich ist in höheren Tieren das Nervensystem unerlässlich. Der Prozess ist allgemeingültig und erfordert genau das, was die Beschreibungen Maturanas, von Foersters, Spencer-Browns, Varelas und später Kauffmans für ein lebendes System näher bestimmen, nämlich einen besonderen Zustand von Selbstorganisation. In einem nicht-biologischen System kann man ein ähnliches Resultat erzielen, indem man eine Art von parallelem System entwirft, das sich durch Annäherungen (Rekursionen) und wiederholtem Feedback auszeichnet. Man möchte einen Roboter entwerfen, der wie ein biologisches Geschöpf lernt, ohne dass die Erfinder im Vorhinein ein Weltmodell für den Roboter entwerfen. Die Forscher Yuuga Sugita und Jun Tani (2002) entwarfen eine neuronale Netzarchitektur für ihre Roboter. Sie konstruierten eine Umgebung, in denen die Roboter herumwandern konnten und sich zu den Objekten in ihr verhalten mussten. Der Roboter musste die „Verbindung zwischen sich selbst und seiner Umgebung entwickeln." Wenn das System mit seiner Umgebung interagiert, entwickelt es spontan Attraktoren innerhalb der Dynamik des neuronalen Netzes, in anderen Worten Invarianten, in welchen eine „symbolische Struktur der Umgebung in einer innerlichen dynamischen Struktur selbstorganisiert ist." Die Roboter entwickeln sowohl das Verhalten in ihrer Umgebung und eine Art Sprache, um über diese Umwelt zu kommunizieren. Ein System muss deshalb weder ein rechnerisches Programm noch seine Intelligenz zusammenschustern. Ordnung entsteht aus der Organisation der Prozesse. Aber für diese Maschinen braucht es viele solcher Annäherungen, vierhunderttausend iterative Schritte, bevor Konvergenz eintritt. Selbst einfache Organismen sind klüger.

Das bringt uns zu Charles Darwins interessanter Studie über Regenwürmer. Diese Organismen sind viel komplexer als Einzeller. Freilich nicht zu sehr, denn sie haben nur die sensorische Oberfläche ihrer Haut und ein kleines Ganglion von Nervenzellen, kein wirkliches Gehirn. Darwin beobachtete nichtsdestotrotz eine sehr komplexe Flexibilität in ihrem Verhalten in ihrer selbstgewählten Umgebung. Regenwürmer graben Höhlen, indem sie sich selbst durch die Erde bewegen. Sie essen Erde, während sie sich durch sie hindurch bewegen, verdauen Nährstoffe und scheiden aus, was übrigbleibt. Darwin zeigte durch seine Experimente auf, wie die Regenwürmer ihre Umgebung organisierten, um ihre Haut feucht und frei von reizenden Oberflächen zu halten. Wenn er scharfe Schlacke auf die Erde tat, stießen die Würmer sie fort und machten die Wände ihrer Höhlen dort dicker, wo die Schlacke war. Wenn er spitze Kiefernadeln auf der Erde verteilte, zogen die Würmer ihre scharfen Enden in die Erde. Sie stopften auch ihre Höhlengänge mit Blättern aus, zogen diese auf ganz verschiedene Art in die Erde, je nachdem welche Form die Blätter hatten. Nach Darwins Beobachtung handelten die Würmer nicht mechanisch, sondern passten ihr Verhalten an die veränderten Verhältnisse ihrer Umgebung an.[21]

3.4 Erforschungen des Wahrnehmens

Exploration 4

Taktiles Wahrnehmen

In dieser Exploration brauchen Sie einen Partner und eine Vielzahl verschiedener Objekte, die klein genug sind, in Ihre Hand zu passen. Sie sollten verschiedene Oberflächen, Gewebestrukturen und Formen haben usw. Der Versuchsperson werden die Augen verbunden, sodass sie nichts sehen kann. Sie hält die Hand

21 Für einen kurzen Überblick über Darwins Experiment, lesen Sie Reed (1996, S. 20–24) Darwins Buch *The Formation of Vegetable Mould Through the Action of Earth Worms*, (1881) kann bei http://darwin-online.org.uk/ [letzter Zugriff: 07.01.2016] bestellt werden.

ausgestreckt mit der Handfläche nach oben. Die Partnerin platziert dann ein ausgewähltes Objekt auf diese Handfläche, ohne es zu bewegen. Die Versuchsperson versucht, die Identität dieses Objektes zu erraten. Im nächsten Schritt bewegt sie das Objekt in der Hand und versucht wieder zu erraten, was es ist. Dann entfernt man die Augenbinde und schaut das Objekt an. Sie können das Experiment solange mit anderen Objekten wiederholen, wie es Ihnen Spaß macht. Schließlich wechseln Sie die Rollen, nehmen aber neue Objekte.

Wenn das Objekt in diesem ersten taktilen Experiment einfach nur passiv auf Ihrer Hand sitzt haben Sie kaum Möglichkeiten, es wahrzunehmen und zu identifizieren. Mit der Möglichkeit es zu bewegen, entsteht Wahrnehmung und die meisten Versuchspersonen werden das Objekt richtig erraten. Hier in diesem taktilen Experiment ist es offensichtlich, dass Bewegung für die Wahrnehmung unerlässlich ist. Das ist ebenso richtig für die Wahrnehmung von Geweben und Strukturen. Ohne mit einem Finger über die Oberfläche zu streichen, können wir Textilien nicht genau bestimmen. Beachten Sie auch, dass die organisierte Empfindung, wenn sie identifiziert ist, durch den visuellen Sinn bekräftigt wird. Die organisierte Empfindung bleibt die gleiche Invariante. Dass wir dann auch noch die kognitive Möglichkeit haben, dieser organisierten Empfindung einen Namen zu geben, fixiert die Identität und damit die wahrgenommene Invariante.

Es ist relativ leicht vom Vordergrund (Vase) zum Hintergrund (zwei Gesichter, die sich im Profil ansehen) zu wechseln. Beide Bilder zur selben Zeit wahrzunehmen, ist nicht einfach. Es ist möglich und Sie nehmen dann eine andere Form wahr, die sich von den ersten sofort auftauchenden organisierten Empfindungen unterscheidet. Das Wechseln von konkav zu konvex mit den gezeichneten Linien ist schwieriger. Es wird einfacher, wenn Sie Ihre Augen zur Mitte der jeweiligen Zeichnung bewegen. Sie werden feststellen, dass Sie auch hier beide Bilder nicht so leicht im selben Zeitrahmen wahrnehmen können. Es ist außerdem schwierig, das Stimulus-Bild selbst zu sehen, dass aus einem Muster von gezeichneten Linien gemacht ist, ohne dass es das eine oder andere Bild oder eine organisierte Empfindung erzeugt, d.h. Sie sehen es als etwas. Bemerken Sie, dass das Stimulus-Bild dasselbe bleibt. Es ist nur die organisierte Empfindung, die sich ändert. In des Teufels Mistgabel sind beide Bilder in ein einziges Stimulus-Bild fusioniert, das fast unmöglich als Gesamtheit zu sehen ist. Sie werden an einem oder am anderen Ende ins Bild hineingezogen, wo es sich zu einer organisierten Empfindung auflöst, die stimmig ist. In all diesen Fällen enthält die Figur ambivalente Informationen. Was auch immer die Wahrnehmung produziert, produziert ein stimmiges Bild. Wir könnten denken, es sei eine Interpretation, aber wer interpretiert hier? Das Phänomen Wahrnehmung ist von einem Menschen zum anderen wiederholbar. Die wahrgenommenen Bilder sind nicht spezifisch für eine individuelle Person. Die sensorischen Informationen sind jedoch unterschiedlich von Person zu Person, weil jeder aus einem anderen Blickwinkel schauen mag, d.h. die Lichtmuster bewegen sich auf der Netzhaut jedes Auges. (Die Augen stehen nie still. Es gibt kein fixiertes Netzhautbild.)

Im Falle des Kanizsa-Dreiecks kann die Wahrnehmung des sogenannten illusorischen Dreiecks auch nicht dadurch vertrieben werden, dass man weiß, dass es nicht wirklich auf der Seite ist. Das ist eine wichtige Beobachtung, weil sie demonstriert, dass objektive Prozesse und rationales kognitives Wissen keine Macht über die Prozesse der Wahrnehmung haben. Wahrnehmungsillusionen bleiben konträrer Beweis zu anderen Hinweisen, dass das, was wir wahrnehmen, nicht so ist, wie die Dinge wirklich sind. Um herauszufinden, ob eine Wahrnehmung eine Illusion ist, muss man genauer evaluieren,

Exploration 5

Visuelles Wahrnehmen

In diesem Experiment werden wir bekannte Zeichnungen mit vieldeutigen Figuren benutzen. Diese wurden schon seit langer Zeit untersucht. Ihr Einfluss auf den Betrachter wurde häufig von Philosophen, Psychologen und Kognitionswissenschaftlern analysiert und die Ergebnisse in vielen Büchern veröffentlicht. Bitte vergessen Sie für einen Moment, was Sie über die verschiedenen Interpretationen wissen, sodass Sie einfach beachten können, was in Ihrer Wahrnehmung passiert. Schauen Sie die erste Figur an und finden Sie heraus, was Vordergrund für Sie ist. Dann machen Sie das Gegenteil und lassen den Hintergrund Vordergrund werden. Für die meisten ist das einfach. Können Sie Vordergrund und Hintergrund auch gleichermaßen sehen?

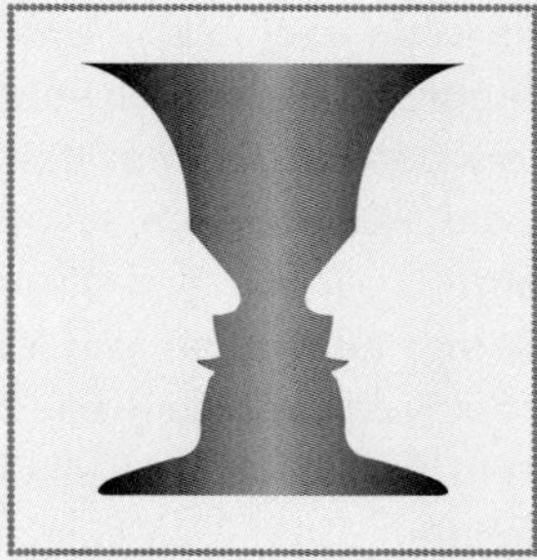

Abbildung 3-1: Vordergrund und Hintergrund

Jetzt wiederholen Sie den Prozess und wechseln von einer organisierten Empfindung zur anderen. Wie machen Sie das? Wenn Sie sorgfältig beobachten, was Sie mit Ihren Augen machen, beginnen Sie festzustellen, dass Sie Ihre Augen auf eine besondere Weise bewegen, um die eine oder die andere organisierte Empfindung zu sehen. Um beide gleichzeitig zu sehen, was schwerer ist, müssen Sie ebenfalls Ihre Augenmuskulatur gebrauchen.

In diesen zwei Figuren sind die Konvexität und die Konkavität umkehrbar. Schauen Sie in die Mitte jeder Zeichnung und beobachten Sie, was passiert. Nehmen Sie wahr, dass sich die Perspektive der räumlichen Projektion der gezeichneten Objekte umkehrt. Finden Sie heraus, ob Sie einfach Linien auf dem Papier sehen können – ohne eine bereits wahrgenommene Sichtweise, was man vielleicht den Stimulus selbst nennen könnte. Achten Sie wieder darauf, wie Sie die Augen bewegen.

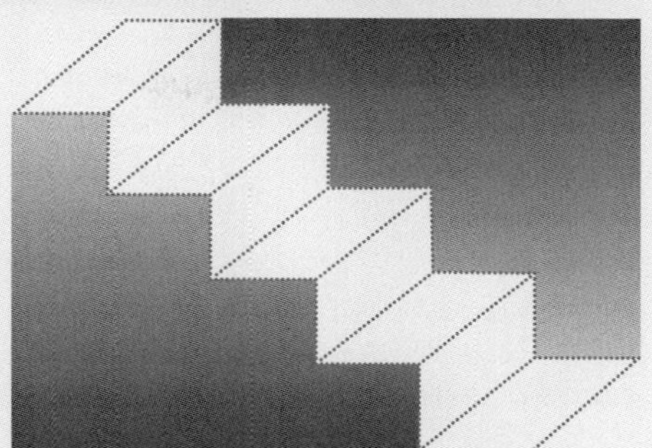

Abbildung 3-2: Konkav oder konvex?

Die nächste Figur stellt ein unmögliches Objekt dar, es nennt sich des Teufels Mistgabel. Wenn Sie es anschauen, sehen Sie entweder ein Ende der Zeichnung mit drei Gabeln, die wie Zylinder aussehen, oder das andere Ende mit zwei Gabeln, die als Rechtecke wahrgenommen werden. Versuchen Sie das Objekt gesamtheitlich wahrzunehmen. Können Sie irgendetwas tun, um das möglich zu machen?

Abbildung 3-3: „Des Teufels Mistgabel"

Die letzte Figur nennt man das Kanizsa-Dreieck. Es gibt viele Variationen davon, doch es ist ein Objekt, das nicht wirklich abhängt von einer Änderung in Farbe oder Textur, wenn man es wahrnimmt. Nichtsdestotrotz steht ein Dreieck in der Mitte der Zeichnung hervor, das heller als der Rest der Seite erscheint. Schauen Sie sich die Fläche des Dreiecks genau an und beachten Sie, dass seine Farbe sich nicht vom Rest der Seite unterscheidet.

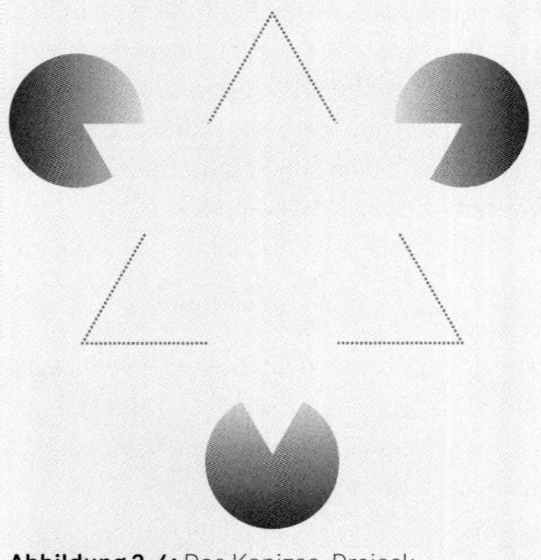

Abbildung 3-4: Das Kanizsa-Dreieck

Das sind einfache Beispiele für die Komplexität der Wahrnehmung. Ich empfehle dem Leser, der weitere Experimente machen möchte, folgende Bücher: *The Science of Illusions* von Jacques Ninio, (dt. *Macht Schwarz schlank? Über die Täuschung unserer Wahrnehmung* Kiepenheuer 1999, and *Visual Intelligence* von Donald D. Hoffman, W.W. Norton 1998).

eventuell sogar messen. In einem anderen Sinn ist die Art des Wahrnehmens eine Gewohnheit. Auf noch eine andere Weise scheint die intersubjektive Beständigkeit der Wahrnehmung etwas darüber zu enthüllen, wie der Geist arbeitet. Was immer wir auch mit „Geist" (*mind*) meinen, muss sich auf die Interaktion des lebendigen Organismus mit der Welt, in der er lebt, beziehen.

Wenn wir zurückkehren zu Vernons Geschichte aus dem ersten Kapitel, können wir vielleicht seine Zwangslage würdigen. Er war in der Lage sensorische Informationen aufzunehmen. Er hatte in seiner langen Periode der Blindheit von Kindheit an nicht gelernt, visuell wahrzunehmen, obwohl er fähig war, tastend, kinetisch, hörend usw. wahrzunehmen. Als ihm in seinen mittleren Jahren die Fähigkeit, visuell wahrzunehmen, wiederhergestellt wurde, war es für ihn nicht mehr leicht, die Finte der visuellen Wahrnehmung zu lernen, da er sich immer auf seine anderen Sinne und das dazugehörende Wahrnehmen verlassen hatte, das er für sein tägliches Leben in der Welt brauchte. Dementsprechend war es für ihn unmöglich, eine sofortige visuelle Intuition der „Katze" oder des „Hundes" zu haben, die für uns andere so einfach da ist. So einfach, dass wir denken, die visuelle Wahrnehmung *sei* in Wirklichkeit die Katze oder der Hund. Für seinen taktilen Sinn war diese Intuition von Katze und Hund auch sofort da. Wahrnehmung agiert relativ schnell und automatisch, wenn sie einmal gelernt ist. Ohne Wahrnehmung sind wir gezwungen, sehr langsame Ersatzhandlungen auszuführen, wie z.B. das Ausprobieren sowie Versuch und Irrtum.

Das bringt uns zu Ian Watermans Geschichte. Sein sensorischer Schaden war unter anderem ein Ausfall der Signale von seinen peripheren Nerven zu seinen Armen, Rumpf und Beinen, was für Ian einen Verlust seines propriozeptiven Sinns bedeutete. So wie wir etwas gerade außerhalb unserer Hautgrenze wahrnehmen, nehmen wir unsere Bewegungen und Handlungen innerhalb unserer Haut wahr. Das erlaubt uns mit sofortiger Intuition genau zu wissen, wo wir körperlich im Raum sind und wie wir zur Welt und in uns selbst orientiert sind. Wir „wissen" somit, wo unsere Hand im Verhältnis zum Kopf ist, und wenn wir sie bewegen, in welche Richtung sie gehen wird. Diese Wahrnehmungen schließen verschiedene sensorische Systeme ein, den Tastsinn, Empfindungen von muskulären Spannungen bis zu vestibulären Empfindungen im inneren Ohr, die ein Effekt der Bewegung und der Orientierung in der Schwerkraft sind.

Ich zeigte einmal einer Klasse, die ich unterrichtete, das Video der BBC über Ian Waterman und seine Arbeit mit Jonathan

Cole. Ich war ganz überrascht, dass die Studenten Ians Zwangslage nicht verstehen konnten. Obwohl sie ihre eigenen kinästhetischen Empfindungen und die begleitende Propriozeption in den Feldenkrais-Bewegungslektionen erforscht hatten, waren sie sich konzeptionell im Unklaren darüber, was es heißen könnte, keine Propriozeption zu haben. Das zeigt uns, dass etwas, was für jeden Menschen präsent ist, undeutlich werden kann, wenn man keine Bezeichnung dafür weiß und nicht darauf hinweisen kann. Es führt Menschen, die es eigentlich besser wissen müssten, dazu, Propriozeption als etwas Unbewusstes zu bezeichnen. Ian war es sehr bewusst, als er die Fähigkeit verlor, sich selbst wahrzunehmen. Er konnte keine seiner Bewegungen unterhalb seines Nackens kontrollieren und obwohl er Schmerz- und Hautempfindungen hatte, konnte er nicht fühlen, wo seine Glieder und sein Rumpf im Verhältnis zum Raum waren. Bewegung war möglich, aber nicht deren Wahrnehmung. Die Wahrnehmung seiner Handlungsurheberschaft war verloren gegangen. Sogar heute, nachdem er gelernt hat, sich mit Hilfe des visuellen Sinns zu bewegen, fällt er hilflos zu Boden, wenn das Licht ausgeht und er sich selbst nicht sehen kann. Wie er sich des visuellen Sinns bedient, zeigt, dass es möglich ist, tätig zu sein, solange es irgendeine Form von sensorischem Feedback für ihn gibt, das er dazu einsetzen kann, sich zu bewegen. Aber natürlich ist der Einsatz des visuellen Sinns dürftig im Vergleich zur sofortigen Intuition des Bewegens, die es uns erlaubt, uns wohin auch immer zu bewegen, ohne dass wir eine kognitive Anstrengung machen oder unseren Willen gebrauchen müssten.

Hier wird es kompliziert. Weil Propriozeption so selbstverständlich für uns ist und wir uns nicht bewusst begleiten müssen, wenn wir uns bewegen, haben die Wissenschaftler angenommen, dass es zwei Arten von Wahrnehmen gibt, und sogar postuliert, dass es für jeden Typ einen separaten Weg zum Hirn gibt. Eine Art des Wahrnehmens führt zu einer bewussten Wahrnehmung von Objekten und der Welt um uns herum; die andere unbewusste wird vom Nervensystem eingesetzt, um unser Bewegungssystem zu führen. Die Gehirnbahnen sind unzweifelhaft analysiert worden. Wenn man aber das Hirn genauer untersucht, findet man, dass sich die Neuronen in einem riesigen komplizierten Netzwerk verbinden, sodass es keine einzelnen linearen Bahnen von einem Ort zum anderen geben kann. Auch das Verhältnis zwischen dem, was bewusst und was unbewusst ist, ist keine einfache Angelegenheit. Die Teilung in zwei Arten von Wahrnehmung ist eine Annahme des gewohnheitsmäßigen Denkens, die etwas, was wir „Geist“ nennen, von etwas anderem, was „Körper“ genannt wird, trennen. Wir müssen weiter recherchieren.

Exploration 6

Propriozeption und Sehvermögen

Setzen Sie sich bequem hin. Schließen Sie Ihre Augen. Halten Sie Ihre Hand ungefähr 30 cm von Ihrem Gesicht entfernt: Können Sie ein ungefähres Bild Ihrer Hand vor Ihrem inneren Auge sehen? Es muss kein eidetisches Bild sein, in dem Sie jedes Detail sehen können, nur eine visuelle Wahrnehmung der Position Ihrer Hand ist nötig. Jetzt bewegen Sie Ihre Hand mit geschlossenen Augen langsam nach rechts. Bemerken Sie, dass Sie gefühlsmäßig wissen, wo Ihre Hand im Raum um Sie herum ist, und dass Sie diese Position vor Ihrem inneren Auge sehen können. Erlauben Sie sich, Ihren Kopf und Ihre Augen zu bewegen, sodass die Handlung des Sehens Ihrer Hand ein Teil des Prozesses des Sehens Ihrer Hand vor Ihrem inneren Auge ist. Öffnen Sie Ihre Augen kurz, um zu sehen, ob Ihre Hand wirklich dort ist, wo Sie sie vor Ihrem inneren Auge sehen.

Jetzt bewegen Sie die Hand, wohin Sie möchten, rechts – links, hoch – runter, weg von Ihnen und wieder näher heran und sogar hinter sich. Drehen Sie ihre Hand auch. Immer wieder zwischendurch öffnen Sie Ihre Augen und überprüfen die Position der Hand. Bemerken Sie, wie präzise sich die verschiedenen Sinne miteinander verbinden, um die Position der Hand offenzulegen.

Die Integration, die zu einer Verbindung von Sehvermögen und Propriozeption geführt hat, muss sehr früh im Leben entwickelt worden sein. Stellen Sie sich vor, Sie lägen in Ihrem Kinderbett und schauten fasziniert zu, wie Sie Ihre Hand bewegen. Allmählich bildeten (*mapping*) sich die Verkopplungen der Empfindungen des Sehens und der Bewegung der Hand so ab, dass wir wissen, wo unsere Hand im wahrgenommen Raum um uns herum und in unserem inneren Raum ist, hier hervorgerufen durch die Informationen der Muskelspindeln. Aber wie wir im nächsten Kapitel herausfinden werden, haben sich diese Integrationen nicht immer in allen Individuen komplett geformt.

Ein Aspekt der Wahrnehmung muss noch untersucht werden und das ist der Umstand, dass wir eine bestimmte Wahrnehmung nie gelernt haben. Das erinnert mich an Geschichten, in denen jemand aus der westlichen Welt in Kontakt mit anderen Kulturen kam. T.E. Lawrence z.B. berichtete, dass seine Beduinen-Kameraden, mit denen er während der Arabischen Revolte im Ersten Weltkrieg Allianzen einging, nicht in der Lage waren, Gesichter auf Fotografien oder in Zeichnungen wahrzunehmen. Der Anthropologe Colin Turnbull berichtete in seinem Buch „The Forest People", wie er seinen afrikanischen Mbuti-Pygmäen-Freund aus dem Wald führte (Turnbull, 1963). Er zeigte ihm Kühe in weiter Entfernung und sein Freund sagte zu ihm, „das kann nicht sein, es müssen Ameisen sein, die wir sehen." Zeichnungen und andere Darstellungen können nicht erkannt werden, wenn die organisierte Empfindung nicht aufgelöst werden kann. Sobald sich eine Wahrnehmung formt, kann man nicht anders, als sie jedes Mal zu „sehen", wenn das Bild präsentiert wird.

Da Wahrnehmen in vieler Hinsicht lebensnotwendig ist, neigen wir dazu, die gelernten Wahrnehmungen beizubehalten. Aber wir sind oft an bestimmte Wahrnehmungen so gewöhnt, dass es nicht leicht ist, sie zu verändern, auch wenn es sinnvoll wäre. Wahrnehmungsgewohnheiten zu unterbrechen, kann sehr sinnvoll sein. In der nächsten Exploration werden Sie dazu aufgefordert durch Ihren Willensakt Wahrnehmungen aufzugeben. Beachten Sie, dass Sie dazu zuerst den Begriff oder die Identität

Exploration 7

Wahrnehmungen formen

Ich zeige Ihnen unten eine Zeichnung in schwarz und weiß, die sich für die meisten Menschen nicht sofort in ein wahrnehmbares Bild auflöst. Das Bild jedoch ist möglich. Schauen Sie sich die Zeichnung eine Weile an und finden Sie heraus, ob sie ein alltägliches Tier wahrnehmen können. Wenn Sie das Bild einmal wahrgenommen haben, beachten Sie, dass Sie die Wahrnehmung nicht mehr verlieren können.

(Bevor ich Ihnen die Auflösung präsentiere, erlauben Sie sich eine Weile Zeit, bis sich das Bild formt. Zwischendurch finden Sie andere Bilder, die aber nicht ganz zufriedenstellend sind. Das Bild formt sich klar, wenn es sich auflöst. Wenn Sie den Wunsch haben, es zu überprüfen, gehen Sie zur nächsten Seite und schauen sich die Auflösung an. Es wird so etwas wie eine Gewohnheit.)

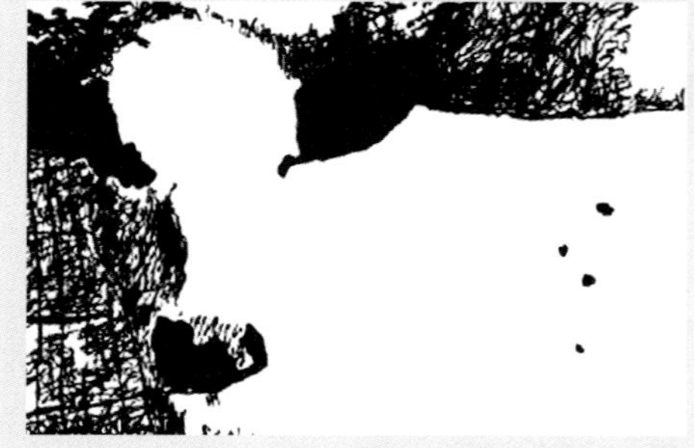

Bearbeitet nach der Dallenbachschen Figur, „The Eye Beguiled: Optical Illusions", Bruno Ernst, Benedikt Taschen, 1992

Abbildung 3-5: Was sehen Sie hier?

Exploration 8

Wahrnehmungen fallen lassen

Sie können diese Exploration drinnen oder draußen machen. Vielleicht machen Sie einen Spaziergang. Im ersten Schritt ändern Sie bloß Ihr Urteil über das, was Sie sich anschauen wollen. Wählen Sie ein Objekt aus, das Sie betrachten wollen. Schauen Sie es mit drei verschiedenen Einstellungen an:

- Das Objekt ist hässlich.
- Das Objekt ist wirklich schön.
- Sie haben dem Objekt gegenüber eine neutrale Einstellung.

Bitte wiederholen Sie den Prozess mit Dingen oder Motiven, die Sie normalerweise entweder schön, hässlich oder neutral finden, sodass Sie die möglichen Wechsel, die bei einer Verschiebung Ihrer Einstellung auftreten können, bemerken. Können Sie Abfallhaufen schön finden oder Blumen hässlich? Stellen Sie fest, dass sich Perspektiven weiten, wenn Sie sich alternative Urteile zugestehen.

Im zweiten Teil der Exploration gehen Sie wieder spazieren oder wählen etwas aus, das Sie anschauen wollen. Stellen Sie sich vor, Sie wären gerade von einem weit entfernten Planeten kommend auf der Erde gelandet und Sie hätten nie irgendwelche Dinge von der Erde gesehen. Schauen Sie sich Ihr ausgewähltes Objekt an, als hätten Sie es nie gesehen und würden auch seine Identität oder seinen Namen nicht kennen. Was erleben Sie jetzt?

des Objektes, das Sie wahrnehmen, aufgeben müssen.
Für die meisten Menschen ist es schwer, etwas fallenzulassen, was man kennt, und zu „sehen“ ohne Wissen und Erinnerung. Einer der Aspekte der Kunst in den letzten zwei Jahrhunderten war es, den Betrachter neu „sehen“ zu lassen und eine Kunstform zu präsentieren, die es dem Betrachter erlaubte, fremde statt gewohnter Wahrnehmungen zu haben. In der Musik hat es eine größere Verschiebung hin zu atonaler Musik gegeben, die auch für den gebildeten, auf harmonische Geräusche geschulten Hörer ungewohnt waren und zuerst nicht akzeptiert werden konnten. Der Komponist John Cage hat z.B. einen ‚Rahmen‘ um gewöhnliche Geräusche gezogen und so alltägliche Geräusche in den Kontext von Musik aufgenommen.

Die Künstler James Turrell kreiert Umgebungen, in denen normale Wahrnehmungen und Erwartungen nicht länger möglich sind. Er entdeckte z.B., dass man, wenn man in der Mitte eines kegelförmigen Kraters liegt und zum Himmel schaut, eine andere Wahrnehmung des kuppelförmigen Himmels über sich hat. Es gibt wirklich keinen Grund, den Himmel als flach wahrzunehmen, wie wir das normalerweise tun, außer dass wir gewohnheitsmäßig den Himmel mit vielen Objekten um uns herum oder aus einem offenen Raum anschauen. Wir werden mehr Recherchen über Kunst und Wahrnehmung in einem späteren Kapitel anstellen.

Ich habe die Bedeutung höherer kognitiver Funktionen in Beziehung zur Wahrnehmung angedeutet. In der Exploration 8 wurden Sie aufgefordert, die Bezeichnung für ein Objekt fallen zu lassen. Der Begriff erinnert Sie an die organisierte Empfindung und orientiert diese Empfindung in der konzeptuellen Welt. Ich möchte hier behaupten, dass Wahrnehmen vor Konzipieren kommt und dass Wahrnehmung der Repräsentation, der Konzeption und dem Denken in Darstellungen vorausgeht. Normalerweise sind diese Aspekte unserer Kognition so miteinander verwoben, dass es schwierig ist, sie zu trennen.

Zusammenfassend möchte ich sagen, dass wir die Frage der Wahrnehmung ein wenig untersucht haben. Es ist eine riesige Thematik in der Geschichte des menschlichen Denkens, die noch nicht genügend geklärt wurde. Sogar die Frage der Illusionen, die ein Aspekt der Wahrnehmung ist, hat gegensätzliche Erklärungen bei verschiedenen Denkern hervorgerufen. Diese Fragen gehen zum Kern der philosophisches Rätsel, die

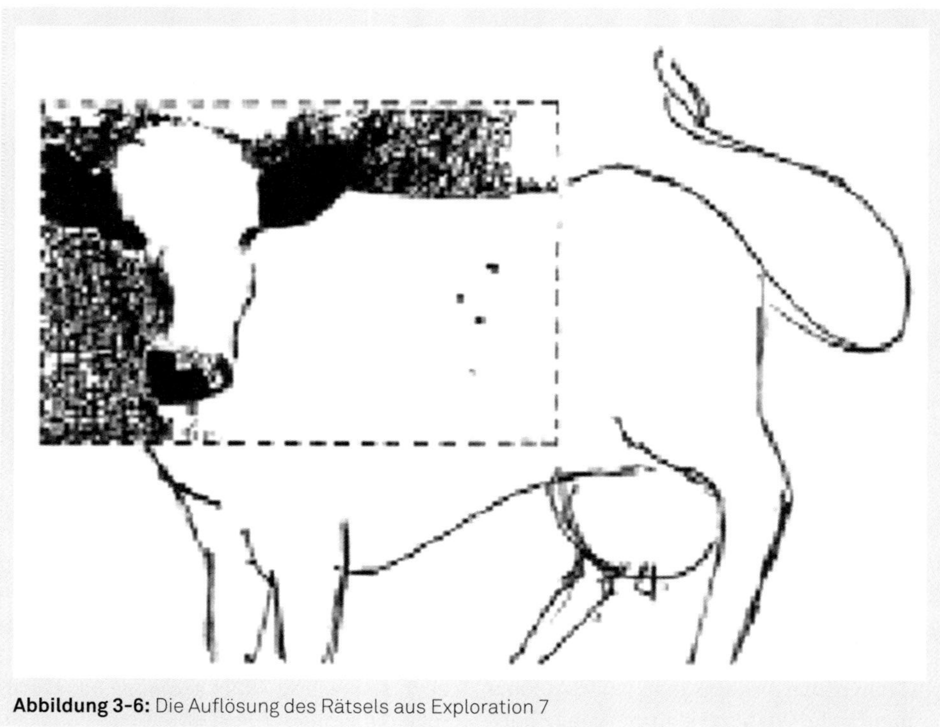

Abbildung 3-6: Die Auflösung des Rätsels aus Exploration 7

vielleicht nicht entscheidbar sind, wie Heinz von Foerster und andere vorgeschlagen haben – trotz jahrelanger Auseinandersetzungen und Untersuchungen. Hoffentlich sind die Fragen durch unsere Explorationen klarer geworden.

4 Raum

Es folgt daraus, dass Gesichts- und Tast-Sinne uns ohne die Hilfe des „Muskel-Sinnes" den Raum-Begriff nicht geben können.
Henri Poincaré

In meiner Praxis als Feldenkrais Practitioner hatte ich mehrmals die Gelegenheit, mit Leuten zu arbeiten, die sowohl Beeinträchtigungen in der Raumwahrnehmung als auch in ihrem inneren Sinn für Raum hatten. Die meisten denken bei Raum nicht an Wahrnehmung. Ich hoffe, dass ich Ihnen schon mit Exploration 6 eine Erfahrung geben konnte, die Ihnen gezeigt hat, dass Raum etwas Wahrgenommenes ist. Gibt es etwas da draußen, das dem entspricht, was wir Raum nennen? Natürlich, aber Raum wird nicht einfach mit den Augen wahrgenommen. Man muss sich bewegen. Henri Poincaré betonte dies schon vor vielen Jahren in seinem Buch *Wissenschaft und Hypothese* (1904). Ich zitiere aus seinem Kapitel über Raum und Geometrie: „Und zwar könnte dieser Begriff nicht aus einer einzelnen Empfindung, auch nicht aus einer Folge von Empfindungen abgeleitet werden, ja sogar ein unbewegliches Wesen könnte niemals zu ihm gelangen, denn es könnte durch seine Bewegungen nicht die Wirkungen der Ortsveränderung äußerer Objekte korrigieren und hätte also keinerlei Grund, sie von den Zustands-Änderungen zu unterscheiden." (1904, S. 51).

Einige Philosophen denken, dass Empfindungen vorrangig sind, und nehmen an, dass es die Empfindungen sind, die uns grundlegend bewusst sind. Aber auch Empfindungen sind nie isoliert, sondern projiziert oder lokalisiert in einer räumlichen Bewusstheit. Sie empfinden einen Schmerz oder ein Kitzeln, die irgendwo in oder auf der Oberfläche des Körperraums lokalisiert sind. Sie haben sogenannte visuelle Farbempfindungen von irgendetwas in der Welt, zum Beispiel rot. Die Empfindungen schließen das Auge ein, aber Sie sehen ein rotes Objekt, das in den äußeren Raum projiziert ist. In unserem Bewusstsein ist die äußere Welt stabil. Wir bewegen uns selbst durch den Raum und sehen Objekte oder Lebewesen, die sich auch durch den Raum bewegen. Die Bedeutung dieser Tatsache fällt nicht weiter auf, bis jemand dieses Merkmal der Wahrnehmung nicht oder nicht mehr hat.

Alan, ein junger Mann, der Störungen seiner räumlichen Wahrnehmung hatte, kam vor vielen Jahren in meine Praxis. Er hatte einen Unfall gehabt und seinen Nacken verletzt. Im Prozess unserer Arbeit miteinander forderte ich ihn auf, seine Augen langsam nach rechts zu bewegen und gleichzeitig seinen Kopf nach links zu drehen. Er sprang auf und rannte zum Papierkorb. „Entschuldigung, ich muss mich übergeben", sagte er. „Ich kann meine Augen so nicht bewegen, mir wird sofort schwindelig und mein Magen dreht sich um."

Er erbrach nicht, aber in unserem darauf folgenden Gespräch sagte er, dass er dazu neige, reisekrank zu werden, und dass er in seiner Kindheit Schwierigkeiten hatte, lesen zu lernen. Aufgrund seiner mangelnden Fähigkeit, lesen zu lernen, wurde er bestraft, sogar in den Keller verbannt. Später diagnostizierte man ihn mit Legasthenie. Ich fragte ihn: „Was passiert mit der Welt, wenn Sie Ihren Kopf drehen?" „Was meinen Sie?" fragte er. „Ich verstehe die Frage nicht." Ich antwortete: „Steht die Welt still oder bewegt sie sich, wenn Sie Ihre Augen oder Ihren Kopf bewegen?" Nach einem nachdenklichen Augenblick sagte er: „Sie bewegt sich. Ist das ungewöhnlich?" Ich entgegnete: „Ja, das ist ungewöhnlich. Für die meisten Menschen steht die Welt still, wenn sie ihre Augen oder ihren Kopf bewegen." Er war erstaunt. Für ihn hatte sich die Welt um ihn herum immer bewegt. Da aber niemand jemals diese Frage mit ihm diskutiert hatte, dachte er, dass sein Raumgefühl so wäre, wie es alle anderen auch wahrnahmen. Das neue Wissen war ein Schock für ihn.

Aber andererseits konnte er sich jetzt erklären, warum es so schwer für ihn gewesen war, lesen zu lernen. Es hatte mit seiner Art der Wahrnehmung zu tun. „Wissen Sie", sagte er, „die Wörter blieben einfach nicht am selben Ort. Nach einer Weile lernte ich, meinen Finger auf der Seite unter das Wort zu legen und ihn unter der Zeile weiterzubewegen, sodass ich meinen Ort nicht verlor, während ich weiterlas. Es braucht viel Zeit, so zu lesen. Aber wenigstens kann ich lesen. Sonst hätte ich die Schule nie geschafft."

Wenn sich das Auge bewegt, bewegt sich das Bild auf der Netzhaut. Wenn Sie etwas mit den Augen langsam abtasten und Ihre Augen dann in eine andere Richtung bewegen, ist die Augenbewegung nicht weich. Die Augen machen eine Serie von Sakkaden (ruckartiges Anhalten) und das Bild springt auf der Netzhaut von einem Punkt zum anderen. Wenn Sie den Augapfel mit dem Finger von außen bewegen, enthüllt sich dieses Springen des Bildes. Irgendwie wird die Wahrnehmung der Welt stabilisiert, wenn Sie Ihren Kopf willentlich zum Horizont orientieren. Wenn Sie Ihren Kopf nach rechts und links drehen, ist der Kopf auch in der Schwerkraft stabilisiert. Obwohl der Prozess hinter dieser Stabilisierung nicht bewusst ist und oft mit Fachausdrücken wie Reflexen beschrieben wird, sind es möglicherweise die in früher Kindheit gelernten Wahrnehmungen, die dafür verantwortlich sind, und zwar von der Zeit an, in der der Kopf aufrechtgehalten werden konnte. Es sind vielschichtige Integrationen, an denen eine Vielzahl von sensorischen Kanälen beteiligt ist. Es muss eine Integration zwischen den Empfindungen der Kopfbewegungen und der Position des Kopfes in der Schwerkraft geben, die vom Gleichgewichtssinn kommt, und den propriozeptiven Signalen der Augen- oder der Nackenmuskeln. Dazu kommt ein Sinn für Urheberschaft, nämlich dass man es selbst ist, der die Augen oder den Kopf bewegt. Dies alles wird zusammen mit dem visuellen Sinn integriert, um eine Wahrnehmung von der Welt zu produzieren. Mein Klient hatte in seiner Kindheit ganz offensichtlich Störungen dieser Integration erlebt. Ich nenne diesen Prozess absichtlich nicht mechanisch. Wir kommen auf die Frage der Beziehung zwischen Gleichgewichtsempfindungen und Raumwahrnehmung später zurück.

Exploration 9

Stabilisierung der Welt

Setzen Sie sich ruhig hin. Drehen Sie langsam Ihren Kopf und beachten Sie, dass Sie trotz der Drehbewegung Ihre Umgebung als stillstehend wahrnehmen. Bewegen Sie nun Ihre Augen von einer Seite zur anderen und Sie werden das gleiche Phänomen beobachten. Wenn Sie Ihren Kopf jetzt schnell bewegen, werden Sie feststellen, dass es mehr Bewegung Ihrer Umwelt gibt. Kippen Sie nun Ihren Kopf auf die Seite und bewegen Sie ihn. Jetzt wird der Raum um Sie herum sich noch mehr bewegen. Schließen Sie jetzt Ihr linkes Auge. Nehmen Sie ihren rechten Zeigefinger und legen Sie ihn in den rechten Augenwinkel, da wo das obere Lid das untere trifft. Bewegen Sie nun mit Ihrem Zeigefinger Ihren Augapfel leicht nach links. Beobachten Sie, wie die Welt um Sie herum nun mit jeder Augenbewegung springt.

4.1 In der Welt sein

Der Philosoph Daniel Dennett hat in seinem Buch „Philosophie des menschlichen Bewusstseins" (Dennett, 1994) herausgestellt, dass der Umfang der Informationen, die zu einem beliebigen Zeitpunkt vom Sehen kommen, sehr begrenzt ist. Wir Menschen können z. B. an den äußeren Rändern unseres Sehfeldes keine Farbe entdecken. Wenn wir eine Tapete mit hunderten von gleichen Segelbooten sehen oder hunderte von Andy-Warhol-Fotos von Marilyn Monroe, haben wir den Eindruck, alle Einzelheiten zu sehen. Das ist natürlich nicht in jedem Augenblick der Fall, weil man Details nur in seinem fovealen Sehen sieht; das ist das, was man in der Mitte der Netzhaut empfindet. Dennett nimmt diesen Fall, um uns zu zeigen, dass das, was wir als unsere Erfahrung ansehen, in Wirklichkeit trügerisch ist. Lassen Sie uns die Frage der Farberfahrung an der Peripherie unseres Sehens untersuchen. Für Dennetts erste Untersuchung brauchen wir einen Stapel Karten. Dennett behauptet, dass wir überhaupt keine Farberfahrung haben. Meine Frage ist, warum denken wir, wir sähen Farbe?

Exploration 10

Peripheres Sehen und Raum

Halten Sie eine farbige Scheibe oder eine Spielkarte bei Tageslicht an der Peripherie Ihres Blicks rechts von Ihnen, gerade wo die Stelle ist, wo Sie entdecken können, da ist etwas. Schauen Sie geradeaus. Bewegen Sie die Scheibe Richtung Mitte und halten Sie an der Stelle an, wo Sie zuerst Farbe sehen können. Dann drehen Sie den Kopf und beachten die Position, die die Scheibe oder Karte an der Wand dahinter hätte. Messen Sie den Winkel bezüglich der horizontalen Linie außerhalb ihres Auges. Falls Sie einen großen Winkelmesser mit 90 Grad an Ihrer Nase benutzen, messen Sie wahrscheinlich 25–30 Grad für die Position Ihrer Karte, Abweichungen in der Genauigkeit sind möglich.

Wenn Sie die Karte schnell hoch und runter bewegen, können Sie die Karte leichter entdecken. Sie können dann aber auch die Farbe bei einem kleineren Winkel, vielleicht bei 15 Grad, schon sehen. Wenn Sie es mit einer Spielkarte probieren, wie Dennett es vorschlägt, können Sie feststellen, dass Sie diese Spielkarte nur bei 90 Grad, in der zentralen Position, identifizieren können.

Eine genauere Untersuchung dazu, wie wir wahrnehmen, liefert die folgende Exploration. Ich möchte meine eigene Erkundung beschreiben. Wenn Sie möchten, können Sie es selbst ausprobieren. Machen Sie dazu einen Spaziergang von 20 Minuten oder länger.

Ich verlasse das Haus und gehe die Straße hinunter. Während ich gehe, betrachte ich alles, was an mir vorbeifließt, und bemerke, dass ich die Farben der Dinge um mich herum wahrnehme, wenn ich den Kopf drehe, um sie anzuschauen. Die Peripherie beachte ich nicht besonders. Wenn ich einen Busch mit Blüten sehe, bemerke ich die Farben und im Vorbeigehen wird mir bewusst, dass der Busch grün und die Blüten gelb sind. Aber sehe ich sie wirklich in meiner Peripherie, wenn ich vorbeigehe? Das ist nicht so leicht zu sagen. Da ich meine Augen schon vorher auf den Busch fokussiert hatte, weiß ich, welche Farbe ich zu erwarten habe. Der Busch verschwindet, während ich vorbeigehe, aber es gibt keine scharfe Linie zwischen Sehen und Nicht-Sehen. Die Peripherie ist kein Rahmen, der meinen Blick umgrenzt und Sehen von Nicht-Sehen trennt. Sie ist nicht getrennt von dem, was in meinem Fokus ist, und deshalb gehört sie in ihrer grundlegenden Kontinuität zu meinem fokalen Sehen. Es ist dieselbe Welt, von der ich annehme, dass sie hinter mir in der Leere verschwindet. Alles was ich tun muss, ist meinen Kopf zu drehen, und da ist sie wieder in meinem Fokus. Das fokale Sehen, das periphere Sehen und das, was in der Leere hinter mir ist, gehört alles zur Ganzheit meiner Wahrnehmung. Denn obwohl die Leere nicht als schwarz erfahren wird und überhaupt nicht unmittelbar erfahren werden kann, kann ich mich immer umdrehen und das, was gegenwärtig ist, wahrnehmen. Die Wahrnehmung dessen, was hinter mir ist, ist im Moment nicht gegenwärtig, aber die Wahrnehmung „Ich bin in der Welt" ist gegenwärtig. Die Erfahrung ist somit kontextgebunden.

Jetzt verändere ich meine Untersuchung: Wenn ich an einer Wand oder einem Garten vorbei gehe, drehe ich meinen Kopf nicht. Ich schaue geradeaus und achte darauf, was in meiner Peripherie zu sehen ist. Da ist etwas, was nach Blumen aussieht. Die Farbe ist hell, aber ich kann sie nicht identifizieren oder benennen. Wenn ich meinen Kopf wende und die Blumen in meinen Fokus bringe, sehe ich, dass sie große Blütenblätter haben und eine bräunlich-gelbe Farbe. Meine Farbempfindung ist an der Peripherie so schwach, dass ich die Farben nicht erkennen oder identifizieren kann. Das Sehen an der Peripherie ist vage und geht in Richtung Leere.

Es ist interessant. Wenn man die Frage der Farbentdeckung nimmt (die einzige in Dennetts Argument), sind die Resultate für ein stillstehendes Objekt klar, aber ambivalenter für ein sich bewegendes Objekt. Was die Frage der phänomenologischen Erfahrung angeht (die Frage, die Dennett beseitigen will), ist es teilweise richtig, was Wissenschaftler geltend machen, nämlich „ihr peripheres Feld entbehrt überhaupt der Farbe", wenn es sich auf die Aufspürung von Farbe bezieht. Sie ist unwahr im Hinblick auf die phänomenologische Erfahrung, die nicht durch einen einzelnen Moment in der Zeit begrenzt ist. Hier ist eine wichtige Unterscheidung zu machen. Das Erfahrungsfeld ist nicht scharf umgrenzt, es ist fließend und die Summe aller Wahrnehmungen, einschließlich der Selbstwahrnehmung, gibt einem Selbst in der Welt einen Platz. Somit wird die Wahrnehmung des äußeren Raumes und seiner Dinge als farbig wahrgenommen, selbst wenn die Farbwahrnehmung begrenzt oder gar nicht existent ist. Dennett beansprucht, dass es keine Konsequenzen aus der Feststellung der phänomenologischen Erfahrung über die Farbe gibt, solange es keine Konsequenzen im Hinblick auf die Farbentdeckung gibt. An diesem Punkt behaupte ich: die Frage der Farberfassung ist das Resultat unterschiedlicher Empfindlichkeiten der sensorischen Oberfläche des Auges (Netzhaut) und sie sagt nichts darüber aus, wie visuelle Wahrnehmung aus meiner Beschäftigung mit mir oder meiner Umwelt auftaucht.

Was zeigt sich denn nun durch die Struktur dieses Experimentes? Ist es wirklich wichtig, dass das visuelle Feld an der Peripherie keine Grenzen hat oder nicht scharf vom fokalen Sehen unterschieden wird? Man könnte sich fragen, wie es denn wäre, wenn es anders wäre. Wie würde man dann in der Welt tätig sein? Beim Versuch diese Frage zu beantworten, merkt man, dass phänomenologische Erfahrung Konsequenzen nach sich zieht. Allerdings ist die Struktur dieser Erfahrung von einem biologischen Standpunkt aus gesehen wesentlich. Sie zeigt, dass und wie ein belebtes Wesen in der Lage sein muss, Stabilität in seiner Umgebung zu kreieren, um sich zu bewegen und zu steuern.

Obwohl Wahrnehmung häufig mit Empfinden verwechselt wird, oder mit dem Inhalt (den Objekten) im Sehfeld gleichgesetzt wird, ist es ein viel größeres Phänomen. Wenn man bewusst die Straße entlangwandert, ist die Wahrnehmungserfahrung sehr vielschichtig. Zum einem nehmen wir unseren Körperraum und unsere Autonomie als eine einheitliche Selbst-Präsenz inmitten eines Weltenraums wahr, der sich außerhalb unserer Körpergrenzen befindet. Der Raum um uns herum ist meistens stabil, wie wir gesehen haben. Andere lebende Wesen oder Objekte mögen sich darin bewegen, doch der Raum selbst wird als stabil wahrgenommen. Unser Körperraum hat auch eine Art von Stabilität, die als Selbst wahrgenommen wird, der Ursprung von Absichten, von Bewegung und Urheberschaft. Somit gibt es Hintergrundwahrnehmungen, die normalerweise nicht erwähnt werden. Wenn nur eine davon wegfallen würde, würde das erhebliche Störungen des Bewusstseins hervorrufen, oder noch deutlicher, unsere Funktionen wären erheblich gestört. Kontinuität und Kohärenz sind somit wesentlich für unser Handeln und Wirken.

Lassen Sie uns nun den Gleichgewichtssinn untersuchen. Er ist ein Teil des Prozesses, der die visuelle Welt stabilisiert. Wenn Sie sich ganz schnell drehen und dann anhalten, dreht sich die Welt scheinbar weiter. Es fällt Ihnen schwer zu gehen, Sie verlieren die Balance und es ist Ihnen übel. Es gibt keinen alleinigen Grund im visuellen Sinn für die Stabilität der visuellen Welt. Wenn Sie Ihre

Augen bewegen, bewegen sich die Bilder schnell über die Netzhaut. Wenn Sie eine Videokamera mit einem Rahmen schnell bewegen, werden sowohl die Bilder als auch der Hintergrund über den Bildschirm springen. Wenn Sie Ihren Kopf zusammen mit den Augen drehen oder die Augen alleine, wird es eine weiche Passage durch die Welt geben, ohne Sprünge, bis sie Ihr vestibuläres System durch schnelles Drehen stören. Deshalb erleben Sie normalerweise, dass Ihre Aufmerksamkeit und auch Ihr Fokus vor einem Hintergrund wechselt. Wenn das einmal als Erfahrung klar ist, werden Sie sich wundern, wie das Nervensystem solch einen Effekt produzieren kann. Die Berücksichtigung dieser Frage hat in der Tat zu einer neuen Technologie geführt, die dabei hilft, das Bild auf dem Videobildschirm zu stabilisieren.

Noch schwerer ist es, sich vorzustellen, wie es ohne diese Stabilität in Ihrem normalen Leben wäre. Die folgende Erforschung kann nicht in einem normalen Umfeld gemacht werden, aber ihre Beschreibung ist exemplarisch dafür, wie sich in einer veränderten Umgebung eine phänomenologische Erfahrung dramatisch verändern kann. Das war sowohl für den Künstler als auch für die Besucher der Ausstellung eine Überraschung.

4.2 Der Effekt einer Veränderung der räumlichen Umgebung auf Wahrnehmung und Funktion

Diese Exploration wird in einem Essay von Daniel Birnbaum beschrieben (Birnbaum, 2002). Der amerikanische Künstler James Turrell beschreibt darin, was in seiner Installation mit dem Titel „City of Arhirit“ (1976) in Amsterdam passiert ist. Die Installation bestand aus einer Abfolge von vier Räumen, die mit Ganzfelds (gleichförmigem Licht) ausgefüllt wurden, jeder Raum mit einer anderen Farbe. „Jeder Raum wurde von Außenlicht erleuchtet, das hinter dem Betrachter durch ein kleines Fenster in die Räume drang. Der Lichteinfall wurde so modifiziert, dass ein homogenes, fahles Farbfeld entstehen konnte. Die durch das Außenlicht bestimmte Qualität des Innenlichts war Schwankungen unterworfen. Damit variierte nicht nur die Lichtintensität von Raum zu Raum infolge der Außenbedingungen (wenn beispielsweise eine Wolke vorbeizog), sondern selbst der Farbton des Lichts befand sich in stetem Fluss.“[22] Turrell schrieb:

„In der Installation im Stedelijk empfanden die Besucher die Störung des Gleichgewichts als so stark, dass sie auf Händen und Knien durch die Ausstellung krochen. Man ging zuerst durch einen Raum, der sich bald zu verdunkeln schien, denn ohne Form läßt sich Farbe nicht halten. Nach Verlassen des ersten Raums, der hellgrün war, blieb auf der Netzhaut des Auges ein rosaroter Eindruck zurück. Der nächste Raum war rot, und man betrat ihn mit diesem Rosarot, es war einfach beeindruckend. Ich setzte also eine Raumfolge ein, um die nachhallende Farbe mit der Farbe, die man gleich sehen würde, zu mischen, auch im Bewusstsein, dass der Farbeindruck sich ständig verdunkeln würde. Die Besucher hatten den Eindruck, als ob jemand ständig das Licht an- und ausmachte, obwohl sie nur eine Folge von vier Räumen durchquerten, die auf diese Art und Weise beleuchtet waren. Wir mussten schließlich einen Weg in den Boden schneiden, aber selbst dann fiel es manchen schwer aufrecht zu stehen.“

Birnbaum kommentiert ebenda: „Was ist so interessant an dieser Beschreibung? In erster Linie die Beziehung zwischen dem geblendeten Auge und dem fallenden Körper. Wenn das Auge nicht fokussieren kann und die Orientierung verliert, stürzt die Erfahrung des Körpers und des Selbst ins Chaos. Das ist ge-

22 Daniel Birnbaum, *Augen und eine Anmerkung zur Sonne*. In: James Turrell: *The Other Horizon* [anlässlich der Ausstellung im MAK, Wien 1998/99]. Mit Beiträgen v. Daniel Birnbaum u.a. Hrsg. v. Peter Noever. Übers. v. Brian Holmes. Ostfildern-Ruit, 2002, S. 219–232, hier S. 219–220.

nau das, womit sich Phänomenologen von Husserl bis Merleau-Ponty beschäftigt haben – unter dem Begriff ‚kinästhetische Erfahrung'."

In dieser Installation wurden die Besucher in die Introspektion ihrer selbst geworfen, ohne Einführung. Sie wussten nicht, was sie erwartete und wurden nicht gebeten, die Erfahrung zu examinieren. Doch die Erfahrung selbst zwingt zu einer Überprüfung. Wie mit vielen wichtigen Kunstwerken wird der Betrachter oder Teilnehmer so herausgefordert, dass sich die Möglichkeit eröffnet, die eigenen Wahrnehmungen oder Wahrnehmungs-Gewohnheiten zu ändern.

In einer anderen Installation (im Museum für Moderne Kunst in Frankfurt am Main) kommt Turrells Ganzfeld aus einer soliden weißen Wand. Wenn man den dunklen Raum betritt, ist man überzeugt, ein großer violetter Lichtraum schwebe auf einer Wand. In Wirklichkeit kommt dieses Licht aus einer Wandvertiefung, die man nicht wahrnimmt.

Wir wissen, dass manche Menschen dreidimensionale Objekte sehen können, wenn sie bestimmte Muster anschauen, die auf glattes Papier gedruckt sind. Solche Bücher mit Trickbildern waren vor einiger Zeit sehr populär. Wenn man die Bilder betrachtete, die zuerst chaotisch und sinnlos erschienen, und die Augen aufeinander abgestimmt bewegte, entstand schließlich ein dreidimensionales Bild.

4.3 Der eigene Raum und der Selbstsinn

Innerer Raum und äußerer Raum sind anscheinend zwei unterschiedliche Gebiete und auf der konzeptionellen Ebene ist das auch sicherlich der Fall. Nichtsdestotrotz nehmen Sie Raum wahr und deshalb sind die beiden Bereiche vielleicht verwandt. Der Nachweis ist leicht zu erbringen. Ein Beweis sind zum Beispiel Prismenbrillen, die ich bei einem Optiker (*behavioral optometrist*) ausprobierte. Die erste Prismenbrille, die ich ausprobierte, verkürzte z.B. die Entfernung von oben und unten, sodass meine Füße viel näher erschienen, wenn ich nach unten schaute. Wenn man eine neue Brille bekommt, erlebt man solche Verzerrungen häufig. In meinem Fall war die Wahrnehmung des äußeren Raums verändert. Der Optiker bat mich durch den Raum zu gehen, während ich die Brille trug. Ich war kaum in der Lage zu gehen, da meine wahrgenommenen Beine nicht mit den durch die Brille gesehenen übereinstimmten. Der Fehler lag nicht alleine bei meiner visuellen Wahrnehmung. In der Wahrnehmung meines inneren Raums war ich geschrumpft und die Beine fühlten sich genauso kurz an, wie sie aussahen. Nach ein paar Minuten konnte ich meine Wahrnehmung anpassen und war in der Lage zu gehen. Trotzdem hätte ich jederzeit stolpern können.

In der Folge probierte ich Brillen an, die die Entfernung zum Boden verlängerten, und Brillen, die den Raum kippten, sodass sich eine meiner Seiten länger anfühlte als die andere. Nach einer Weile des Tragens glich sich die Wahrnehmung dem Tun an. Wahrnehmung ist flexibel und das System passt sich nach einiger Zeit an, um Bewegung zu ermöglichen. Das erinnert an das berühmte Experiment, wo durch solche Prismen die Welt auf dem Kopf stand. Nach etwa zwei Wochen kontinuierlichen Tragens richtete sich die erfahrene Welt von selbst wieder aus. Falls Wahrnehmung nur aus einem einzigen sensorischen System entstünde, würde das nicht passieren. Dies ist ein klarer Beweis für multimodales Wahrnehmen.

Ein zweiter Beweis für die Beziehung von innerem und äußerem Raum kommt von meinem ehemaligen Schüler Adam Cole, der ein Feldenkrais-Training bei mir absolvierte. Adam kam zu einer Einzelstunde im Rahmen der Ausbildung mit einer ungewöhnlichen Bitte. Er klagte darüber, dass er sich nur zweidimensional fühle. Er könne Weite und Länge erleben, aber keine Tiefe und das vor allem nicht in seinem Brustkorb. Ich überlegte, wie diese mangelnde Wahrnehmung seines inneren Raums seine funktionalen Bewegungen tangierte. Die Bewegungen, die am meisten beeinträchtigt schienen, waren Drehungen um die zentrale Achse (Wirbelsäule). Ich machte ihm seine Rippen bewusst und die Möglichkeiten der Drehung. Aber es fehlte ihm immer noch etwas. Was war mit seinen Augen, wie benutzte er sie? Adam wuchs mit einer Verdrehung in der Organisation seines Rumpfes auf, die sich auch in den Knochen seines Gesichts und Schädels zeigte. Die eine Seite des Gesichts schien länger als die andere. Ein Auge schien ein bisschen höher zu liegen als das andere. Seine Augen konnte er nicht vollständig synchron einsetzen. Er war sich bewusst, dass er nicht dreidimensional sehen konnte und die Welt ohne Tiefe sah. Ein Auge arbeitete allein, mit diesem schaute er. Ich begleitete Adam durch einen Prozess, in dem er den Muskeltonus des überarbeiteten Auges reduzieren konnte. Das erlaubte dem schwächeren Auge, so viel stärker zu werden, dass es mit dem anderen Auge zusammenarbeitete. Er erlebte Tiefe in der äußeren visuellen Welt. Wir fanden auch heraus, dass er mit einem Auge ein unvollständiges Bild seiner sich bewegenden Hand hatte. (siehe Exploration 6, *Propriozeption und Sehvermögen*). Adam hat seine Erfahrungen auf der Suche nach Dreidimensionalität in einem Artikel für das amerikanische *Feldenkrais Journal* beschrieben. Diese Veränderungen eröffneten ihm eine neue Erfahrungswelt, auch für seine Weiterentwicklung als Musiker. Ich lasse ihn das in seinen eigenen Worten beschreiben. (Cole, 2002, pp. 6–7):

„Im zweiten Jahr meines Trainings bekam ich eine Unterrichtsstunde von Carl Ginsburg, die mein Leben veränderte. Ich erinnere mich nicht an die ganze Stunde, aber ein paar Elemente sind mir eindrücklich erhalten. Carl lehrte mich, meinen Brustkorb weicher werden zu lassen, indem er meine Rippen beweglich machte. Dann arbeitete er zielstrebig mit meinem Sehen. Er half mir zu entdecken, dass ich das Bild meines Fingers mit geschlossenen Augen immer wieder verlor, wenn ich ihn von rechts nach links bewegte, dass er aber auch immer wieder auftauchte, je nachdem, wo er sich befand. Dann arbeitete er mit mir, um das Bild meines Fingers auch da zu finden, wo es vorher fehlte, während ich den Finger vor meinen geschlossenen Augen hin und her bewegte. Das erste, woran ich mich nach dieser Stunde erinnerte, war, dass ich wieder atmen konnte. Ich hatte eigentlich keine andere Wahl. Die Luft strömte in meine Lungen. Mir wurde kalt und schwindlig von diesem Einströmen der Luft und ich musste mich eine Weile hinsetzen, um mein Gleichgewicht wiederzufinden. Außerdem sah meine Welt anders aus. Es war, als hätte mir jemand eine 3-D-Brille aufgesetzt. Gegenstände erschienen mir sehr kompakt und der Unterschied zwischen den Dingen, die nah, und denen, die ein wenig weiter weg waren, schien mir sehr lebendig. Es war eine seltsame Entdeckung für mich, dass Dreidimensionalität wirklich existierte. Was ich Tiefenwahrnehmung genannt hatte, war eigentlich eine intellektuelle Annäherung an die Tiefe gewesen.

Es war angenehm, zu atmen und so klar zu sehen, aber eine furchteinflößende Erfahrung wartete auf mich. Jetzt musste ich mein Körperempfinden in die Menschenwelt da draußen mitnehmen. Zehn Studenten hatten meiner Lektion zugeschaut, und als ich am Ende aufsaß und sie anschaute, hatte ich ein Gefühl von Bloßstellung, als ich Augenkontakt zu ihnen aufnahm. Ich erkannte, dass ich jemanden wirklich ***ansehen*** *musste, um eine wahre Verbindung von mir zum anderen zu haben. Beide Gefühle, die angenehmen – nämlich zu atmen und klar zu sehen – und die unangenehmsten Ängste, in denen mir die härteste Kritik entgegengeschleudert wurde, kamen in einen scharfen Gegensatz und ich wurde mächtig vor eine Wahl gestellt, bei der mir nicht klar war, ob ich sie wollte: mich wirklich zu fühlen und mich durch die Augen mit anderen zu verbinden oder mich von der Welt zu distanzieren und* *geschützt zu sein. Benommen vom Einströmen der Luft, so bequem sitzend wie nie, schaute ich von einem zum anderen. Auf eine visuelle Art waren sie so zugänglich, greifbar; ich konnte sagen, wie weit sie entfernt saßen. Ich konnte meinen Kopf frei in alle Richtungen drehen und sie anschauen, wenn ich wollte. Sie schauten mich aufmerksam an, einige fasziniert, andere vielleicht ein wenig verlegen. Ich war zerrissen zwischen meiner neuen Freiheit und dem bohrenden Gefühl von Angst. Als ich Carl und den anderen erzählen wollte, was in mir vorging, überwältigte mich meine intensive Erfahrung und ich fing an zu weinen.*

Als ich danach draußen spazieren ging, war es, als spazierte ich auf dem Mond. Ich federte wie eine Gummipuppe und dachte, ich müsse aussehen, als hätte ich bei jedem Schritt Zuckungen. Zur gleichen Zeit war meine Sicht phantastisch klar. Ich konnte jedes Blatt an jedem Baum ausmachen, sogar wenn sie weiter entfernt waren. Während ich die unmöglich scharfen Konturen der Äste mit ihren erstaunlichen Herbstfarben anschaute, war ich von der Klarheit geblendet und fühlte mich gleichzeitig so frei, dass ich in die kristallklare Luft hinausschrie.“

Ich habe hier einen Feldenkrais-Prozess eingeführt, den wir *Funktionale Integration* nennen. Wir werden ihn ausführlicher im dritten Teil des Buchs beschreiben. In einer Lektion etabliere ich mit demjenigen, der die Lektion erhält, eine Art Kontakt, die hin und her geht. Als Führender muss ich mich auf diesen Kontakt und diese ‚Verkupplung‘ verlassen können, um angemessen auf die Bedürfnisse des Lernenden reagieren zu können. Es ist ein verblüffender Prozess, weil ich das Problem nicht analysiere, sondern mich auf meine ausgebildete Fähigkeit verlasse, direkt vom Spüren und Wahrnehmen der Person, mit der ich arbeite, weiterzudenken. Adam beschreibt die Ergebnisse als intensiv und fast übernatürlich und doch muss er sich dessen bewusst werden, was passiert ist, und die neuen Möglichkeiten in seinem Leben nutzen. Er beschreibt weiter, wie er seine neuen Muster für seine Arbeit auf einer konzeptuellen Ebene nutzt:

„Leider dauerte meine Euphorie und Freiheit nur wenige Tage. Meine Gewohnheiten waren sehr stark und sehr bald verlor ich die Einsichten wieder, die ich gewonnen hatte. Ich musste also in den kommenden Monaten, das, was ich in dieser Lektion gelernt hatte, in mein Leben integrieren. Wenn ich jetzt in Jazz-Ensembles spielte, musste ich den Mut aufbringen, meine Mitspieler auf der Bühne anzuschauen, und ich fand heraus, dass meine Fähigkeit gut zu spielen schwankte, je nachdem wie es mir möglich war, Augenkontakt mit ihnen aufzunehmen. Die Geheimnisse um meine Schwächen und Stärken verschwanden, je mehr ich die verschiedenen Aspekte meiner Sehschärfe entdeckte. Ich fand heraus, dass meine Fähigkeit, mathematische Konzepte zu verstehen, damit zusammenhing, wie lange ich mich aufs Lesen konzentrieren konnte, ohne dass meine Augen auf der Seite herumsprangen. Diese Entdeckung legte die Vermutung nahe, dass es nicht nur eine Verbindung zwischen meinen Augen und meinem körperlichen Zustand gab, sondern auch einen Zusammenhang mit meinen Denkprozessen. Meine Fähigkeit, mich auf eine einzige Idee eine Weile zu konzentrieren, was sowohl nötig ist, um Mathematik als auch um komplexe Musik zu verstehen, stand in Beziehung zu der Leichtigkeit, mit der ich eine Buchseite von links nach rechts und hoch und runter überfliegen konnte.“

Um Ihnen als Leser einen Geschmack davon zu vermitteln, wie der innere Raumsinn beschaffen sein könnte, müssen Sie nur offen sein für eine weitere vertiefende Erfahrung. Wir würden Ihnen empfehlen, den Prozess aufzuzeichnen, sodass Sie die Instruktionen vor- und zurückspulen können, denn sie sind komplex. Lassen Sie sich genug Zeit, um zu beobachten, sich das alles vorzustellen und zu spüren.

Exploration 11

Innerer Körperraum

In dieser Exploration werden wir wieder das Atmen erforschen. Wie im zweiten Kapitel werden wir Atmen als Vehikel für unsere Erforschung benutzen.

Bitte legen Sie sich auf Ihren Rücken. Machen Sie es sich so bequem wie möglich. Eine Matte, auf der Sie liegen, vielleicht eine Rolle unter den Knien dienen der Bequemlichkeit. Wenn Ihr Kopf auf dem Boden ein wenig nach hinten kippt, sollten Sie ihn auf ein Kissen legen. Während Sie ruhig daliegen, beginnen Sie zu spüren, wie sie Ihren Raum erleben. Beobachten Sie zuerst Ihren Rumpf und Ihren Atemraum, dann den Kopf und den Hals, die Arme, das Becken und die Beine. In Ihrem Rumpf wird die Bewegung des Atems vielleicht ein Gefühl für Raum entstehen lassen. Vielleicht fällt Ihnen ein Unterschied zwischen rechts und links auf? In anderen Regionen werden Sie vielleicht einen Raum wahrnehmen, was durch den Blutfluss und die dadurch erfahrenen Empfindungen hervorgerufen wird etc.

Jetzt beginnen Sie, nur Ihre rechte Seite zu beachten. Fühlen Sie die Luft durch Ihr rechtes Nasenloch strömen, wenn Sie einatmen.

Folgen Sie der Luft auf ihrem Weg durch die Nase, durch die Luftröhre in die rechte Bronchie. Können Sie spüren, wie die Luft die rechte Lunge füllt?

Jetzt atmen sie kurz und sehr leicht ein, mehrere Male. Bei jedem kurzen Atemzug können Sie bemerken, wie die Lunge von innen gegen Ihren Brustkorb presst, wenn sie sich mit Luft füllt. Bleiben Sie ganz bei der rechten Seite und beobachten Sie jetzt mehr Details, wenn sich die rechte Lunge mit Luft füllt. Spüren Sie nur den oberen Teil Ihrer rechten Lunge, wenn sie sich nach außen gegen den Brustkorb drückt. Dann fällt Ihnen vielleicht auf, wie der Druck seitlich unter Ihrer Achselhöhle größer wird und die Schulter nach außen bewegt. Beobachten Sie auch die Bewegung nach hinten zu den rückwärtigen Rippen. Dann fühlen Sie die Bewegung aufwärts zu Ihrem Hals.

Im nächsten Schritt beobachten Sie den mittleren Teil der Lunge, wie sie sich gegen den vorderen Brustkorb drückt, zur Seite, zum Rücken hin, und wenn Sie können, fühlen Sie die Luft von innen.

Wiederholen Sie den Prozess mit dem unteren Teil der rechten Lunge. Können Sie entdecken oder sich vielleicht vorstellen, wie die Lunge sich beim Einatmen in Richtung rechter Hüfte bewegt?

Atmen Sie wieder leicht mit kurzen Atemzügen und verfolgen Sie, wie sich die ganze rechte Lunge mit Luft füllt. Fällt Ihnen auf, dass es vielleicht Stellen gibt, die sich nicht bewegen? Das mag eine Stelle sein, wo sich auch der Brustkorb nicht bewegt.

Lassen Sie es nun gut sein und ruhen Sie sich auf dem Rücken liegend aus. Gibt es Unterschiede in Ihren Empfindungen der rechten und linken Seite? Gibt es einen anderen Kontakt zum Boden? Achten Sie nun auf Ihre Atembewegung. Ist die Bewegung in der rechten Seite anders als in der linken? Dann erforschen Sie Ihren Sinn für inneren Raum und vielleicht merken Sie, dass dieses Gefühl für den Raum sich auf einer Seite ausgedehnt hat. Stehen Sie auf und spazieren Sie herum. Wenn Sie möchten, können Sie dieses Experiment auf der anderen Seite wiederholen.

In dieser Exploration, die eine Abwandlung von Moshé Feldenkrais' Lektion aus *Bewusstheit durch Bewegung* ist, werden die Unterschiede in Empfindung und Selbstwahrnehmung hervorgerufen, indem man sich selbst nur auf einer Seite begleitet. Obwohl die Atembewegung auf beiden Seiten stattfindet, wurde Ihre Bewusstheit nur auf eine Seite gelenkt. Damit wurde die Qualität Ihrer Bewegung verändert, sodass Ihnen nun Unterschiede und Veränderungen bewusst wurden, die vorher unter der Wahrnehmungsschwelle lagen. Damit offenbart sich auch Ihr Sinn für inneren Raum. Da Sie außerdem die Handlungsurheberschaft für diesen Prozess haben, wird Ihnen auch deutlicher, wie Ihre Selbstwahrnehmung und Ihre Absichten mit dem Handlungsprozess verwoben und in diesen integriert sind. Sich selbst zu bewegen und die Aufmerksamkeit zu lenken, sind die Vehikel dieser Bewusstheit. Jetzt ist es an der Zeit, uns der Zeitwahrnehmung zuzuwenden.

5 Zeit

Würden wir, ohne uns zu bewegen und ohne Bewegung wahrzunehmen, von irgendetwas wissen, was wir Zeit nennen? Menschen, die Meditation ernsthaft erforschen, berichten, dass sie einen Zustand kennen, den sie pures Bewusstsein nennen. In diesem Zustand erleben sie ein Einssein mit allem und ihr Sinn für Zeit ist verloren. Die Essenz tiefer Meditation ist Stille. In der Stille verschwindet die Zeit und jede Unterscheidung. G. Spencer-Brown sagte, wenn Sie sich erinnern, dass die erste Tat (oder Bewegung) die einer Unterscheidung ist. Jemand, der diese Zustände nie erlebt hat, hat Schwierigkeiten dies zu verstehen. Nichtsdestotrotz bleibt meine Frage.

In der Bewegung nehmen wir Zeit wahr. Wir nehmen Bewegung an sich wahr und haben mit einem Teil unserer Sehrinde (Visueller Cortex) Bewegung in unserem Sehfeld entdeckt. Wenn dieser Teil der Sehrinde beschädigt ist, nimmt die Person eine Folge von Bildern wahr, als würde sie jedes Bild eines Filmes sehen, der zu langsam läuft, um Bewegung wahrzunehmen. Oliver Sacks hat in einer Rezension über eine Reihe von Büchern, die sich mit dem Thema Bewusstsein beschäftigen, geschrieben, dass einige seiner Patienten, die unter Migräneanfällen litten, ein seltsames Zeitphänomen erlebten.[23] Diese Patienten berichteten, dass sie auch die Bewegungskontinuität in einem solchen Anfall verlören „und statt dessen eine flimmernde Serie von Standaufnahmen sähen." Im selben Artikel denkt er an seine Patienten zurück, über die er in seinem Buch „Zeit des Erwachens" vor vielen Jahren berichtete. Diese Patienten hatten die Europäische Schlafkrankheit (*Encephalitis lethargica*) überlebt, wurden starr und wurden im Raum fixiert. Nachdem sie durch die Einnahme der Droge Levodopa (L-Dopa) aus ihren Symptomen erwachten, wollte Sacks wissen, was sie erfahren hatten. Er berichtet, „das einige außergewöhnliche ‚Stillstände' manchmal für Stunden am Stück erlebten, in denen nicht nur der optische Fluss angehalten war, sondern auch der Strom von Bewegung, von Handlung, selbst von Gedanken."

Er beschreibt eine Erfahrung mit einer dieser Patientinnen, Hester Y., die das Badezimmer im Krankenhaus überschwemmt hatte. Er entdeckte sie völlig unbeweglich im Wasser stehend. Als er sie berührte, machte sie einen Satz und fragte, was los sei. „Sie sagte, dass sie sich ein Bad eingelassen habe, wenig Wasser sei schon in der Wanne gewesen ... und dann hätte ich sie berührt und sie habe plötzlich bemerkt, dass die Wanne übergelaufen sei und eine Überschwemmung verursacht habe. Aber sie sei eingefroren, starr gewesen in dem Wahrnehmungsmoment, als nur wenige Zentimeter Wasser in der Wanne gewesen seien."

Sacks kommentiert, „Solche Stillstände zeigten, dass Bewusstsein angehalten werde könne, plötzlich gestoppt für eine beträchtliche Zeit, während automatische, nicht bewusste Funktionen – die Haltung beibehalten oder die Atmung z. B. – wie vorher weitergehen." Für den Beobachter, hier Sacks, blie-

23 *In the River of Consciousness*, New York Review of Books (Jan. 15, 2004).

ben einige Bewegungen erhalten, wie die Atmung und die kleinen Haltungsanpassungen. Hesters Augen waren jedoch offen und fixiert. Für Hester Y. war die Zeit angehalten.

Es gibt zwei Aspekte in der Wahrnehmung von Zeit oder Bewegung, die schwer zu verstehen sind, weil wir keine Momentaufnahmen wahrnehmen. Wir nehmen eine Aktion wahr, einen Satz, einen Tanz, eine Melodie. Auf der einen Seite nehmen wir in der Zeit wahr, aber auf der anderen Seite sind die organisierten Empfindungen irgendwie außerhalb der Zeit. Unsere verbalen und kognitiven Strukturen geben überhaupt keine gute Darstellung davon, was wirklich in der Zeit passiert.

Wie einfach ist es, ein fixiertes Abbild zu beschreiben, ein Bild, ein Landschaftsgemälde, sogar ein Gefühl (als wäre es ein Ding), und wie schwierig ist es, eine Melodie, einen Tanz, ein Bewegungsmuster, z. B. wie jemand geht usw., zu beschreiben. Sogar die Erfahrung festzuhalten, wie es ist, einen Augenblick in der Zeit zu erleben, ist ein nahezu unmögliches Unterfangen. Wie Oliver Sacks in seinem oben erwähnten Artikel anmerkt: „Wir leben in der Zeit, wir organisieren Zeit, wir sind durch und durch Geschöpfe der Zeit.“ Aber wir fühlen uns nur gut, wenn wir etwas untersuchen können, das wir aus der Zeit herausnehmen. Dementsprechend studierten die Verhaltenspsychologen die Beziehung zwischen Reiz und Reaktion. Ein Reiz und die Reaktion darauf sind ein fixiertes Verhalten, das außerhalb der tatsächlichen Zeit beschrieben werden konnte. Kognitionswissenschaftler beschäftigen sich mit mentalen Inhalten sowie den Darstellungen, Programmen und Algorithmen. Die Zeit fehlt erneut.

5.1 Ereigniswahrnehmung

Vielleicht erinnern Sie sich, dass wir bereits das Problem der Invarianten in der optischen Wahrnehmung angesprochen haben. Das Bild auf der Netzhaut ist ständig in Bewegung und doch erkennen wir durchgängig Dinge, Menschen, Tiere, tatsächlich eine ganze optische Welt. Zeit ist an der Wahrnehmung beteiligt. Aber die Geschichte ist komplexer, als ich zuerst angedeutet habe. Wie können Menschen Autofahren, wenn man an den schnellen optischen Fluss in einer sich bewegenden Maschine denkt? Ein Reiz-Reaktions-Schema kann hier keine Antworten geben. Ebenso wenig das Modell der Bewegungsprogrammierung. Zeit taucht mit der Bewegung auf. Diese Betrachtungen brachten J.J. Gibson dazu, das gesamte Konzept der Wahrnehmungspsychologie zu überdenken. Wir werden diese Entdeckungen gleich genauer anschauen. Die vorrangige Frage gilt der Wahrnehmung sich bewegender Wesen.

Vor einigen Jahren zeigte der Neurowissenschaftler Karl Pribram einigen Feldenkrais Practitionern einen Film von Gunner Johansson, Professor an der Universität von Uppsala in Schweden. In diesem Film sahen wir Lichtpunkte auf einer Leinwand herumwandern. Sehr schnell konnten wir als Zuschauer eine Person erkennen, die sich im Raum bewegte. Später nahmen wir zwei tanzende Menschen wahr. Der Film war so konzipiert, dass Lichtpunkte als Kennzeichen für Arme, Schultern, Hüften, Beine und Kopf eines Menschen dienten. Der Körper war gänzlich in schwarz gekleidet, sodass der Zuschauer niemanden entdecken konnte, wenn keine Bewegung stattfand, auch der Hintergrund war unbeleuchtet und schwarz. Die unbewegten Lichtpunkte ließen auf nichts schließen. Aber in dem Moment, wenn sich die Lichtpunkte bewegten, erkannten wir sehr schnell, was wir anschauten, eine sich bewegende Person. Professor Pribram sagte uns nichts dazu. Noch verblüffender war es, als wir zwei tanzende Menschen mithilfe der Lichtpunkte erkannten. Damals war ich über mich selber erstaunt, wie gut ich aus wenigen sich bewegenden Leuchtpunkten sich bewegende Menschen wahrnehmen konnte. Später fand ich die Kopie eines Artikels von Johansson aus dem *Scientific American* (Johansson, 1975) den ich ausgeschnitten hatte. Auf Seite 77 waren 36 Einzelbilder aus dem Film über die tanzenden Figuren reproduziert. Jedes sechste Bild einer kurzen Sequenz war ausgesucht worden. Jeder Tänzer wurde mit zwölf Markierungspunkten gekennzeichnet. Wenn man die Einzelbilder anschaut, ist es schwierig sich die Tänzer vorzustellen, obwohl man kognitiv weiß, dass die Lichtpunkte auf den Einzelbildern zu Schultern, Armen, Beinen und Becken der Figuren gehören. Johansson bemerkt in den Untertiteln zu seinen Illustrationen: „Naive Betrachter des Films können in Sekundenschnelle sagen, dass es sich um die Bewegungen zweier Menschen handelt.“ Diese Tatsachen ließen ihn schlussfolgern, dass das Auge eindeutig keine Kamera ist und aus biologischer Sicht die ausdrückliche Funktion hat, Bewegung auszumachen. „Ob wir nun stillstehen oder uns durch den Raum bewegen, das Auge sortiert feststehende Objekte anstrengungslos von sich bewegenden aus und transformiert den optischen Fluss in eine perfekt strukturierte Welt von Objekten, ohne die Wohltat von Rollladen zu haben.“ Und er schlussfolgert weiter: „Demzufolge ist das Auge im Kern ein Instrument, das den Wechsel von Lichtströmen im Laufe der Zeit analysiert, anstelle eines Instruments zum Aufnehmen von statischen Mustern. Grob gesagt würde es ohne die Wechsel des Lichts, die auf die Rezeptoren treffen, keinen Fluss von Ionen und keine neuronale Rückantwort geben.“ (S. 76)

Wie bedeutend diese Fähigkeit ist, zeigte sich vor einigen Jahren, als ich zuerst das Bewegungslabor von Professor Klaus Schneider in München besuchte und später von Professor Esther Thelen an der Universität von Indiana. Im Bewegungslabor sind die Markierungen ähnlich an den Probanden befestigt wie in Johanssons Experiment. Wenn sich die Person bewegt, nehmen drei oder mehr spezielle Videokameras aus verschiedenen Blickwinkeln die Reflexionen der Markierungen auf. Danach werden die gewonnenen Daten aus den Videokameras von Computern bearbeitet, um relevante Bewegungsmuster zu entdecken. Hier aber gibt es ein Problem. Wir Menschen können eine sich bewegende Person sehr schnell erkennen, ein Computer kann das nicht. Damit die Daten im Computer verarbeitet werden können, müssen die Leuchtpunkte genau abgesetzt sein. Wenn der Arm von vorne nach hinten schwingt, kann der Computer nicht erkennen, dass der Markierungspunkt, der diese Transformation macht, der gleiche bleibt. Die Daten werden verdreht (*scrambled*). Ein Mensch, in diesem Fall ein Doktorand, muss die Daten entschlüsseln und die Punkte identifizieren. Dieser Prozess kann bis zu hundert Stunden dauern, je nachdem wie viel Daten aus einem Prozess gewonnen wurden. Normalerweise werden nur zehn bis dreißig Sekunden aufgenommen. Der Aufwand ist enorm. Ich, als Mensch wiederum, sehe intuitiv, dass der Arm vor- und zurückschwingt.

Dieses Phänomen wird Ereigniswahrnehmung genannt. Wir können die Wahrnehmung in eine andere Form setzen und sie ‚Ereignis‘ nennen. Bei diesem Schritt ist der Erinnerungsprozess beteiligt und Zeit gelöscht. Was passiert aber, wenn wir die Zeit wieder einführen? Es ist weder die Zeit unserer Uhren noch die unserer Konzepte. Im Bewegungsfluss nehmen wir Zeit an sich wahr. Wir sprechen auch vom Fließen der Zeit. Die Bewegung bleibt, auch wenn der Fluss in eine Folge von Bildern aufgebrochen wird, ebenso unsere Erfahrung von Zeit.

Zu Beginn der 1930er-Jahre begann James J. Gibson das Sehen zu untersuchen. Als gelernter Verhaltenspsychologe wollte er mit Menschen experimentieren. Seine Untersuchungen führten ihn in unerwartete Richtungen. 1938 untersuchte er in einer ‚Feldtheorie‘ fahrende Autos. Dabei beschäftigte er sich mit der Bewegung im Raum und wie man sicher durch ein von Dingen übersätes Feld fahren kann, solche Variablen eingeschlossen wie Bremsentfernungen, Straßenoberfläche und so weiter. Der optische Fluss wurde mit Bewegung wichtig. Als der Krieg kam, arbeitete er für die amerikanische Luftwaffe mit der Aufgabe, die optische Wahrnehmung in Bezug auf das Steuern eines Flugzeugs zu studieren.[24] In den Fünfzigern begann Gibson einen Dialog mit Johansson, um das Verständnis von Invarianten bei der Transformation von Winkeln und Vektoren bei der Ereigniswahrnehmung weiterzuentwickeln. Beide waren der Idee verpflichtet, dass die Information in der Umgebung und in der Bewegung steckte.

Johansson (1975) zeigte auf, dass die früheren Ideen der optischen Wahrnehmung auf der Theorie der Euklidischen Geometrie basierten. Deshalb wurden die Bilder auf der Netzhaut untersucht mit der Idee, die Bilder selbst könnten gemessen und analysiert werden. Dieser Ansatz birgt viele Probleme, besonders dann, wenn erklärt werden muss, wie die Bilder, die verschiedene Formen und Größen haben, die Wahrnehmung eines bestimmten Objektes hervorrufen können. Johansson entdeckte eine andere Geometrie, die projektive Geometrie, die sich mit den Beziehungen beschäftigt, die auch dann invariant bleiben, wenn die Perspektive gewechselt wird. Jetzt konnte man Wahrnehmung auf eine neue Art verstehen. Die Invarianten kommen in der Euklidischen Perspektive nicht vor.

5.2 Die trügerische Gegenwart

Wir sprechen auch oft von einem Augenblick, einem Moment in der Zeit. Er kann nicht festgehalten werden, und das macht es wiederum schwierig, ihn so zu beschreiben, wie er phänomenologisch erlebt wurde. Der amerikanische Philosoph und Psychologe William James bemerkte, dass der Augenblick keine Erfahrung „auf Messers Schneide“ sei. Er benutzte den Ausdruck „die trügerische Gegenwart“, um zu beschreiben, wie wir den Moment erleben. Der deutsche Philosoph Edmund Husserl erwähnte in seiner Forschung, dass Zeit in der Erfahrung eine komplexe Beschaffenheit hat. Francisco Varela beschreibt diese Beschaffenheit folgendermaßen:

„Da ist immer ein Zentrum, der Jetzt-Moment mit einer fokussierten Absicht (man könnte sagen, dies ist mein Raum, mit meinem Computer vor mir, auf dem die Buchstaben, die ich schreibe hervorgehoben sind). Dieses Zentrum ist umgrenzt von einem Horizont oder Saum, der schon Vergangenheit ist (Ich habe den Anfang meines Satzes, den ich gerade geschrieben habe, noch im Kopf), und es entwirft schon den nächsten beabsichtigten Moment (diese Schreibperiode ist noch nicht beendet). Diese Horizonte sind beweglich; dieser genaue Moment, der präsent war (und infolgedessen nicht nur beschrieben, sondern auch als solcher gelebt wurde) rutscht sofort an der Gegenwart vorüber. Dann stürzt er weiter aus dem Blick.“ (Varela, 2000, S. 268)

Varelas Aufsatz, aus dem dieses Zitat stammt, gibt eine genauere Analyse. Er zeigt auf, wie wichtig es ist, diese phänomenologische Erfahrung zu beachten, da sie letztendlich zu einer wissenschaftlichen Untersuchung der Neurodynamik von zeitlichen Erscheinungen führt. Die kognitive Gegenwart in diesen wissenschaftlichen Studien ist kein Moment, sondern erfordert eine gemessene Zeit von fünfhunderttausendstel Sekunden. Varela ist der Meinung, dass der beste Weg aus der Beobachterperspektive, einen Gegenwartsmoment zu fangen, die mathematische Sprache der Dynamik ist. Wir können als Beobachter unserer eigenen phänomenologischen Erfahrung diese beschreiben, aber erst nach dem Ereignis des Moments. Wir machen das nach einer Serie von weiteren etwa fünfhunderttausendstel Sekunden-Ereignissen. Innerhalb dieser fünfhundert Millisekunden passieren viele elementare Ereignisse im Nervensystem (wieder aus der Beobachterperspektive von außen gesehen), die zur Erfahrung des Momentes beitragen.

24 Lesen Sie hier den Forschungsbericht darüber: Edward S. Reed (1988), *James J. Gibson and the Psychology of Perception*.

Diese Ereignisse können in unserem Bewusstseinsraum weder entdeckt noch festgehalten werden. Diese internen Prozesse in unserem Hirn können wir nicht in uns beobachten. Es ist sogar so, dass in keinem phänomenalen Zeitbewusstseinsmoment Zeit erfahrbar wird, es gibt keine Zukunft oder Vergangenheit für jedes Ereignis in der Struktur jedes einzelnen Ereignisses. In diesen fünfhundert Millisekunden formt sich eine dynamische Zellanordnung, die aktiv ist und dann für einen Moment abebbt, bis ein anderer Zyklus des Prozesses beginnt. Es ist etwa so, als würde die Zeit angehalten oder als gäbe es eine „Entspannungs"-Zeit, der dann in der Sprache der mathematischen Dynamik ein Phasenübergang folgt. Die Momente sind dann eine Serie von Integrationen mit kurzen Spannen dazwischen, in denen der Phasenübergang stattfindet. Diese Zellanordnungen tauchen nach Varela auf, weil „die neurale Aktivität kurzlebige Anhäufungen von Phasenregel-Signalen formt, die aus verschiedenen Regionen kommen (Varela, 2000, S. 275). Wir werden später die Studien, die diese Phänomene des Nervensystems untersucht haben, ein wenig näher betrachten. Für unseren Zweck hier ist es wichtig, dass das Beobachten unserer Erfahrung mit dem Beobachten von außen verknüpft werden kann.

5.3 Zeit und Bewegung

Exploration 12 a

Phasenregel
Setzen Sie sich an einen Tisch. Fangen Sie an, mit beiden Händen synchron auf den Tisch zu klopfen. Beschleunigen Sie das Klopfen nach einer kleinen Weile, bis Sie so schnell klopfen, wie Sie können. Was passiert?

Wenn Sie schneller werden, werden Sie feststellen, dass Ihre Hände sich irgendwann separat bewegen. Es gibt einen Phasenübergang, der stattfindet, ohne dass Sie es bemerkt haben. Ich habe diese Exploration aus J.A. Scott Kelsos Buch *Dynamic Patterns* (1995), der noch andere Beispiele aufzeigt, wie z.B. den Phasenübergang vom Gehen zum Traben und zum Galoppieren bei Pferden. Hier kommt noch eine weitere Exploration, die ein anderes Rätsel in den Vordergrund bringt.

Exploration 12b

Setzen Sie sich wieder auf einen Stuhl. Fangen Sie an, die Finger Ihrer rechten Hand und die Zehen Ihres rechten Fußes zu heben und zu senken und synchronisieren Sie die beiden Bewegungen so, dass sich die Zehen und Finger zur gleichen Zeit heben und senken. Können Sie das? Machen Sie es langsam. Wird es leichter, wenn Sie Ihre Finger und Zehen anschauen, wenn Sie sie bewegen?

Diese Exploration zeigt ein Timing-Problem für das Nervensystem. Alain Berthoz erklärt in seinem Buch *The Brain's Sense of Movement* (2000, S. 90): „Signale von den Muskelrezeptoren des Fußes erreichen das Kleinhirn (Zerebellum) mit einer nennenswerten Verspätung gegenüber denen der Finger." Tatsächlich ist der Zeitfaktor zweimal so groß wie bei den Fingern. Mit der Zunge kann der Faktor zehnmal so groß sein. Sie können die Zunge auch synchron mit den Zehen bewegen. Berthoz stellte fest, dass Sinneseindrücke aus verschiedenen Quellen das zentrale Nervensystem nicht zur gleichen Zeit erreichen; Impulse aus dem Gleichgewichtssinn z.B. sind sehr schnell, schneller als die visuellen Empfindungen. Das bringt uns zu einem neuen Begriff, nämlich der Kohärenz. Sie ist wesentlich für die Wahrnehmung und die Koordination der Sinne und der Bewegung. Berthoz ist skeptisch, dass es allein ein Problem der Dynamik sei und er glaubt, dass wir einen zentralen Mechanismus für Antizipation und den Aufholprozess brauchen, um die nötige Kohärenz zu produzieren. Vielleicht ist das so, aber Kohärenz ist ein allgemein gültiges Merkmal aller lebendigen Systeme.

Berthoz diskutiert viele verschiedene zeitliche Bewegungsaspekte. In einem Experiment wird eine propriozeptive Illusion erzeugt. Die Versuchsperson bekam eine kleine fünfzig bis hundert Hertz starke Vibration auf einen Armmuskel. Daraufhin ließen sich zwei Phänomene beobachten: Wenn sich der Arm frei bewegen konnte, erfolgte eine reflexive Kontraktion oder Aktivierung des vibrierenden Muskels. Wenn aber der Arm auf dem Tisch immobilisiert war, während die Vibrationen einwirkten, erlag die Versuchsperson der Illusion, dass der Arm sich ohne Kontrolle bewegte und sie hatte zusätzlich zwei unterschiedliche Wahrnehmungen. Die eine war das Gefühl, dass der Arm die Position im Raum veränderte, die andere die Wahrnehmung der Geschwindigkeit dieser illusorischen Bewegung. Jetzt wurde der entgegengesetzte Muskel (Antagonist) statt des Muskels, auf den die Vibration einwirkte, aktiviert. Berthoz beschreibt dies folgendermaßen: „Das Gehirn aktiviert den Muskel, der in Bewegung wahrgenommen wird, als wäre es die Wahrnehmung (und nicht die Empfindung, die von den Rezeptoren ausgelöst wird), die zur Kontraktion führte." (S. 27) Es ist die Wahrnehmung, die bewusst erlebt wird, es sind nicht die sensorischen Signale.

Jetzt wird klar, dass der Dehnungsreflex (myostatischer Reflex), der am Anfang des zwanzigsten Jahrhunderts von Sherrington entdeckt wurde, viel komplexer ist, als zuerst angenommen. Dieser Reflex, der von den Rezeptoren in den Muskelspindeln ausgelöst wird, erlaubt dem Arm z. B. einer Kraft zu widerstehen, die auf ihn trifft, z. B. durch das plötzliche Gewicht eines Objektes, das in die Hand gelegt wird. Die Muskelspindeln senden proportional zur Verlängerung des Muskels und der Geschwindigkeit der Dehnung Nervensignale aus.

Muskelgewebe kontrahiert eigentlich langsam. Wenn der Reflex eine einfache Reaktion auf die Dehnung wäre, könnte er der ausgeübten Kraft nicht entsprechen. Es gäbe keine Koordination, um das Objekt zu halten. Die Spindeln reagieren, wie sich herausstellt, auch auf Geschwindigkeit, das ist die erste Ableitung der Funktion der Position oder der Entfernung per Zeiteinheit. Das gestattet eine dynamische Antizipation, in der die Kontraktionszeit der Dehnungszeit entspricht. Die Antizipation ist vorbewusst. Sie ist jedoch in die Natur der sensorischen Rezeptoren der Muskeln eingebaut. Bevor ich Berthoz las, wusste ich nicht, dass fast alle sensorischen Rezeptoren die Ableitungen der Variablen entdecken, die sie aktivieren. Berthoz bemerkt, „Die Evolution wählte offensichtlich Rezeptoren aus, die die Zukunft voraussagen konnten." (S. 28) Das sind keine einfachen Reiz-Reaktions-Modelle mehr.

Die Vibration in diesem Experiment simuliert Dehnung, aber was ist mit der Illusion? Illusionen müssen höhere Ebenen im Nervensystem aktivieren, weil sie sensorische Mehrdeutigkeiten auflösen müssen. Verschiedene Illusionen entstehen, je nachdem ob die Versuchsperson sitzt, steht oder sich auf den Arm lehnt. Angefangen von der Aktivierung der Rezeptoren über den Kontext des globalen Zustands des Körpers arbeitet die Großhirnrinde eine Wahrnehmung der Verlagerung aus und aktiviert die Muskeln, die mit der Wahrnehmung korrespondieren. Berthoz sagt: „Das Hirn weist der sensorischen Information einen Status zu, der dem allgemeinen Zustand des Körpers entspricht. Wir sind sehr weit von einem einfachen Potenziometer entfernt." (S. 28)

Mich hat besonders interessiert, was Berthoz über die Wirkungsweise des Gleichgewichtssinns schreibt und dessen Beziehung zur visuellen und räumlichen Wahrnehmung im Besonderen bei der Entdeckung körperlicher Bewegungen. Es ist bekannt, dass die sensorischen Rezeptoren des Gleichgewichtssinns in der Lage sind, die zweite Ableitung der Beschleunigung von Winkelverschiebungen warhzunehmen, und dass einige Rezeptoren sogar empfindlich sind für die dritte Funktion der Beschleunigung, nämlich Zuckungen. Durch die Rezeptoren hat die Evolution dem Nervensystem die Erzeugung von Wahrnehmung erleichtert, es muss nicht mehr rechnen oder kalkulieren im herkömmlichen Sinn, wie wir es verstehen. Die Konsequenz ist wiederum Kohärenz, z. B. steht die Welt in unserer visuellen Wahrnehmung eher still, als sich zu bewegen, wie es eigentlich der Fall wäre, da sich die Bilder auf der Netzhaut bewegen. Feldenkrais (1980) zitiert dieses Beispiel in einem Vortrag über Invarianten als eine von vielen Möglichkeiten, wie das Nervensystem Invarianten erzeugt, um einfach funktionsfähig zu sein. All das bezieht sich auf die Bewegung der Augen, auf das Gleichgewicht in der Schwerkraft und auf das Körperselbstbild, das wir schon erforscht haben. Ist diese Kohärenz nicht vorhanden, weil sie verloren oder erst gar nicht entwickelt wurde, dann ist der Mensch schwer geschädigt und ernsthaft zum Invaliden geworden.

Das Timing unserer Bewegungen ist grundlegend für Kohärenz und koordinierte Aktionen. Denken Sie für einen Moment darüber nach, wie Sie einen Satz sprechen. Sie sprechen in einer bestimmten Zeit, da ein Satz eine lineare Reihenfolge ist. Der Mund, die Lippen, der Gaumen, der ganze Stimmapparat mit dem Atem sind nötig, um Wörter und Geräusche zu formen (Manipulation), man braucht die räumlichen Beziehungen (Orientierung), und schließlich erfordert diese Aktion auch eine sehr präzise Reihenfolge koordinierter Ereignisse. Die Zeit ist damit geordnet und Bewegung ist demnach zeitlich organisiert. Das menschliche Nervensystem richtet Manipulation, räumliche Orientierung und Timing ein, damit Tun möglich ist. Moshé Feldenkrais sprach häufig darüber, dass diese drei Parameter der Bewegung die Grundlagen des Lernens seien. Wir sind noch nicht ganz so weit, diese Angelegenheiten zu untersuchen, da wir noch einiges über die Zeit recherchieren müssen. Und wie Sie sehen, ist uns das Phänomen Zeit sowohl vertraut als auch unbekannt in unserem Konzept von der Welt.

6 Die Gegensätzlichkeit zweier grundsätzlicher Einstellungen

Es gibt keine Sachlage, der man nicht wahrheitsgemäß neue Bedeutung hinzufügen kann, vorausgesetzt der Geist steigt zu einer Sichtweise auf, die mehr einschließt.
William James

Theorien können sich widersprechen, Ergebnisse nicht. ***Eugene T. Gendlin***

Wir haben eine Sichtweise entwickelt, die nicht zum Mainstream der meisten Naturwissenschaftler und Philosophen in unserer westlichen Tradition gehört. Wir haben diese Sichtweise durch unsere Explorationen und durch die Einsichten von ausgewählten Denkern entwickelt, die Alternativen zur Sichtweise der objektiven „Dritten-Person-Haltung" untersucht haben, in der wir uns selbst als unabhängige Beobachter vorstellen. Dementsprechend stellen Heinz von Foerster, Humberto Maturana, G. Spencer-Brown und andere die Vorstellung eines objektiven Beobachters in Frage, sagen aber trotzdem, dass wir Beobachter sein können, so lange wir wissen, dass wir als Beobachter agieren und uns damit in einer Gemeinschaft von Gleichen befinden, die miteinander sprechen können. Alle müssen einander natürlich zuhören wollen. Diese Haltung erlaubt es offener zu sein, sodass den unterschiedlichen Ansichten über das Beobachtete zugehört werden kann und weniger Selbstüberschätzung da ist. Das heißt natürlich nicht, dass man derselben Meinung sein muss, sondern nur, dass man eine andere Meinung in Betracht zieht. Das ist in unserer wetteifernden und wertenden Umgebung von Experten ziemlich schwierig. Wie Spencer-Brown in einer seiner provokativsten Äußerungen feststellt:

„Unglücklicherweise finden wir heute Erziehungssysteme vor, die sich so weit von der reinen Wahrheit entfernt haben, dass sie uns lehren, stolz auf das zu sein, was wir wissen, und uns unserer Unwissenheit zu schämen. Das ist in doppelter Weise verderblich." (Gesetze der Form, 1997, S. 95)

Spencer-Browns Rat, dieses Defizit langsam aufzulösen, ist folgender Weg:

„Um zur simpelsten Wahrheit zu gelangen, bedarf es, wie Newton wußte und praktizierte, Jahre der Kontemplation. Nicht der Aktivität. Nicht des Schlußfolgerns. Nicht des Kalkulierens. Nicht des eifrigen Tuns irgendeiner Art. Nicht des Lesens. Nicht des Sprechens. Nicht der Anstrengung. Nicht des Denkens. Einfach des im Gemüt Bewahrens dessen, was ist, das man wissen muß." (S. 95)

In den normalen Beziehungen der akademischen und der Wirtschaftswelt werden wir natürlich davon abgehalten, solch einen Weg einzuschlagen. Naturwissenschaftler bestätigten mir, dass sie genau das getan haben, wenn sie etwas Neues entdeckt haben, sie sinnen über die Fakten nach, bis ein Muster auftaucht. Es gibt nicht zuerst eine Hypothese, die dann bewiesen wird. (Das ist das klassische Modell für die Forschung.) Sie versuchen nicht, die Daten ihrer vorgefassten Meinung anzupassen; Sie kommen zu der neuen Erkenntnis, weil sie das Detail bemerken, das nicht passt.

Das ist die Haltung, die ich einnahm, als Adam Cole und ich die Raumfrage in unserer gemeinsamen Sitzung erforschten (in Kapitel 4, S. 73–74). Ich bin mir sehr bewusst, dass es für einen gut ausgebildeten Menschen in unserer modernen Welt mehr als schwierig ist, solch eine Art des Denkens und Handels zu akzeptieren. Auch viele Studenten, die lernen wollen, wie sie in der Feldenkrais-Methode mit anderen umgehen, finden es mehr als schwierig, offen zu bleiben, ganz präsent beim anderen zu sein und die Sinne zu nutzen anstatt das Denken in Worten, um herauszufinden, was man tun will. Diese Herangehensweise reibt sich mit ihren Erwartungen und Vorannahmen. Sie wollen am Anfang gerne ein Rezept und einen Weg, eine einfache Antwort zu finden, egal welche Frage da ist. Wir sind so erzogen, wie Spencer-Brown richtig bemerkt. Es wird eine Denkgewohnheit. Wir lieben die Grundhaltung der „dritten Person“. Wir fühlen uns sicher, eine Diagnose oder Hypothese aus dieser Haltung heraus zu treffen und eine kognitive Lösung zu finden, bevor wir handeln. Das funktioniert sehr gut in bestimmten Feldern, z. B. in der Technik, der Chirurgie, bei sportlichen Aufgaben, in Physik und Chemie, Tests, grundsätzlichen mathematischen Problemen usw. Auf der anderen Seite könnte die Konsequenz aus dieser Denk- und Herangehensweise völlig unerwünschte Resultate produzieren.

Welche kognitive Vorgehensweise wäre in der Interaktion mit Adam Cole effektiv gewesen? Wie hätten wir voraussehen können, dass sein inneres Körperraumgefühl mit seinen Augen verbunden war? Ein Aspekt seiner visuellen Koordination und seines propriozeptiven Sinns wurde erst deutlich, als ich ihn bat, seine sich bewegende Hand mit geschlossenen Augen zu verfolgen. Wie hätten wir voraussagen können, mit dem Wissen, das wir über die menschlichen Sinne haben, und darüber, wie das Gehirn arbeitet, wie Wahrnehmung kreiert wird, dass solch eine Plastizität möglich war, sodass dieses spezielle Lernen, das stattfand, auch stattfinden würde? Die Frage nach dem Vorwissen lasse ich hier offen. Offensichtlich war ich genügend in meiner Disziplin ausgebildet und besaß viel Erfahrung in meinem Handwerk. Ich blieb jedoch offen für alles, was in dieser Situation geschehen würde. Ich machte mir keine bewussten Konzepte und sprach auch nicht mit mir selbst über das, was passierte. Diese reflektierte Arbeitsweise erlaubte es mir auch, Adams Erfahrung ernst zu nehmen und gleichzeitig sein Engagement im Prozess zu unterstützen.

Sein Engagement sich selbst zu erforschen war ausschlaggebend. Durch die vielen Bewegungs- und Wahrnehmungs-Variationen konnte er selbst eine neue Möglichkeit organisieren; in anderen Worten, er konnte lernen. Allerdings ist die Selbstorganisation, das Lernen selbst, nicht Bestandteil seiner bewussten Anweisungen oder seines Willens. Das sind Fähigkeiten, die alle Lebewesen haben. Es wäre jedoch nichts passiert, wenn er nicht aktiv in seinem Handeln mit sich selbst geworden wäre. Auf der Ebene der klassischen Naturwissenschaften verstehen wir die Plastizität unserer Möglichkeiten nicht. Irgendwie begrenzen wir unser Wissen durch unsere ungerechtfertigte lineare Denkweise und durch unsere kausalen Ketten. Es gibt in der Tat eine logische Ordnung, aber es gibt auch eine „gelebte Ordnung“ (*responsive order*, Gendlin, 1997).Diese gelebte Ordnung ist da, wenn wir beteiligt sind.

6.1 Der Konflikt mit Konzeptualisierungen

Es ist eine um sich greifende Struktur, die im ganzen Leben zu einer Funktion des Denkens führt, mit der Tendenz die Dinge in separate Wesenheiten zu teilen, und diese Wesenheiten werden dann als grundsätzlich festgefügt und statisch in ihrer Natur begriffen. Wenn diese Sichtweise bis zu ihren Grenzen geführt wird, kommt man zur vorherrschenden naturwissenschaftlichen Weltsicht, in der alles letztendlich aus einem Satz von grundlegenden Partikeln zusammengestellt ist, die eine festgefügte Natur haben. ***David Bohm***

In der Philosophie ist man in der ständigen Gefahr, einen Mythos der Symbolik zu produzieren oder einen Mythos der mentalen Prozesse, anstatt einfach zu sagen, was jeder weiß oder zugeben muss.
Ludwig Wittgenstein

Im Anfang war die Tat.
Johann Wolfgang von Goethe

Wir haben die Prozesse der Konzeptualisierung noch nicht näher betrachtet, obwohl wir alle damit vertraut sind. Wir können in unserer geisteswissenschaftlichen Domäne phänomenologische Erfahrung untersuchen genauso wie naturwissenschaftliche Forschung. Letztendlich sollten wir beide Resultate irgendwie in Einklang bringen. Das ist aber keine leichte Aufgabe, wenn man die Voreingenommenheit auf beiden Seiten betrachtet.

Obwohl die Humanwissenschaften, wie zum Beispiel die Kognitionswissenschaften und die analytische Philosophie des Geistes, das Denken über das, was wir erforschen, sehr beeinflusst haben, können wir charakteristische Besonderheiten über den Denkprozess, der dem zugrunde liegt, aufzeigen, und zeigen, dass trotz der Absicht neutral, offen und objektiv zu bleiben, es grundlegende Vorlieben auf der klassischen naturwissenschaftlichen und philosophischen Bühne gibt. Oft werden die Unterschiede auch aus ideologischen Gründen getroffen. Hier sind einige Beispiele: Ganzheitlichkeit versus Reduktionismus, nicht lineare dynamische Systeme versus mechanistische Theoriebildung, Idealismus versus Materialismus, Funktionalismus versus Mystizismus, Phänomenologie versus die Dritte-Person-Objektivität, Verhaltenswissenschaft versus Kognitionswissenschaft. Sogar in den Neurowissenschaften gibt es die Spaltung zwischen denen, die glauben, das Nervensystem sei aus verschiedenen Modulen gebaut, die spezifische Funktionen ausführen, und denen, die glauben, dass die Organisation der verschiedenen Aktivitäten globaler sind, zwischen denen die glauben, dass das Nervensystem mit kodierten Informationen arbeitet, in denen Informationen die Form von Repräsentationen haben, und denen, die in Begriffen wie Attraktorenzuständen in riesigen Netzwerken von Neuronen denken, die keine spezifischen Repräsentationen sind. Jetzt schreibt ein sehr einflussreicher Denker, dass Bewusstsein eine globale Repräsentation der Welt sei (innen und außen). J.J. Gibson und seine Gefolgsleute dachten, es sei nicht nötig, irgendetwas im Nervensystem zu repräsentieren, und Maturana und Varela legten uns dringend nahe, dass keine Information von außen nach innen dringe und es deshalb kein Modell der Welt im Nervensystem gebe.

Ich würde die Unterscheidungen anders machen, sodass die naturwissenschaftlichen Beweise von den interpretierenden Konfusionen unterschieden werden können. In David Bohms Aussage vom Anfang des Kapitels ist die Struktur, von der er spricht, die Satzstruktur von Subjekt-Objekt-Verb in unserer Sprache. Handlungen sind von einer Entität gesteuert und dieses „Schema besagt, dass alles Wirken von einer abgetrennten Wesenheit, dem Subjekt, ausgeht, um daraufhin – sofern es durch ein transitives Verb beschrieben wird – den Raum zwischen dieser und einer anderen getrennten Wesenheit, dem Objekt zu durchqueren. (Bohm, 1985; S. 53). Daraus entsteht die Lehrmeinung von lokalen Kausalitäten. Das heißt, wir müssen kausale Ketten (Subjekt-Objekt) identifizieren, um alle Phänomene, die wir beobachten, erklären zu können. Lassen Sie mich ein Beispiel von einem Autor anführen, der einen erlesenen Sinn für Spielarten, Schönheiten und Komplexitäten von verschiedenen Lebensformen hat, Richard Dawkins. Er beschreibt eine hochhausähnliche Wohnstätte von australischen Termiten (*Amitermes meridionalis* und *Amitermes laurensis*), die mit ihren schmalsten Kanten entlang einer Nord-Süd-Achse gebaut ist. Der Vorteil für die Termiten ist, dass die flache Oberfläche von der aufgehenden und untergehenden Sonne gewärmt wird, während der heißen Mittagszeit aber nur die schmale Kante zur Sonne gerichtet ist. Durch dieses Design gibt es ausgeglichene Temperaturen im Nest. Er nennt diese Strukturen „design-oid" (von der Natur entworfen), um sie von wirklichem Design und völlig zufälligen Prozessen zu unterscheiden. Diese Designidee ordnet er seiner kausalen Lieblingskraft in der Evolution zu, dem natürlichen Selektionsprozess. In anderen Worten, es gibt einen Ursache-Wirkungs-Prozess, der vermutlich durch eine genetische Änderung hervorgebracht wurde, und diese führte dann dazu, dass die Termiten solch eine Struktur bauen konnten. Das Verhalten der Termiten resultiert also vollkommen aus einem genetischen Programm, es ist ein rundherum mechanistischer Prozess. Darwin, Dawkins großer Held, unterscheidet sich in einer interessanten Weise von dieser Vorstellung. Er beschreibt, wie Regenwürmer auf ihre Umgebung reagieren, sie formen sie in Übereinstimmung mit ihren Befindlichkeiten und reagieren auf Veränderungen in ihren Höhlen. (Siehe Kapitel 3, Eigenform, Seite 61). Darwin verändert im neunzehnten Jahrhundert die Umgebung, um zu erkunden, wie sich die Regenwürmer zu der Veränderung verhalten, damit sie autonom bleiben können. Was machen die Termiten im Verhältnis zueinander und im Verhältnis zu ihrer Umgebung, damit sie gemeinsam diese Hochhausnester bauen können? Wenn man ausschließlich die lokale Ursächlichkeit anerkennt, weiß man dann wirklich was passiert?

Die Alternative wäre, Notiz von Interaktion, Co-Evolution, Koordination, Selbstorganisation, Urheberschaft, Autonomie, Kohärenz und Synergie zu nehmen. Es ist interessant, dass die Einsichten von Heinz von Foerster, Maturana, Gibson, Reed, Varela, Sheets-Johnstone, Bateson und anderen Pionieren jetzt von Forschern mit Beweisen untermauert werden. Ricard V. Solé und Brian Goodwin (Sole & Goodwin, 2000) haben ein ganz anderes Szenario kreiert. Es berücksichtigt die dynamische Interaktion, die für Kolonien von Insekten beobachtet werden kann. Diese Einsicht kann für jede Ansammlung von Gruppen, die miteinander agieren können, generalisiert werden. Sie schreiben (S. 148 – 149) „Weder in Ameisenkolonien noch in Gehirnen versammeln sich einzelne Gruppen (Ameisen oder Neuronen) und speichern oder verarbeiten Informationen alleine. Stattdessen interagieren sie so miteinander, dass Informationen vom Kollektiv beeinflusst werden. Die ganze Kolonie ist der Organismus, das grundsätzliche Gebilde, das wir verstehen müssen." Aus dieser Interaktion können komplexe Strukturen auftauchen, die nicht auf Plänen basieren oder genetisch verursacht wurden. Natürlich sind die Gene beteiligt, aber nicht als Informationserzeuger von äußeren Aktivitäten. Jetzt kann man die Hochhäuserbauten der Termiten auch als Herausbildung beschreiben, die in Relation zur Umgebung entstanden ist. Solé und Goodwin (S. 151) schreiben weiter: „Zum Beispiel können Säulen nur gebaut werden, wenn eine entscheidende Dichte von Termiten vorhanden ist. Das System erlebt eine Gabelung bei dieser entscheidenden Zahl: es werden keine Säulen gebaut, wenn die Zahl kleiner ist, aber es werden welche gebaut, wenn die Zahl größer ist." Die Autoren fahren mit der Beschreibung des Bauprozesses fort, in denen die Struktur auf die Aktivität zurückgeführt wird als ein gegenseitiger Feedbackprozess, der in Verbindung steht mit den Aktivitäten der Termiten. Die Termiten koordinieren sich miteinander und mit der existierenden Umgebung (Schwerkraft, Sonnenwärme usw.) durch chemische Attraktoren und auch mit der Struktur, die entsteht. Auf der Ebene der Kolonie kann man dann von Selbstorganisation sprechen und sogar von Intelligenz, da die Strukturen, die entstehen, mit den Bedürfnissen der Kolonie und ihrer Mitglieder kohärent sind.

Koordination schließt Dynamik (*dynamics*) ein. Wir werden uns dieses Thema in Kapitel 15 näher anschauen. Ich glaube, dass Dynamik in der Zukunft ein wichtiges Forschungsthema wird, sowohl in natürlichen Systemen als auch in der menschlichen Dimension. Scott Kelso (2002) hat in seinem prägnanten Referat „Die komplementäre Natur der Coordination Dynamics, Selbstorganisation und Urheberschaft" vorgeschlagen, „spontane selbstorganisierte Koordinationstendenzen lassen Urheberschaft auftauchen; dass die grundlegendste Art von Bewusstsein, die Bewusstheit vom Selbst, aus dem spontanen selbst-organisierten Handeln entspringt." Scott Kelso ist ein Wissenschaftler, der an der menschlichen Bewegung interessiert ist, aber im neuen Feld der Dynamik ausgebildet ist. Dieses gibt ihm die Möglichkeit, Leben durch ein neues Prisma zu betrachten. Seine objektive Grundhaltung wird bereichert durch Einsichten, die aus der phänomenologischen Reflexion kommen. In seinem Buch *The Complementary Nature* (2006), das er zusammen mit David Engstrøm geschrieben hat, beschreibt er Coordination Dynamics als einen möglichen Weg, konträre Positionen aufzulösen. Wir sind süchtig nach Polaritäten. Es gibt Polaritäten in der Natur und der Sprache und sie sind unausweichlich miteinander verbunden durch die „komplementäre Natur" unserer Beschreibungen. Lassen sie uns noch einmal kurz zur Objektivität zurückkehren.

Kulturell und historisch hat sich der Standpunkt der Objektivität aus der Opposition gegen soziale und religiöse Mythenbildung entwickelt. Demzufolge ist er Teil einer menschlichen Revolution, die zu weitreichenden Veränderungen geführt hat. Er beeinflusste, wie wir Menschen unser Leben und unsere Interaktionen in Bezug auf Regierungsform und Ökonomie organisierten. Doch so nützlich wie sie ist, ist die Haltung der Objektivität von ihren eigenen Mythen und Glaubenssätzen begleitet. Sie wird zu einem eigenem quasi-religiösen System, das andere Formen des Wissens und Beobachtens eliminiert. Wie Gendlin (1997, S. 16) schreibt: „Wissenschaft bezieht ihren Kontext nicht mit ein. Eine Folge davon ist, dass wenn sie zu einer zufriedenstellenden Analyse gekommen ist, es keinen Grund mehr gibt, nach etwas zu suchen, was noch nicht gefunden wurde." An Mutmaßungen oder Thesen wird oft aus Konvention festgehalten. Einige der Glaubenssätze im Wissenschaftsbereich sind so wenig gestützt wie die religiösen Glaubenssätze, die einst das menschliche Denken dominiert haben. Hier sind zwei: Es gibt die Überzeugung, wenn man bei dem Programm bleibt, auch wenn man feststeckt, wird man allmählich alles, was man will verstehen. Dies ist mit der Idee kombiniert, dass wir mit dem Wissen, das wir entwickeln, unsere Umgebung und unser Leben ungestraft manipulieren können.

Dann gibt es noch einen anderen Mythos, der so zentral für die objektive Haltung ist, das er noch einmal angesprochen werden muss. Dieser besteht darin, dass jedes Mitglied, das als Beobachter ausgebildet wurde, als unabhängiger Beobachter ohne Vorurteil beobachten kann. In der Rückschau können wir sehen, dass das Unternehmen trotz seiner offensichtlichen Erfolge in den Bereichen der Physik und Chemie, durch viele versteckte Annahmen und metaphysische und ontologische A-priori-Glaubenssätze unterminiert ist. So wie Wittgenstein in seinen Lehren wieder und wieder versuchte aufzuzeigen, sind wir normalerweise „verhext" durch die Sprache, die wir benutzen, um zu konzeptualisieren. Oder wie Korzybski es formulierte: „The map is not the territory." Und dann gibt es das Problem der Subjektivität. Um wieder Heinz von Foerster zu zitieren: „Objektivität ist die Wahnvorstellung, Beobachtungen könnten ohne Beobachter gemacht werden". Wir brauchen die objektive Grundhaltung, aber ohne das Gepäck, das mit ihr kommt. Dann können wir sie auf eine komplementäre Weise mit der Beobachtung durch phänomenologische Erfahrung kombinieren. In den Worten von Varela (1996a, S. 347) auf die Frage nach einem neuen Forschungsprogramm in den Kognitionswissenschaften, „sucht ein solches Programm *Artikulation durch gegenseitige Einschränkung* zwischen dem Feld der Phänomene, das durch Erfahrung offenbart wird, und dem in Wechselwirkung stehenden Feld der Phänomene, das durch die Kognitionswissenschaften etabliert ist." Wie Kelso und Engstrøm verkünden, „Gegensätze sind komplementär." Objektivität und sein Gegensatz Subjektivität sind grundsätzlich miteinander verbunden. Wenn eine dieser Haltungen Allgemeingültigkeit für sich beansprucht, führt das zu Verzerrungen, in dem, wie wir unser Leben verstehen. In einem Aspekt unserer modernen Medizin, der Rehabilitation, hat eine bedeutende Evolution oder Revolution enthüllt, dass etwas, was festgeschrieben schien, nicht festgeschrieben ist. Das Gehirn ist durch das ganze Leben hindurch veränderbar. Wir nennen diese Tatsache jetzt Gehirnplastizität. Ich benutze diese Entdeckung als ein Musterbeispiel dafür, wie etwas, das ein „objektiver" Glaube war, gründlich falsch sein kann.

6.2 Plastizität

Der Wechsel der Perspektive hat zur Konsequenz, dass wir Offenheit entdecken, wo vorher Determinismus – alles, was geschieht, ist durch Bedingungen festgelegt – vorherrschte. Plastizität ist in der Natur allgegenwärtig und beobachtbar. Sie bleibt jedoch unbemerkt. Ein verwundetes Tier heilt sich selbst, ein Mensch aus einem fremden Land lernt eine neue Sprache. Wir lernen uns in einer fremden Stadt zurechtzufinden, eine Gruppe von Ratten lernt Rattengift zu vermeiden, eine Katze, die eine Rückgratverletzung hat, lernt wieder zu gehen, ein Kunststück, das sogar Menschen geschafft haben. Ian Waterman, der Mann der seinen propriozeptiven Sinn verloren hatte, wie im ersten Kapitel erwähnt, lernte, sich wieder zu bewegen, indem er visuelles Feedback für sich entdeckte, und durch andere Ressourcen, die er für sich selber nutzen konnte. Er fand Unterstützung, aber nicht von seinen Ärzten, die wussten, dass eine Genesung von dieser Krankheit unmöglich war.

Die Evidenz der Plastizität wurde zuerst nur bemerkt. Der starke Beweis, dass es sie auch im Nervensystem gibt, wurde anfänglich sehr skeptisch aufgenommen. Paul Bach-y-Rita fing seine Suche nach Beweisen an, nachdem sein Vater sich mit der Hilfe von Pauls Bruders George von einem Schlaganfall erholte und viele Funktionen wiedergewann. Nachdem sein Vater gestorben war, ordnete Paul eine Autopsie an, und entdeckte, dass riesige Teile seines Gehirn zerstört waren. Wie war eine solche Genesung möglich? Zu dieser Zeit (in den 1950ern) war die gängige medizinische Meinung, dass ein paar Monate nach dem Schlaganfall eine Genesung nicht mehr möglich sei. Mit diesem „Wissen" entmutigten viele Ärzte ihre Patienten, weil sie glaubten, es sei unmöglich, sich noch zu verbessern. George war kein ausgebildeter Rehabilitationsfachmann und hatte keinen anerzogenen Pessimismus in Bezug auf die Möglichkeiten. Deshalb ermutigte er seinen Vater einige Monate nach dem Schlaganfall, etwas mit sich selber zu tun, er spornte ihn an zu kriechen. Der Vater war fast handlungsunfähig und hatte eine starke spastische Lähmung. Im Laufe eines Jahr schafften sie es vom Kriechen zu weiteren Aktionen, wie Murmeln fangen, Abwaschen von Töpfen, auf die Knie zu kommen und allmählich zu stehen und zu gehen. Nach einem Jahr täglicher, begeisterter alltäglicher Übungen konnte sein Vater wieder unterrichten. Nachdem Paul diese Resultate gesehen hatte und an die große Zerstörung des Hirns dachte, entschied er sich eine andere Karriere einzuschlagen. Er wechselte zur Rehabilitationsmedizin und begann zu untersuchen, wie die Plastizität des Nervensystems möglich wäre. Seine ersten Erfolge erzielte er, nachdem er umfangreiche Forschungen auf dem Gebiet der sensorischen Plastizität gemacht hatte oder was man damals sensorische Substitution nannte. Er brachte z.B. blinden Menschen bei, wieder zu „sehen“, und zwar mit einem Gerät, das aus einer kleinen Fernsehkamera bestand, die mit einer Matrix von Elektroden verbunden war, welche die Haut mit „Bildern“ von der Kamera stimulierte.[25] Nach wochenlangem Training konnten blinde Menschen, die diesen Apparat benutzten, wieder „sehen“ und diese Bilder benutzen, um mit Objekten in ihrer Umgebung zu hantieren.

Zwei Kameras waren auf eine Brille montiert und damit konnten die Versuchspersonen Objekte im dreidimensionalen Raum wahrnehmen, da die Bilder von zwei nur wenig entfernten Kameras synthetisiert werden konnten, genauso wie die Augen einen dreidimensionalen Raum aus zwei leicht unterschiedlichen Bildern der Augen kreieren. Bach-y-Rita erfand viele solcher Geräte, unter anderem einen Apparat, der auf der Zunge vestibulär ähnliche Signale elektrisch erzeugen konnte, sodass sehr schwindelige Menschen wieder Gleichgewicht erlebten.[26] Moshé Feldenkrais kannte Bach-y-Ritas Arbeit in den 1970ern und Eileen Bach-y-Rita, Pauls Frau zu dieser Zeit, nahm am Feldenkrais-Training in San Francisco teil. Damals spekulierte man, dass Plastizität dann aufträte, wenn das Nervensystem durch Aktivität stimuliert würde. Diese Aktivität rege das Nervensystem irgendwie an, neue Dendriten zu formen, die dann wiederum neue Verbindungen und Aktivitäten kreierten, wobei sie das zerstörte Gewebe umgingen. Später enthüllte die Forschung eine viel aufregendere Entdeckung.

Lange hielt sich der Glauben in den Neurowissenschaften, dass die Zahl der Nervenzellen sich nach der Geburt nicht vergrößern könne. Was an Plastizität möglich wäre, war die Konsequenz aus Schrumpfung und Formung, aber nicht das Wachsen neuer Nervenzellen.[27] Als die Beweislage gegen diese Sicht überwältigend wurde, publizierte die *New York Times* am 4. Januar 2000 einen Artikel von Sandra Blakeslee über die Neuentdeckungen mit dem Titel, „Ein Jahrzehnt von Entdeckungen macht einem Schock über das Gehirn Platz“. Blakeslee berichtete, dass viele Wissenschaftler das Gefühl hätten, dass „für Wissenschaftler, die von anderen erwarteten, dass sie langlebige Überzeugungen über die Gehirnentwicklung verändern sollten, sehr hohe Beweisanforderungen festgesetzt werden.“ Sie zitierte noch einen anderen Neurowissenschaftler, der sagte: „Neurowissenschaftler haben auf die verschiedenen neuen Entdeckungen mit ‚dröhnender Stille‘ reagiert.“ Obwohl die Beweise für wachsendes Nervengewebe in diesem Artikel sehr stark sind, ist es wichtig, diese Beweise von Plastizität mit aktuellem Lernen und sensorischen Beziehungen zu verbinden. Hier können wir sehen, wie Plastizität aus den Aktionen des Organismus in und mit seiner Umgebung entsteht.

Für einen allgemeinen Überblick über die Plastizität mit all ihren verschiedenen Aspekten bei biologischen Lebewesen, beziehe ich mich wieder auf Kirschner und Gerhart (wie oben zitiert). Zum Beispiel schreiben sie in einem Abschnitt „Wie Zellen ihre Form erhalten“: „Es gibt keine genetische Information für große Zellorganisationen“ und „Zellformen reagieren auf Entwicklungs- und Umgebungsreize, die unabhängig von genetischer Kontrolle sind.“ (S. 148). Sie beschreiben einen Mechanismus bei Mikrotubuli, die eine Aktivität in der eukaryotischen Zelle zeigen, wo Mikrotubuli nach außen wachsen und dann nach innen schrumpfen. Wenn die Mikrotubuli ein unvermutetes Signal erleben, bewegen sich die Enden zur Peripherie hin. Stabilisierende Agenten fixieren dann

25 Paul Bach-y-Rita, *Brain Mechanisms in Sensory Substitution*, New York, u.a., 1972.

26 Bei Norman Doidge, *Neustart im Kopf: Wie sich unser Gehirn selbst repariert*, Frankfurt/M., 2008, finden Sie viele Studien von Bach-y-Rita und viele Beispiele für Plastizität.

27 Vgl. Carl W. Cotman (Hg.), *Neuronal Plasticity*, New York, 1978, als Beispiel für frühe Artikel zum Thema.

die Enden des Mikrotubulus und dann hört er auf zu schrumpfen. Die Zelle wird nun durch die Stabilität geformt. Der dynamische Prozess von Bewegung und Wachstum zusammen mit einer Art von Verkopplung von Zelle und Umgebung resultiert nun in Struktur, die auf der Geschichte der Verkopplung basiert. Dieser Prozess erlaubt dem Organismus Anpassungsfähigkeit, selbst auf dieser grundlegenden Ebene. Ähnliche ‚Erforschungsprozesse' geschehen in komplexen vielzelligen Organismen, die regulieren, wie Muskeln Knochen entgegenwachsen, Blutkapillaren dahin wachsen, wo Sauerstoff im Muskelgewebe benötigt wird, Nervenzellen wachsen auf Muskelgewebe zu und werden so zurechtgestutzt, dass jede Muskelzelle mit einer Nervenzelle verbunden ist. All das beinhaltet Feedbackschleifen, die die dynamische Aktivität regulieren.

Ich zitiere wieder Kirschner und Gerhart, die einen wichtigen Aspekt der Plastizität beschreiben, nämlich wie Gehirn und sensorische Neuronen auf der sensorischen Oberfläche koordiniert sein müssen. Sie entwickeln sich nicht zusammen im Embryo, wie man erwarten würde. Die Verbindung benötigt Bewegung und erforschendes Verhalten, das dann die Stimulation auf die Oberfläche liefert. Dies stimuliert einen komplexen Weg durch das Nervensystem, der dann darin resultiert, Verbindungen zu spezifischen Regionen im zerebralen Kortex herzustellen. Eine besonders detailreiche Fallgeschichte beschäftigte sich mit der Beziehung von Schnurrhaaren der Maus zu ihrer topographischen Repräsentation im Gehirn. Die Schnurrhaare sind wichtig für die Mäuse, denn sie helfen ihnen, sich im Dunkeln zurechtzufinden. Die Autoren beschreiben auf Grund der Forschungsliteratur, dass sich fünf Tage nach der Geburt im Kortex der Mäuse gewisse Strukturen formen, die man ‚Barrels' nennt, und zwar in Übereinstimmung mit individuellen Schnurrhaaren. Normalerweise bleibt diese Entwicklung stabil. In einigen Experimenten fand man heraus (S. 163), dass, „wenn man einige Schnurrhaare beschnitt, ihre ‚Barreldomäne' im Kortex verschwand und andere ‚Barrels' größer wurden, um den Raum einzunehmen." Die tatsächliche Gehirnstruktur verändert sich durch die Aktivität auf der sensorischen Oberfläche.

Früher glaubte man, dass Begabung von den angeborenen Kapazitäten abhängig sei. Der erste Beweis gegen diese Überzeugung kam aus einer Studie über Londoner Taxifahrer. Die Studien mit Daten aus bildgebenden Verfahren zeigten, dass die Taxifahrer, die ohne ein GPS ihren Weg durch eine besonders komplexe Stadt finden mussten und jede ihnen gegebene Adresse erreichen konnten, einen Teil ihres Gehirns vergrößert hatten, der mit räumlicher Erinnerung in Verbindung steht (den Hippocampus). Man könnte argumentieren – und so wurde auch argumentiert –, dass diejenigen, die einen solchen Beruf gewählt hatten, sowieso schon diesen Teil des Gehirns vergrößert gehabt hätten. Jedoch, „die Größe des Hippocampus ist direkt proportional zu den Arbeitsjahren." (Goldberg, 2007, S. 295) Goldberg ist eine gute populäre Quelle für Hirnplastizität und die neueren Entdeckungen über die menschlichen Möglichkeiten. Einige andere interessante Beweise, die er zitiert, zeigen die Hirnveränderung beim Spracherlernen und bei der Musik. Eine Studie fand heraus, dass Menschen die zweisprachig aufwachsen einen größeren linken *Gyrus Angularis* (d.i. ein Teil des Kortex) und außerdem mehr weiße und dichtere Substanz auf der linken Seite haben. Ähnlich eine Studie über Musiker, die aufdeckte, dass Musiker eine zweimal so große Heschlsche Querwindung für Tonverarbeitung haben. Zuletzt noch eine Studie, die *Nature* 2004 publizierte und die Goldberg in sein Buch aufnahm (lesen Sie „Die Weisheits-Formel" für die Originalquellen dieser Studien). In dieser Studie wurden gesunde Probanden, bevor und nachdem sie mit drei Bällen jonglieren lernten, in einem MRT gescannt. Das MRT zeigte, dass sich sowohl die graue Substanz der Temporallappen

(Schläfenlappen) auf beiden Seiten vergrößert hatte als auch die linke Parietalregion. Wenn die Probanden mit dem Training aufhörten, entwickelten sich diese Regionen wieder zurück. Diese Beweislage für die Plastizität des Gehirns ist schwerlich nicht zur Kenntnis zu nehmen.

Im zweiten Teil dieses Buches beschäftigen wir uns damit, wie Menschen sich in der Interaktion mit der Welt und anderen Menschen entwickeln und lernen. Wir brauchen die objektive Sichtweise, um das zu beobachten, weil wir keine Erinnerung haben an das, was wir in dieser Phase erlebt haben. Wir wissen nicht, wie wir denken und das Denken in der Sprache gelernt haben. Wie bisher wird phänomenale Erfahrung gebraucht, um Sinn aus dem zu gewinnen, was wir objektiv beobachtet haben. Hier müssen wir einen Sprung in der Schlussfolgerung machen. Wie ist es, ein Säugling zu sein? Aus Beobachtungen können wir Entwicklungswege entdecken und die Fähigkeit des eigenen Lernens.

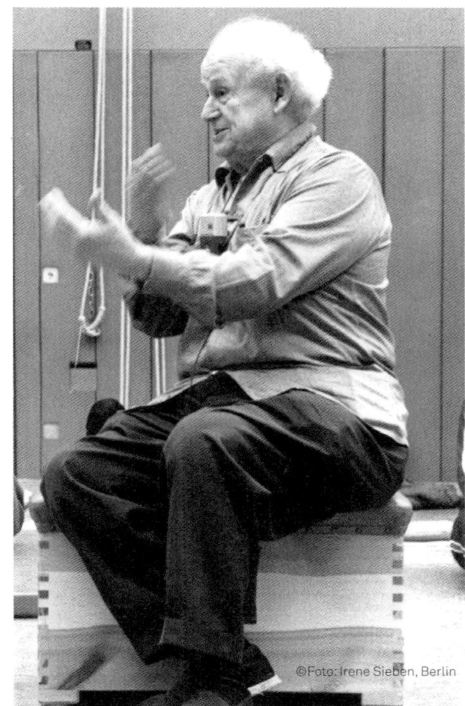

Abbildung 6-1: Moshé Feldenkrais (1904 – 1984) unterrichtet einen Workshop in Freiburg i. Br.

Teil II
Affekt-Lernen und Entwicklung

7 Einleitung zu Teil II

7.1 Unser bisheriger Argumentationsgang

In Teil I ergründeten wir, wie die innere Organisation lebendiger Wesen deren Überleben ermöglicht. Wir fragten: Was unterscheidet ein lebendiges Wesen von Objekten, Maschinen oder einem konstruierten sich bewegendem Ding? Wir stellten fest, dass jede Lebensform begrenzt ist und dass diese Einfassung dem lebenden Organismus ermöglicht, sich von allem anderen im Universum abzugrenzen. Auf diese Weise ist jede lebende Zelle von einer Zellmembran oder Zellwand umgeben, die die fortlaufenden Prozesse im Inneren schützt und zugleich den Zufluss von Nährstoffen und den Abfluss von Giften und Stoffwechselabfällen erlaubt. Anders gesagt, die Membrane ist wesentlich und unerlässlich für jede Art von Leben. Jeder Organismus ist umhüllt und als Einzelwesen vom Rest des Universums getrennt und unterschieden. Damit eine Zelle sich mit dem Netz des Lebens verbinden kann, genügt es nicht, einfach nur zu existieren.

Sie benötigt dafür folgende grundlegende Eigenschaften:

1. Sie muss sich selbst reproduzieren können (Fortpflanzung)
2. Sie muss sich selbst erhalten können (Selbsterhaltung)
3. Sie muss sich selbst beschützen können (Selbstschutz)

Wenn die Zelle wächst, bildet die Zellwand eine Einschnürung zwischen zwei sich ausdehnenden Bereichen. Im weiteren Verlauf dieses Vorgangs teilt sich die Zelle schließlich in zwei identische Zellen. Der Inhalt beider Zellen wird ebenfalls reproduziert, sodass jede die gleiche DNA, RNA, das gleiche Protoplasma usw. enthält. Solange zumindest einige Zellen überleben, setzt sich diese Teilung immer weiter fort. Bewegung ist dafür unverzichtbar. Ein lebendes Wesen muss sich selbst auch erhalten können, um die Integrität der Zellmembrane und der darin eingeschlossenen Vorgänge zu gewährleisten. Über diese Selbsterhaltung hinaus benötigt die Zelle einen Schutz in der sie umgebenden Umwelt. Zellen können nur in einem kompatiblen Universum oder einem Bereich weiterleben, in dem ihr Überleben möglich ist. Selbst pflanzliches Leben benötigt einen Platz zum Wachsen und Gedeihen ungeachtet seiner Unfähigkeit, sich vom Ort seines Entstehens wegzubewegen. Lebendige Wesen können sich dagegen bewegen und die Nische in der Umwelt finden, die ihnen den Fortbestand erlaubt. All diese Eigenschaften blieben auch erhalten, als das Leben komplexer wurde. Zellen verschmolzen mit anderen Zellen und durch gegenseitige Synergien entstanden komplexere Zellen, in denen einige der zugehörigen Zellen neue klar unterschiedene Bestandteile entwickelten, die wir nun als Organellen bezeichnen. Zellen entwickelten auch Strukturen, die ihnen das Schwimmen und die Fortbewegung von einem Ort zum anderen ermöglichten. Und schließlich wurden multizelluläre Lebensformen möglich, indem sich Zellen im weiteren Verlauf der Evolution funktional immer weiter spezialisierten und kooperative Interaktionen entwickelten.

Es gibt eine ungeheure Vielfalt von Lebensformen. Wie ist das möglich? Wir können beobachten, dass lebendige Wesen sich in Bezug zu diesen Formen und Strukturen wandeln können, dabei jedoch die Organisation der grundlegenden Prozesse beibehalten. Sobald sich einmal komplexere Lebensformen entwickelt hatten, erweiterte sich die Vielfalt der Lebensformen im Laufe der Evolution. Trotz der Prozesse, die zu diesen vielfältigen Lebensformen führten, bewahrten diese Formen während der Reproduktion essentiell wichtige Eigenschaften des Lebens. Die Zellwand beispielsweise ist in allen Lebensformen unverändert beibehalten, genau wie die chemischen Kreisläufe in der Zelle, die Vorgänge bei der Aufnahme von Nährstoffen, der Absorbierung von Energie und dem Ausscheiden von Nebenprodukten des Stoffwechsels. Grundlegende Zellstrukturen (Organellen) existieren auch weiterhin in allen komplexen (eukaryotischen) Zellen. Zellteilung, Zellformung und der genetische Aufbau wurden durch die ganze Evolution von einfachsten Organismen zu komplexen mehrzelligen Lebensformen beibehalten. Ungeachtet der enormen Unterschiede in Struktur, äußerer Form und funktionalen Fähigkeiten, sind alle Lebensformen von Ähnlichkeiten durchwoben.

Wie wir in Teil I nahe gelegt haben, erscheint Absichtlichkeit im biologischen Sinne sehr früh in der Geschichte der belebten Wesen. Sogar Bakterien bewegen sich auf Nährstoffe zu und von störenden und giftigen Stoffen weg. Das deutet darauf hin, dass der Organismus im Bezug zu seiner Umwelt steht, was von grundlegender Bedeutung für Selbsterhalt und Selbstschutz ist. Von dieser Warte aus bezieht sich Überleben auf das Überleben des Organismus. Und tatsächlich ist eine Vorstellung von Lebewesen undenkbar, die die verbindenden Prozesse außer Acht lässt, mit denen der Organismus mit der Umwelt und mit anderen Organismen interagiert. Bakterien klumpen sich zum Selbstschutz aneinander und tun dies auch, wenn Nährstoffe rar sind. Diese Aktivitäten sind der Ursprung dessen, was auf menschlicher Ebene als Lernen und Auswählen wahrgenommen wird. Bei einzelligen Lebensformen kann man diese Absichtlichkeit mechanistisch deuten. In höheren, komplexeren Organismen werden die gleichen funktionalen Aktivitäten in Bezug zur Umwelt durch wesentlich aufwendigere biologische Strukturen umgesetzt, die darüber hinaus auch eine größere Autonomie besitzen.

Doch was wir bisher dargelegt haben, wirft in der Tat neue Fragen auf. Wie treffen Organismen eine Entscheidung? In welcher Weise sind Empfindungsvermögen und Bewegung darin verwickelt? Wie wird Lernen organisiert und durch Werte geleitet, wie sie durch Affekt, Gefühl und Emotion ausgedrückt werden? Und wie funktioniert organismische Entwicklung in Bezug zur Umwelt, in der die Organismen leben?

Aktivitäten lebender Wesen werden von einem Sinn von Entscheidung und Handlungsurheberschaft begleitet. In einfachen einzelligen Organismen werden Absichtlichkeit, Handlungsurheberschaft und Entscheidung durch chemische Sensibilitäten und Mechanismen zur Selbstbewegung realisiert. Mehrzellige Organismen haben ein Nervensystem entwickelt, das sich darauf spezialisiert hat, die Funktionen zu übernehmen, die für den Organismus wertvoll sind und die Absichten des Organismus in seiner Umwelt mit Hilfe seiner Bewegungen auszuführen. In höheren Organismen und insbesondere bei uns Menschen sind wir geneigt, diese Mechanismen als „mental" zu bezeichnen. Als höhere Tiere erproben und treffen wir unsere Entscheidung, indem wir Gefühlszustände auswerten. Wir erfreuen uns am Lernen und werden so durch Affekt und Gefühl geleitet. Durch Beobachtung und Schlussfolgerung können wir Tieren ebenfalls Affekt zusprechen. Anders gesagt, Affekt, Gefühl und in zweiter Linie Emotion sind essentielle Aspekte von Handlung, Entscheidung und der Gerichtetheit von Handlung. Affekt leitet auch das Lernen auf zweierlei Art: Er verleiht dem Organismus die nötige Energie, um mit der Umwelt und den umgebenden Lebewesen zu interagieren. Und er stellt Wertvorstellungen bereit, die für das Lernen essentiell sind, das durch Interaktion mit der Umwelt entsteht. Insbesondere das Entwicklungslernen wird auf diese Weise geleitet. Ein System zur Regulation und Kommunikation von Affekt ist an den Beziehungen zu anderen Organismen und Artgenossen beteiligt. Affekt umfasst nicht nur spezielle Teile eines Nervensystems, sondern auch chemische Agenzien, die Signale zu den Organen und zum Gewebe transferieren, und neuromuskuläre Aktivitäten, mit denen Affekt kommuniziert und ausgedrückt wird. Das ist ein gewaltiger Sprung an Komplexität. Für den Organismus ist es zugleich eine Vereinfachung. Seine Entscheidung wird durch Sinnesempfindungen geleitet, die auf einem höheren Niveau organisiert sind.

In der jüngeren Vergangenheit wurde all das durch Modelle dargestellt, die auf der Einbildung der Behavioristen fußten, all diese Geschehnisse auf mechanistische und passive Erklärungen zurückführen zu können. Entwicklung wurde als von genetischen Programmen gesteuert angesehen, Lernen durch Variationen von Reiz- und Reaktionsketten erklärt, in denen Veränderungen der Organismen schlicht eine Konsequenz von Zusammenstößen mit der Umwelt waren. Es waren viele Jahre nötig, ehe man beginnen konnte, das Verständnis dieser Prozesse in Richtung der von uns dargelegten Begriffe zu revidieren. Inzwischen ist der Behaviorismus kein wirksames Modell mehr, obwohl sich in einigen Fachrichtungen noch Spuren dieses Paradigmas finden lassen. Andere Annahmen dagegen dominieren noch immer das wissenschaftliche Denken, insbesondere in Bezug auf unsere Menschlichkeit. Im nächsten Kapitel werden wir uns einige dieser Annahmen über menschliche Entwicklung ansehen. Unser wichtigstes Ziel ist es dabei, die entscheidende Bedeutung von Lernen und Affekt in Bezug auf Bewegung zu restaurieren und damit die Richtung unseres Denkens umzukehren. Wir entdecken endlich, dass wir viel enger mit anderen Lebensformen verwandt sind, als wir das je für möglich gehalten hätten. Und wir beginnen auch zu erkennen, dass wir, obwohl durch eine umgrenzende Hülle umschlossen, nicht nur in einer Umwelt leben, sondern dass wir tiefgreifend mit dieser Umwelt verwoben sind. All das werden wir in Teil II erforschen.

8 Eine neue Sicht auf Kindheit: Menschlicher Affekt und Gefühl

Es ist erstaunlich, wie Annahmen das Denken beherrschen können. Das gilt besonders, wenn es dabei um unser menschliches Sein als biologische Wesen geht. Die vorrangige Ansicht im westlich geprägten Denken war von jeher, dass Menschen als überlegene höhere Wesen vernunftbegabt sind und daher Kontrolle über ihre biologischen Funktionen haben, die ohnehin vornehmlich mechanischer Natur sind. Der Körper kann daher nur im Bereich der animalischen Instinkte und Triebe von Bedeutung sein, doch es ist unser Geist, der uns zu Menschen macht. Und dieser Geist kontrolliert den Körper, ist jedoch von ihm getrennt. Das Problem mit Annahmen ist, dass sie im Kleid allgemein akzeptierter Wahrheiten daherkommen. Bei einem genaueren Blick werden wir feststellen, dass viele solcher Annahmen nicht von Beweisen gestützt werden. Doch als allgemein anerkannte Wahrheiten werden sie in der schulischen Bildung als selbstverständliche Tatsachen unterrichtet und nicht weiter hinterfragt. Eine dieser westlichen Annahmen, die am Beginn des 20. Jahrhunderts zu bröckeln begannen, war die Ansicht, dass der Mensch sich vom Tier durch seinen Verstand unterscheidet.

Sigmund Freud wurde der einflussreichste Denker, der die Vorstellung, menschliches Leben sei vom Verstand beherrscht, grundlegend transformierte. Sein Begriff des Unbewussten wurde, auch wenn er von der experimentellen Psychologie nicht akzeptiert war, in weiten Kreisen des vorherrschenden kulturellen Denkens aufgenommen. Freuds Thema wurde aus kultureller Sicht so verstanden, dass das Unbewusste das Leben des Menschen viel stärker als der Verstand kontrolliert und wir von dessen Wirken in unserem Leben nichts mitbekommen würden. In der freudschen Psychoanalyse schließlich wurde das Unbewusste durch die Methode der freien Assoziation ins Bewusstsein gehoben, die dem Verstand wieder die Kontrolle zurückgab. Freuds therapeutischer Prozess und sein Postulat des Unbewussten ist zumindest in Teilen valide. In seinem Gesamtmodell schlug er vor, dass zur „Schattenseite“ des Lebens die instinktiven Bedürfnisse und Triebe gehören, die biologisch ererbt seien und kontrolliert und geordnet werden mussten, um das Zusammenleben in einer sozialen Welt zu ermöglichen. Aus diesem Grund dominiert das *Es*, wie er es nannte, das sich im Körper manifestierende Leben von Menschen. Das Es ist animalisch und unstrukturiert und die bei vielen Denkern aus Soziologie und Psychologie verbreitete Sichtweise war, dass dem Es von außerhalb des menschlichen Organismus Ordnung aufgezwungen wird. Diese Ordnung entwickelt sich daher während der Sozialisierung des Säuglings und wird in einer mentalen Struktur verankert, die Ich genannt wird. Das Unbewusste lauert derweil weiter im Hintergrund. Folglich bleiben Geist und Körper in dieser Sichtweise getrennt. (Siehe Gendlin, 1987)

Der seltsamste Teil dieses Modells des Menschen ist dessen Sichtweise der frühen Kindheit. Der Säugling ist abgeschnitten von jedweder Interaktion und lebt innerhalb seines Es. Säuglinge werden im Wesentlichen als autistisch angesehen. Der Säugling lernt passiv durch soziale und Umwelt-Einflüsse, wie er ein Selbst wird. Vorwärtskommen ist ausschließlich durch die Handlungsfähigkeit des Denkens möglich und Regression kann eine Person nur zurückbringen in diesen frühen Raum, zurück zu etwas, das als körperliche Erfahrung primitiv und unorganisiert ist. Der Körper selbst ist nicht sozial und von der Welt abgeschnitten. Das Problem dieser Sichtweise ist, dass sie eine Annahme bleibt, genau wie die weiter oben, bei der Geist und Körper voneinander getrennt werden und der Körper nur für mechanische Funktionen dient. Aber was wäre, wenn Säuglinge nicht autistisch wären? Was, wenn die Organisation von Leben wesentlich komplexer wäre, als wir denken? Was, wenn Lernen etwas anderes wäre als lästige Pflicht und Konditionierung?

Nun wird auch klar, weshalb wir uns in Teil I mit dem Thema Ursprünge und besonders den Ursprüngen der Ordnung befasst haben. Ein Säugling ist kein passives Wesen und nicht von der Welt abgeschnitten. Sofern sie nicht durch einen Unfall bei der Geburt beeinträchtigt werden, beschäftigen sich alle Säuglinge aktiv mit der Welt um sich herum und den Menschen, die sich um sie kümmern. Mütter haben das schon immer an ihren Säuglingen beobachtet, auch wenn Experten und Spezialisten es „besser wussten". Das Problem ist Folgendes: Die Annahmen über Säuglinge gründeten nicht auf sorgfältigen und genauen Beobachtungen. So wurde das vorherrschende Modell, das ich oben beschrieben habe, der bestimmende Faktor und Grundlage wissenschaftlichen Glaubens und die Beobachtungen von Menschen, die sich um Säuglinge kümmerten (hauptsächlich Mütter), als sentimental und voreingenommen abgetan. Doch es gibt auch Voreingenommenheit in professionellen Grundhaltungen. Wie können wir wissen, ob Säuglinge irgendetwas bewusst wahrnehmen? Weder können wir in ihre Köpfe „schauen", noch können sie uns mit Worten von ihren Erfahrungen berichten. Schließlich können sich die meisten Menschen nur an sehr wenig aus ihrer frühen und frühesten Kindheit bewusst erinnern.

Zugrunde liegt jedoch die Uneinigkeit über die Frage: „Was ist der Ursprung von Ordnung?" Als erste Grundlage zur Beantwortung dieser Fragen müssen wir das Leben von Säuglingen und die Interaktion zwischen Mutter und Säugling genauer beobachten. Da wir keine Erinnerung daran haben, wie sich die Entwicklung in uns selbst vollzogen hat, können wir keine Erfahrungen als Indiz heranziehen. Doch durch die neuen Belege, die im Laufe der letzten 25 Jahre gefunden wurden, können wir Rückschlüsse und Schlussfolgerungen aus diesem Prozess ziehen, vorausgesetzt, wir beobachten sorgfältig und mit offenem Geist. Auf den zweiten Blick werden wir dann auch sehen, dass menschliche Wesen nicht wirklich mit einer *tabula rasa* beginnen. Lernen beginnt nicht bei null. Wahrnehmen kann nicht so einfach unterschieden werden von den Konzepten seiner Beschreibung in Wörtern. Wir wachsen und entwickeln uns nicht isoliert von anderen Wesen oder von unserem biologischen Ursprung. Ohne besondere biologische Fähigkeiten können wir uns selbst nicht in diese Welt bringen. Umgekehrt brauchen wir auch eine Welt, in der wir aktiv werden, uns entwickeln und lernen können. Und das schließt alle Interaktionen mit anderen Menschen ein. Es ist eine weitere Schleife oder ein Satz mehrerer Schleifen, die ‚strukturelle Kopplung' erfordern.

Daniel Stern (Stern, 1992) bietet in *Die Lebenserfahrung des Säuglings* eine hervorragende Darstellung dieser neuen Art des Nachdenkens über das Leben von Säuglingen und zeigt darin auch die herausragende Bedeutung von erwachsenen Bezugspersonen für ihren Entwicklungsprozess. Besonders überzeugend ist Sterns Erkenntnis, dass die Entwicklung und Festigung eines begrifflich-sinnlichen Selbst sehr früh im Leben des Säuglings beginnt und einer einfachen (nicht selbst-reflexiven) Form der Bewusstheit bedarf. Hier sprechen wir von der präverbalen Ebene der direkten Erfahrung, die noch nicht konzeptualisiert ist. Nach Sterns Ansicht taucht das Empfinden eines Selbst als ein invariantes Muster von Bewusstheit auf, das als Folge der Handlungen des Säuglings in der Welt und der sie begleitenden mentalen Prozesse entsteht. Ein solches Muster kann sich nur durch irgendeine Form von Selbstorganisation von Sinneserfahrungen entwickeln. Wir könnten es uns als eine körperliche Wahrnehmung vorstellen. Später werden solche Wahrnehmungen versprachlicht auf ein benanntes Selbst bezogen und mit dem Kennzeichen „Ich" versehen. Stern schreibt: „Dieses organisierende subjektive Erleben ist das präverbale, existenzielle Pendant zum objektivierbaren, selbstreflexiven, verbalisierbaren Selbst." (Stern, 1992, S. 20) Welche Erfahrungen fügen sich zur Grundlage eines Kern-Selbst zusammen? Aufgrund seiner Beobachtungen von Säuglingen schlägt Stern vor, dass diese Erfahrungen zwei bis drei Monate nach der Geburt des Säuglings auftauchen. Für das Entstehen des Selbstempfindens sind laut Stern die folgenden vier Erfahrungen essenziell:

1. *Selbst-Urheberschaft* als das Empfinden von Urheberschaft der eigenen Handlungen
2. *Selbst-Kohärenz* als das Empfinden, ein vollständiges körperliches Ganzes zu sein, dessen Handlungen organisch eingegliedert sind
3. *Selbst-Affektivität* als das Erleben regelmäßiger innerer Gefühlsqualitäten
4. *Selbst-Geschichtlichkeit* als Erleben von Regelmäßigkeiten in einem Fluss von Erfahrungen

Das Empfinden der *Selbst-Urheberschaft* taucht durch die Erfahrung der Bewegung auf. Wenn ein Säugling einen Arm einmal aus eigener (Willens)Kraft bewegt und derselbe Arm ein andermal von einer anderen Person bewegt wird, erlebt er den Unterschied als Kontrast. Willkürliche Bewegungen erzeugen eine andere Art des kinästhetischen Empfindens als die, die entstehen, wenn man passiv bewegt wird. Ein Säugling antizipiert auch die Konsequenzen eines willkürlichen Aktes: Wenn er die Augen schließt, wird es dunkel. Der willkürliche Akt und die propriozeptive Wahrnehmung der Bewegung sind zwei Invarianten. Wenn eine Mutter die Handgelenke ihres Babys nimmt und mit ihm „Pitsche-Patsche-Händchen" spielt, erlebt das Baby propriozeptive Wahrnehmung, aber keine eigene Absicht. Wenn das Baby dagegen selbst in die Hände klatscht, ist willkürliche Bewegung im Spiel. Steckt die Mutter hingegen dem Baby den Schnuller in den Mund, erlebt es weder die Wahrnehmung einer willkürlichen Bewegung noch erhält es propriozeptive Informationen. Durch die Schaffung von Unterschieden lernt der Säugling zwischen diesen Möglichkeiten zu unterscheiden und erkennt die Invarianten, die ein Empfinden des Kern-Selbst und ein Empfinden anderer hervorbringen. Je mehr Variationen hierbei dazu kommen, desto mehr dehnen sich die Möglichkeiten aus.

Eine zweite Erfahrung, die zur Formung eines organisierten Empfindens eines Selbst beiträgt, ist *Selbst-Kohärenz*. Kohärenz umfasst „das Empfinden, ein vollständiges körperliches Ganzes zu sein und sowohl in der Bewegung (Verhalten) als auch im Ruhezustand über Grenzen und ein körperliches Handlungszentrum zu verfügen" (Stern, 1992, S. 106). Um Wahrnehmung organisieren zu können, muss der Säugling zwischen der Kohärenz seiner eigenen Bewegungen und der von anderen unterscheiden können. Ein Baby sieht die Mutter auf sich zukommen und erlebt ein kohärentes, sich bewegendes Objekt vor einem gleich bleibenden Hintergrund. Ein Baby erlebt auch die Kohärenz von zeitlichen Strukturen. Wenn man einem Baby gleichzeitig zwei Filme zeigt, in denen eine sprechende Person zu sehen ist und bei dem bei einem der beiden Filme der Ton nicht synchron zu den Lippenbewegungen ist, wird das Kind sich den asynchronen Film eine kurze Weile ansehen, dann jedoch seine Aufmerksamkeit dem Film mit synchroner Tonspur zuwenden. Zwei Ereignisse mit der gleichen zeitlichen Struktur gehören zusammen. Kohärenz findet sich auch in der Intensität von Ereignissen wieder. Beispielsweise passt die Lautstärke der Stimme bei einem ärgerlichen Gefühlsausbruch zur Geschwindigkeit und dem Krafteinsatz der sie begleitenden Bewegungen. Alle Stimuli – auditorische, visuelle, taktile, propriozeptive – werden gleichzeitig gesteigert. Die letzte kohärente Struktur schließlich ist die Kohärenz der Form. Drei Monate alte Babys erkennen das Gesicht ihrer Mutter auf einem Foto. Die Konfiguration eines Gesichts kann sich durch den Ausdruck von Gefühlen ändern, doch seine Form bleibt kohärent.

Die dritte Erfahrung ist die der *Selbst-Affektivität*. Muster verschiedener Gefühlszustände (Affekte) begleiten unterschiedliche Erfahrungen des Selbst. Das können Freude, Interesse, Sorge, Zorn, Überraschung und andere unbenennbare energetische Gefühlszustände sein. Diese Invarianten, die von propriozeptiven Feedbacks aus den Muskeln im Gesicht, der Atmung, der Stimme und anderen Teilen des Körpers begleitet werden, haben ein inneres Muster des Empfindens von Erregung oder eine Emotion mit einer bestimmten Qualität an Empfinden. Die Konstellation invarianter Ereignisse einschließlich Gefühle von autonomer Aktivität, muskulärem Feedback, gekoppelt mit spezifischen externen Interaktionen bildet zusammen eine Invariante höherer Ordnung, die eine Affektkategorie erzeugt. Es gibt auch nicht-kategoriale Erfahrungszustände, von Stern Vitalitätsaffekte genannt, die im täglichen Leben allgegenwärtig sind. Das Wichtige hier ist, dass der Säugling spezifische vertraute Konstellationen in Bezug zu einer Reihe verschiedener Lebenssituationen erfährt. Eine subjektive Qualität des Fühlens wird dann ein invarianter Selbst-Affekt, der immer wieder als vertraut und erwartet erfahren wird.

Schließlich haben wir das Empfinden von „*Selbst-Geschichtlichkeit*, also das Gefühl der Dauer, der Einbindung in die eigene Vergangenheit, das Gefühl eines ‚fortwährenden Seins', so dass man sich durchaus verändern kann und doch dieselbe Person bleibt. Der Säugling nimmt im Fluss der Ereignisse Regelmäßigkeiten wahr." (Stern, 1992, S. 106) Wie werden Selbst-Urheberschaft, Selbst-Kohärenz und Selbst-Affektivität integriert, um eine subjektive Perspektive zu schaffen? Das episodische Gedächtnis ist das Gedächtnis der wirklichen Erfahrungen. Es bildet das Fundament für alle Arten von Gedächtnis. Eine Menge ähnlicher Erinnerungen, zum Beispiel die, hungrig zu sein, an der Brust gefüttert werden, den Mund zu öffnen, mit dem Saugen zu beginnen, Milch zu schmecken, werden zu einer Brust-Milch-Episode zusammengefasst. Diese Erinnerung ist eine Erwartung, wie sich die Dinge von Sekunde zu Sekunde entwickeln werden. Es ist keine spezifische Erinnerung mehr, sondern eine Art Prototyp einer Erfahrung. Diese Erfahrungen bilden zusammen das Fundament für das Kern-Selbst. Es ist weder Konzept noch Wissen, noch ein Konstrukt des Geistes. „Eine der zentralen geistigen Bestrebungen, die Säuglinge deutlich zu erkennen geben, ist das Bestreben, die Welt durch die Suche nach Invarianten zu ordnen. Eine Struktur, die in jeder neuen Variation zugleich bekannt ist (in dem Teil nämlich, der sich wiederholt) und neu (in dem Teil, der hinzukommt), eignet sich auf ideale Weise dazu, den Säugling mit interpersonalen Invarianten vertraut zu machen." (Stern, 1992, S. 111).

Die Erfahrung von Affekten wird zur Leitschnur für die Auswahlen und Entscheidungen, die ein lebendiges Wesen trifft, selbst wenn es nur um die Entscheidung geht, diese oder jene Richtung einzuschlagen. Eine Pflanze „entscheidet sich", ihre Blätter zur Sonne auszurichten oder ihre Wurzeln in Richtung Flüssigkeit zu dirigieren. Sie benötigt für ihr Überleben nur ein elementares Empfindungsvermögen und die Fähigkeit zu langsamen Bewegungen. Wie wir in Teil I bemerkt haben, schwimmt ein Bakterium hin zu Nährstoffen und weg von

Reizstoffen und Giften. Man könnte sagen, dass dies kein erlerntes Verhalten ist, da es sich um angeborene Fähigkeiten des Bakteriums handelt. Dagegen lässt sich anführen, dass es, auch wenn das Lernen auf einer evolutionären Skala stattgefunden hat, dennoch eines Lernprozesses bedurfte, um diese Fähigkeit zu entwickeln. Auf der anderen Seite ist Empfindungsvermögen gegenüber der Umwelt eine weitere lebensnotwendige Fähigkeit. Das lebende System reagiert – oder besser: antwortet nun auf die unvorhersehbaren Zufälle des Lebens. Wie „weiß" es das? Wir wissen nicht, was es für ein Bakterium bedeutet, empfindend zu sein – wir können nur beobachten, wie es sich bewegt, und darin die ihr innewohnende Absichtlichkeit erkennen.

Lassen Sie uns zu menschlichen Kontexten zurückkehren. Hier können wir durch sorgfältige Beobachtung aus unserer lebendigen Erfahrung festhalten, dass wir Entscheidungen nicht zufällig treffen und aufs Geratewohl lernen. Auch wenn es dabei viele Fallstricke gibt, die zu Schwierigkeiten führen, so können wir doch denken und handeln.

Wir haben die biologische Fähigkeit, Bedeutung zu erkennen. Als Menschen tun wir dies mit Gefühlen, die man auch als Affektzustände bezeichnen könnte. Eigentümlicher Weise wurde Affekt, genau wie auch Bewegung, eine versteckte Dimension unseres Menschseins. Historisch gesehen gab es eine lange Periode, in der die Idee vorherrschte, dass Denken eine menschliche Eigenschaft sei, die ausschließlich auf der Fähigkeit zu vernunftbasiertem Denken basierte. Inzwischen beginnen wir zu verstehen, dass Denken ohne Affektzustände zu einer bedeutungslosen, quasi toten Sache wird (Damasio, 1995). Dann haben wir zwar die Fähigkeit zu denken, aber keinen Antrieb, keine Energie und keine Motivation, dies auch tatsächlich zu tun. Gendlin (1962, 1997, 1998, 1990) zeigt, dass die Erfahrung des Denkens, die er „gefühlte Bedeutung" (‚felt meaning') und später „gefühltes Empfinden" (‚felt sense') nannte, bei menschlicher Kognition immer im Randbereich von Aufmerksamkeit auftritt.

Wie wissen Sie?

Gendlin nennt die Ihnen sicher auch bekannte Erfahrung, dass man versucht, sich an einen Namen zu erinnern. Sie versuchen sich aktiv daran zu erinnern und suchen im Geiste danach. Nachdem Sie dies einige Zeit ohne Erfolg getan haben, geben Sie Ihr Bemühen auf. Plötzlich fällt Ihnen der Name ein.
Wie wissen Sie während der Suche, dass Sie den gesuchten Namen noch nicht gefunden haben? Und wie können Sie sicher sein, dass es der richtige ist, wenn er Ihnen wieder eingefallen ist?
Solange Sie den Randbereich Ihrer Erfahrung nicht erforschen, lassen sich Ungewissheit und die darauf folgende Gewissheit nicht erklären. Der Randbereich der Erfahrung ist hier ein körperliches Empfinden von Unbehagen, das verschwindet, wenn der Name wiedergefunden wurde.
Erinnern Sie sich an eine solche Erfahrung und achten Sie bewusst darauf, wenn es wieder geschieht. Stellen Sie sich dabei die folgenden Fragen:
Was war das Gefühl des Unbehagens und wo in Ihrem Selbst, genauer in Ihrem Körper, haben Sie es gefühlt? Wenn Ihnen der Name wieder eingefallen ist, wo in sich haben Sie eine Veränderung bemerkt? Welche Veränderung trat in der Bewegung auf?

Unsere Atmung ist ein gutes Beispiel für Wahrnehmungen, die häufig im Randbereich unserer Aufmerksamkeit bleiben. Solche Erfahrungen gelangen einfach nicht in den Fokus unserer Aufmerksamkeit. Doch wenn wir uns mit Bewusstheit den Empfindungen unseres Atmens zuwenden, können dadurch Veränderungen zum Vorschein kommen, die uns sonst entgleiten. In diesem kleinen Experiment haben Sie vielleicht bemerkt, dass Ihr Atem während der Suche nach dem entfallenen Namen flacher, oberflächlicher war oder dass es Bereiche im Brustkorb oder im Rachen gab, die angespannter waren.

In dem Augenblick, in dem Ihnen der Name einfällt, wird die Richtigkeit der Erinnerung durch eine tiefere Atmung oder eine andere Veränderung der Muskelspannung bestätigt. Was Gendlin gefühlte Bedeutung oder gefühltes Empfinden nannte, erfahren wir auf diese Weise konkret während unserer Selbsterforschung. Stern verwendet für das gleiche Phänomen die Begriffe Affekt, Selbst-Affektivität und Vitalitätsaffekte. Es ist nicht so stark wie Emotionen, aber wahrnehmbar, wenn Sie sich darauf einlassen. Häufig entzieht sich dieses Phänomen auch der Beschreibung in Worten. Gendlin (1998) hat das gefühlte Empfinden zu einem Eingangsportal entwickelt, mit dem sich Muster durch einen Vorgang ändern lassen, den er *Focusing* nennt. Hier wird das Finden des passenden sprachlichen Ausdrucks für die Erfahrungen zu einem nützlichen Werkzeug. Wenn das Verborgene Ihnen selbst sichtbar wird, manifestiert sich das als ein körperliches Empfinden von Erleichterung.

Am Anfang dieses Buches schrieb ich über meine persönlichen Erfahrungen und der Entdeckung von Emotion und Gefühl als einer verborgenen Dimension meines eigenen Lebens. Feldenkrais bezeichnete das, was in diesem Verdecken und Verbergen geschieht, als die Entfremdung von Gefühlen. Die Existenz unseres verkörperten Seins, unsere Autonomie als sich bewegende Wesen werden zu verborgenen Aspekten des Lebens nicht nur auf der Ebene unserer persönlichen Erfahrung, sondern auch innerhalb der Sprache und infolgedessen auch auf der sozialen Ebene. Unsere Fähigkeit, über Affekt im allgemein nachzudenken, wird zuerst verfälscht und dann verborgen, als ob rationale Gedanken gebieten würden, dass wir nur solche Aspekte des Lebens erforschen könnten, die wie Verhalten aus einer Dritte-Person-Perspektive beobachtbar sind.

Wie wäre es, wenn wir wieder menschliche Beobachter würden, die wissen, dass man nichts Absolutes finden kann und dass wir daher innerhalb unserer menschlichen Blase forschen müssen. Es gibt keine objektive Sicht, also keinen Ort im Nirgendwo, von wo aus wir den affektiven und emotionalen Raum betreten könnten. Doch erinnern wir uns: Größen wie Charles Darwin, William James und Sigmund Freud haben Emotion und ihren Ausdruck keineswegs ignoriert. Es bedurfte erst der behavioristischen Bewegung im frühen 20. Jahrhundert, um den Affekt zu verbannen und einer mysteriösen Macht namens „Verstärkung" (*reinforcement*) unterzuordnen. Als ob diese Macht ohne die biologische Domäne des Affekts und ohne dessen konkrete Erfahrung im Leben funktionieren könnte.

8.1 Affekt und die Gefühle: die Beziehung zu Bewegung und Embodiment

Säuglinge leben primär in diesem Affekt-Bereich. Affektive und emotionale Zustände sind wesentliche Voraussetzungen für Berührung und Kontakt, Kommunikationsbedürfnisse, das Lernen und praktisch alle anderen wichtigen Dinge im Leben von Säuglingen. Wie Stern schreibt: „Wir wissen nun einmal nicht, ob Säuglinge das, was ihr Gesicht, ihre Stimme und ihr Körper uns so eindringlich zu vermitteln scheinen, tatsächlich empfinden; doch es fällt schwer, angesichts dieser Ausdrucksfähigkeit nicht auf eine entsprechende Empfindungsfähigkeit zu schließen (Stern, 1992, S. 101) Auf der anderen Seite haben wir als Erwachsene einen Zugang zu unseren inneren Zuständen und können diese sprachlich übersetzen. Damasio (2000, S. 38) drückt es so aus: „Trotzdem haben Neurowissenschaft und Kognitionswissenschaft der Emotion während des gesamten 20. Jahrhunderts bis in allerjüngste Zeit die kalte Schulter gezeigt."[28] Doch neben anderen beobachteten Charles Darwin und William James leidenschaftlich genau den Ausdruck von Gefühlen und Emotionen

---

28 Antonio R. Damasio, *Ich fühle, also bin ich. Die Entschlüsselung des Bewusstseins.* Aus dem Amerik. v. Hainer Kober. München, (2000, S. 53).

in Körper und Bewegung. Insbesondere Darwin bezeichnete Emotion in seinem wegweisendem Buch *Der Ausdruck von Gefühlen bei Mensch und Tier* als eine biologische Gegebenheit bei den höheren Wirbeltieren. Als Teil seines Vorhabens, seine Evolutionstheorie vollständig auszuarbeiten, sammelte er Unmengen an Informationen über Emotion und ihren Ausdruck in verschiedenen Kulturen und bei verschiedenen Tierarten, um so die Einheit von Mensch und Tier darzulegen. Über seine Arbeit gibt es nach wie vor Kontroversen, obwohl andererseits viele ihrer Aspekte inzwischen von neueren Studien gestützt werden. William James (1909, S. 376) folgte mit einer wichtigen Theorie der Emotionen, in der er postulierte, dass „die körperlichen Veränderungen direkt auf die Wahrnehmung der erregenden Tatsache folgen, und dass das Bewußtsein vom Eintritt eben dieser Veränderungen die Gemütsbewegung ist."[29]

Anekdotische Beweise

Über das Verhältnis von Körper und Gefühl

D. R. litt unter einem Anfall von einseitiger peripherer Fazialislähmung (auch Bell-Lähmung genannt), bei der die Muskeln auf einer Seite ihres Gesichts gelähmt waren. Sie berichtete mir Folgendes: „Wenn ich lachen wollte, also den Impuls zu lachen hatte, konnte ich nur eine Grimasse ziehen, die jedoch das Gefühl wegnahm. Das Gefühl war einfach weg und da war keine Freude beim Lachen. Mein Gesicht fühlte sich nicht an, als ob es zu mir gehörte. Ich konnte mein ‚soziales Selbst' nicht finden und ich konnte das noch nicht einmal jemandem begreiflich machen."

M. S., eine weitere Person, die einen solchen Anfall erlitt, sagte, dass sie ein Lächeln aus ihrer Brust aufsteigen fühlen konnte, und als es ihr Gesicht erreichte, verschwand das Gefühl, weil sie die Bewegung nicht ausführen konnte.

Inzwischen gibt es viele neue Forschungsarbeiten über die Psychologie und Neurophysiologie der Emotionen. Für unseren Zweck von besonderer Bedeutung ist die Beziehung zwischen Emotion und Affekt und Bewegung. Zwei sehr unterschiedliche Wissenschaftler, der Verhaltensforscher Irenäus Eibl-Eibesfeldt (Eibl-Eibesfeldt, 2004) und der Psychologe Paul Ekman (2003), waren maßgeblich für die Wiederentdeckung der Einsichten von Darwin und James verantwortlich. In ihren wegweisenden Forschungsarbeiten untersuchten sie das Verhältnis zwischen emotionalen Zuständen und deren muskulärem Ausdruck insbesondere durch die Gesichtsmuskeln. Beide präsentierten Beweise dafür, dass der Gesichtsausdruck bei Menschen kulturübergreifend universell ist und auch wenn ihre Arbeiten teilweise noch von Kollegen infrage gestellt werden, so sind die Nachweise auf Fotos und Filmaufnahmen, die von Angehörigen verschiedener Kulturen gemacht wurden, doch sehr überzeugend. So dokumentiert Eibl-Eibesfeldt (2004) das menschliche Lächeln an Orten in Bali, Tansania, Peru und den pazifischen Inseln mithilfe einer Bolex-Kamera, die mit einer Spiegellinse ausgestattet war, wodurch die Versuchspersonen nicht wussten, dass sie fotografiert wurden. Ekman, inspiriert von Darwin, machte seine erste Studie in Papua Neuguinea. Sein Ziel war es, herauszufinden, welche Emotionen seine Versuchspersonen bei welchen Gesichtsausdrücken hatten. Er verwendete eine Reihe von Methoden wie zum Beispiel das Erzählen von Geschichten, um die zugehörigen Emotionen zuverlässig bestimmen zu können. Die Mimik der Menschen auf Neuguinea ließ sich leicht deuten, obwohl die große Mehrheit seiner Versuchspersonen höchstens minimalen Kontakt mit fremden Kulturen oder Fremden gehabt hatte und nur ihre Muttersprache sprach. Darwins biologische Sichtweise der grundlegenden Emotionen scheint durch diese Arbeit bestätigt zu werden.

Ekman (2003) setzte seine Forschungen fort und entdeckte bis dahin verborgene Details, wie Gesichtsmuskeln zum Ausdruck

29 James, *Psychologie*. Übers. v. Dr. Marie Dürr. Leipzig, 1909, S. 379.

von Emotionen benutzt werden. Danach können wir den Ausdruck sowohl für soziale Zwecke verändern, als auch um uns mit unseren inneren Gefühlen zu verbinden. Oberflächlich betrachtet mag es scheinen, dass die beiden Ausdrucksformen gleich sind, doch das innere Gefühl dabei ist völlig verschieden. Ekman zitiert den französischen Neurologen Duchenne de Boulogne, der im neunzehnten Jahrhundert detailliert die Unterschiede im Gebrauch der Muskeln bei einem Lächeln aus echter Freude und dem eines aus sozialen Interessen vorgetäuschten Lächelns erforschte, bei dem die Emotion durch absichtliche muskuläre Kontrolle der Gesichtsmuskeln gespielt wird. Duchenne entdeckte, dass sich das echte Lächeln durch die gleichzeitige Kontraktion des Augenringmuskels (*Musculus orbicularis oculi*) und des *Musculus zygomaticus* auszeichnet, der die Mundwinkel nach oben und hinten zieht. Beim gespielten Lächeln dagegen wird nur der Zygomaticus aktiv, der Augenringmuskel kann nicht willkürlich aktiviert werden. Nachdem Duchennes Arbeiten zur Erforschung der Gesichtsmuskulatur ein Jahrhundert lang ignoriert worden waren, bestätigte Ekman dessen Entdeckungen. Er fand heraus, dass nur zehn Prozent der Menschen, die er untersucht hatte, die Augenringmuskeln (*orbicularis oculi*) willkürlich steuern konnte. Er entdeckte jedoch auch, dass es nur der äußere Teil des Augenringmuskels ist, der nicht der willkürlichen Steuerung unterliegt. Sie können den Unterschied bei Duchennes Fotografien lächelnder Gesichter und Ekmans Fotografien mit einem synthetischen und einem echten Lächeln selbst beurteilen.[30]

Daniel Goleman (2003) schreibt: „Er (Paul Ekman) hatte schon früh erkannt, dass der Gesichtsausdruck einen unmittelbaren Zugang zu den Emotionen eines Menschen bietet, nur gab es kein wissenschaftliches System, um aus den Bewegungen der Gesichtsmuskeln die Emotionen abzulesen. Deshalb machte Paul sich an den Aufbau dieses Systems. (S. 189)[31] Dazu brachten sich er und ein befreundeter Wissenschaftler selbst bei, wie sie jeden Gesichtsmuskel unabhängig voneinander bewegen konnten, „um erfassen zu können, wie die einzelnen Muskeln am mimischen Ausdruck einer Emotion beteiligt sind." (S. 190)[32] Aus diesen Forschungsarbeiten entwickelten sie das *Facial Action Coding System* und Techniken, mit denen Menschen erlernen können, wie sie die subtilen Hinweise auf zugrunde liegende Emotionen erkennen können. Emotionen in diesem Sinne sind nicht privat, sondern öffentlich und tatsächlich ist eine der wichtigsten Funktionen des Ausdrucks von Emotionen die Kommunikation. Mit Bezug auf Darwin sagt Ekman (S. 206 in Goleman, 2003) „Entscheidend ist wohl eine andere von Darwins Ideen: dass unsere Emotionen sich im Laufe unserer Geschichte zu dem Zweck entwickelt haben, mit den wichtigsten Fragen und Umständen des Lebens fertig zu werden – mit Kinderaufzucht, Freundschaft, Sexualität, Feindschaften –, und dass es die Aufgabe der Emotion ist, uns zu sehr raschem Handeln zu bewegen, ohne dass wir überlegen müssen" (S. 206).[33] All dies geschieht durch die internen Signale, die sich auf die physiologischen und anderen Ver-

---

30 Aus Ekman, P., 2004, *Emotions Revealed* (S. 204 & 205). Siehe *Emotions Revealed* (dt. *Gefühle lesen – Wie Sie Emotionen erkennen und richtig interpretieren*. Aus dem Amerik. v. Susanne Kuhlmann-Krieg. München 2004, 2. unveränd. Auflg., Nachdruck, Heidelberg, 2010) für eine ausführliche Diskussion dieser Thematik und vielen weiteren Fotografien von Gesichtsausdrücken; weiterhin Ekman, „The Universality of Emotion," in Goleman and the Dalai Lama, 2003, *Destructive Emotions* (dt. Paul Ekman, „Die Universalität der Emotion". In: *Daniel Goleman u. a., Dialog mit dem Dalai Lama – wie wir destruktive Emotionen überwinden können*. Aus dem Amerik. v. Friedrich Griese. München, 2003, 3. Aufl., 2008, S. 183 – 235).

31 Goleman, D., *Dialog mit dem Dalai Lama: Wie wir destruktive Emotionen überwinden können. München*, Wien, 2003, S. 189.

32 ebenda, S. 190.

33 ebenda S. 206.

änderungen beziehen. Auf der Ebene der Erfahrung werden wir von dem gelenkt, was wir als das Fühlen der Emotion bezeichnen. Ekman sagt „Unsere Ergebnisse zeigen außerdem, dass das System der Emotionen bei den meisten Menschen einheitlich ist. Ein starker Ausdruck geht nicht mit einer schwachen physiologischen Reaktion zusammen, wie schon von Wissenschaftlern behauptet worden ist. Die einzelnen Teile des Emotionspakets treten immer zusammen auf. Ist der Ausdruck stark und schnell, dann sind es auch die vom vegetativen Nervensystem gesteuerten Veränderungen im Körper." (S. 199)[34] Trotz Skepsis vonseiten einiger Emotionsforscher häufen sich die neurologischen Beweise dafür, dass Gefühl und Emotion ihren Ursprung auf der physiologischen Ebene des Körpers haben. Craig (2003) hat in ausführlichen Journalartikeln die umfangreiche Literatur dazu durchgesehen. Seine Schlussfolgerung ist, dass es ein afferentes neurologisches System gibt, das „alle Aspekte des physiologischen Zustands des Körpers" überwacht und repräsentiert. Craig sagt weiter: „Dieses System bildet eine Repräsentation des ‚materiellen Ichs' und könnte die Grundlage für subjektive Gefühle, Emotionen und Selbstwahrnehmung sein." Craig schlägt weiter vor, dass die interozeptiven (inneren) sensorischen Körpergefühle, so nicht-spezifisch sie auch oft sein mögen, bei der homöostatischen Regulation des Körpers und des sympathischen Nervensystems eine Rolle spielen. Studien mit Gehirnscans haben dazu beigetragen, das Puzzle zu verstehen, wie Körpergefühle wahrgenommen werden und auf Gehirnareale verteilt werden und wo subjektive Gefühle und Emotionen durch ein kortikales Bild des interozeptiven Zustands des Körpers als Einheit aufsteigen. Emotionale Gefühle werden demnach durch die Körperreaktion hervorgerufen, wie es die James-Lange-Theorie der Körperreaktionen vorschlägt. Aus dieser Sichtweise ist Emotion sowohl Fühlen als auch Beweggrund. Damasio (1995) spricht sich ebenfalls für die Idee aus, dass Gefühle ihre Grundlage in körperlichen Erfahrungen und Zuständen haben. In seiner Hypothese der „somatischen Marker" geht er davon aus, dass eine solche Repräsentation des Körperzustands die Basis für die Unterscheidung zwischen Selbst und Nicht-Selbst wird. Sie ist auch eine Basis der bewussten Erfahrung. Kehren wir noch mal zu Stern und seiner Entwicklung des Selbstempfindens im Säugling zurück. Hier zeigt sich nun, dass Craig und Damasio Sterns Idee stützen, wonach Selbst-Affektivität ein wichtiger Bestandteil des Selbstempfindens ist. Sterns Analyse ist jedoch vollständiger und umfasst auch dynamisch miteinander verbundene Aspekte jenseits von Interozeption. Dennoch bleibt die Interozeption ein wichtiges Verbindungsglied für die Lösung des Geist-Körper-Puzzles.

Bewegung und der Wechsel zwischen Emotionen

Jeder hat irgendwann schon erlebt, dass eine Emotion in eine andere überschlug. Eine typische Erfahrung ist es, wenn man so sehr lachen muss, dass man zu weinen beginnt. Gleiches gibt es auch umgekehrt: Man weint bitterlich, weil man zutiefst verletzt wurde. Auf einmal taucht ein neuer Gedanke auf oder eine neue Einsicht über sich selbst und man beginnt, unter Tränen zu lachen. Die Brücke zwischen beiden ist die Bewegung, die Teil der ausgedrückten Emotion ist. Sowohl beim Lachen wie auch beim Weinen zieht sich das Zwerchfell unwillkürlich zusammen und hebt und senkt sich dadurch wiederholt.

Wenn der Ausdruck von Emotion angehalten werden soll, so muss das durch muskuläre Kontraktionen erfolgen. Ist der Ausdruck bestimmter Emotionen grundsätzlich untersagt, wie das in manchen Familien der Fall ist, dann wird der Atem immer flach gehalten und die Muskeln des Brustkorbs bleiben dauerhaft in Kontraktion. Wird diese Muskelspannung dann irgendwann gelöst, kann das leicht zu spontanem Lachen oder Weinen führen.

---

34 ebenda S. 199.

Manfred Clynes (Clynes, 1996) führte zum Thema Emotion ähnliche Studien durch wie sein weit bekannterer Kollege Ekman. Er beschäftigte sich mit der Frage, welche Bewegungsmuster in welchem zeitlichen Verlauf mit welchen spezifisch gekennzeichneten Emotionen verknüpft sind. Diese Muster finden ihren Ausdruck in der Regel im ganzen Selbst eines Menschen. Das können Sie an sich selbst bemerken, wenn Sie Ihre Bewegungen beobachten, während Sie sich in einem bestimmten Gefühlszustand befinden. Clynes entwickelte eine genial einfache Apparatur, mit der sich die Form dieser Bewegungen und ihr zeitlicher Verlauf aufzeichnen lassen, wobei nur ein Finger auf eine tastenähnlich geformte Oberfläche gelegt werden muss. Da der Finger Teil des Ganzen ist, überträgt er auch die mit dem Gefühl korrespondierende Bewegung. In Clynes' Experiment ist das tastenartige Gerät ein Signalgeber, der die Veränderungen im Fingerdruck in vertikaler wie horizontaler Richtung als elektrische Steuerimpulse an zwei Stifte überträgt, deren Ausschläge von einer sich drehenden Trommel aufgezeichnet werden. In diesen Experimenten forderte er seine Versuchspersonen auf, sich an einen Moment zu erinnern, in dem sie Zorn, Hass oder Liebe empfanden. Dabei zeigte sich, dass Menschen aus unterschiedlichen Kulturen, sofern sie das Wort verstanden, mit dem die Emotion bezeichnet wurde, sehr ähnliche Druckmuster für jede bestimmte Emotion produzierten. Dadurch konnte nachgewiesen werden, dass der Ausdruck jeder spezifischen Emotion universell einheitlich und unabhängig vom kul-

Exploration 13

Affekt-Explorationen – Teil 1

Suchen Sie sich einen bequemen Sitzplatz. Beginnen wir damit, den Wandler zu simulieren. Legen Sie Ihre rechte Hand auf eine flache, harte Fläche, auf die Sie mit Ihrem rechten Zeigefinger drücken können. Wenn Sie einen Taster mit harter Oberfläche haben, können Sie Ihren Finger darauf legen. Bei dieser Exploration werden Sie verschiedene Emotionen erleben und dabei mit dem Zeigefinger in Relation zu den dabei auftretenden Gefühlen drücken.

Nehmen Sie sich als erstes Zeit, um zur Ruhe zu kommen. Folgen Sie dazu der Bewegung Ihres Atems, bis es ganz einfach wird. Lassen Sie Ihre Gedanken vorbeigleiten, ohne sich dabei an Gefühle zu binden. Wenn Sie in einem neutralen Affekt sind, achten Sie auf den dazu korrespondierenden Druck Ihres Zeigefingers für die Dauer von ein bis zwei Sekunden. Beobachten Sie das dabei wahrgenommene Druckgefühl und den damit einhergehenden Gefühlszustand. Beides dient als neutrale Grundlinie für die weiteren Experimente.

Rufen Sie nun in Ihrer Vorstellung oder Ihrer Erinnerung einen Moment hervor, als Sie wütend wurden. Beobachten Sie den Anstieg des Drucks, den Unterschied im Anfang der Bewegung und im Ausmaß des Drucks. Wie verändert sich dieser auf der Zeitachse? Beachten Sie die Beziehung zum Fühlen dieser Emotion. Kehren Sie wieder zum neutralen Druck und dem Fühlen des neutralen Affekts zurück. Rufen Sie nun vor Ihrem inneren Auge einen Moment hervor, als Sie Hass für jemanden empfanden. Beobachten Sie die unterschiedliche Form des Drucks, den Ihr Finger nun im Vergleich zum vorigen Experiment zeichnet. Dabei zeigt sich: Wut und Hass haben verschiedene Formen. Vielleicht gibt es einen Unterschied im zeitlichen Verlauf, wie lange Sie den Druck aufrechterhalten und wie sich dieser aufbaut.

Wiederholen Sie nun den Vorgang mit dem Gefühl von Liebe, die Sie für jemanden empfinden. Beachten Sie wieder den Anstieg des Drucks, den Unterschied am Anfang der Bewegung und die Stärke des Drucks. Beobachten Sie die Bewegung im zeitlichen Verlauf und machen Sie sich die Unterschiede zu den ersten beiden Experimenten bewusst. Fahren Sie dann mit den Gefühlen Ehrfurcht und Freude fort, achten Sie jedoch darauf, dazwischen immer wieder zum neutralen Ausgangszustand zurückzukehren und bleiben Sie eine Weile ruhig darin, ehe Sie weitermachen. Bemerken Sie, dass der zeitliche Verlauf des Drucks sich bei jeder Emotion unterscheidet. Sie können das Experiment auch mit anderen Emotionen oder Gefühlen durchführen.

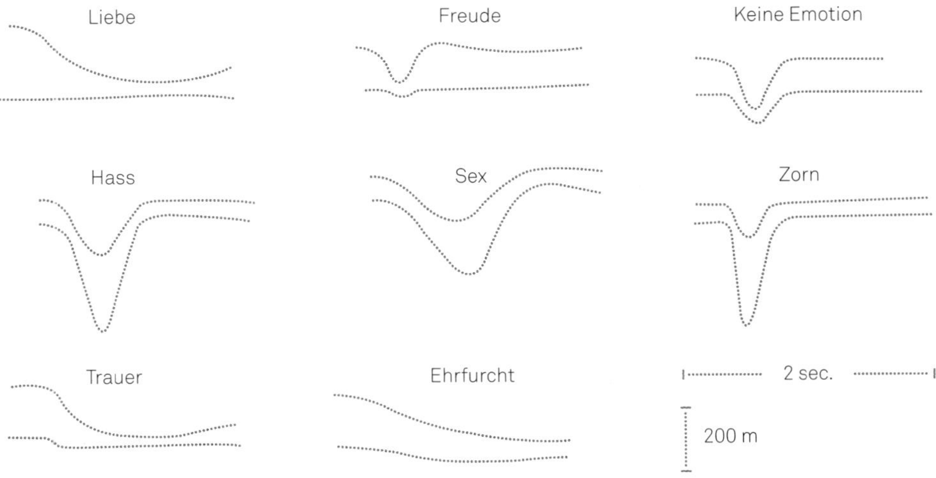

Quelle: Manfred Clynes, 1996, Nachdruck mit Erlaubnis des Autors

Abbildung 8-1: Sentische Formen

turellen Ausdruck eines Menschen ist. Clynes entwickelte auch einen Prozess der Selbsterforschung von Zyklen, die er *sentische Zyklen*[35] nannte. In unserer nächsten Exploration (Nr. 13) werden wir uns dieses Verfahren für unser eigenes selbstgeführtes Experiment ausleihen.

Bei Manfred Clynes' (Clynes, 1996) Studien zeichnete der Wandler sowohl die Auf- und Ab-Bewegungen als auch die seitlichen Druckbewegungen des Fingers auf. Auf der Aufzeichnungstrommel wurden diese beiden Bewegungen aufgezeichnet, sodass der Graph beide Bewegungskomponenten darstellt. Auf diese Weise wurden die Aufzeichnungen vergleichbar und so können die Spuren von Zorn, Liebe, Sex, Trauer, Hass, Freude und Ehrfurcht miteinander verglichen werden. Clynes bezeichnete die Aufzeichnungen für jeden Zustand als *sentische Formen*. Einige typische Formen zeigt die Abbildung 8-1.

Manfred Clynes ist ein multidisziplinärer Gelehrter und Forscher mit Universitätsabschlüssen in den Neurowissenschaften, dem Ingenieurwesen und in der Musik. Darüber hinaus ist er auch Pianist. Sein Interesse an der Kunst führte ihn dazu, sich mit der Frage zu befassen, in welcher Beziehung die künstlerische Kommunikation von emotionalen Zuständen durch die zeitliche Form oder die sentische Form in Kunstwerken ausgedrückt wird. Auf diese Weise umfasst Musik Formen in der Zeit, die Gefühlszustände und Bewegungen hervorrufen. Gleichermaßen kann Form in der Malerei, die Bewegung in der Zeit hervorruft, ebenfalls zu sentischen Formen in Beziehung stehen. Wir werden uns weiter hinten in Kapitel 11 mit diesem Thema noch ausführlicher befassen. Lassen Sie uns jedoch zunächst wieder zum Affekt und zum Säugling zurückkehren.

Der Affekt ist, wie wir aufgezeigt haben, weit weniger erforscht als Emotion. Emotionale Zustände kommen und gehen, Affektzustände dagegen sind von längerer Dauer und im täglichen Leben allgegenwärtig. Emotionen lassen sich einfach deshalb leich-

35 Terminologie aus dt. Übersetzung übernommen: Manfred Clynes, *Auf den Spuren der Emotionen*. Mit e. Geleitw. von Yehudi Menuhin. Freiburg im Breisgau, 1996. A. d. Ü.

ter handhaben, weil wir bestimmte emotionale Zustände mit Etiketten versehen haben. Wie Stern es ausdrückt: „Die sicherste Art, die Dementierbarkeit eines Kommunikationskanals aufrecht zu erhalten, besteht darin, zu verhindern, dass er Teil des formalen Sprachsystems wird." (1992, S. 256) Auf diese Weise können Affekte weniger leicht wahrgenommen werden. In der Welt des Säuglings hingegen sind „Vitalitätsaffekte" gegenwärtiger und durchdringen sein Leben mehr als emotionale Zustände. Gemäß Sterns Auffassung sind sie aufs Engste mit dem Entwicklungsprozess verwoben, insbesondere der Bildung eines Selbstempfindens, wie wir es beschrieben haben.

Stern (1992) nimmt an, dass Säuglinge von Geburt an beginnen, sich zu differenzieren. Betrachten wir dazu das auftauchende Selbstempfinden ganz am Beginn des Lebens. Diese Phase des Auftauchens umfasst etwa die ersten zwei bis drei Lebensmonate. Er schreibt über dieses auftauchende Selbstempfinden: „Es ist das Empfinden einer im Entstehen begriffenen Organisation, und es ist das Selbstempfinden, das während des gesamten weiteren Lebens aktiv bleiben wird." (1992, S. 61) Und weiter heißt es: „Die erste Organisation dieser Art betrifft den Körper: seine Kohärenz, seine Handlungen, seine Gefühlszustände und die Erinnerung an all dies." (S. 73) Zu den beteiligten Prozessen gehören transmodaler Informationstransfer (zwischen verschiedenen Sinnen wie Hören und Sehen oder Tasten und Sehen), amodale Wahrnehmung (bei der ein Objekt in verschiedenen sensorischen Modalitäten als gleich wahrgenommen wird) und die Wahrnehmung von Qualitäten als kategoriale Affekte. Kategoriale Affekte sind von Bedeutung für die Unterscheidung dessen, was Stern Vitalitätsaffekte nennt, bei denen „Form, Intensitätsgrad, Bewegung, Anzahl und Rhythmus unmittelbar als globale, amodale Wahrnehmungseigenschaften erlebt [werden (S. 83). Vitalitätsaffekte bieten ein besonderes Potenzial, um Aspekte des Lebens sichtbar zu machen, die oft unerkannt und unberücksichtigt bleiben. Sie sind weiter verbreitet und durchdringender als die gewöhnlichen Affekte, die wir als Emotionen oder Gefühle bezeichnen können. Und sie dominieren die interaktiven Beziehungen des Säuglings mit anderen Menschen, insbesondere seiner Mutter. Indem der Säugling Vitalitätsaffekte übernimmt, wird er in Gefühlszustände gebracht, die in seinem späteren Leben den Hintergrund jeder seiner Handlungen bilden werden. Diese Gefühlszustände werden am deutlichsten in unserer Bewusstheit gegenüber Kunst und Musik, Tanz und anderen expressiven Ausdrucksformen. So betrachtet sieht Stern ebenfalls den Zusammenhang zwischen Bewegung und dem Ausdruck von Affekt.

Wenden wir uns zum Schluss noch dem Thema Affektbeziehungen zwischen Mitgliedern unterschiedlicher Spezies und zwischen Mensch und Tier zu. Auch hier führten frühere Annahmen dazu, dass die Möglichkeit solcher Beziehungen lange überhaupt nicht in Betracht gezogen wurde. Der Vorwurf der Vermenschlichung bewirkte, dass jegliche Überlegungen bezüglich Intelligenz bei Tieren, affektiven Sozialbeziehungen, Denken, Emotionen bei Tieren usw. sofort in den Bereich unwissenschaftlicher und sentimentaler Spekulation verwiesen wurden. Doch Darwin sah ein Kontinuum zwischen Mensch und Tier in emotionalen und affektiven Bereichen. Clynes nimmt an, dass der Bewegungsausdruck exakt auf der Basis dieses Kontinuums das Kommunikationsmittel zwischen Mensch und Tier ist. Der Primatologe Frans de Waal (1998; 2006) zeigte mit seinen Forschungsarbeiten im Verlauf von zwei Jahrzehnten, dass es bedeutende Parallelen zwischen der sozialen Intelligenz von Schimpansen, Bonobos, Kapuzineräffchen sowie Makaken und der von Menschen gibt. Affekt und Emotion stellen hier eine klare Verbindung dar. Der Neurowissenschaftler Jaak Panksepp (1998) hat eine ungeheure Menge an Forschungsarbeiten zum Gehirn durchgesehen und analysiert. Darin zeigt sich, dass die neuere Forschung zu den biologischen und psychologischen Grundlagen beim Menschen und anderen Säugetierarten den Nachweis gemeinsamer neuronale Netzwerke erbracht hat, die die emotionalen Aspekte des Lebens von Säugern formen und regeln. Später werden wir zeigen, dass die Fähigkeit zum Denken ebenso weit verbreitet ist, selbst wenn wir hierfür die einfachsten Tiere betrachten. Anderseits gibt es natürlich menschliche Fähigkeiten, die menschliche Wesen und Kulturen unterscheiden. Wir werden uns mit einigen dieser Fähigkeiten als Nächstes befassen.

9 Eine neue Sicht auf Kindheit: Selbstlernen

Affekt und Emotion bilden einen bedeutenden Teil des Lernprozesses. Tatsache ist jedoch, dass wir uns kaum daran erinnern können, wie wir als Säuglinge gelernt haben, und wir haben noch eine geringere Vorstellung davon, wie dieses Lernen stattfand. Wir nehmen beinahe an, dass alles mehr oder minder von selbst geschah, quasi automatisch. Lassen Sie uns als Beispiel ein Baby beim freien Spiel beobachten, das zu diesem Zeitpunkt ungefähr sieben bis acht Monate alt ist. Hier können wir einen Lernprozess beobachten, der zu neuen Handlungsmustern führt. Das Lernen in diesem Beispiel findet spontan und unabhängig von äußeren Einflüssen statt. Dennoch können wir einige Bedingungen erkennen, die für das Selbstlernen nötig sind. Und wir können die Bedeutung des Affekts beobachten.

9.1 Die Bedingungen des Selbstlernens, Teil I

Ich beobachte einen Säugling, der auf einem weichen Teppich auf dem Boden liegt. Er spielt vergnügt und rollt sich von Seite zu Seite. Er neigt seinen Kopf mal in diese, mal in jene Richtung und bewegt dabei seine Arme und Beine. Genau besehen erforscht er dabei seine Bewegungsmöglichkeiten durch die Freude an der Aktivität. Er rollt sich mal zur Seite, mal rollt er auf den Bauch. In dieser Position kann er seinen Kopf heben und sich umsehen. Dies alles sind Bewegungsmuster, die er schon gelernt hat. Er „weiß" bereits, dass er sich auf diese Weise bewegen kann. Er nimmt seine angehobenen Beine nach hinten und unten und rollt dabei etwas auf die Seite, während er gleichzeitig den Kopf weiter anhebt. Auf einmal macht er eine kleine Bewegung, bei der er seinen Oberkörper über einer Hüfte mit den Beinen als Gegengewicht balanciert. Dadurch hebt sich sein Kopf vollständig und die Beine gehen zur Seite. Auf einmal sitzt er, den Kopf aufrecht über Rumpf und Beinen ausbalanciert. Aus seinem Ausdruck schließe ich, dass das Ganze für ihn ziemlich neu sein muss.

Der Ausdruck von Überraschung und Freude in seinem Gesicht erzählt eine wichtige Geschichte. Er hat einen Aha-Moment erlebt. Er hat eine Dynamik entdeckt, die ihm vorher unbekannt war und er hat – wenn auch unbeabsichtigt – eine Handlung vollbracht, die ihn mit dem Gefühl erfüllt, dass er etwas Bedeutsames getan hat. Er kann die Welt um sich auf eine neue Weise, aus einer neuen Perspektive heraus betrachten. Er erkennt nun eine völlig neue Konfiguration in sich selbst, die bis dahin nicht zur Verfügung stand. Wenn seine Mutter anwesend wäre, würde er sie ansehen, als ob er ihr sagen wollte: „Schau, was ich geschafft habe!" Aber die Handlung selbst erfüllt ihn mit einem guten Gefühl. Ich halte mich als Beobachter dezent im Hintergrund und betrachte fasziniert und voller innerer Erregung die Überraschung, die sein Ausdruck verrät. Aus meiner Erfahrung im Beobachten von Babys mit meiner Feldenkrais-Expertise nehme ich an, dass das für ihn in der Tat eine erstmalige Erfahrung war.

Ich glaube, ein solcher Moment des Lernens kann ausreichend sein, um einen sich fortsetzenden Lernprozess zu beginnen, der sich aus vielen Komponenten entwickelt. Dazu gehören die unterschiedlichen Konfigurationen des Körpers im Raum, das Gefühl für das eigene Gleichgewicht, die Koordination von Kopf, Rumpf, Beinen und Armen und das Timing für den Verlauf gelingender Bewegungen. All dies führte zu einer in sich verbundenen Organisation, die von Erfolg gekrönt war und dieser Erfolg war es auch, der die Überraschung und die Freude im Kind auslöste. Wenn es aus dem Sitz anschließend wieder auf den Boden geht, wird es dieses Erlebnis ein weiteres Mal haben wollen. Das wird vielleicht nicht sofort gelingen, doch wenn es ihm dann irgendwann ein zweites und ein drittes Mal glückt, wird es die zugehörigen dynamischen Konfigurationen in seinem kinästhetischen Empfinden der Handlung bei jedem Mal klarer wahrnehmen können und schließlich wird diese Handlung in sein willkürliches Repertoire übergehen. Dabei entsteht ein Container von Möglichkeiten auf ganz ähnliche Weise wie auch die sensorischen Wahrnehmungen auftauchen. Und genau wie dort werden viele Erfahrungen iterativ gemacht, also mit Konfigurationen, die sich geringfügig unterscheiden. Auf diese Weise lernt das Kind vom Liegen zum Sitzen zu kommen und nach und nach wird es das auch aus anderen Positionen versuchen. Diese dynamische Synergie, die aus dem Gleichgewichtsempfinden besteht und aus der Wahrnehmung, wie Kopf, Rumpf, usw. zueinander orientiert sind, wie sich diese Orientierung im zeitlichen Verlauf verändert und wie die Bewegungen initiiert werden, diese dynamische Synergie wird zu einem festgelegten Ganzen und wiederholbar. Aus der Sicht der Systemdynamik ist der Container von Möglichkeiten (*envelope of possibilities*) ein Attraktor-Zustand.

Um das noch einmal zusammenzufassen: Das Kind kann das gesamte integrierte Selbstempfinden der Handlung nun antizipieren und hat ein Gefühl der Befriedigung, wenn alles zusammenpasst. Die Handlung wird nützlich, indem sie einen Affekt hervorruft. Und es ist ein Nutzen. Im Sitzen ist das Kind freier, kann mehr um sich herum wahrnehmen. Es ist ein Vergnügen, an einem neuen Platz zu sein, und es entsteht der Wunsch nach Wiederholung. Der Psychologe Jaak Panksepp schreibt (2005, S. 167): „Sollte sich herausstellen, dass ‚Verstärkungs'-Prozesse tatsächlich vom affektiven System der tierischen Gehirne [...] abhängig sind, dann werden wir die Mechanismen des Lernens möglicherweise nicht verstehen können, ohne die Natur von neuro-affektiven Prozessen zu untersuchen." Und weiter: „Wenn Tiere kein affektives System hätten, gäbe es keinen offensichtlichen Grund dafür, dass sie gelernte Verhaltenspräferenzen aufweisen." Dem möchte ich hinzufügen, dass diese Schlussfolgerung auch für menschliche Säuglinge angewandt werden sollte.

Meine Feldenkrais-Kollegen Roger Russell und Ulla Schläfke führten vor einigen Jahren ein Forschungsprojekt mit Säuglingen durch. Sie wollten herausfinden, wie sich solche dynamischen Fähigkeiten entwickeln. Sie fanden fünf Elternpaare, deren neugeborene Kinder sie über einen Zeitraum von mehreren Monaten wiederholt beim freien Spiel filmen durften. Das Versuchsprotokoll sah vor, dass das Kleinkind alleine auf einer Decke sein sollte und beim freien Spiel für ungefähr 15 Minuten gefilmt wurde. Dies wurde über den Versuchszeitraum in wöchentlichem Abstand wiederholt. Der Vergleich der Aufnahmen der fünf Säuglinge zeigte, dass zwar jedes der Kinder die gleichen Meilensteine in der Bewegungsentwicklung erreichte, der dabei von jedem Kind gemachte Lernprozess jedoch höchst individuell verlief. Esther Thelen und Linda Smith legen in ihrem bahnbrechenden Buch *A Dynamic Systems Approach to the Development of Cognition and Action* (1994) sehr überzeugende Belege für eine dynamische Sichtweise des Entwicklungslernens als durch Aktion und Interaktion geprägt dar. Gleichzeitig wenden sie sich vehement gegen Erklärungen, die den Entwicklungspro-

Exploration 14

Wie ein Baby rollen

In dieser Exploration werden wir uns vorstellen, wie es sich anfühlt, ein Säugling zu sein. Legen Sie sich für den Anfang bitte bequem auf den Rücken. Beobachten Sie dabei wie schon bei der einführenden Exploration in Teil I, wie Sie sich selbst und Ihren Kontakt zum Boden wahrnehmen.

1. Stellen Sie sich nun vor, Sie seien ein Baby. Wie würden Sie ihre Arme und Beine arrangieren? Wie würde Ihr Kopf liegen?

Falls Sie schon einmal ein Baby gesehen haben, das erst wenige Tage alt ist, werden Sie wissen, dass dessen Beine nicht gerade sind. Knie und Hüftgelenke sind gebeugt und die Knie sind nach außen gespreizt. Die Arme sind ebenfalls gebeugt. Ein Säugling in dem Alter, das wir hier simulieren möchten, kann seine Arme und Beine nicht drehen oder damit drücken. Der Rumpf dagegen ist beweglich und kann sich verdrehen und drehen. Erforschen Sie zuerst, wie Sie sich auf die Seite und zurück auf den Rücken drehen können. Können Sie wahrnehmen, was Sie mit Ihrem Rumpf machen, um diese Bewegungen auszuführen?

Sie werden feststellen, dass Sie mit gebeugten Beinen zur Seite rollen, aber danach geht es nicht weiter. Was müssen Sie ändern, um ohne den Gebrauch von Armen und Beinen auf den Bauch zu rollen? Spielen Sie damit eine Weile. Babys machen das, bevor sie ein neues Muster entdecken.

2. Ich gebe Ihnen einen Hinweis: Säuglinge rollen nicht unbedingt absichtlich. Es ist vielleicht eine andere Absicht, die das Rollen hervorbringt. Eine Möglichkeit wäre, dass das Kleinkind herausfinden möchte, was es um es herum und hinter ihm zu sehen gibt. Auf dem Rücken liegend muss der Säugling dazu den Kopf nach hinten nehmen und dabei drehen, um hinter sich sehen zu können. Damit sich der Kopf heben kann, muss sich der Rumpf drehen. Probieren Sie das aus und finden Sie heraus, was geschieht.

Vielleicht fällt Ihnen auf, dass sich beim Nach-hinten-Nehmen des Kopfs auch die Wirbelsäule wölbt. Dadurch können sowohl die Knie als auch die Schultern nach hinten gehen. Versuchen Sie es noch einmal und finden Sie heraus, ob das zutrifft. Sobald die Arme und Beine aus dem Weg sind, ist das Drehen auf den Bauch ganz einfach und geschieht, indem der Rumpf sich in sich verdreht.

Manche Erwachsene können ihren Rücken nicht ausreichend für das Rollen wölben. Sollte das bei Ihnen der Fall sein, zwingen Sie sich nicht dazu, sondern genießen Sie nur den Teil des Prozesses, der Ihnen leicht möglich ist. Im dritten Teil werden Sie andere Prozesse kennenlernen, die den Rücken verbessern können.

Wenn es Ihnen gelingt, zum Rollen zu kommen, werden Sie noch etwas anderes entdecken: Sie werden Ihren Kopf heben und sich umschauen können. Babys machen das hervorragend, so, dass der Kopf genau ausbalanciert auf dem Nacken sitzt. Die Nackenwirbel bilden dabei eine Kurve und stützen den Kopf auf diese Weise.

zess auf Vererbung basierend oder genetisch bestimmt verstehen möchten. Das Projekt von Russell und Schläfke zeigt das auf. Um diesen Standpunkt konkret erfahrbar zu machen, schlage ich Ihnen die folgenden beiden Explorationen vor (Nr. 14 und 15):

Frühe Bewegungen werden dynamisch so organisiert, dass ein mechanisches Gleichgewicht entsteht. Zu diesem Zeitpunkt ist Anstrengung nicht möglich, schlicht deshalb, weil ein Säugling am Beginn des Lernprozesses seine Muskulatur noch nicht ausreichend für Anstrengung entwickelt hat. Das hat zur Folge, dass der Säugling nur die Arten von

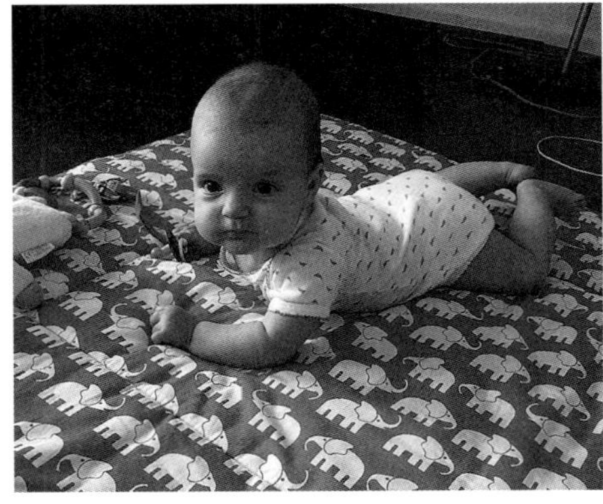

Abbildung 9-1: Auf dem Bauch liegendes Baby mit gehobenem Kopf

synergetischer Bewegungsorganisation entdecken kann, die einem einfachen dynamischen Pfad folgen. Die Gravitationskräfte, die auf den oberen Teil des Körpers wirken, werden von dessen unteren Teil so ausbalanciert, dass die Handlung mit minimalem Aufwand erfolgen kann. Ein implizites Verständnis physikalischer Gegebenheiten ist ebenfalls Teil dieses frühkindlichen Lernens. Doch hierfür genügt es nicht, nur zu lernen, welche Muskeln für welche Bewegung zuständig sind, das Denken in Bewegungen bildet einen aktiven Bestandteil dieses Lernprozesses. Lassen Sie uns nun eine Bewegung erforschen, bei der man auf die Art zum Sitzen kommt, wie ich es oben für das beobachtete Baby beschrieben habe (Nr. 15).

Diese Art des Lernens ist Teil des Entwicklungsprozesses. Dieser setzt sich aus klar voneinander unterschiedenen Schritten zusammen, von denen jeder auf den vorausgehenden aufbaut. Bei jedem Schritt muss sich das Baby zugleich mit sich selbst und der Umwelt befassen. Rollen zur Seite kommt vor dem Rollen zum Sitzen. Dieses wiederum erlaubt dem Säugling, den Kopf in der Schwerkraft auszurichten. Daraus entstehen Synergien, die Aktivitätsmuster der Muskeln bilden, die der Säugling vorher nicht benutzte. Wie der Lernweg genau aussieht, ist von Mensch zu Mensch verschieden. Gleichwohl ist die dynamische Organisation jedes Lernschritts für jeden Menschen grundlegend ähnlich. Wir können daher sagen, dass das Entwicklungslernen nicht von äußeren Instruktionen oder Beharrlichkeit begrenzt wird. Ich springe hier von der Beobachtung eines Individuums zu dem, was ich (und andere) bei dem Lern-Entwicklungsprozess beobachtet haben. Es trifft sicherlich zu, dass die meisten Menschen das als Säuglinge erstaunlich gut lernen. Ihre Muskelkraft muss dafür nur minimal entwickelt sein, sie benötigen den Raum, in dem sie frei forschen können, und sie brauchen die Unterstützung von Erwachsenen, die sie ermutigen und ihre neu erworbenen Fertigkeiten wertschätzen. Auf der anderen Seite kann Unterweisung zu falschem Lernen führen, beispielsweise können sich Wahrnehmung und Zusammen-

Exploration 15

Rollen zum Sitzen

Legen Sie sich wieder wie ein Säugling auf den Rücken mit gebeugten Armen und Beinen. Erinnern Sie sich noch einmal daran, wie Sie auf die Seite gerollt sind. Wiederholen Sie diesen Prozess und beobachten Sie, wie sich Ihr Kopf und Becken bewegen, um auf die Seite und wieder zurück auf den Rücken zu kommen. Möglicherweise bemerken Sie, dass die Bewegung, die Sie in Exploration 14 auf den Bauch gebracht hat, schon hervor gerufen wird. Sprich, der Kopf geht nach hinten und die Wirbelsäule wölbt sich ebenfalls nach hinten. Um zurück auf den Rücken zu kommen, kehren Sie die Bewegung um und bringen Sie Kopf und Becken vorne etwas aufeinander zu.

Entwickeln Sie nun ein neues Muster. Dieses Mal, wenn Sie rollen (die Seite können Sie sich aussuchen), bringen Sie Ihren Kopf etwas weiter nach vorne und rollen Sie so, dass die Knie sich beugen und näher zum Kopf kommen. Am Anfang werden Sie auf der Seite stecken bleiben. Sie werden vielleicht bemerken, dass Sie über den Ellbogen rollen. Bleiben Sie bei der Seite, mit der es am einfachsten geht.

Denken Sie sich, dass Sie Ihren Kopf mithilfe der Beine ausbalancieren möchten. Wenn das gelingt, wird es möglich werden, den Kopf beim Rollen zu heben. Das Hüftgelenk wird dabei zum Drehpunkt der Bewegung. Machen Sie weiter mit der Idee, den Kopf näher zu den Knien zu bringen. Spüren Sie, wie der Ellbogen dabei behilflich sein kann.

Vielleicht entdecken Sie den „Dreh" ganz plötzlich und sie rollen mit einem Mal zum Sitzen. Erlauben Sie den Beinen, sich separat voneinander zu bewegen. Das Muster wird sich entsprechend der Konfiguration von Körperdynamiken entwickeln, in denen Ihr Gleichgewicht funktionieren kann. Wenn Sie sich anstrengen, um zum Sitzen hoch zu kommen, werden Sie es unmöglich schaffen können. Indem Sie die verschiedenen Bewegungen mit Leichtigkeit erforschen, wird sich die Möglichkeit von selbst einstellen.

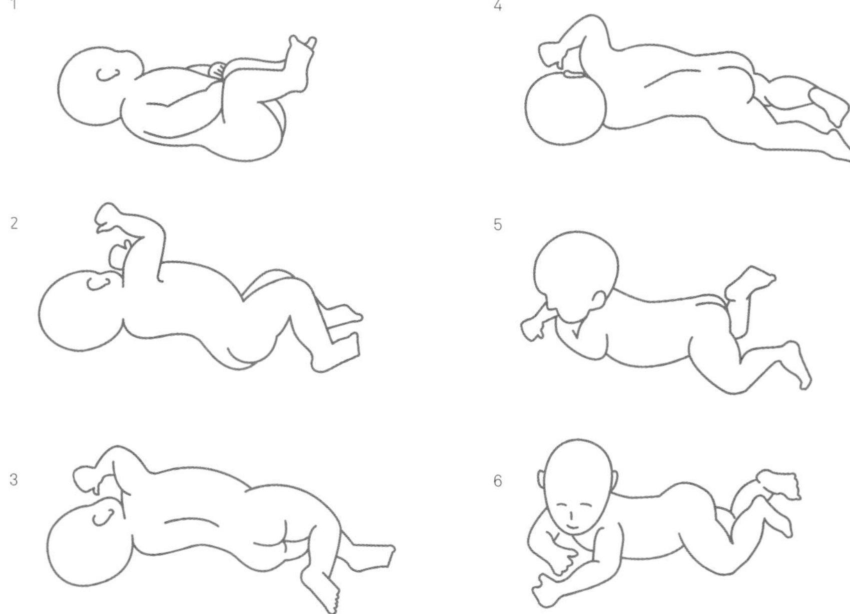

Abbildung 9–2: Wie ein Baby rollt

hänge weniger gut entwickeln. Das Lernen, das ich beschreibe, führt hingegen zu Wachstum. Für Moshé Feldenkrais war es das einzig bedeutsame biologische Lernen, ein Lernen, das nicht vorprogrammiert ist. Es entfaltet sich gemäß der Reihenfolge, die die körperlichen Erfordernisse vorgeben ein Entwicklungsschritt nach dem anderen. Zu einer gewissen Zeit nahmen Experten an, dass die sich entfaltende Entwicklung einem genetischen Programm folge. Präzise Beobachter wie Thelen und Smith (1994) haben jedoch darauf hingewiesen, dass die Meilenstein-Ereignisse wie Rollen zum Sitzen zwar bei allen gesunden Kindern passieren, dass jedes Kind diese Entdeckung jedoch auf einem ganz eigenen Weg macht – sowohl, was das Lernen betrifft, also auch hinsichtlich des ganz konkreten Bewegungspfads. Ich betone das eigens noch einmal, da das Auftreten von Meilensteinen zu der Annahme verleiten kann, dass alles automatisch geschieht, als ein genetisches Programm, das in das sich entwickelnde Nervensystem eingeschrieben ist. Was den Prozess jedoch tatsächlich steuert, sind die Notwendigkeiten der Gleichgewichtsmechaniken. Der obere Körperteil balanciert sich gegen den unteren Teil mit dem Hüftgelenk als Drehpunkt für die Bewegung aus, gleichzeitig wird die muskuläre Anstrengung auf ein Minimum gesenkt.

Dieses Lernen braucht eine innere Ordnung, es kann nicht alleine durch Imitation geschehen – doch die meisten unserer Lerntheorien erkennen das nicht. Und etwas anderes wird nicht erkannt: Die lebenswichtige Bedeutung von Kohärenz und Integration. Ein Säugling oder Mensch erkennt die Kohärenz einer Handlung in der vollständigen Wahrnehmung dieser Handlung und der dafür nötigen Synergien. Die Handlung stellt einen Nutzen dar und sie fühlt sich *richtig* an. Wir können den Erschaffungsprozess hier als Selbstorganisation bezeichnen. Bewegung ist dafür essenziell. Interaktion in einer Umgebung mit Schwerkraft ist ebenfalls essenziell. Andere Menschen sind dafür essenziell. Die Muster, die dabei entstehen, können auf vielerlei Arten bezeichnet werden. Feldenkrais verwendete den Begriff Invarianz oder Invarianten. Andere sprechen von Attraktoren. Man könnte auch von Perzepten oder motorischen Mustern sprechen. Hier handelt es sich sehr wahrscheinlich um eine allgemeine biologische Funktion, die in Beziehung zu dem Prozess steht, den wir als Iteration beschrieben haben und bei dem die entstehenden Ergebnisse in den sich darauf entwickelnden Prozess rückgekoppelt werden. Maturana und Varela (1987)postulierten dafür den Begriff der strukturellen Kopplung, bei der das Lebewesen durch Bewegung mit seiner Umgebung und mit anderen Wesen interagiert und dazu in Beziehung tritt. Säuglinge müssen in Beziehungen lernen. Diese Vermutungen erhärten sich durch wiederholtes Beobachten mehr und mehr. Insbesondere können wir feststellen, dass Entwicklungslernen keine Kette von Reflexen ist oder aus lauter kleinen Einzelteilen besteht, die irgendwann eine geordnete Verbindung eingehen. In der professionellen Welt geistern immer noch viele Modelle des Lernprozesses umher, die hinsichtlich des tatsächlich stattfindenden Prozesses ungenau und unrichtig sind.

Entwicklungslernen braucht keine Anleitung und auch wenn Imitation überall dort eine Rolle spielt, wo das Kind lernt, zum Menschen in einer menschlichen Umgebung zu werden, müssen höchst komplexe Handlungen entwickelt und gelernt werden, ehe Imitation ins Spiel kommen kann. Wenn man es genau betrachtet, sind viele verschiedene Ebenen des Lernens möglich und denkbar. Moshé Feldenkrais (2003) hat auf klar unterschiedene Arten des Lernens hingewiesen, die sehr verschiedene Resultate und Qualitäten haben. Ich zitiere ausführlich aus der Einführung zu seinem Buch, *Abenteuer im Dschungel des Gehirns* (2003, S. 9):

„*Man kann eine Fertigkeit lernen. Man kann lernen, um mehr zu wissen über etwas, das man schon kennt. Man kann lernen, um etwas zu verstehen; oder um etwas, das man schon mehr oder weniger versteht, gründlicher zu verstehen. Aber die wichtigste Art des Lernens geht Hand in Hand mit unserem Wachstum. Ich meine jenes Lernen, bei dem die Quantität wächst und zu einer neuen Qualität wird, und nicht die bloße Anhäufung von Wissen, so nützlich sie auch sein mag. Oft merkt man gar nicht, dass man auf diese Art lernt. Denn diese Art Lernen geht über mehr oder weniger lange Zeitspannen scheinbar ziellos vor sich, und auf einmal ist dann eine neue Handlungsweise da, als wäre sie vom Himmel gefallen.*“

Hier ein Beispiel, das diese Beschreibung vielleicht noch klarer macht: Als wir zu stehen gelernt haben, haben wir uns erst mit unseren Armen an etwas Stabilem hochgezogen. Anschließend probierten wir immer wieder, loszulassen und langsam zurück auf den Boden zu kommen. Manchmal fielen wir, aber hin und wieder fanden wir einen Weg, auf dem wir langsam, ohne zu fallen, zu Boden kommen konnten. Das war eigentlich ganz leicht. Wir mussten dazu jedoch unseren Ort im Raum und in der Schwerkraft wahrnehmen. Wir mussten wissen, wo sich unser Kopf im Schwerefeld befindet, wie Kopf, Schultern, Becken und Beine orientiert waren und welche Organisation all dieser Körperteile dafür sorgte, dass wir im Gleichgewicht blieben. Wir mussten Fehler machen und es immer wieder aufs Neue probieren. Der Erfolg musste einen Nutzen haben und wir entdeckten diesen im Affekt, der den Erfolg begleitete. Auf der Ebene des Nervensystems schafften wir eine komplexe Integration aller Faktoren und verwendeten dazu die Signale des vestibulären Systems, der Propriozeption, des Sehsinns, des Tastsinns usw. Wir entdeckten die physikalischen Dynamiken unserer Körperkonfigurationen in der Schwerkraft und im Raum. So schufen wir Ordnungsparameter, die eine Organisation in unserem Selbst und in unsere Umgebung brachten, entstanden durch die Synergien, die dafür sorgten, dass wir die mühelosesten Pfade für Handlungsmöglichkeiten fanden. Dazu gehört eine geniale biologische Intelligenz. Ich zitiere weiter aus Feldenkrais' Einführung (S. 9–10):

„Die meisten Dinge, die für uns wirklich wichtig sind, haben wir auf diese Weise gelernt. So nämlich haben wir gehen gelernt, sprechen, zählen. Diese Art des Lernens hatte keine Methode, kein System, es gab da keine Prüfungen, keinen Termin, bis zu dem wir mit dem Lernen hätten fertig sein müssen. Und es war dabei auch kein vorbestimmtes, klar abgestecktes Ziel zu erreichen. Das also sind die Bedingungen für die wichtigste aller Lernweisen. Unter normal beschaffenen Menschen gibt es bei dieser anscheinend planlosen Methode so gut wie keine Versager. Und unter diesen Bedingungen werden wir zu erwachsenen Menschen, egal ob wir Schulen durchmachen oder Analphabeten bleiben. Der planmäßige Unterricht hingegen, von unserer Kindheit bis zum Erwachsensein, scheint die Tatsache zu übersehen, dass es Lernweisen gibt, die Wachstum fördern und zur Reife führen, bei denen kaum einer durchfällt oder versagt. Er befasst sich mehr mit dem, was gelehrt wird, als mit der Art, wie; seine Misserfolge sind häufig.“

Es ist seltsam, dass bei den meisten Diskussionen über Kognition die Frage des Lernens ignoriert wird. Irgendwie scheint man anzunehmen, dass wir uns bereits zu dem Punkt entwickelt haben, wo wir die Frage, wie wir unsere Fähigkeiten erworben haben, nicht mehr diskutieren müssen. Wir nehmen uns selbst für selbstverständlich. Jeder einigermaßen gesunde Mensch kann sich von einem Stuhl erheben und zum Kühlschrank gehen, um etwas daraus zu entnehmen. Oder mit einer anderen Person ein Gespräch führen. Da verwundert es nicht, dass solche Fähigkeiten je nach Denkschule entweder als das Resultat genetischer Programme oder (wie bei den Behavioristen) als eine Abfolge konditionierter Reflexe angesehen wurden. Seit über sechzig Jahren führen wir nun Experimente durch, mit den wir das Lernen besser verstehen möchten, trotzdem wurde die Grundfrage, wie sich Lernen entwickelt, häufig nicht gestellt. Lernen durch Konditionierung hat nur damit zu tun, dass spezifische Reize und Antworten darauf miteinander gekoppelt werden. So werden Muster fixiert. Doch die Organisation der Handlung an sich existiert da bereits. Wie werden Organisation und Integration erreicht? Einfachen Handlungen liegt eine beachtliche Komplexität zugrunde. Sie werden nicht aus einzelnen Bausteinen zusammengebastelt, auch wenn wir uns das in unserer Fantasie so vorstellen. Und auch wenn häufig angenommen wird, das sei nicht der Fall: Ein Kind setzt beim Lernen und für das Erreichen jedes Lernschritts aktiv seine Aufmerksamkeit und Bewusstheit ein.

9.2 Die Bedingungen des Selbstlernens, Teil II: Anwendung der Feldenkrais-Erkenntnisse

Ich möchte nun beginnen, unsere bisherigen Erkenntnisse auf eine praktische Ebene zu verschieben, damit sichtbar wird, dass diese Erkenntnisse über das Lernen zu bedeutsamen Änderungen darüber führen, wie wir den Lernprozess angehen. Hier ist ein Beispiel aus meiner Feldenkrais-Praxis:

Ich gebe Eric, einem dreißigjährigen Mann, der sieben Monate vorher bei einem Autounfall eine Hirnverletzung erlitten hat, eine Feldenkrais-Einzelstunde in *Funktionaler Integration*. Er ist langsam, aber aufmerksam und getragen vom Wunsch, seine Lebenssituation zu verbessern, damit er seine berufliche Tätigkeit fortsetzen und sein Leben wieder aufnehmen kann. Wie es scheint, hat er Schwierigkeiten, sich im Gleichgewicht zu halten. Ich hebe im Sitzen sein rechtes Bein und anstatt passend dazu sein Gleichgewicht sofort neu zu organisieren, fällt er etwas nach hinten. Er geht unsicher und sein Gangmuster ist starr. Er hält Nacken und Brustkorb fest und verbreitert den Abstand seiner Beine. Er hat zwar auch andere Schwierigkeiten – sein linker Arm (der Unterarm war gebrochen) und einer seiner Zehen links (der ausgekugelt war) schmerzen –, doch für diese Unterrichtsstunde sind die Schwierigkeiten seines Nervensystems von vordringlicher Bedeutung. Er hat bereits Lektionen in *Funktionaler Integration* mit Lucía Schütte-Ginsburg gehabt und dabei Verbesserungen seiner Bewegung und seines Selbstempfindens erfahren. Und ich hatte ebenfalls schon vorher eine Stunde mit ihm nur auf einer Seite gearbeitet, wonach er eine Verbesserung seines Gleichgewichts erlebte. Jetzt mache ich eine Entdeckung. Er liegt auf einem unserer niedrigen Feldenkrais-Tische und ich bitte ihn, sich aufzusetzen. Er rollt sich zur rechten Seite und bringt sich selbst ins Sitzen, indem er über seine Hüfte balanciert. Dabei verwendet er implizit sein Gleichgewicht, um seinen Oberkörper zu heben, während er die Beine senkt. Ich bitte ihn, die Bewegung zur anderen Seite zu probieren. Das kommt ihm sofort unmöglich vor und er müht sich bei jedem Versuch erneut ab.

Es ist zwar nicht genau die gleiche Bewegung, die ich bei dem Baby beobachtet hatte, aber die Dynamik und die grundlegenden Konfigurationen der dafür nötigen Bewegungen sind ähnlich. Jetzt möchte ich etwas herausfinden. Was ist der Unterschied zwischen der Art, wie er sich zu seiner linken Seite mobilisiert und der zu seiner rechten? Ich bitte ihn, sich wieder auf den Rücken zu legen, und auf der Seite, wo er es kann, nochmal zum Sitzen zu kommen. Ich frage ihn, wie er das macht, und führe ihn sanft mit meinen Händen. Wenn ich sein Becken berühre, während er es bewegt, bekommt er dadurch möglicherweise eine klarere Empfindung seiner Handlung.

Nun kehren wir wieder zurück zur schwierigeren Drehung zur linken Seite. Ich beobachte ihn genau und bemerke, dass er im Liegen auf der leichten rechten Seite eine Synergie verwendet, die funktioniert. Ich sehe, dass er die linke Seite des Beckens weg von den Rippen und gleichzeitig den Kopf nach vorne in Richtung der Beine bringt. In dieser Konfiguration ist es nicht nur möglich, das Gleichgewicht zu halten, sondern die Bewegung wird ganz einfach, weil es einen Gleichgewichtspunkt in der rechten Hüfte gibt und die Bewegung des Beckens den Kopf ohne besondere Anstrengung hebt. Das entspricht der Dynamik, die wir bereits vorgeschlagen haben. Auf der schwierigeren Seite gibt es keine Synergie. Er zieht die rechte Seite des Beckens in die entgegengesetzte Richtung, zu sich her. Der Gleichgewichtspunkt geht so verloren. Er kann die Bewegung nur mit einer ungeheuren Anstrengung versuchen, die am Ende doch nicht fruchtet.

Ich kann versuchen, ihn konkret anzuleiten. Ich sage ihm: „Bewege dein Becken weg von dir." Das hilft ihm offensichtlich nicht. Er hat keine Vorstellung oder kein Gefühl davon, wo sein Becken in dieser Situation ist, und er hat keine Kenntnis seiner eigenen Bewegung. Auf der einfachen Seite denkt er nicht darüber nach, was er tut, aber unterbewusst (ohne seine Aufmerksamkeit darauf zu richten) weiß er, was zu tun ist. Ich lasse ihn daher wieder zurück auf die einfache Seite wechseln und lade ihn ein, sich selbst detaillierter zu beobachten. Ich bitte ihn, sich die gleiche Bewegung auf der anderen Seite vorzustellen. Er antwortet, dass er das nicht könne. Wie soll er lernen? Ich kann es ihm nicht beibringen.

Meine Idee an dieser Stelle ist, die Bedingungen zu schaffen, in denen Lernen stattfinden kann. Zu diesem Lernen muss etwas gehören wie die Selbstorganisation einer neuen Möglichkeit. Offensichtlich hat die Hirnverletzung bewirkt, dass ihm ein großer Teil seines inneren Raums abhandengekommen ist, etwas, was wir vielleicht auch als „Selbstbild" bezeichnen können. Es ist nur eine ungefähre Art, das zu beschreiben, was ihm fehlt. Er weiß nur, dass er stecken bleibt und sich nicht bewegen kann, und er kann nicht spüren, was er tut. Es gibt nichts, auf das er sich verlassen kann, außer der Fähigkeit des nicht verletzten Teils seines Nervensystems, mit neuen Situationen umzugehen, ein anderes synergetisches Zusammenspiel und ein anderes „Bild" zu organisieren. Ich bemühe mich hier, sehr genau die biologischen Möglichkeiten darzulegen und eine Sprache von Input und Output zu vermeiden, oder mir das Verdienst zuzuschreiben, dass ich ihn unterrichten würde.

Ich bitte ihn, sich auf seine linke Seite zu lehnen und sich auf seinen linken Arm zu stützen. (Nach vorangegangenen Lektionen konnte er das nun tun, allerdings war zu viel Gewicht auf dem Arm schmerzhaft.) Ich unterstütze nun seinen Kopf, während er sich nach links neigt, mit meinem rechten Arm. So bleibt meine linke Hand frei, um damit sein Becken zu berühren. Auf diese Weise kann ich ihn über den Gleichgewichtspunkt bringen. Ich bewege ihn nun abwechselnd weiter nach unten in Richtung der liegenden Position und hinauf zum Sitzen. Dabei achte ich darauf, dass die Bewegungen einfach bleiben und er nicht beginnt, seine rechte Seite zusammenzuziehen. Ich bringe ihn den ganzen Weg hinunter zum Tisch und beginne dann mit dem Rückweg. Doch weil er dabei seine Muskeln auf der rechten Seite sehr schnell anspannt, halte ich an. Dann führe ich ihn erneut durch diese Bewegung und halte jedes Mal an, wenn das störende Bewegungsmuster auftaucht. Wir werden immer langsamer und schließlich können wir zusammen etwas mehr in Richtung Sitzen kommen. Nach einiger Zeit gelingt es uns, zusammen die Bewegung zum Sitzen zu machen, während ich sein Becken so führe, dass es sich von den Rippen wegbewegt. Ich frage ihn, ob er die andersartige Bewegung seines Beckens wahrnehmen kann. Er ist sich nicht sicher. Doch als ich ihn bitte, sich ohne meine Hilfe hinzulegen und selbst vom Liegen zum Sitzen zu kommen, gelingt es ihm und er bewegt sein Becken weg von den Rippen. Das Ganze wirkt noch sehr provisorisch, aber es ist ein Anfang.

Er steht auf und geht umher. Der Unterschied ist dramatisch. Er geht mit einer Leichtigkeit, wie er sie seit seiner Verletzung nicht mehr kannte. Sein Gleichgewicht ist sicherer. Das Einzige, das den Gang nun stört, ist sein schmerzhafter linker Zeh.

In späteren Stunden mit Lucía Schütte-Ginsburg musste er den heute gemachten Lernprozess zwar zunächst wiederholen, aber er gelang ihm schneller. Einige Zeit danach lernte er mit ihrer Hilfe, von der Bauchlage zum Sitzen zu kommen, so wie es das Baby getan hat.

Am Anfang hatte er keine Vorstellung davon, wie er vom Boden hochkommen sollte. Dann rückte das in den Bereich des Möglichen und er probierte verschiedene Muster aus, bis er eines entdeckte, mit dem er Erfolg hatte. Plötzlich war keine Anstrengung mehr nötig. Diese Erfahrung gab ihm eine Genugtuung und das Gefühl, dass er etwas erreicht hatte. Er lernt nun zu lernen und sich selbst bei seinen Handlungen zuzuhören.

Insgesamt verbessert er sich in allen Bereichen seines Lebens. So sagt er beispielsweise Dinge wie: „Ich fühle mich wieder lebendig, als ob ein Gewicht von mir genommen worden wäre. Bei dieser Arbeit fühle ich mich weder erschöpft noch deprimiert." Er setzt das in Kontrast zu den Übungen, die ihm andernorts aufgegeben werden. Das sind überwiegend Aktivitäten, bei denen er direkt gegen seine Schwächen und Schwierigkeiten arbeiten soll. Dabei erlebt er sich als schwach, schwer und der Aufgabe nicht gewachsen. Bei uns findet das Lernen eher wie nebenbei statt, aber es ist mit uns verbunden, wir sind in unserem Prozess bei ihm. Ich könnte das Empathie nennen, doch ich glaube, es ist mehr als das. In jedem Fall „verstärkt" sein Affekt sein Lernen. Er ist glücklich mit und bei seinen Fortschritten.

Eric erhielt weitere Stunden mit Lucía Schütte-Ginsburg, deren Gesamtwirkung für sein Lernen weit über reines Bewegungslernen hinausging. Bald nach den oben beschriebenen Stunden begann er, bei den Stunden aktiv dabei zu sein und seine Aufmerksamkeitsspanne wurde länger. Später verbesserte sich auch sein Zeitgefühl und er konnte wieder zu seiner Firma zurückkehren, bei der er als Manager arbeitet.

Lassen Sie uns noch einmal zur Geschichte des Säuglings zurückkehren. Das Lernen als Säugling kann für viele verschiedene Situationen ein Schlüssel sein. Es gibt eine Verbindung zwischen der Beobachtung des Säuglings und der Art und Weise, wie ich Erics Lektion angegangen bin, die über die Frage der Ähnlichkeit der Synergien hinausgeht, die bei Eric wirksam wurde, als er lernte, sich aufzusetzen. Der von mir beobachtete Säugling lernte unter den folgenden Bedingungen: Er konnte frei forschen. Er befand sich auf stabilem Untergrund und hatte keine Angst, auf den Boden zu fallen. Er hatte weder die Absicht, Erfolg zu haben noch etwas auszuprobieren. Er war in einem positiven Affektzustand. Niemand übte Druck auf ihn aus, dass er etwas Bestimmtes erreichen müsse, und er selbst war zu jung, um das zu tun. Er widmete sich seiner Sache aufmerksam und mit Bewusstheit. (Wir werden auf diesen Punkt später zurückkommen.)

Erwachsene lernen und entwickeln neue Muster auf die gleiche Art wie Säuglinge.

Folglich muss ich für die Lektionen mit meinen Klienten ganz allgemein die folgenden Bedingungen herstellen:

- Ich muss einen Weg finden, meinen Klienten körperlich so zu unterstützen, dass er sicher und stabil in der Schwerkraft ist.
- Ich muss eine angenehme einfache Atmosphäre schaffen, ohne Aufmerksamkeit auf die Ziele, Absichten oder ein Ergebnis zu lenken.
- Ich muss meinem Klienten sensorischen Kontakt bieten, der Bewusstheit hervorrufen wird.
- Ich muss mich langsam bewegen und allmählich vorgehen, damit der Klient das Erlebte, während er bewegt wird, verarbeiten kann.
- Ich muss darauf achten, im Einklang mit den Möglichkeiten des Klienten und seiner zeitlichen Entwicklung zu bleiben.

10 Von der Wahrnehmung zum Konzept

Wahrnehmung und Wahrnehmen bilden eine wesentliche Grundlage für jede Art von Leben und für das Funktionieren von Lebewesen sind sie von fundamentaler Bedeutung. In höheren Tieren ist Wahrnehmung jedoch weiter entwickelt und wir können sie treffender als das Ersinnen oder Bilden von Konzepten bezeichnen. Bei Menschen, die darüber hinaus die Fähigkeit zur Repräsentation, Symbolik und Kommunikation in Domänen wie gesprochener und geschriebener Sprache haben, ist die Linie zwischen Wahrnehmung und Konzeptbildung jedoch oft verwischt. Menschen sind vor allem anderen konzeptuell denkende Wesen – oder zumindest denken die meisten Menschen das. Ehe wir uns mit Konzepten herumschlagen, müssen wir das Konzeptualisieren vom Wahrnehmen unterscheiden. Dazu möchte ich eine Geschichte aufgreifen, die Moshé Feldenkrais in seinem Buch „Die Entdeckung des Selbstverständlichen“ (1985) erzählt.

Er berichtet darin von seinem Besuch bei dem innovativen Musiker und Bewusstheitsforscher Heinrich Jacoby. Feldenkrais hatte sein Buch *Body and Mature Behavior* 1949 in London veröffentlicht (die deutsche Ausgabe erschien erst 1994 unter dem Titel *Der Weg zum reifen Selbst*), ein englischer Arzt, der es gelesen hatte, rief ihn an und fragte ihn, ob er bei Jacoby studiert habe. Feldenkrais entgegnete, er habe von diesem noch nie gehört. Der Arzt meinte, dass es zwischen dem, was er bei Jacoby gelernt, und dem, was er bei Feldenkrais gelesen habe, große Übereinstimmungen gäbe. Und um die Geschichte kurz zu machen, Feldenkrais richtete es daraufhin ein, dass er während seines Urlaubs drei Wochen bei Jacoby in Zürich verbringen konnte.

Beim ersten Besuch gab Jacoby Feldenkrais Zeichenpapier, ein Stück Holzkohle und etwas weiches Brot zum Radieren. Dann forderte er ihn auf, die Lampe auf dem Klavier vor ihm zu zeichnen. Feldenkrais protestierte, dass er nicht zeichnen könne und nur technisches Zeichnen für sein Ingenieursdiplom erlernt habe, das er vor seinem Physikstudium an der Sorbonne erworben hatte. Jacoby ermunterte ihn jedoch, es zu versuchen und Feldenkrais zeichnete einen senkrechten Zylinder mit einem abgeschnittenen Kegel am oberen Ende und einer Ellipse unten als Lampenfuß.

Jacoby sah sich die Zeichnung an und sagte, dass dies die Idee der Lampe sei, aber nicht die Lampe selbst. Feldenkrais schreibt (1985, S. 35): „Nun merkte ich, dass ich, vom Wort verleitet, den abstrakten Begriff ‚Lampe‘ gezeichnet hatte.“ Feldenkrais protestierte daraufhin erneut und meinte, nur ein Maler oder geschulter Künstler könne tun, was Jacoby von ihm erwartete und er sei keines von beidem.

Jacoby bestand jedoch darauf, dass er es noch einmal versuche. „‚Sagen Sie mir, was Sie sehen?‘ ‚Eine Lampe‘, sagte ich. ‚Sehen Sie irgendeinen der Umrisse, die Sie gezeichnet haben?‘ Ich mußte zugeben, dass ich in meiner Zeichnung keine einzige Linie der wirklichen Lampe entdecken konnte. Nur die Proportionen stimmten mit denen der Lampe vor mir mehr oder weniger überein. ‚Sehen Sie überhaupt Linien?‘ Wieder musste ich zugeben, dass keine der Linien meiner Zeichnung bei der wirklichen Lampe vorhanden war. ‚Wenn Sie keine Linien sehen, was sehen Sie denn? Was pflegen Ihre Augen sonst wahrzunehmen? Sie sehen doch Licht, nicht wahr? Warum zeichnen Sie dann nicht die helleren und dunkleren Flächen, wie Sie sie sehen?'"

Feldenkrais befolgte den Rat. Als er am Ende seine Zeichnung betrachtete, sah er keine, die er selbst erstellen konnte, sondern „ein Bild, von dem ich gemeint hätte, es könne nur von einem Maler sein." (S. 36) Jacoby benutzte diese Technik, um seinen Schülern zu helfen, ihre sensorische und perzeptive Bewusstheit zu schulen. Ein Reihe von naiven Zeichnungen seiner Studenten ist in Jacoby (1991) abgedruckt und sie sehen in der Tat aus, als ob sie von geschulten Personen angefertigt worden seien. An dieser Stelle möchte ich den Leser einladen, ein Experiment durchzuführen: Versuchen Sie einmal, Ihre Aufmerksamkeit darauf zu richten, was Sie in Wirklichkeit sehen, statt der Idee des Objekts, das Sie sich zum Zeichnen ausgesucht haben.

Der französische Philosoph Maurice Merleau-Ponty schreibt in seinem Buch „Die Struktur des Verhaltens", (1976, S. 215), „Zumindest müßte man in dieser Hinsicht unterscheiden, ... zwischen der ausgesprochenen und der gelebten Wahrnehmung." Feldenkrais Geschichte mit Jacoby zeigt, dass diese Unterscheidung funktionale Konsequenzen hat. Viele Denker gehen mit ihr etwas schlampig um, weil der Akt des Verbalisierens einen von der Erfahrung trennt, sofern man sich nicht darin geschult hat, auf dieses Phänomen zu achten.

Merleau-Ponty (ebd., S. 216) schreibt weiter: „Wenn wir uns auf die Objekte beziehen, wie sie uns erscheinen, solange wir ohne Sprache und Reflexion in ihnen leben, und wenn wir ihre Existenzweise getreu zu beschreiben versuchen, so beschwören sie keinerlei realistische Metapher herauf. Der Schreibtisch, den ich vor mir sehe und auf dem ich schreibe, das Zimmer, in dem ich mich aufhalte und dessen Wände sich jenseits des Sinnenfeldes um mich herum zusammenschließen, der Garten, die Straße, die Stadt, schließlich mein gesamter räumlicher Horizont, all diese Gegebenheiten erscheinen mir, sofern ich mich an das halte, was das unmittelbare Bewusstsein sagt, nicht als Ursachen der diesbezüglichen Wahrnehmung, die mir ihren Stempel aufprägen und durch ein transitives Wirken Bilder von sich erzeugen. Es scheint mir vielmehr, dass meine Wahrnehmung wie ein Lichtkegel ist, der die Objekte dort einhüllt, wo sie sind, und ihre Gegenwart offenbart, die bis dahin latent war."

Als menschliche Wesen können wir nur auf die Dinge deuten und sie bezeichnen. Und das ändert etwas an der Natur des bewussten Wahrnehmens. Es bringt sie auch in den Bereich, wo wir uns gemeinsam mit anderen orientieren und uns durch Sprache orientieren. Aber die Wahrnehmung selbst ist bereits eine komplexe Abstraktion unserer sinnlichen Eindrücke. Auch wenn wir uns hier mit Fragen zum visuellen Wahrnehmen befassen, so ist die Wahrnehmung von Objekten nicht auf einen Sinneskanal beschränkt. Jedes Perzept entsteht aus allen relevanten modalen Quellen und seine Identität entsteht aus der multi-modalen Interaktion.

10.1 Vorsprachliche Konzeptualisierung: Denken beginnt vor dem Sprechen

Vor einiger Zeit sah ich mir im Fernsehen eine Wissenschaftssendung an, die sich mit den Denkfähigkeiten von Kopffüßlern befasste. Die im Meer lebenden Oktopusse waren kürzlich das Objekt eingehender Studien, da sie innerhalb der Gruppe der wirbellosen Tiere durch ihre Lernfähigkeiten, ihre Flexibilität und die Komplexität ihrer Bewegungsmuster eine herausragende Stellung einnehmen. In dem gezeigten Film befindet sich ein Oktopus in einem Aquarium mit einem Glas, das mit einem Deckel geschlossen ist. In das Glas hat der Versuchsleiter eine Garnele gesteckt, die Leibspeise von Oktopussen. In einem zweiten Aquarium daneben befindet sich ein zweiter Oktopus, der die Aktionen des ersten beobachten kann. Dieser unternimmt zahlreiche Versuche, um an die Garnele zu kommen. Irgendwann umschlingt er das Glas mit seinen acht Tentakeln und entdeckt dabei, dass er den Verschluss abschrauben und so an die Garnele kommen kann. Nun stellt der Versuchsleiter ein Glas mit einer Garnele darin in das andere Aquarium mit dem zweiten Oktopus. Dieser umschlingt ohne jegliches Zögern den Verschluss, schraubt ihn ab und schnappt sich die Garnele.

In einem kürzlich gezeigten Natur-Feature war ein Rabe zu sehen, der fähig ist, Futter aus einem beidseitig offenen Glasröhrchen herauszufischen. Dazu nahm er ein Stöckchen in den Schnabel und schob damit das Futter auf der anderen Seite des Röhrchens heraus. Darauf boten die Forscher das Futter in einem einseitig verschlossenen Röhrchen an. Nun musste der Rabe ziehen, was für ihn viel schwieriger war, da er zwar das Prinzip Schieben, nicht aber das Prinzip Ziehen kannte. Schließlich schob er das Stöckchen im Glasröhrchen bis hinter das Futter und beim Zurückholen des Stöckchens gelang es ihm, das Futter mit herauszuziehen. Die Autoren Bernd Heinrich und Thomas Bugnyar berichten in *Scientific American* im April 2007 über weitere Forschungsberichte zur Intelligenz von Raben und deren Grenzen (Heinrich & Bugnyar, 2007). Die Autoren sind sehr vorsichtig mit ihren Schlussfolgerungen, doch zeigen ihre zahlreichen Experimente, dass Raben außergewöhnliche Fähigkeiten haben, die sie nicht notwendigerweise durch Lernen erworben haben müssen. Sie deuten aber darauf hin, dass Raben natürliche Problemlöser sind und Handlungen anderer Tiere vorhersehen können. Das Denken ohne Sprache scheint in der Natur weiter verbreitet zu sein, als wir das je erwartet hätten.

Daniel Stern (1992) hat umfangreiche Überlegungen zur Entwicklung von Kognition bei Säuglingen angestellt. Er nimmt an, dass für die frühe Kognition Selbst-Invarianten von Bedeutung seien. Er fragt: „Wie werden nun Urheberschaft, Kohärenz, Affektivität und Kontinuität zu einer einzigen, organisierenden subjektiven Perspektive integriert?“ (1992, S. 138). Auf der Basis von Forschungsarbeiten zum episodischen Gedächtnis gründet er seine Annahme, dass erinnerte Begebenheiten ein Weg für den Säugling sein könnten, seine Handlungen und Reaktionen bei ähnlichen nachfolgenden Erlebnissen zu antizipieren. Er schlägt weiter vor, dass es keine gelebten Erfahrungen gebe, „die sich *nicht* zu Episoden ‚zusammenballen‘, weil es selten oder nie Wahrnehmungen oder Empfindungen ohne begleitende Affekte, Kognitionen und/oder Handlungen gibt. Emotionen sind ohne Wahrnehmungskontext undenkbar. Es gibt keine Kognitionen ohne affektive Schwankungen, und sei es nur eine Veränderung des Interesses.“ (1992, S. 139)

Der Säugling ist notwendigerweise ein Lernender. Da gibt es so viel zu lernen über seine aktive Beziehung zur Welt und zu den Menschen, die sich mit ihm beschäftigen. Wenn wir uns überlegen, was ein Baby im ersten Jahr seines Lebens noch ohne Sprache erlernt, kommen wir zu beeindruckenden Ergebnissen: Es muss seine Bedürfnisse mitteilen, Affekt in Koordination mit anderen einsetzen, in soziale Beziehungen eintreten, viele Handlungen wie Greifen und Halten organisieren. Weiter muss es ein dynamisches Gleichgewicht im Schwerefeld in den vielen unterschiedlichen Situationen und Positionen organisieren, in die es gebracht wird oder die es selbst einnimmt; es muss Klänge koordinieren, die Intentionen anderer verstehen und Menschen und Objekte unterscheiden und identifizieren können. Die Liste ist wahrlich lang. Das alles kann nicht ohne Denken erlernt werden. Und – wie ich glaube – auch nicht ohne Bewusstheit.

Der Film „Seeing Infants with New Eyes“[36] mit Magda Gerber, einer engen Mitarbeiterin der Kinderärztin Dr. Emmi Pikler, befasst sich mit Säuglingen und Kleinkindern. Ich sehe mir einen Abschnitt an, in dem gezeigt wird, wie ein kleiner Junge in einem Spielzimmer lernt, über Treppenstufen zu klettern. In der Szene befindet er sich auf einem Podest, zu dem drei Stufen hinaufführen. Er hat bereits gelernt, die Stufen hinaufzuklettern. Nun muss er sich der schwierigen Herausforderung stellen, wie er auf dem Weg nach unten sein Gleichgewicht wahren kann. Beim Betrachten fällt zuerst die intensive Aufmerksamkeit auf, mit der der Junge sich der Aufgabe widmet. Er bringt seinen Fuß auf die erste Stufe unterhalb der Plattform und wartet dann. Er sucht nach Sicherheit und er wird sein ganzes Gewicht erst dann auf den Fuß geben, wenn sich das in seinem inneren Gefühl völlig gefahrlos anfühlt. Nachdem das erreicht ist, bringt er den anderen Fuß runter und stellt sich auf die Stufe. Dann geht er die nächsttiefere Stufe an. Dieses Mal findet er schneller heraus, wie er sich orientieren muss, damit sein Bedürfnis nach Sicherheit erfüllt wird. Beim Zusehen wird deutlich, dass er seine Bewusstheit verwendet, um sich zu orientieren. Später wird er diese Bewusstheit nicht mehr benötigen, da das Handlungsmuster für das Hinauf- und Hinuntersteigen von Stufen organisiert ist und daher Bewusstheit und Aufmerksamkeit nicht mehr notwendig sind. Beim Erlernen von Bewegungen muss er jedoch denken.

Als Erwachsene denken wir oft in der Bewegung[37], doch weil wir die Sprache dabei nicht als Mittler gebrauchen, kommt uns das, was wir tun, nicht als Denken vor. Beobachten Sie einen Tänzer oder geübten Athleten und Sie werden sehen können, dass dabei sehr schnelles Denken in der Handlung und in Relation zur unmittelbaren Situation stattfindet. Doch auch wir alle müssen beim Bewegen denken – und zwar immer dann, wenn wir uns in einer neuen Situation außerhalb unseres Gewohnten befinden. Selbst für das Erlernen von Sprache ist die Entwicklung von nonverbalem Denken notwendig.

In Wirklichkeit haben wir noch nicht einmal begonnen, die Domäne der Sprache zu erforschen. Es ist diese ausschließlich menschliche Fähigkeit, die dem Menschen erlaubt, in der Welt diese herausragende Rolle zu spielen und seine Umwelt zu dominieren. Wie wir bereits in der Geschichte von Feldenkrais und Jacoby gesehen haben, hat verbale Kognition den Nachteil, dass sie uns von unseren Erfahrungen trennt. Stern (1992) beschreibt diese Trennung sehr eindringlich mit einer Szene, in der ein Kleinkind das Licht der Sonnenstrahlen an der Wand wahrnimmt. Es ist ein globales, das ganze Kind umfassendes und durchdringendes Erleben, „in dem ein Gemisch aller amodalen Eigenschaften [...] zusammenklingt. [...] Irgendjemand tritt ins Zimmer und sagt, ‚Oh, *sieh* mal, das *gelbe* Sonnen*licht*!‘ Die Worte sondern in diesem Falle genau diejenigen Eigenschaften aus, die das Erleben in einem einzigen Sinnesmodus verankern.“ (S. 250) Sprache reduziert Erfahrung. Gendlin (1997) ist einer der wenigen Denker, der beide Seiten des Problems sieht, ohne sich in dem Disput auf eine Seite zu schlagen, der zwischen denen tobt, die darauf bestehen, dass Erfahrung sich in Sprache nicht umfassend abbilden lasse, und jenen, die der Ansicht sind, dass außerhalb der Sprache nichts von Bedeutung sei. Wir werden auf Gendlin später zurückkommen.

10.2 Bezeichnen: Ein Dialog

Wir lehren das Kind „Das ist deine Hand“, nicht, „Das ist vielleicht [oder „wahrscheinlich“] deine Hand.“ So lernt das Kind die unzähligen Sprachspiele, die sich mit seiner Hand beschäftigen. Eine Untersuchung oder

36 *Resources for Infant Education*, o.J., siehe URL http://www.rie.org/

37 Siehe Kapitel 12, „Thinking in Movement“, in Maxine Sheets-Johnstone, *The Primacy of Movement*.

Frage, ob das wirklich eine Hand sei kommt ihm gar nicht unter. Andererseits lernt es auch nicht: es wisse, dass dies eine Hand sei.[38] ***Ludwig Wittgenstein***

Sprache existiert im sozialen Umfeld. Hier wird sie durch Interaktion erlernt, zu Beginn hauptsächlich innerhalb der Familie. Sie verschiebt Wahrnehmungen, indem Objekte und Handlungen in der Sprache verdinglicht werden. Wir müssen davon ausgehen, dass Säuglinge auf ähnliche Art wie viele Tiere wahrnehmen und dass diese Wahrnehmung multimodal ist, d.h., das, was in den verschiedenen Sinnesmodalitäten von der Berührung über das Sehen zum Hören und so weiter wahrgenommen wird, wird auf einer höheren Ebene zu einem Ganzen integriert. Sprache tendiert dagegen dazu, das Wahrgenommene zu fixen Objekten und Situationen zu machen. Wir können ein Selbstempfinden haben, aber *Ich, mich, mein* erschaffen ein verbales Selbst, das sich zunehmend in den Vordergrund drängt.

Der Eintritt in die Welt der Sprache ist jedoch nicht harmlos, da erwarten das Kind Einschränkungen und Restriktionen. Ein Kind erhält durch Sprache Instruktionen, was erlaubt und was schmutzig und verboten ist; was gutes, richtiges Verhalten ist und was ungezogen; was es für Mama tun soll und was Mama wütend macht. Parallel zum Erlernen von Wörtern und deren Beziehungen zu Handlungen werden damit Affekte verknüpft und angedockt. Die Welt des Säuglings verwandelt sich so von einer offenen, freien Spielwiese zu einer stärker beschränkten Umwelt. Zugleich verleiht Sprache auch Macht. Sie ist eine Affordanz, d.h., sie hat Angebots- und Aufforderungscharakter. Damit kann man seine Wünsche äußern oder Aufmerksamkeit einfordern. Man beginnt damit, seiner Erfahrung eine kognitive Struktur jenseits von Wahrnehmung und vorsprachlichen Strukturen zu geben. Konzepte werden aus der Sprache anderer Menschen übernommen. Konzepte sind eine Affordanz für viele Aktionen und Interaktionen. Ohne sie gibt es kein erwachsenes menschliches Leben im eigentlichen Sinne. Man kann sie auch als ein Werkzeug sehen, mit dem man die Kommunikation über das Denken erweitern kann. Dazu begibt man sich in die Welt der Metapher. Diese macht Konzepte möglich und daher ist sie ebenfalls eine Affordanz.

10.3 Affordanz

Der Psychologe J.J. Gibson stellte folgende drei Fragen (zitiert nach Reed, 1988, S. 230–231). Erstens: „Was ist die Umwelt, die wir kennen und in der wir handeln können?" Zweitens: „Was sind die Affordanzen, die vorhandene Dinge für eine bestimmte Spezies anbieten, und was sind keine?" Und drittens: „Welche Information ist vorhanden, durch die ein Beobachter einer bestimmten Spezies eine Affordanz wahrnehmen kann?" Auf diese Weise könnte ein Tier einen Stock verwenden, um damit Insekten als Nahrung herauszuholen, oder ein Mensch könnte einen Taschenrechner dazu verwenden, benötigte Berechnungen anzustellen. Affordanz dient dazu Bedürfnisse und Wünsche zu erfüllen. Sie kann entweder kulturell geschaffen werden oder auf andere Weise. Was wahrgenommen wird, hat Bedeutung in Bezug zur Affordanz und jedes wahrgenommene Objekt kann viele Affordanzen haben und andere können ihm fehlen.

In diesem Sinne sind Sprachen Affordanzen. Das Kind wächst mit einer Sprache in einem Sprachraum auf, versteht diese allmählich und beginnt sie schließlich selbst zu nutzen. Später wird es zur Schule gehen, dort das Zählen und dann Mathematik lernen. All dies sind Affordanzen. Beachten Sie, dass diese in Handlungen und Interaktionen erlernt wurden, und auch wenn Sprache und Mathematik Teil der menschlichen Umwelt sind, werden sie beim Lernen verinnerlicht und auf einer hohen Ebene or-

38 S. 374, Wittgenstein, *Über Gewissheit. On Certainty*, New York 1969.

Exploration 16

Sprachliches Etikettieren und Emotion: Das Mildern emotionaler Spannungen

Bitte setzen Sie sich oder legen Sie sich bequem auf den Rücken. Lassen Sie einen neutralen Raum in sich entstehen, in dem Sie bequem atmen können und Ihr Gesicht und Ihre Augen frei und gelöst werden.

Suchen Sie sich nun eine Emotion aus, die Sie erforschen möchten. Das könnte Zorn, Freude oder Trauer sein oder eine beliebige andere. Erinnern Sie sich an einen Augenblick, als Sie diese Emotion empfunden haben. Lassen Sie die Szene vor Ihrem inneren Auge entstehen. Während Sie dies tun, erfahren Sie die Emotion erneut. Wo in Ihrem Körper fühlen Sie diese Erfahrung, wie nehmen Sie sie in Ihrer Atmung wahr? Bleiben Sie bei dieser Erfahrung. Benennen Sie dann die Emotion. Nachdem Sie die Erfahrung untersucht haben, nehmen Sie das emotionale Etikett weg. Lassen Sie es sich in Nichts auflösen. Was immer Sie nun ohne das Wort erleben, stellen Sie es sich als Energie vor. Bemerken Sie, was Sie in Ihrem Körper fühlen, und spüren Sie, wie Sie atmen.

Wechseln Sie mit Ihrer mentalen Aufmerksamkeit die Perspektive und schauen Sie, wer das alles tut. Gibt es überhaupt ein ‚Wer'?

Wenn Sie klar und deutlich eine Veränderung wahrnehmen können, suchen Sie sich ein paar andere Emotionen aus und wiederholen Sie den Prozess.

ganisiert, sodass sie beim Denken, Lesen, Sprechen und Schreiben äußerst schnell funktionieren. Eine wichtige Funktion von Sprache ist das Bezeichnen, wodurch Affordanzen geschaffen werden. Mit diesen können wir gegenseitig unsere Aufmerksamkeit lenken, Dinge, die wir gemeinsam wahrnehmen, bezeichnen, uns selbst und andere benennen usw. Eine andere Affordanz, die durch Sprache entsteht, ist die Schaffung von Zeichen oder Symbolen, durch deren Handhabung wir unser Denken erweitern können. Damit erschaffen wir eine Regel- und Beziehungswelt, die wir bis ad infinitum untersuchen können.

Die Mutter hält ihr Töchterchen auf dem Arm und zeigt auf etwas: „Schau, das Kätzchen leckt die Milch auf." Das Mädchen nimmt die Katze und die Situation wahr und etikettiert sie mit den Begriffen *Kätzchen, Lecken, Milch*. Ein Satz enthält die Komplexität einer ganzen Welt. Nach einer Weile haben sich Zunge, Gaumen, Kehle und die Atmung des Kindes durch sein vorangegangenes Brabbeln so weit entwickelt, dass es die Worte nun selbst sagen kann. Das Kind wir jetzt zum interaktiven Mitspieler in der Domäne des Sprachesprechens. Die Mutter sagt vielleicht auch, „Das Kätzchen trinkt die Milch", und das Mädchen erkennt, dass es selbst auch Milch trinkt. Ein Konzept ist geboren, mit dem das Kind eine Handlung, ‚Trinken', in einen größeren Kontext einbetten kann. Es verbindet sie vielleicht mit ‚durstig', was es aus eigener Erfahrung kennt. Etiketten sind nützlich. Sie sind auch mit der Welt des Affekts verbunden, dergestalt wie Worte Zugang zum Affekt gestalten und wie das Bezeichnen von emotionalem Affekt sich mit der spezifischen emotionalen Erfahrung verbindet.

Zugleich bleiben die Erfahrungen, die kein Etikett erhalten, im Randbereich unserer Wahrnehmung. Indem wir diese Erfahrungen in den Vordergrund bringen, können wir sie auch versprachlichen. Gendlin (1998) hat gezeigt, dass der Begriff des *Felt Sense* (dt. etwa „körperliche Empfindung", auch Körpergefühl)[39] ein mächtiges Werkzeug werden kann, mit dem man aufdecken kann, wie sich dieser Sinn im Randbereich Wahrnehmung zu dem Affekt verhält, der hinter vielen

39 Die Übersetzung wurde von den deutschsprachigen Seiten des *Focusing Institute* übernommen. Allerdings wird auch im Deutschen meist der Begriff *Felt Sense* verwendet. (http://www.focusing.org/german.html, abgerufen am 22.01.2016; A.d.Ü.)

schwierigen Lebenssituationen steckt. Der schrittweise Prozess, den er Focusing nannte, erlaubt Menschen Zugang zu ihrem Körpergefühl zu bekommen und ihre Erfahrung nach und nach in Worte zu fassen. Er hat eine stark klärende und verändernde Wirkung auf die zugrundeliegenden Gefühle. Der wichtige Aspekt von Gendlins Prozess besteht darin, sprachliche Begriffe (Etiketten) für gefühlte Erfahrungen zu finden, die sich für die Person richtig anfühlen.

Konzepte und Reaktionen sind nicht fest fixiert, auch wenn das oft der Fall zu sein scheint. Doch durch das Aufgeben von Konzepten kann sich der eigene körperliche Zustand verändern. Etiketten und die zugehörigen Metaphern sind häufig mit starken affektiven Assoziationen und Reaktionen verbunden. Damit ist es Menschen, die ein Interesse daran haben, möglich, andere stark zu manipulieren. Wenn Sprache absorbiert und gelernt wurde, können Konzepte fast nach Belieben erzeugt werden. So können wir Fantasien erdenken und konzeptuelle Konstrukte und Voraussetzungen erschaffen, die nicht länger mit unserem biologischen Leben verbunden sind. Es ist ein Themenfeld, das weit über das hinausgeht, was wir in diesem Buch behandeln können.[40]

Affekt ist in den Künsten mit anderen menschlichen Ausdrucksformen verknüpft. Im nächsten Kapitel werden wir diese Verbindung erforschen. Auch hier ist Bewegung wieder der Schlüssel.

---

40 Über Sprache ist sehr viel von einem kognitiven Standpunkt aus geschrieben worden. Die beste dieser Arbeiten war Wittgensteins mächtiger Versuch zu zeigen, dass die Bedeutung von Wörtern nicht fest ist, sondern immer in Bezug zu einem Kontext steht, den er ‚Sprachspiele' nannte. Sein Versuch, der Sprache ihre Macht zu nehmen, war jedoch nicht einmal bei seinen Anhängern erfolgreich. Gendlin hat in seinen philosophischen Schriften gezeigt, dass die ersten Bedeutungen aus dem *Felt Sense*, der gefühlten Erfahrung, stammen, der seiner Ansicht nach ein ganzkörperlicher Sinn ist. Weiter war er der Meinung, dass die Bedeutung von Sprache immer mit einem Körpergefühl verbunden ist. Wittgensteins *Philosophische Untersuchungen* (1953) sind ein guter Einstieg in seine Art der Analyse. Gendlins „Experience and the Creation of Meaning" (1962, 1997) untersucht die erfahrene Bedeutung beim Erzeugen einer Verknüpfung zur Sprache und erforscht, wie erfahrene Bedeutung in Kognitionen funktioniert. Viele von Gendlins Schriften sind online unter www.focusing.org/gendlin/ verfügbar.

11 Affekt: Eine verborgene Dimension und zugleich ein Hauptbestandteil des täglichen Lebens

11.1 Die Beispiele aus Musik, Malerei und Tanz

Lange bevor wir sprechen gelernt haben, entwickelte sich die Welt der Affekte. Genauso wie die Wahrnehmung sind auch die Affekte grundlegend für alle späteren Schritte im Leben. Sie sind physiologisch und sensorisch stark mit Bewegung verbunden. Sie sind auch ein chemischer Prozess, sowohl auf der physiologischen Ebene als auch in der Übertragung von einem Lebewesen zum anderen. Affekte sind mehr als das, was wir Emotionen und Gefühle nennen. Wir könnten sagen, sie sind ein Hauptcharakteristikum unseres biologischen Erbes und ein Hauptaspekt unserer phänomenalen Erfahrung. Wie kommt es dann, dass wir sie als verborgene Dimension bezeichnen?

Wie Bewegung sind Affekte Teil unseres gestaltgewordenen Lebens und obwohl ihre Präsenz in der Erfahrung wesentlich ist, ist ihr Einfluss mehr im Hintergrund als im Vordergrund. Man bemerkt ihren Einfluss am meisten, wenn sie anschwellen und abschwellen. Wenn sie zu schwach sind, wird das Leben flach und uninteressant; man ist unmotiviert, will sich nicht bewegen oder nichts initiieren. Wenn sie dramatisch ansteigen, wird man manisch, hyperaktiv; man ist „getrieben, rastlos".

Während die Emotionen oft stark im Vordergrund stehen, sind andere Aspekte von Affekten oft unbemerkt. Da die Betonung der Kognition in der Wissenschaft so stark ist, suchen die meisten Wissenschaftler nach Bedeutung und kognitiven Ursprüngen als Basis des Affekts. Aber Affekte sind grundsätzlich kein Teil der Kognition. Es ist wahrscheinlich andersherum. Ohne Affekte ist Kognitionsaktivität nicht möglich. Letztendlich sind sie ein Hauptbestandteil unserer Intersubjektivität. Sie sind das Medium, mit dem wir uns mit anderen verbinden, und wie wir uns ursprünglich mit anderen uns vergleichbaren Lebewesen verbunden haben.

Da der Affekt so sehr im Nonverbalen existiert, untersuchen wir zuerst die Musik. Musik lässt etwas von der Art und Weise anklingen, wie wir Affekte in unseren ersten Lebensjahren erfahren haben. Daniel Stern stellt den Zusammenhang her, wenn er „das Empfinden des auftauchenden Selbst" diskutiert, basierend auf seinen Beobachtungen von Säuglingen und deren Interaktion mit Müttern und Bezugspersonen. „Vitalitätsaffekte" ist seine Bezeichnung „weil uns zahlreiche Gefühlsqualitäten vertraut sind, die von unserem herkömmlichen Wortschatz oder unserer Taxonomie der Affekte nicht erfasst werden". (1985, S. 83) Vitalitätsaffekte sind ein kontinuierlicher Aspekt in der Lebenserfahrung von Säuglingen. Emotionen sind kurzlebiger, unmittelbarer und kategorisierbar. Stern schreibt: „Diese schwerbestimmbaren Qualitäten lassen sich besser mit dynamischen, kinetischen Begriffen charakterisieren, Begriffen wie ‚aufwallend', ‚verblassend', ‚flüchtig', ‚explosionsartig', ‚anschwellend, ‚abklingend', ‚berstend' ‚sich hinziehend' usw." (S. 83) Säuglinge nehmen solche Qualitäten in sich selbst wahr, aber auch im Verhalten anderer Menschen. Die

Vitalitätsaffekte zeigen sich in unserer Bewegung und im Zusammensein mit anderen. Wir nennen das Ausdrucksfähigkeit. Bestimmte Formen von Ausdrucksfähigkeit können als signalisierend beschrieben werden (und das gilt für spezifische Emotionen, die durch einen besonderen Gesichts- und Körperausdruck festgelegt sind), während die hier gemeinte spezielle Ausdrucksfähigkeit vielleicht am besten beschrieben werden kann als ‚sich aufeinander abstimmen'. Stern erklärt weiter, „Abstrakter Tanz und Musik sind ausgezeichnete Beispiele für die Ausdrucksfähigkeit der Vitalitätsaffekte." (S. 87)

11.2 Glenn Gould spielt Beethoven: Klaviersonate, Nr. 13

Ich schaue mir den Film „32 Variationen über Glenn Gould" an. Der fünfte Film hat den Titel „Hamburg" und spielt in einem Hotelzimmer dieser Stadt. Der Schauspieler, der Glenn Gould spielt, telefoniert. Er gibt ein Telegramm nach Kanada auf, in dem er über seine Bronchitis klagt. Ein Zimmermädchen räumt auf. Es klopft, und ein Paket wird geliefert. Nachdem er sein Telefongespräch beendet hat, öffnet er das Paket. Es enthält eine Schallplatte. Er bedeutet dem Zimmermädchen, sich hinzusetzen, legt die Schallplatte auf den Plattenspieler und setzt den Arm an den Anfang des Zweiten Satzes von Beethovens Klaviersonate Nr. 13, dem Allegro. Von den ersten Noten an bin ich wie gelähmt. Ich habe keine Gedanken, die Musik trägt mich in eine schwer zu beschreibende Ekstase. Ich fühle sie als Bewegung. Ich fühle sie wie ein Fließen, als Tanz, als Empfindung von Leichtigkeit, Freude, ja Ekstase. Da ist noch etwas anderes; ich erlebe diese Aufnahme in einer Art, wie ich nie zuvor Beethoven erfahren habe. Da ist eine Präzision im zeitlichen Ablauf, eine Dynamik, mit der die Tasten in Angriff genommen werden, im Ausdruck dieser Vorstellung, die mich auf eine unvergleichliche Weise beschwingt.

Diese Erfahrung ist ohne kognitive oder symbolische Interpretation. Darüber hinaus ist sie gestaltgewordene (*embodied*) und wird nicht abstrakt, sondern konkret als Bewegung in der Zeit genossen. Das Zimmermädchen sitzt und weiß zuerst nicht, was sie erwartet oder was von ihr erwartet wird. Während sie zuhört, wird auch sie von der Musik ergriffen und fängt an, ihren Kopf im Rhythmus hin und her zu wiegen. Ihr Lächeln zeigt ihre Freude. Sie steht auf und schaut sich die Plattenhülle an. Die Kamera schwenkt zu einem Blick aus dem Fenster auf die Binnenalster. Ein Zug fährt auf der anderen Seite des schmalen Sees in der Hamburger Innenstadt. Die Musik trägt den Klang und die Empfindung.

Man könnte sagen, hier geschieht etwas Geheimnisvolles, Unbeschreibliches. Und doch ist es eine alltägliche Erfahrung. Eine Kommunikation geschieht, von Nervensystem zu Nervensystem oder besser von Mensch zu Mensch. Beethovens niedergeschriebene Musik (im Grunde eine Anleitung zur Aufführung seiner Komposition) wird durch Glenn Gould transformiert, und dann wieder transformiert in das Nervensystem des Zuhörenden. Es ist die besondere, den Menschen eigene Kommunikation. Weder meine Katze noch mein Hund zeigen eine Regung, die darauf hindeuten könnte, dass etwas mit ihnen passiert. Es ist nicht so, als würde man einem gewöhnlichen Gespräch lauschen. Und doch ist die Erfahrung umfassend. Es ist nicht alleine das Zuhören, sondern irgendwie fühlt man sich veranlasst, sich zu den Tönen zu bewegen. Eindeutige körperliche Gefühle sind beteiligt, kinästhetische, emotionale, feinsinnige, die unzweifelhaft mit Veränderungen in vielen Teilen des Nervensystems zusammenhängen, inklusive des autonomen Nervensystems. Die Erfahrung lässt sich nicht auf diese Veränderungen reduzieren. Sie steht für sich. In gewisser Weise ist es auch eine ‚Kommunion'. Anders als Kommunikation, die sich durch symbolische Repräsentation wie beim alltäglichen Sprechen vollzieht, ist diese Kommunikation analog, direkt. Sie hat eine transzendente Qualität.

Und was kann man über Beethoven und Glenn Gould sagen? Wir nennen sie Genies. Sie haben ihr Nervensystem bis zu einem sehr hohen Grad verfeinert. Was ich damit meine: Es gelang ihnen, durch die kontinuierliche Entwicklung ihrer Wahrnehmung und ihrer Aktivitäten organisierte Töne sehr fein zu empfinden und zu unterscheiden. Sonst könnte das, was sie erschufen, nicht den beobachteten Effekt haben. Für Glenn Gould war dies die Weiterentwicklung, die Verfeinerung seiner Bewegungen, einschließlich seiner Fingerbewegungen in der Beziehung zu seinem Instrument. Er hat das auf besonders eigentümliche Weise gemacht, die unmöglich aussieht, wenn man Filme von ihm, wie er am Flügel sitzt, sieht. Er sitzt auf einem Stuhl, der viel zu niedrig erscheint. Er muss hochgreifen, um die Tasten zu erreichen. Sein Kopf ist nach vorne und aufgerichtet, jedoch wirft er ihn viele Male zurück in einer Geste, die komplette Versunkenheit ausdrückt – oder er lässt ihn nach vorne fallen in einer Gebärde intensiven Lauschens. Seine Meisterschaft zeigt, dass diese seltsame Haltung für ihn funktionierte. Er konnte auf diese Weise die Musik machen, die er beabsichtigte. Im Hinblick auf Komfort oder Bequemlichkeit war sie nicht ideal. Im späteren Leben entwickelte er Schmerzen in seinen Handgelenken. Nichtsdestotrotz lernte er in seinem Spielen unerwünschte Bewegungen seiner selbst, die seiner Absicht entgegenliefen, zu hemmen. Das heißt, er verbrachte Jahre damit, seine Fähigkeit auf diese Weise zu verfeinern. Er lauschte der Produktion seiner Töne und glich sie ab mit dem, was er hören wollte, und mit dem, wie er sich an den Klaviertasten bewegte. Diese zwei Handlungen gingen für ihn zusammen, das Hören und das Spielen.

Bedenkt man die Geschwindigkeit seiner Fingerbewegungen, könnte man meinen, dass er nicht mit bewusster Kontrolle spielen konnte. Doch er konnte auch nicht unbewusst spielen. Er musste eine direkte Verbindung herstellen vom Spüren des Instruments zur Umsetzung seines musikalischen Gedankens in die konkrete Aktion seiner Bewegung. Besonders wichtig: die Organisation der Bewegung ist dabei der essenzielle Faktor sowohl für die Entwicklung der spielerischen Fertigkeit als auch des Gehörs, also der musikalischen Wahrnehmung. Man könnte sagen, dass er wusste, was er am Klavier tat. Affekt jedoch ist dafür essenziell; er bestimmt, was wir Qualität nennen.

Damit ich die Musik sinnlich erfassen kann, muss ich als Hörer Erfahrungen im Zuhören haben und gelernt haben, wie ich zuhöre. Damit meine ich nicht ein technisches oder kognitives Erlernen der Strukturen der Musik. Ich meine das Lernen, das sich einstellt beim Zuhören, Genießen und wenn sich das Unterscheidungs- und Urteilsvermögen mehr und mehr entwickelt. Man wird sensibilisiert und parallel dazu geschickter darin zu lernen, wie Gould seine Geschicklichkeit im Spielen entwickelte. Ich bin neugierig auf meinen eigenen Prozess, aber noch mehr interessiert mich dabei, wie Gould seine Meisterschaft entwickelte. Wir wissen, dass das nicht durch bloßes Tun und Wiedertun geschehen sein kann. Gould können wir nicht mehr fragen, doch glücklicherweise haben wir einige Aufzeichnungen darüber, wie er seine Fertigkeit entwickelte.

Eine Geschichte (nach Payzant, 1992, S. 93) erzählt davon, wie Gould mit den Schwierigkeiten umging, die er hatte, als er ein Konzert in Israel geben sollte. Der einzig verfügbare Flügel für das Konzert hatte einen guten Klang, aber die Tasten gingen für Gould zu schwer und er meinte, dass der Flügel eher ihn spiele als umgekehrt. Um allein zu sein und sich mental auf das Konzert vorzubereiten, ging Gould hinaus in die Wüste. Dort tat er etwas, das wunderbar zu dem passt, was ich als Feldenkrais-Herangehensweise bezeichnen würde. Im Geist übte er die Stücke „nicht mit der geistigen Vorstellung, die er vom Tel Aviver Flügel hatte, sondern mit der des vertrauten alten Chickering-Flügels zu Hause in der kleinen Hütte in Uptergrove Ontario. Jede Note wurde im Geist so geprobt, als ob er sie auf dem Chickering in all dessen Eigenarten spielen würde – in seinem Umfeld, mit seiner Haptik und seinem Sound."

Payzant beschreibt weiter, wie Gould am Anfang des Konzerts krampfhaft an seinem inneren Bild festhielt, obwohl er die Tasten zunächst nur schwer bewegen konnte. Doch dann entdeckte er ein Gefühl der „Distanz" zum Tel Aviver Flügel. Gould verließ die Bühne in einem Zustand von „erhabener Ekstase und Verwunderung" und viele Zuhörer äußerten sich begeistert über die Qualität seiner Darbietung. Gould nahm das als Beweis dafür, dass es möglich ist, den „reinen Geist" zwischen Künstler und Publikum zu kommunizieren.

Payzant (1992, S. 91) berichtet eine noch außergewöhnlichere Begebenheit. Gould erzählte von der Vorbereitung zu einem Konzert, bei dem er den Notentext zunächst ohne Klavier lernte. Als er eine Woche vor dem Konzert damit begann, am Klavier zu üben, erlebte er eine Blockade, die durch seine Versuche ausgelöst wurde, den passenden Fingersatz für eine Variation in dem Stück zu finden. Um diesen Knoten zu lösen, griff Gould zu seinem „letzten Mittel": Er stellte mehrere Radios um den Flügel herum, stellte jeden auf einen anderen Sender und drehte ihre Lautstärke voll auf. Das Ergebnis war, „dass ich beim Üben zwar mein Spiel fühlen konnte, doch hörte ich fast nur das, was aus den Radios kam." Er entdeckte, dass das noch nicht genügte, doch „die Tatsache, dass man sein Spiel und folglich auch die Fehler nicht hören konnte, war bereits ein Schritt in die richtige Richtung." Das ist eine deutliche Ahnung von einem weitgehend ignorierten Aspekt des Lernens: Häufig können wir nicht lernen, wenn wir das Ergebnis unserer Bemühungen mit Angst betrachten. Eine andere Form von Affekt dominiert den Lernprozess.

Im nächsten Schritt konzentrierte sich Gould auf die linke Hand und spielte die Noten „so unmusikalisch wie nur möglich. Ja, je unmusikalischer desto besser, denn es brauchte mehr Konzentration, um unmusikalische Klänge zu erzeugen, und ich muss sagen, dass ich bei diesem Vorhaben äußerst erfolgreich war. Auf jeden Fall war meine Konzentration auf diese Weise ausschließlich auf die linke Hand gerichtet – ich hatte die rechte praktisch vergessen – und ich tat dies in unterschiedlichen Geschwindigkeiten und ließ die Radios weiterhin plärren." Danach, so erzählte er, war die Blockade verschwunden.

Payzant ergänzt: „Das ist, wie wenn man die Augen zukneift, um die Peripherie in den Fokus zu bringen, oder den Blick in einer widerwärtigen Situation abzuwenden, oder einen Schritt zurückzugehen, um besser springen zu können. Allerdings beschreibt es das Bild des Tausendfüßlers am besten. Der Pianist denkt beim Spielen genauso wenig an die aufeinanderfolgenden Bewegungen der Finger wie das der Tausendfüßler beim Gehen tut."

Das wirft einige rätselhafte Fragen auf. Es sind die gleichen Rätsel, die sich beim Üben jeder Fertigkeit oder dem Entwickeln von Geschicklichkeit in jedem Bereich auftun. Wie hat Goulds Entwicklungsprozess begonnen? Wie entwickeln wir Fertigkeit im Zu- und Hinhören und nicht nur im Hören? Wie werden wir kompetent in unserer Kognition? Die offensichtliche Antwort ist: wir müssen auf irgendeine Art üben. Für sich genommen ist diese Aussage ohne Bedeutung. Aus ihr lässt sich jedoch folgern, dass Aktion und Interaktion in der Welt essenziell sind und das wiederum impliziert, dass die Organisation von Aktion, also Handlung und Bewegung, Grundlage von allem anderen sind. Wir werden uns weiter unten noch einmal mit der Bedeutung des Übens befassen und dabei erneut herausstellen, dass bloße Wiederholung gar nichts bewirkt. Wiederholung als ein rein mechanisches Handeln tötet den Affekt. Doch der Affekt schafft die Bedeutung.

Ich möchte noch einmal zum Thema Ekstase zurückkommen. Es ist ein zentrales Thema für Gould, doch als ich ihn Beethoven spielen hörte, wusste ich das noch nicht. Um noch einmal Payzant zu zitieren: „Für Gould ist Ekstase das einzig Richtige, wonach ein Künstler streben sollte." Gould unterschied dabei zwischen simulierter und echter Ekstase und mir scheint, dass meine Erfahrung ganz klar zur letzteren Kategorie zählt. Die Frage ist nur wie gelangen wir dahin? Soweit ich es erfahren habe, kam meine Ekstase nicht aus dem Nichts. Ich glaube, sie wurde direkt durch Goulds Spiel hervorgerufen. Aufnahmen anderer Pianisten, die die gleichen Stücke von Beethoven in romantischer Tradition interpretieren, bewegen mich nicht im gleichen Maße. Das bedeutet, dass Gould auf irgendeiner Ebene wissen muss, was er tut. Und er muss diesen Zustand irgendwie auch selbst erfahren, damit er ihn anderen mitteilen, ihn mit ihnen teilen kann. Er steuert das durch die Präzision seines Timings im Anschlag der Tasten und deren Grundlage wiederum ist sein Tastsinn und seine kinästhetische Bewegungserfahrung. Um dies tun zu können, muss er einen hochentwickelten Sinn von kinästhetischer und musikalischer Bewusstheit haben. Ein bestimmter Affekt, den wir Ekstase nennen, greift auf den Zuhörer über.

Ich bin ziemlich sicher, dass beide Erscheinungsformen von Bewusstheit miteinander verbunden sind. Ekstase beispielsweise kann durch Tanz und rituelle Zeremonien hervorgerufen werden. Diese Erfahrung ist nicht nur mental – was immer das sein mag –, sondern umfasst das ganze Selbst. Man muss sich bewusst sein, selbst aus einem biologisch-systemischen Blickwinkel betrachtet erzeugt das Nervensystem einen solchen Zustand nicht ohne aktive Beteiligung der Muskulatur, der chemischen Kommunikationssysteme, der Neurotransmitter, dem Fließen lebenswichtiger Flüssigkeiten etc. und all das erzeugt Feedback an das Nervensystem. Tatsächlich kann ein Mensch Affekte nur durch Stimulation seiner inneren Sinne wahrnehmen und darin gibt es keine körperlose Erfahrung der Ekstase, wir sind jedenfalls bewegt und deshalb müssen wir uns bewegen. Erfahrung selbst ist nicht in einem bestimmten sensorischen System lokalisiert, in einem Bild, in einem Augenblick. Noch ist sie strikt gesehen auf eine Person begrenzt. Wie könnte sonst die Erfahrung der Ekstase kommuniziert werden und wie würden wir wissen können, dass dies geschieht? Die Erfahrung ist intersubjektiv für jeden, der sich ihr öffnet oder bereit für sie ist.

Es muss ein Medium geben, sprich eine Modalität, durch die Kommunikation stattfindet, eine Verbindung zwischen Personen. Man könnte sich einen Austausch von Informationen vorstellen und in gewisser Weise gibt es auch etwas in der Art. Beethoven komponierte eine Sonate und übertrug seine Komposition in eine symbolische Form, Musiknoten, in der die Notenhöhen und der zeitliche Ablauf festgehalten sind. Einige Autoren bezeichnen das als einen Algorithmus. Die Information in der musikalischen Notation ist jedoch für die Übertragung der Musik nicht ausreichend. Glenn Gould konnte die Noten lesen und die Musik in seinem Kopf hören. Und wie er berichtete, studierte er Stücke grundsätzlich auf diese Weise, ehe er sie am Instrument spielte. Genau genommen schuf Gould aus der Information so ein mentales Analogon der Komposition. Dazu musste er bereits ein Verständnis von Beethoven für sich organisiert haben. So konnte er seinem Spiel die Dynamik hinzufügen, die seinem inneren Gefühl von Beethoven entsprach und die nicht in der Information der Noten für dieses Stück enthalten war. Obwohl man diese Information digitalisieren könnte, ist es doch so, dass man in der menschlichen Domäne die Dynamik von Beethoven tatsächlich direkt hört und fühlt, ohne auf ein informationelles, symbolisches Zwischenmedium angewiesen zu sein. Anders gesagt: Gould bringt sein gesamtes Wesen in sein Spiel ein.

Filmaufnahmen sind eine wundervolle Möglichkeit, sich den verborgenen Interaktionen im Reich künstlerischer Performance zu nähern. Ich sehe mir ein Video mit Sergiu Celibidache an (Celibidache, 1991). Es zeigt erst die Proben und dann die Aufführung von Prokofjews erster Symphonie. Celibidache führt seine Musiker, indem er ihnen mit einer Qualität an Aufmerksamkeit zuhört, die einfach nur meisterhaft zu nennen ist. Sein Feedback vermittelt ihnen den Klang, den er möchte. An dieser Stelle sind die Bläser zu laut, zu kräftig an einer anderen. Die Streicher müssen ihre Bogenführung verändern. An einer Stelle ist das Tempo zu langsam, anderswo fließt ein musikalisches Thema nicht richtig von einer Instrumentengruppe zur anderen weiter. Und an einer Stelle fordert er die Musiker auf, boshaft und gehässig zu spielen. Kurz, er hört zu und unterscheidet zwischen dem, was er hört und was seine ästhetische Intention ist; anschließend bringt er seine Musiker dazu, den Klang gemäß seinen Wünschen zu formen.

Während die Musiker die problematischen Passagen mehrfach spielen, beginnen sie, wirklich miteinander zu arbeiten. Wie bei jedem echten Lernen wiederholen sie nicht nur etwas, sondern sie nähern ihr Spiel immer mehr ihrer Intention an. Nochmal: Die Noten auf der Seite enthalten nicht die Musik, die darin enthaltene Information ist unvollständig. Celibidache drückt das an einer Stelle so aus: „In der klassischen Musik werden musikalische Themen von einem Instrument zum anderen weitergegeben. Dadurch entsteht Kontinuität. Hier hängt alles in der Luft. Es liegt also an uns ... Sie müssen die Einheit erschaffen, die nicht im Notentext steht."

Die Aufführung gleicht einem Wunder. Am beeindruckendsten ist Celibidache. Wie Gould in seinem Klavierspiel, so geht auch er ganz in seinem Dirigieren auf. Zeitweise tanzt er mit den Musikern, dann wieder singt er mit ihnen. Jeder Gesichtsausdruck, jede körperliche Geste kommuniziert die Musik. Doch er macht das nicht für das Publikum, macht keine „Show" – alles, was er tut, steht ganz im Dienste der Musik, so wie sie ihm innerlich erklingt. Große Gesten seiner Hände fallen genau mit großen Gesten in der Musik zusammen. Sein Denken geht direkt in sein Handeln über.

Ein weiteres Mal können wir hier die Bedeutung von Bewegung hervorheben. Celibidache bewegte sich beim Dirigieren als Ganzes, mit seinem ganzen Wesen. Es ist seine Bewegung, die den Musikern die erforderliche Spielweise vermittelt. Wenn er nur Arm und Taktstock bewegen würde, wäre das Ergebnis ein völlig anderes. In einem Gespräch mit einem Studenten von Celibidache wurde überdeutlich, wie sehr sich der Meister dessen bewusst war: Der Taktstock ist nur der Endpunkt einer ganzkörperlichen Erfahrung.

Exploration 17

Affekt und Musik

Beginnen Sie Ihre Erfahrung mit Musik in Ihrem Alltag zu erforschen. Musik ist nahezu allgegenwärtig in unserem Leben. Sie enthält bestimmte Affekte, die unsere augenblickliche Stimmung ändern und beeinflussen. Bei selbstgewählter Musik ist uns das meistens bewusst, häufig sogar gewollt. Ich möchte Sie jedoch einladen, mehr auf die Musik in Ihrer alltäglichen Umgebung zu achten: auf der Straße, im Supermarkt oder an anderen Einkaufsorten. Achten Sie hierbei besonders auf Änderungen Ihres körperlichen Zustands. Fühlen Sie sich energiegeladen oder heiter? Oder vielleicht eher abgestumpft, lustlos oder gelangweilt? Beachten Sie das Verhältnis zu den Affektzuständen.

In Kinofilmen spielt Musik eine bedeutende Rolle bei der Manipulation der Affekte, um die Wirkung eines Films zu verstärken. Beobachten Sie, was geschieht, wenn die Musik ihren affektiven Charakter ändert. Häufig werden Sie bemerken können, wie dadurch eine konkrete Emotion ausgelöst wird, doch mindestens ebenso häufig ruft die Musik ein Gefühl hervor, das sich sprachlicher Beschreibung entzieht und doch die Ereignisse auf der Leinwand emotional färbt.

Am Beispiel von Glenn Gould und Celibidache haben wir uns bereits mit der Frage beschäftigt, was die Qualität des Ausdrucks ausmacht. Man kann sie auch als eine Frage des Geschmacks sehen. Trotzdem lassen sich hierbei noch genauere Unterschiede machen. So können Sie durch die wahrgenommenen Affekte feststellen, dass eine musikalische Erfahrung Ihrem inneren Verständnis besser entspricht als eine andere. Eine Möglichkeit, das zu erforschen, ist es, sich zwei verschiedenen Aufnahmen der gleichen Komposition anzuhören. Hier ist ein persönliches Beispiel:

Ich habe eine Freundin eingeladen, mit mir zwei Aufnahmen der Violinsonate von César Franck anzuhören. Als erstes spiele ich eine sehr gute Aufführung von zwei französischen Musikern. Meine Freundin und ich sind einer Ansicht: Diese Musik ist sehr schön und spricht unser Gefühle auf ästhetischer Ebene an. Nach einigen Minuten des ersten Satzes ersetze ich die erste Aufnahme durch eine zweite. Es dauert nicht lange, vielleicht weniger als eine Minute, bis meine Freundin reagiert: „Wow!“, sagt sie, „das ist etwas ganz anderes. Deren Spiel zerreißt mir das Herz.“ Sie gibt sich noch eine Weile dieser Erfahrung hin und fragt mich dann: „Wer spielt da?“

Nach einiger Zeit antworte ich: „Dawid Oistrach und Swjatoslaw Richter. Das ist etwas ganz anderes, nicht wahr?“ Denn genau wie meine Freundin nehme auch ich in mir ein Gefühl war, das mich über meine normale Erfahrungswelt hinausträgt.

Woher rührt dieser Unterschied? Die Noten sind doch die gleichen, die musikalische Struktur ebenfalls. Woher also? „Es liegt am musikalischen Ausdruck“, ist eine häufig gehörte Antwort. Doch dieser lässt sich in Worten nur schwer beschreiben. In der Erfahrung mit den beiden Aufnahmen dagegen ist der Unterschied völlig klar, doch wir können es nur metaphorisch ausdrücken: „Es zerreißt mir das Herz!“

Wir können annehmen, dass auch Oistrach und Richter kaum genau beschreiben könnten, was sie tun, um einen solchen Effekt hervorzubringen. Doch in ihrem Spiel, also ihrem Tun, müssen sie wissen, wie es geht. Und nicht nur das. Sie können sogar andere Musiker darin unterrichten, ihre Handlungen für eine derartige Qualität zu organisieren. Sie können es ihnen vormachen und ihnen so lange zuhören, bis der Schüler die gemeinte Qualität des Tuns hervorbringt. Das Spiel von Oistrachs Schülern wie beispielsweise seinem Sohn Igor oder dem Meistergeiger Gidon Kremer belegt, dass ihr Lehrer tatsächlich imstande war, seine Schüler zur (musikalischen) Selbstorganisation anzuleiten.

Genau wie ein Musiker über einen langen Zeitraum lernen muss, die Handlung zu organisieren und es zur Meisterschaft zu bringen, so muss man auch als Zuhörer über einen längeren Zeitraum lernen, der Musik mit Liebe und Aufmerksamkeit zum Detail zuzuhören, bis man wie meine Freundin und ich in der Lage ist, feinere Unterschiede im musikalischen Ausdruck wahrzunehmen. Deshalb ist die Erfahrung nicht von vorne herein allen zugänglich und manche werden keinerlei Unterschiede hören. Und doch ist die Erfahrung nicht nur innerlich, denn meine Freundin und ich fühlen sie ähnlich und können unsere Eindrücke vergleichen. Sind unsere Erfahrungen daher subjektiv, objektiv oder vielleicht keines von beiden?

Ich versuche, mich dem Phänomen noch auf einer anderen Ebene anzunähern, und höre mir die beiden Aufnahmen noch einmal sehr genau an. Nun nehme ich wahr, dass es Unterschiede in der Dynamik des Spiels der Musiker gibt. Anders gesagt, es gibt Unterschiede in der Geschicklichkeit und Fertigkeit, mit der die Seiten der Violine gegriffen und gestrichen, die Tasten des Klaviers angeschlagen werden, um die Noten zu erzeugen. Daraus folgt, dass die Musiker in der Lage sein müssen, ihrem eigenen Spiel präzise zuzuhören und dessen Dynamik solange zu verändern, bis sie den gewünschten Effekt hervorrufen können. Wenn man diese Unterschiede außerhalb der menschlichen Sinneserfahrung misst, so entdeckt man winzige Schwankungen im Timing der einzelnen Töne und in der Dynamik, mit der der Klang zwischen diesen anschwillt und abebbt. Anders gesagt, es gibt eine Korrelation zwischen dem, was ich höre, und dem, was in der Umwelt von den Musikern erzeugt wird.

Der Unterschied in der Gefühlserfahrung beim Anhören der beiden Aufnahmen ist enorm. Diese Gefühlsunterschiede finden sich jedoch nicht im Klang selbst, sondern verkörpern sich sowohl in der Wahrnehmung und der Qualität meines inneren Bewegtseins sowie in anderen Gefühlen, die durch physiologische Veränderungen in Herzschlag, Blutkreislauf und dem herrühren, was ich als körperliche Aufgeregtheit bezeichnen möchte. Es sind diese Gefühle, die meine Freundin und ich in der Metapher „herzzerreißend" beschreiben. Ein anderer Vitalitätsaffekt wird kommuniziert.

Exploration 18

Vergleiche

Suchen Sie sich zwei Aufnahmen der gleichen Komposition. Hören Sie sich eine Aufnahme eine Weile lang an und genießen Sie die Erfahrung, ohne etwas Bestimmtes erreichen zu wollen. Wechseln Sie dann zur anderen Aufnahme und beobachten Sie Ihre Erfahrung: Was haben Sie gefühlt? Gab es physiologische Veränderungen und wenn ja, welche? Welche Emotionen oder Gefühle tauchten auf? Wiederholen Sie das Experiment mehrmals mit einigen anderen Aufnahmen und wählen Sie dafür Stücke aus Ihrem bevorzugten Musikstil. Beobachten Sie, wie sich nach einiger Zeit Ihr Unterscheidungsvermögen verbessert.

11.3 Affekt: Bewegung in der Malerei

Ich glaube nicht, dass es je um die Frage ging, abstrakt oder gegenständlich. Tatsächlich geht es darum, diese Stille und Einsamkeit zu beenden, ein- und auszuatmen und die Arme wieder zu strecken.[41]
Mark Rothko

Wenn ich in meinem Bild bin, ist mir nicht bewusst, was ich tue. Erst nach einer Art Phase des „Kennenlernens" erkenne ich, was ich gemacht habe. Ich habe keine Angst Änderungen zu machen, das Bild zu zerstören, weil das Gemälde ein Eigenleben hat. Ich versuche es durchkommen zu lassen. Nur wenn ich den Kontakt mit dem Gemälde verliere, ist das Ergebnis ein Durcheinander. Ansonsten gibt es eine reine Harmonie, ein müheloses Geben und Nehmen, und das Gemälde kommt gut heraus.[42]
Jackson Pollock

Außer in der Musik können wir die Bedeutung von Bewegung und Affekt auch in anderen Künsten betrachten. Ich besuchte zweimal die große Monet-Retrospektive von 1995. Beim zweiten Mal in Wien waren die Menschenmengen weit kleiner als vorher in Chicago wo die Ausstellung neunhunderttausend Besucher zählte. In Wien konnte ich mir daher ausreichend Zeit für die Bilder nehmen, mich von ihnen ganz aufsaugen lassen. Nach und nach bemerkte ich Monets Pinselstriche, die sich durch die Textur des Bildes abzeichneten. Bis zu diesem Augenblick hatte ich Malerei nicht als eine Bewegungserfahrung verstanden, außer vielleicht beim Betrachten von Bildern in Jackson Pollocks Dripping-Technik, bei der seine Bewegungen in direkter Beziehung zu der Art und Weise stehen, wie die Farbe die Leinwand trifft. Man fragt sich, wie eine solche direkte und konkrete Kunstform als „abstrakte Malerei" bezeichnet werden konnte. In Pollocks Arbeit ist Bewegung die wesentliche Essenz dessen, was er ausdrückt. Da ist nichts abstrakt, alles ist im wortwörtlichen Sinne konkret. Es entsteht ein Gefühl für den Prozess des Malens, weil das Bild direkt davon erzählt. Als abstrakt kann Pollocks Bilder nur bezeichnen, wer meint, Bilder müssten erkennbare Formen enthalten, um konkret zu sein.

Bei Monet kann man sich mit dem Inhalt eines Bilds befassen, ohne sich direkt dessen bewusst zu werden, dass die Bewegung des

41 Zitiert nach D. Waldmann, in *Mark Rothko in New York*.

42 Zitiert nach: http://www.wikiartis.com/jackson-pollock/zitate/ Quellenangabe: Coosje van Bruggen: Bruce Nauman, erschienen im Rizzoli Verlag, 1991.

Pinsels ein Teil des Ausdrucks des Gemäldes ist. Und doch sind die Bilder so bewegend. Es ist ein anderer Bewegungsausdruck als man ihn vielleicht bei Renoir und anderen Malern dieser Periode erlebt. Monet experimentierte ganz bewusst mit seinem Pinselstrich und er war sich unzweifelhaft dessen bewusst, wie die Bewegung seines Pinselstrichs das beabsichtigte Ergebnis beeinflusste, das er in einem Gemälde anstrebte. Anders gesagt, er tat etwas mit dem Pinsel und kalibrierte die Wirkung auf seine eigenen Reaktionen darauf.

Monet arbeitete als Wissenschaftler, er erforschte seine Motive zu unterschiedlichen Tageszeiten, um den Einfluss und die Wirkung des unterschiedlichen Lichts darauf zu malen. Häufig arbeitete er während eines Tages mit mehreren Leinwänden und wechselte diese, wenn sich die Lichtverhältnisse änderten. In einer Serie von Bildern, die das britische Parlament und die Themse zeigen, kann man nicht nur den Wechsel des Lichts sehen, sondern auch unterschiedliche Reflexionen des Sonnenlichts im Wasser. Man erlebt das Licht tatsächlich so, als ob es aus dem Bild käme. Monet wusste, wie er die Farben in Pinselstrichen so übereinander schichten musste, um diese Illusion zu erzeugen. In Wirklichkeit ist da nur die Leinwand und wenn man Nahe genug herangeht, sieht man, dass da kein Licht ist, nur Schichten von Farbe. Daher muss es das Nervensystem des Betrachters sein, das diesen Effekt erzeugt. Monet musste beim Malen zu nahe am Bild stehen, um die Wirkung seines Tuns sehen zu können. Und doch musste er wissen, wie die Übereinanderschichtung von Weiß mit anderen Farben den Eindruck von Reflexion hervorrufen kann. Genau wie Glenn Gould verfeinerte er ständig seine Kunst durch konstantes Nachjustieren und Kalibrieren seines Tuns.

Glenn Goulds Spiel, Celibidaches Dirigieren, Monets Bilder sind alles Beispiele für das, was der große russische Psychologe und Wegbereiter der Bewegungswissenschaften Nikolai Alexandrowitsch Bernstein (Bernstein, 1996) Geschicklichkeit (*dexterity*) nannte. Geschicklichkeit ist nicht das Gleiche wie Fertigkeit. Alle oben aufgeführten Beispiele erfordern Fertigkeit, aber dieser Begriff ist zu eng gefasst, um die Tiefe der Kommunikation zu erfassen, die diese Künstler beim Schaffen ihrer Werke benötigten.

Nach Bernstein zeichnet sich Geschicklichkeit durch die folgenden Charakteristika aus: eine geschickte Ausführung einer motorischen Handlung kann sich flexibel auf Veränderungen in der externen Situation einstellen, sie kann schnelle Entscheidungen treffen und bewirkt ein gutes oder korrektes Ergebnis, sie ist zweckmäßig und effizient und sie ist einfallsreich. Geschicklichkeit benötigt so gesehen als Fundament die Entwicklung eines Repertoires an motorischen Fertigkeiten, die so organisiert werden, dass sie unterhalb der Schwelle zum Bewusstsein bleiben können. Doch diese Bewegungen müssen zunächst durch Empfindungen aus der Umwelt und aus dem Körper korrigiert werden, ehe sie die handelnde Person für ihren Sinn und Zweck nutzen kann. Bernstein legte besonders Gewicht darauf, dass Geschicklichkeit und auch motorische Fertigkeiten nicht das Ergebnis bloßer Repetition sind. Essenziell dafür ist die Entwicklung von Anpassungsfähigkeit. Und das bedeutet, dass man erforscht, wie kontinuierlich im Hintergrund Korrekturen als Reaktion auf Veränderungen in der Umwelt vorgenommen werden. Man löst ständig neue Probleme und Aufgaben, bis ein ganzes Repertoire möglicher Reaktionen verfügbar wird. Motorische Lösungen besitzen Komplexität auf multiplen Ebenen und sind als vollständige Strukturen organisiert.

Bernstein führt uns zum externen Aspekt dessen hin, was wir berücksichtigen müssen, wenn wir die Bedeutung von Bewegung für alle Aspekte menschlichen Lebens würdigen möchten. Affekt wird nicht explizit erwähnt, er ist jedoch implizit in Bernsteins Herangehensweise zur Geschicklichkeit enthalten. Diese hat eine Qualität und oft sagen

Exploration 19

Affekt in Malerei und Bildhauerei
Gemälde und Skulpturen drücken Affekt und Emotion durch Farbe, Form und Bewegung aus, selbst wenn jedes Werk vollständig unbeweglich ist. Bewegung drückt sich insbesondere in der Linie aus, der das Auge des Betrachters folgt. Rodin entdeckte die Bewegung im Stein und machte sie für das Auge sichtbar, in dem er den überflüssigen Stein entfernte. Raphael tat das Gleiche durch die Spiralen, entlang derer er seine Figuren platzierte. Gehen Sie in ein gutes Museum in Ihrer Nähe oder schmökern Sie in einem Kunstband und lassen Sie sich von der Bewegung gefangen nehmen, die in einem Bild oder einer Skulptur zum Ausdruck gebracht wird. Betrachten Sie sie von allen Seiten und Winkeln und erlauben Sie dem Gefühl der Bewegung in Ihr Bewusstsein zu dringen und lassen Sie den Inhalt des Bilds in den Hintergrund treten. Die Bewegung mag in der Form sein oder im Ausdruck der Bewegung, mit der der Künstler das Kunstwerk geschaffen hat. Verbringen Sie so einige Zeit mit jedem Objekt. Lassen Sie Farben Gefühle hervorrufen. Beobachten Sie ganz neutral, was dabei in Ihnen geschieht. Bewerten Sie es nicht. Welche Bewegung könnte in Ihnen hervorgerufen werden?

wir über eine geschickte Darbietung, „Mein Gott, das war wunderschön!". Affekt lenkt diesen Typ des Lernens im Akt des Tuns und des Schaffens.

Bei Kunst, die uns „bewegt", können wir den Bewegungsaspekt und den affektiven Aspekt leicht erkennen, wenn wir darauf aufmerksam gemacht werden, auch wenn beide vorher nicht im Vordergrund unseres Bewusstseins standen. Wenn Sie die Explorationen unternehmen, sollten Sie darauf achten, Ihre eigenen kognitiven Vorlieben und Gewohnheiten aufzugeben. Jeder Stil, jede Epoche hat andere Empfindungen. Wir können das in uns selbst erfahren.

11.4 Affekt und Tanz: Körper in Bewegung

Wir müssen uns wenigstens am Rande dem Tanz widmen als der Kunstform, die am meisten Beziehung zu sich bewegenden

Der San-Felipe-Maistanz

Die meisten Dorfbewohner, die nicht an dem Tanzritual beteiligt waren, umsäumten den weiten Platz im Zentrum des Dorfes. In den Ecken der Plaza, die von Lehmhäusern eingefasst war, gab es Grüppchen von ‚Anglos', also Besucher von außerhalb des Landes. Wir warteten gefühlt eine halbe Ewigkeit, denn obwohl das Tanzritual für 10.30 Uhr angekündigt war, begann es erst, wenn Trommler und Tänzer den richtigen Augenblick als gekommen empfanden. Jetzt begannen Trommler und Sänger, die Tänzer traten aus der Kiva ihres Klans heraus und schnell füllte sich der Platz mit geschmückten und zeremoniell gekleideten Menschen. Jeder tanzte für sich auf seine individuelle Weise, doch zugleich zusammen mit den anderen und schon bald waren die Zuschauer im Bann des Tanzspektakels.

Als Zuschauer stand ich außerhalb der Gruppe, doch auch mich bannte der Tanz und ich begann mit der Bewegung der Tänzer mitzuschwingen. Ich wurde in einer Weise verzückt, die anders war als bei einer Tanz-Performance die für ein Publikum dargeboten wurde, oder bei einem Schauspiel. Ich sah Bewegung, Rhythmus, eine Ästhetik – sichtbar in den hohen Sprüngen, sich drehenden Körpern, den geneigten Köpfen, den Farben, der Maisdekoration jedes Tänzers – ja!

Da gab es noch etwas, das mich viel mehr in meinem intuitiven Sein ansprach. Den Verstand umgehend, drang der Tanz in das verkörperte Sein meines Selbst ein und ohne mich wirklich zu bewegen, pulsierte ich vor Bewegung.

Die Trennlinie zwischen mir als Zuschauer und dem Tanzritual begann sich aufzulösen. Ich war verzückt – ganz wie es die Absicht des Tanzes war, der die Dorfbewohner zur Feier der Maisernte in Gleichklang bringen sollte.

Körpern hat. Wir beobachten Tanz als Darbietung und wir tanzen zusammen. Manchmal tanzen wir auch allein, einfach um uns auszudrücken. Form und Gestalt von Bewegung lassen sich in der Darbietung abstrahieren, doch andererseits können Tanz und Rhythmus auch eine Verbindung zwischen uns herstellen.

Als einsamer Beobachter – also gewissermaßen in meinem Gehirn – sehe ich nur ein Spektakel. In der Empfindung des Tanzes, also dem, was als Bewegung, Affekt, Wahrnehmung ineinander verwoben ist und meinen Status als vom Geschehen getrennten Beobachter lockert – werde ich dazu gebracht, mich mit den zeremoniellen Tänzern zu verbinden. So bin ich in einem Zustand der Bewegung, des Fühlens und der Emotionen verkörpert, den ich mit den Tänzern und Dorfbewohnern teile. Ich schwinge in, nein, ich schwinge mit diesem Kollektiv. Woran liegt das? Hat es zu tun mit dem Ursprung der Kunstform, die wir Tanz nennen?

Ich sehe mir eine Aufführung des Frankfurter Balletts in Deutschland an. Sie geben ein Stück des Choreografen William Forsythe, das von den Tänzern der Compagnie geschickt mit sehr komplexen und ungewöhnlichen Bewegungen dargeboten wird. Die Tänzer gleiten, rutschen, purzeln, rennen über die Bühne, verheddern und verwickeln sich ineinander, erstarren für einige Augenblicke zu gemeinsamen Standbildern und stieben dann wieder auseinander. Solange ich die Darbietung kühl und distanziert betrachten kann, gebe ich mich dem ästhetischen Genuss der unerwarteten Richtungswechsel, Unterbrechungen und Spannungen hin, die die Tänzer erschaffen. Ganz allmählich werde ich zunehmend innerlich erregt von der Energie und Kraft der Bewegungen und Standbilder. Die Wahrnehmung der sich verschiebenden Räume und Beziehungen, das plötzliche Auftreten von unerwarteten Bewegungen regt mich auf eine andere Art an, als es der Maistanz tat. Gibt es hier eine Verbindung?

Aktuelle Entwicklungen in den Neurowissenschaften eröffnen der wissenschaftlichen Gemeinde die Möglichkeit, sich mit den von mir beschriebenen Phänomenen ernsthaft zu befassen. Waren bis vor kurzem die Themen Intentionalität, Affekt, Embodiment, Intersubjektivität und bewusste Erfahrung als ungeeignet für ernsthafte Untersuchungen angesehen worden, so verhalf insbesondere die Entdeckung der Spiegelneuronen diesen Phänomenen zu neuem Ansehen. Als Folge muss diese Entdeckung jedoch nun plötzlich Erklärungen neuro-mechanistischer Art für alle möglichen menschlichen Fähigkeiten liefern. So wurden Spiegelneuronen als Erklärung angeführt, wie das Gehirn den Tanz versteht. Ich werde mich später am Ende von Teil III noch ausführlicher mit Spiegelneuronen befassen. Im Augenblick möchte ich nur darauf hinweisen, dass der Aspekt der Erfahrung darauf hindeutet, dass Menschen Tanz verstehen und von ihm oder anderen Kunstformen angesprochen werden, nicht nur ihre Gehirne. Die Essenz davon ist, dass wir ohne Körper, Gehirn, das Affektsystem, das neuro-

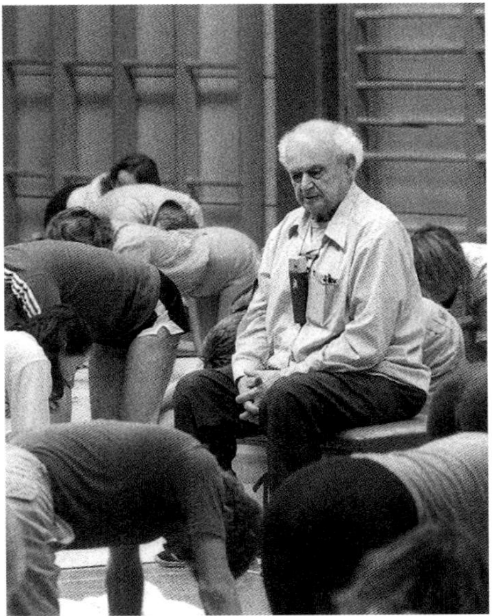

Mit freundlicher Genehmigung des FVD Feldenkrais-Verband Deutschland e.V.

Abbildung 11-1: Feldenkrais unterrichtet die Teilnehmer seines Trainings in Amherst, Mass. (1980)

muskuläre System, die sozialen Systeme usw. keine angemessenen und vollständigen Erklärungen haben. Nötig ist eine Verbindung durch Interaktion und strukturelle Kopplung und nur auf diese Art können alle diese Aspekte koordiniert werden. Dafür benötigen wir eine dynamische Beschreibung statt einer mechanistischen.

Im nächsten Teil des Buchs werden wir untersuchen, wie wir alle unsere Erkenntnisse auf praktische Weise nutzen können. Wir werden mit einem Kapitel über Koordinations-Dynamik schließen und mit einem großen Rückblick auf unsere Fortschritte.

Teil III
Was können wir mit dem machen, was wir gelernt haben?

12 Einführung zu Teil III

12.1 Somatisches Denken und Feldenkrais' „Funktionale Integration" – Paradigmen eines neuen praktischen Denkens

Das Denken in Bewegung öffnet einen Raum; der sehr mächtig sein kann, mächtig in dem Sinne, dass wir dadurch viele Probleme unseres Lebens durch Selbsterkenntnis lösen können. Dafür haben wir bereits zwei Beispiele präsentiert, einmal in Teil I mit Adam Coles Beschreibung der Entdeckung seines Körperraums (S. 73) und in Teil II mit unserer Beschreibung des jungen Mannes, der nach einer Gehirnverletzung seine verloren gegangenen Fähigkeiten wiedererlangte (S. 121–124). Im engeren Sinne waren das Beispiele für die Anwendung unserer *Feldenkrais-Methode*, doch allgemeiner gefasst zeigen sie exemplarisch, wie wir somatisches Denken dazu verwenden können, um uns selbst in unserer Beziehung zu der Welt um uns herum zu entdecken. Wir können Bewusstheit nicht nur bezogen auf das, was wir für unsere innere Wahrnehmung halten, erweitern, sondern auch um mit dem in Kontakt zu kommen, was sich außerhalb unserer Grenzen befindet. Viele andere Methoden wie die Alexander-Technik, Sensorische Integration, Body-Mind Centering (BMC), Neuro Developmental Therapy und die Arbeit von Elsa Gindler und Heinrich Jacoby, die wegweisend für eine Reihe von somatischen Achtsamkeitsübungsformen waren, haben ihr Fundament im Erforschen von Bewegung und Wahrnehmung. Jede dieser Methoden wählt einen anderen Zugang durch den Körper, um dessen Funktion zu verbessern. Wir möchten die Frage stellen: Was können wir mit dem tun, was wir auf diese Weise lernen? Wie verändert sich dadurch die Art unseres Handelns? Wie können wir uns selbst erweitern, indem wir unsere Bewusstheit hinsichtlich unserer Sinneswahrnehmung verbessern?

Lassen Sie uns diesen Fragen näherkommen durch die eigene Erfahrung, die wir als Feldenkrais Practitioner erworben haben. Und wie uns unsere Studenten und Klienten oft berichten, wurden sie ebenfalls durch ihre Erfahrungen bereichert. Adam Cole entdeckte zuerst ein neues Raumempfinden und begann dann, sich selbst vollständiger wahrzunehmen. Nach den ersten ungewöhnlichen und beeindruckenden Erfahrungen in seiner Lektion wurde das, was er fühlte, für ihn zunehmend alltäglicher. Auch andere Funktionen wie das Stehen und das Gleichgewicht halten auf seiner rechten Seite verbesserten sich. Diese Erfahrungen bewirkten auch einen Unterschied für sein musikalisches Spiel und sein Spüren im Alltagsleben, und indem er seine Aufmerksamkeit auf sein Spüren richtete, konnte er die neuen Muster besser integrieren.

Der junge Mann mit der Hirnverletzung fand in einer Lektion heraus, dass eine komplexe Handlung, die zu Beginn unmöglich war, möglich wurde und er sich auf dem Tisch auf einer Seite liegend zum Sitzen hochrollen konnte. Danach wurden auch andere der beeinträchtigten Funktionen wie das Stehen und das Gleichgewicht halten auf seiner verletzten Seite leichter.

Wie waren solche Veränderungen bei Adam und dem jungen Mann möglich? Der Lernprozess enthielt in beiden Fällen kein direktes Denken in Worten, obwohl jede Person teilweise dadurch geführt wurde, dass wir mit ihr sprachen. Die meiste Zeit traten wir in Kontakt, indem die Person feinfühlig berührt und nur minimal bewegt wurde. Als Folge davon entdeckten unsere Klienten Veränderungen in sich selbst. Diese können wir als Veränderungen in der Selbstorganisation oder der Selbstwahrnehmung beschreiben, mit denen neue Weisen des Handelns in der Welt einhergehen können. Ich habe das als selbstorganisierendes Lernen beschrieben. Aus unserer Perspektive betrachten wir diese Fähigkeit, Muster und Empfindungen verändern zu können, als eine grundlegende biologische Fähigkeit. Der Begriff Selbstorganisation ist vielleicht nicht die beste Metapher um zu beschreiben, was für die Person geschieht, aber bisher haben wir noch keine bessere gefunden. Wie wir in der Beschreibung der Feldenkrais-Arbeit jedoch noch sehen werden, sind die inneren Zusammenhänge des Prozesses zwar nicht linear, aber entscheidend für das Ergebnis. Und wie wir in Kontakt mit der Person treten, ist der Schlüssel zum Erfolg.

Moshé Feldenkrais entwickelte seine Methode im Laufe vieler Jahre, indem er sich selbst erforschte und anderen anschließend das beibrachte, was er selbst empirisch herausgefunden hatte.

Über Moshé Feldenkrais, Dr. rer. nat.

Moshé Feldenkrais gelangte zu seinen Einsichten und deren praktischer Umsetzung aus höchst unwahrscheinlichen Verhältnissen. Geboren 1904 in Slawuta in der heutigen Ukraine, wuchs er in Kremenetz und Baranovich (Weißrussland) auf, sein Leben war völlig von jüdischer und chassidischer Tradition durchdrungen.[43] Doch am Ende des ersten Weltkriegs verließ er sein Zuhause und reiste mit einer Gruppe junger Pioniere nach Palästina. Im Verlauf dieser Reise brach er auch mit den orthodoxen Praktiken seiner Familie. In Tel Aviv half er als Bauarbeiter dabei, die Stadt aufzubauen, bis er wieder ans Gymnasium ging, wo er bald jüngeren Schülern Nachhilfe gab. Nach dem Abitur arbeitete er für eine britische Behörde als Landvermesser und half beim Erstellen einer Landkarte für Palästina unter britischem Mandat. Danach erhielt er ein Stipendium für ein Ingenieurstudium in Paris und arbeitete schließlich im Labor von Joliot-Curie, wo man die ersten Schritte zur Erforschung des Atoms machte. Aus dieser Arbeit entstand eine Doktorarbeit an der Sorbonne, die er jedoch erst nach dem Ende des Zweiten Weltkriegs abschließen konnte. Während des Kriegs musste er nach England fliehen, wo er seine Fähigkeiten in den Dienst der Britischen Admiralität in Schottland stellte.
Zwei Umstände waren maßgeblich dafür verantwortlich, dass er in seinem späteren Leben seine Methode entwickelte: In Palästina war er Mitglied in jüdischen Selbstverteidigungsgruppen, wo er Jiu-Jitsu lernte, und zu dieser Zeit begann er auch, sich weitere Selbstverteidigungstechniken selbst beizubringen. Aus all dem ging später ein Jiu-Jitsu-Handbuch hervor. Später lernte er in Paris Jigoro Kano kennen, den Begründer des modernen Judo. Kano schickte zwei seiner Schüler, die Feldenkrais erst zum Judo-Experten und dann zum Judo-Lehrer ausbildeten.
Das andere Set an Umständen begann mit einer Verletzung, die sich Feldenkrais bei einem Fußballspiel zuzog, bei der er sich das Knie beim Fallen stark verdrehte. Da er ein starker, athletischer Mann war, war er auch ein wenig leichtsinnig. Er erholte sich zwar bald wieder von der Verletzung, hatte aber immer wieder Zeiten starker Schmerzen und Schwellungen im Knie. In Schottland verletzte er sich dann bei einem Unfall das andere Knie, das anschließend ebenfalls schmerzte und anschwoll. Die Ärzte rieten ihm zu einer Operation, doch er schlug ihren Rat aus, da sie ihm den Erfolg des Eingriffs nicht garantieren konnten. Nun auf sich selbst gestellt, wollte er einen Weg aus seinem Dilemma finden. Er vergegenwärtigte sich, was er im Judo gelernt hatte und was er bei seinen Recherchen über Anatomie, Mechanik und Lernen herausgefunden hatte, und suchte darin nach Strategien, mit denen er die Fähigkeit zu gehen und zur Bewegung wie-

derherstellen konnte. Zunächst begann er damit, zu erforschen, wie er sein Gewicht von einem auf das andere Bein verlagerte. Er fand heraus, dass er das nicht mit seinem bewussten Willen ändern konnte. Andererseits konnte er seine Bewegungsmuster verändern, indem er das Bild erforschte, nach dem er sich bewegte. Seine Entdeckungen wurden die Grundlage dafür, wie er andere einen Prozess lehrte.

Feldenkrais entwickelte seine Bewegungsarbeit während der letzten vierzig Jahre seines Lebens. Im Laufe dieser Zeit entstanden dann die beiden Lernwege. Den verbal angeleiteten Bewegungsprozess, der sich für den Gruppenunterricht eignet, nannte er *Awareness through Movement*, auf Deutsch *Bewusstheit durch Bewegung*. Den zweiten Zugang nannte er *Funktionale Integration*. Dabei vermittelt der Practitioner dem Klienten durch Berührung und Kontakt von Skelett zu Skelett funktionale Muster, die bei diesem Veränderungen im Spüren und Bewegen hervorrufen. Diese beiden Lernprozesse wurden die hauptsächlichen Mittel, durch die er Menschen anleiten konnte, ihre eigene menschliche Fähigkeit zur Selbstorganisation[44] zu entdecken. Bei beiden Wegen spielte funktionale Integration im biologischen Sinne eine Rolle, wobei ein Mensch beginnt, die Ganzheit seines Selbst im Handeln zu erfahren.

12.2 Die Entdeckung eines Lernweges

Feldenkrais begann mit der Erforschung seiner Knieprobleme in Schottland, während er noch als wissenschaftlicher Offizier mit Forschungen zur U-Boot-Abwehr befasst war. Zu Anfang war seine Absicht, einen Weg zu finden, wodurch er das Muster, mit dem er beim Gehen sein Gewicht auf Rumpf, Becken, Beine und Füße verteilte, so verändern konnte, dass er trotz der schweren Verletzungen in beiden Knien gehen konnte. Er begann, indem er versuchte, sein Gewicht bewusst jeweils so zu verteilen, dass seine Knochen sein Körpergewicht tragen könnten, ohne dass dabei scherende Kräfte auftraten, da diese zu Verschlimmerungen in den verletzten Kniegelenken führen würden. Solange er seine Aufmerksamkeit auf seine Bewegung richten konnte, gelang es ihm auch, sich zu so bewegen, dass er den Schmerz minimieren und die verletzten Gelenke schützen konnte. Wenn er sich jedoch schnell bewegen musste, zum Beispiel, um einen Bus zu erwischen, gelang ihm dies nicht mehr. Dann verschlimmerten sich seine Verletzungen wieder und seine Knie schwollen an. Ihm wurde klar, dass er auf andere Weise nach Lösungen suchen musste. Es galt, einen Umgang mit sich selbst auf einer Ebene seines Nervensystems zu finden, wo er neue Bewegungsmuster entwickeln konnte, bei denen er nicht ständig auf alle Details achten musste. Dieser Prozess musste unterbewusst geschehen, doch zugleich musste er seine sensorische Wahrnehmung dessen verbessern, was er mit sich selbst tat. Auf welchem Weg konnte er dies erlernen? Er entdeckte nach und nach, dass er viele Bewegungen in vielen Variationen langsam ausführen musste, wobei entscheidend war, dass er seine Aufmerksamkeit auf sensorischen Unterschiede richtete, die er dabei wahrnehmen konnte. Zusätzlich mussten sich die verschiedenen Schritte und

---

43 In seinem Buch *Making Connections. Hasidic Roots and Resonance in the Teachings of Moshe Feldenkrais* (Victoria, Canada, (2007) zeichnet David Kaetz die unerforschten Wurzeln von Moshé Feldenkrais' Denken in den Überlieferungen des Chassidismus sowie des Talmuds nach, in denen dieser aufgewachsen war.

44 Feldenkrais konnte diese Lernprozesse ursprünglich nicht mit dem Begriff „Selbstorganisation" beschreiben, da dieser erst ab den 1970er-Jahren verwendet wurde, er seine Arbeit jedoch in den 1940ern begann. Doch was er entdeckte, beruht auf der biologischen Fähigkeit zu Reorganisation, Änderung und Wachstum. Und es umfasste die Fähigkeit des Nervensystems für Plastizität, doch diese war zurzeit von Feldenkrais' ursprünglichen Entdeckungen weder bekannt, noch gab es einen Namen dafür.

Variationen aufeinander beziehen, mussten Teil der gesamten Bewegung sein. Was als Herumrollen auf dem Boden begann, sollte viele Jahre später als der Prozess bekannt werden, den er *Bewusstheit durch Bewegung* nannte. Da er zunächst an und mit sich selbst arbeitete, entdeckte er auch, wie er andere nicht nur durch seine gesprochenen Anleitungen führen konnte, sondern auch durch seine Hände. Diese „Hands-on"-Lektionen in *Funktionaler Integration* eröffneten Menschen Zugang zu grundlegenden Veränderungen ihrer selbst, die weit über die Frage von Haltung und Bewegung hinausgingen.

Glücklicherweise ist dieser Teil seiner Arbeit gut dokumentiert. In den Sommermonaten der Jahre 1980 und 1981 ließ Feldenkrais etwa 160 Lektionen in *Funktionaler Integration* auf Video aufzeichnen, die er seinen privaten Schülern gab. Damit dokumentierte er nicht nur seine Arbeit, sondern leistete auch einen wichtigen Beitrag, um sein Erbe der Nachwelt zu erhalten. Parallel zu diesem Projekt bildete Feldenkrais während dieser Sommermonate eine große Gruppe von Studenten in seiner Methode aus. Wir können uns glücklich schätzen, dass wir diese Aufnahmen und seine Bemerkungen und Erläuterungen zu den aufgezeichneten Lektionen besitzen. Sie verschaffen uns einen tiefen Einblick in das Denken, das die „Wunder" erzeugte, die bei vielen verschiedenen Schülern zu sehen sind. Eine Reihe dieser Lektionen fand mit Kindern statt, die aufgrund von Erkrankungen wie Zerebralparese in unterschiedlichem Maße behindert waren. Ich verwende das Wort „Wunder" nicht, weil die Veränderungen in den Schülern unerklärlich wären, sondern weil jede dieser Personen vorher schon mit verschiedenen anderen Verfahren behandelt worden war, ohne dass dabei signifikante Verbesserungen aufgetreten wären. In manchen Fällen konnten in den Lektionen in *Funktionaler Integration* Entwicklungsschritte gemacht werden, die trotz vieler vorangegangener Therapie-Jahre für unmöglich gehalten worden waren. In beinahe allen Fällen war die Verbesserung sichtbar und wurde von der behandelten Person auch so wahrgenommen. Doch so wertvoll diese Aufzeichnungen sind, sie können nur für sich stehen. So wurde auch kein Versuch für Doppelblindstudien unternommen. Tatsächlich würde ein solcher Zugang keinen Sinn machen, da der zugrundeliegende Prozess ein persönliches und vertrautes Verhältnis zwischen Dr. Feldenkrais und jedem seiner Schüler zur Bedingung hat. Die Bedeutung dieses Aspekts, also der Beziehung zwischen den Beteiligten als „Lehrer" und „Schüler", kann gar nicht genug betont werden. Selbst wenn man alle „Techniken" einer Lektion exakt wiederholen würde, würden diese für sich genommen nicht die beobachten Veränderungen hervorrufen, die anschließend in den Bewegungen und Handlungen der Schüler auftraten. Zur Illustration möchte ich eine der dramatischsten Interventionen beschreiben (Feldenkrais, 1981c; Videoband, 9. Juli 1981, Amherst, MA; Kimberly E.).

Kimberly E. ist ein elfjähriges Mädchen, das die Welt mit intelligenten Augen betrachtet. Sie scheint zu verstehen, was die Menschen um sie herum reden, kann jedoch selbst nicht sprechen. Sie kann auch weder ihre Arme noch ihre Beine gezielt für irgendeine Handlung benutzen. So kann sie sich damit nicht fürs Krabbeln stützen, geschweige denn selbständig gehen. Sie kommt noch nicht einmal ohne Hilfe aus ihrem Kinder-Sportwagen heraus und ihre Mutter muss sie auf den Tisch heben. Neben dem, dass sie nicht auf ihren Füßen stehen kann, ziehen zusätzlich die Adduktoren ihrer Beine die Knie in spastischen Wellen zusammen. Sie kann ihren Kopf nicht sicher halten und ihre Schultern und der Kopf tendieren dazu, nach vorne zu fallen. Wenn sie ihren Kopf dennoch hebt, bewegt sie sich unsicher und sprunghaft und kann ihn nicht in eine Position bringen, wo er getragen und gehalten wird. Ihr Mund und ihre Hände machen ständig unbeabsichtigte und seltsame Bewegungen. Doch auch wenn ihre Bewegungsfähigkeit behindert ist, hat sie sich als Mensch entwickelt.

Feldenkrais beginnt die Lektion damit, ihr ihren Namen ins Ohr zu flüstern. Dann dreht er sich zu den anderen Personen im Raum um und bedeutet ihnen, dass diese von ihrem Gespräch ausgeschlossen sind. Er bringt sein Ohr nahe zu ihrem Mund und sie versucht ihren Namen zu sagen. Nun wird deutlich, dass sie eine Beziehung zueinander aufbauen. Sie ist für ihn eine eigenständige Person und er für sie. Das ist ein essenzieller, wichtiger erster Schritt.

Feldenkrais erläuterte den Studenten seiner Ausbildungsgruppe in Amherst diese Lektion am 14. Juli 1981. In der Videoaufzeichnung sagt er: „Wer hat diesem Mädchen jemals (zuvor) ein Geheimnis ins Ohr geflüstert und eine Antwort erwartet?“ Am Ende der Lektion kommt er darauf zurück. Er sagt, „Are you Kimberly?“, und sie antwortet klar und deutlich, „Yes“. Auf irgendeine Weise erlaubte Feldenkrais' „Behandlung“ ihr, zu sprechen, genauer, sie konnte ihren Mund und ihre Zunge und ihre Atmung für ein „Yes“ koordinieren, etwas, was vorher nicht möglich gewesen war. Die gesteigerte Stabilität am Ende der Stunde erlaubte ihr, die Muskelkontraktionen loszulassen, die bis dahin die Kontrolle von Mund und Zunge verhindert hatten.

Feldenkrais zielte in seinem Denken oft darauf, den Entwicklungsweg für ein Kind wieder zu erschaffen. Doch im Fall dieses Mädchens meinte er, wäre das nutzlos, denn „der Versuch, mit diesem Mädchen durch alle Stufen der Entwicklung zu gehen, würde Jahre dauern.“ Stattdessen musste er ihr helfen, das zu gebrauchen, was sie bis zum gegenwärtigen Zeitpunkt entwickelt hatte. Und wie er in seinem Kommentar sagte, „Dazu muss man die Person zuerst mit sich selbst, mit ihrem Leben verbinden. Sorgen Sie dafür, dass das Leben zu etwas Angenehmem wird.“ Das klingt allzu sehr vereinfachend. Es ist jedoch ein Satz von großer Tiefe. Alles, was Kimberly tut, ist für sie nicht bequem, nicht angenehm und bereitet ihr keine Freude. Feldenkrais hatte in sich die Fähigkeit entwickelt, sich konkret vorzustellen, wie dieses Mädchen wohl ihr Leben innerhalb der Begrenzungen erlebt, die ihr ihre Entwicklung aufgezwungen hat. Wie fühlt es sich an, wenn man keine zusammenhängende, sinnvolle Handlung ausführen kann? Wie ist es, wenn man nicht sprechen kann, aber versteht, was andere sagen? Wie ist es, wenn man nicht sitzen und die Welt um sich nicht entspannt betrachten kann, weil man ständig von Zuckungen und unbeabsichtigten Bewegungen unterbrochen wird?

Zu Beginn der Stunde kann sie ihre Knie nicht öffnen und weil die Adduktoren so fest sind, kann sie nicht auf seinem linken Knie sitzen. Er muss sie hoch über seine Knie auf seinen Oberschenkel bringen, damit sie sitzen kann, während er mit seinen Händen ihren Brustkorb und ihre Wirbelsäule unterstützend hält. Er bewegt das Knie, auf dem sie sitzt, ein wenig auf und ab und ruft durch diese milde Störung ihres Gleichgewichts die Anti-Schwerkraft-Reaktion ihres Nervensystems hervor. Dadurch konnte sie nach und nach die Bewegungen spüren, die in ihrem Becken und ihrem Brustkorb hervorgerufen werden. Sobald ihr Körper sich ein wenig zweckmäßiger organisiert hat, kann sie einige der parasitären Kontraktionen in ihren Adduktoren und den Muskeln um ihre Hüftgelenke loslassen. Nach einiger Zeit sind ihre Knie so weit auseinander, dass sie auf seinem linken Knie rittlings sitzen kann. Er hält sie, damit sie nicht herunterfällt. Das sieht nach nichts Besonderem aus, doch es ist eine raffinierte Position, denn so kann er seinen Fuß so weit nach vorne gleiten lassen, bis er Kimberly soweit abgesenkt hat, dass ihre Zehen beginnen, den Boden zu berühren, während ihre Fersen direkt darüber stehen. Sobald er die richtige Höhe erreicht hat, bewegt er sein Knie nach rechts und links. So hilft er ihr, eine sichere Position zu finden, und dann fordert er diese Sicherheit wieder heraus, indem er ihren Brustkorb auf alle möglichen Arten weicher und beweglicher macht.

Wenn sie über einem Punkt das Gleichgewicht hält, müssen der Brustkorb und der Kopf an einer bestimmten Stelle im Raum sein. Nun verschiebt er sie ein klein wenig in eine Richtung, damit sie in sich selbst eine Stelle finden kann, wo sich verschiedene Teile des Brustkorbs angepasst haben, und hier findet sie zusammen mit ihrem Nacken und Kopf für einen Moment einen Ort des Gleichgewichts. Er nähert sich dieser Stelle wieder und wieder an, bis er sicher ist, dass sie selbst es ist, die diese Reaktion hervorruft. Während er mit ihr arbeitet, achtet er auf ihre Reaktionen. Wenn sie müde wird, wenn die Bewegung langsamer wird und die Störungen wieder auftreten, hält er an und lässt sie ausruhen.

Die erstaunlichste Sache ist jedoch, wie seine Unterstützung die Spastizität und die Übererregung ihres gesamten Systems überwindet. Sie öffnet den Raum, in dem sie beginnen kann, die Funktion des Stehens auf dem Bein zu erzeugen. Jedes Mal wenn sie den Boden mit ihrem Fuß berührt, müssen Becken und Kopf sich passend dazu bewegen. Er macht sie darauf aufmerksam und zeigt ihr seine Bewunderung dafür; so weiß sie, dass dies eine Funktion ist, die sinnvoll ist. Nie zuvor hatte sie eine funktionale Fähigkeit für das Stehen auf einem Fuß oder auf zwei Füßen entwickelt, ein solches Muster wurde nie gebildet.

Er zeigt ihr, dass ihre Arme in diesem Augenblick frei beweglich werden und damit verfügt sie über eine anderen Weg zur Selbststeuerung, statt sich, wie bisher, steif und spastisch zu machen. Er schlägt ihr vor, dass sie sich mit einer weichen Hand an ihm festhalten könne, sie kann sogar sein Gesicht streicheln, sie kann ihre Hände gebrauchen, um damit etwas Wundervolles zu tun. Später sitzt sie auf einem Stuhl, gestützt von einer festen Rolle, die ihrem Rücken Stabilität und Unterstützung gibt. An dieser Stelle nimmt er ihren Kopf in seine Hände und hilft ihr, die Anti-Schwerkraft-Reaktion ihres Nervensystems wiederzufinden. Wenn ihr Becken nach vorne rollt und dabei ihre Wirbelsäule aufrichtet, fordert er sie auf, nach unten zu sehen. Nun werden ihre Arme wieder frei.

Es ist wunderbar zu sehen, wie sie am Ende mit beiden Füßen auf dem Boden steht, während sie wieder rittlings auf seinem Knie sitzt. Für einen kurzen Moment nimmt er sogar seine Hände weg und sie kann frei stehen. Die Freude, die beide dabei empfinden, zeigt sich in der daran anschließenden herzlichen und innigen Umarmung. Wenn sie in einer sinnvollen Weise organisiert ist, sind ihre Arme frei beweglich und sie kann ihre Zunge ungehindert zum Formen von Worten benutzen. Ihr ganzes System hat sich beruhigt und das nutzlose Beuge- und Streckmuster wird gehemmt. Ihre Selbsterfahrung ist verwandelt und ihr Gesichtsausdruck spiegelt die Überraschung und Freude des Augenblicks wider.

Das scheinbare „Wunder“ besteht darin, dass Feldenkrais einen Prozess unterstützt, durch den eine Funktion hervorgerufen wird, die sich vorher nie geformt hatte. Normalerweise benötigt ein Kind ein Jahr, um auf seinen Füßen stehen zu können. Bis es das sicher tun kann, muss es das auf unzählige Arten wieder und wieder versuchen. Durch die vielen Wiederholungen und Variationen wird die Funktion sicher entwickelt. Das Kind probiert sie immer wieder aus und irgendwann muss es nicht mehr daran denken, die Funktion steht einfach zugleich mit der Absicht zur Ausführung zur Verfügung. Das ist eine biologische Fähigkeit des menschlichen Organismus, die mit dem zu tun hat, was wir bereits als Selbstorganisation bezeichnet haben. Sie erscheint, ohne dass sie unterrichtet werden müsste, ganz von selbst, gewissermaßen aus heiterem Himmel. Doch für ihr Entstehen sind Absicht, Aktion und Interaktion mit der Welt und der Schwerkraft vonnöten.

Das „Wunder“ bedingt das gleiche biologische Entwicklungslernen, das wir in Teil II vorgestellt haben. Die Schwierigkeit des Kindes müssen auf eine andere Art betrachtet werden. Was wirkt störend auf ihre Handlungen und ihre Bewegung ein? Auf einer Ebene scheinen das die spastisch kontrahierenden Muskeln zu sein, gekoppelt mit einem Mangel an muskulärer Kontrolle, die normalerweise die Stabilität erzeugen würde. Normale therapeutische Ansätze richten ihr Hauptaugenmerk auf diese Überlegungen. Mit ihnen soll das Kind lernen, die Kontrolle über sein neuro-muskuläres System zu erlangen. Aber wie sollte Kimberly in dieser Situation lernen? Bereits der Versuch, ihren Kopf zu heben, produziert muskuläres Chaos. Die einfachste Erklärung ist, die Muskelkontraktionen auf die „Hirnschädigung" zurückzuführen, die mit ihrer körperlichen Verfassung einhergeht. Doch was wäre, wenn die spastischen Kontraktionen eine andere Ursache hätten?

Dieser Gedanke wird sichtbar zur Leitschnur für Feldenkrais. Wenn man die Lektion auf Video ansieht, kann man genau sehen, dass die Muskeln nicht das zentrale Thema der „Hirnschädigung" sind. Die Spastik löst sich in Luft auf, jedes Mal wenn Kimberly ihre Stabilität erlangt. Von Feldenkrais' Standpunkt ist das Problem, dass der normale Entwicklungsprozess und das dazugehörige Lernen in den elf Jahren, die das Mädchen auf der Welt ist, nicht stattgefunden haben. Es stimmt zwar, dass die spastisch unkontrollierte Muskelaktivität störend hinzukommt, doch viel davon wird durch (Fall-)Angst ausgelöst, wenn keine Stabilität gefunden werden kann. Andererseits war ihr Lernvermögen, obwohl stark verlangsamt, nach wie vor in der Lage, Funktionen zu integrieren. Man kann deutlich sehen, dass sie trotz all dieser Störungen viel in ihrem Leben gelernt hatte. Der Schlüssel bestand darin, ihr die Stabilität zur Verfügung zu stellen, die sie selbst nicht finden konnte, bis die bisher fehlenden Funktionen, die Stabilität bereitstellen, auftauchten und sie diese selbst gebrauchen konnte. Feldenkrais griff mit seiner Unterstützung in die Endlosschleife der Instabilität ein. Die Lektion ist natürlich nur ein erster Schritt. Sie etabliert die Möglichkeit zu einer Organisation, die kohärentes Handeln erlaubt. 1981 gab es kaum Möglichkeiten für weitere Interventionen mit einem erfahrenen Practitioner. Damals erhielt Kimberly nur einige wenige Lektionen. Leider verlor sich danach ihre Spur und wir wissen nicht mehr über ihr Leben.

Ungeachtet der dabei vorhandenen Komplexität erzeugen biologische Wesen Einfachheit durch Integration und Selbstorganisation. Interaktion des Organismus mit der Umwelt ruft durch Koppelung die Integration von Funktionen hervor. Daher bietet Feldenkrais' Prozess der *Funktionalen Integration* eine Reihe von Möglichkeiten für Berührung und Kontakt und Techniken, die die Selbstorganisation begünstigen und hervorrufen. Sie funktioniert sogar zwischen verschiedenen Spezies und Menschen haben sie dazu eingesetzt, um Pferden, Hunden und anderen Tieren zu helfen, sich nach einer Verletzung wieder zu reorganisieren. Lassen Sie uns, ehe wir uns weitere Beispiele ansehen, einen Blick auf den Prozess werfen, den wir durchlaufen, um die Fertigkeit zu entwickeln, anderen helfen zu können.

12.3 Das Erlernen der Kunst der „Funktionalen Integration"

Ganz allgemein gesprochen sind die Schlüsselfähigkeiten für die Praxis der *Funktionalen Integration* eine erweiterte Bewusstheit im Fühlen und Wahrnehmen. Keiner von uns verfügte von vorne herein über die notwendigen Fertigkeiten. Das grundlegende Training für jeden von uns bestand darin, sich über viele Jahre in der Praxis zu üben, gesteigerte Bewusstheit in selbstgesteuerten Bewegungsprozessen zu entwickeln und damit korrespondierend Bewegung zu erforschen, indem wir eine andere Person während ihrer Bewegungen berührten und begleiteten. Wir wurden gegenüber uns selbst und anderen in einem Maße sensibilisiert, das wir zunächst nicht für möglich gehalten hätten. Während sich unsere Fähigkeiten durch die Praxis entwickelten, konnten unsere Fortschritte daran gemessen werden, wie sich die Effektivität veränderte, mit der wir mit uns selbst und unseren Schülern in Kontakt traten. Auch wenn es oft nicht zugegeben wird, so gehört das zur Entwicklung vom Anfänger zur kompetenten Beherrschung und schließlich zur Meisterschaft in jeder Handlung, selbst wenn dafür spezifische Techniken erlernt werden.

Die Fähigkeiten des Practitioners der *Funktionalen Integration* beruhen nicht auf Beschreibungen, sondern sind funktionale Fähigkeiten. Wir führen hier einige davon beispielhaft auf, um zu zeigen, dass Fähigkeiten dieser Art im normalen Erziehungs- und Bildungsprozess nicht entwickelt werden:

- Die Fähigkeit, kleine Unterschiede in der Qualität der Bewegung bei sich selbst und durch Berührung bei anderen Menschen wahrzunehmen.
- Die Fähigkeit, sich selbst kohärent und mit verbessertem Selbstgebrauch zu bewegen und dabei insbesondere ein größeres Empfinden für das gesamte Selbst in der Handlung zu haben.
- Die Fähigkeit, die inneren Stimmen zum Verstummen zu bringen und direkt aus dem Spüren und Fühlen zu handeln.
- Die Fähigkeit, mit einer anderen Person in Verbindung zu treten und sich auf sie einzustimmen und einzulassen.
- Die Fähigkeit, gleichzeitig im Ganzen und in Details zu denken und das eigene Wahrnehmungsfeld zu öffnen. Und sich frei zwischen weit offener und eng fokussierter Aufmerksamkeit hin und her bewegen zu können.

Diese Fertigkeiten und Fähigkeiten, neben anderen, standen mir (CG) als einem modernen, gebildeten Menschen mit einem Hochschulabschluss und einem Doktortitel in Chemie nicht zur Verfügung. Als ich 1975 mein Training mit Moshé Feldenkrais anfing, begann ich eine lange Lehrzeit im Entdecken einer anderen Art des In-der-Welt-Seins. Ich war ein Anfänger und ich konnte noch nicht aus einem anderen inneren Raum heraus handeln. Dennoch entdeckte ich nach den ersten drei Monaten mit Bewegungslektionen, dass ich mich mit nie gekannter Leichtigkeit bewegen konnte. Und während ich dachte, ich würde keinen Erfolg haben, fand ich Erfolg durch den Kontakt durch Berührung. Lucía Schütte-Ginsburg (LS-G) lernte mit Feldenkrais' erster Assistentin, Mia Segal. Sie erlebte viele dramatische Veränderungen während ihres Lernprozesses, in dem ihre Sicherheit und ihre Sensibilität wuchsen.

In der Ausbildung wurden uns diese Fähigkeiten nicht „beigebracht" und wir lernten nicht, was unsere Lehrer konnten, indem wir diese imitierten. Stattdessen mussten wir uns ganz auf einen Prozess einlassen, bei dem wir aufmerksam unseren kinästhetischen Erfahrungen lauschten, noch einmal neu entdeckten, wie wir uns bewegen und einen Raum des Bewusstwerdens öffneten, den Feldenkrais „Bewusstheit" (engl. *awareness*) nannte. Bewusstheit in diesem Sinne ist primär sensorisch und umfasst das Entdecken und Beachten kleiner Unterschiede. Bewusstheit unterscheidet sich von Bewusstsein und führt den Akt des Sich-bewusst-Werdens einen Schritt weiter, wobei die sensorische Aufmerksamkeit ein kinästhetisches Erkennen hervorbringt. Das ist ein Schlüssel für die oben aufgeführten Fähigkeiten und Fertigkeiten. Zugleich ist es schwer zu beschreiben für jemanden, der diese Erfahrung nicht kennt. Sie kann nicht direkt unterrichtet werden. Genau genommen entspricht der Lernprozess exakt dem, was bereits in Teil II in Bezug auf Entwicklung erforscht und beschrieben wurde. Der gleiche Prozess, bei dem man sich selbst ganz dem Entdecken sensorischer Unterschiede hingibt, erzeugt auch den Prozess, durch den man eine verfeinerte sensorische Bewusstheit entwickelt. Die Ausbildung umfasst die Erfahrung zahlreicher Lektionen in *Bewusstheit durch Bewegung* und vieler Lektionen in *Funktionaler Integration*.

Wir beide befassten uns im Laufe der Zeit mehr und mehr damit, diese Fähigkeiten Menschen weiterzuvermitteln, die Feldenkrais-Lehrer werden möchten. Das erfahrungsbezogene Lernen und die angeleiteten, strukturierten Prozesse des Eintauchens in sich selbst sind unmittelbar praxisbezogen. Am Ende des Ausbildungsprozesses arbeiten die Studenten mit Personen von außerhalb des Trainings und finden Wege, ihre neuen Fähigkeiten zum Wohle anderer einzusetzen. Sie können die Person, mit der sie arbeiten, berühren, mit ihr Kontakt aufnehmen und bei ihr eine Veränderung des Wahrnehmungsmusters bewirken. Für viele Studenten ist der Denkprozess dahinter häufig noch fremd, oder anders gesagt, die Entwicklung von sensorischer Bewusstheit erfolgt vor dem kognitiven Verstehen. Doch ein rudimentäres, non-verbales Denken ist zu diesem Zeitpunkt bereits aktiv. Wenn der Student weitermacht, wird sich dieser Denkprozess weiterentwickeln und für das kognitive Verständnis zugänglich werden. Doch die neue Fertigkeit im Berühren und In-Kontakt-Gehen mit einer anderen Person ist sowohl sofort verfügbar als auch von praktischem Nutzen.

12.4 Was ist Funktion? Was Integration?

In ihrer oben beschriebenen Lektion mit Feldenkrais entdeckt Kimberly eine Funktion. Sie lernt, auf ihrem Fuß und Bein zumindest für Augenblicke in einer integrativen und zusammenhängenden Art und Weise zu stehen. Stehen in der Schwerkraft erfordert ein hohes Maß an Geschicklichkeit, zugleich ist es ein komplexer und kohärenter Akt. Wir sind alle so gut in diese Art von Handlung integriert, dass wir sie nicht bemerken, solange die Funktion uns zur Verfügung steht. Ebenso wenig können wir uns daran erinnern, wie wir zum Stehen kamen. Doch dafür waren viele Versuche nötig, bei denen wir durch die verschiedenen Rückmeldungen unseres Systems auf uns selbst lauschten. Dazu gehören die Bewegungen, die wir machen, wie sich dadurch das Gleichgewicht verändert und welche Gefühle von Sicherheit daraus entstehen. Das ist die gleiche Art von Aufmerksam-sein, wie es auch Kimberly tut, als sie ihre Fähigkeit erlebt, auf ihrem Bein zu stehen. So beginnen wir alle Handlungen zu integrieren, die zu den reflektorischen Reaktionen auf die Schwerkraft gehören. Moshé Feldenkrais verwendete das altmodische Wort „Funktion“ in Bezug zu den Handlungen im Leben, die die Attribute Zusammengehörigkeit, Zweckmäßigkeit, Absichtlichkeit, Organisation und so weiter haben. Sie kommen bei gewöhnlichen Dingen im Alltag vor, wir benötigen sie aber auch für spezialisierte Fertigkeiten wie Malen, Akrobatik oder Musizieren. Funktion in diesem Sinne schafft die Verbindungen zwischen Absicht und Handlung. Funktionen haben auch die Eigenschaft, dass sie erst noch entwickelt werden müssen, obwohl wir über einige Funktionen wie Saugen und Atmen von Geburt an verfügen. Zu einem solchen erlernten Entwicklungsprozess gehört zwingend, dass sich Bewegung und Wahrnehmung in ein kohärentes, zusammenhängendes Muster integrieren, ohne das wir nicht erfolgreich handeln könnten.

Kimberly entdeckt eine Funktion, so wie wir das alle tun und taten: Indem wir erfahren, wie wir Fuß, Bein, Becken, Rücken, Schulter, Kopf und Nacken zu einer kohärenten Handlung verknüpfen, die wir Stehen nennen, und dies in einer Art geschieht, die funktioniert, sich sicher anfühlt und bei der sich die Organisation der Elemente zu einem Gleichgewicht zusammenfügt. Ohne diese Kohärenz ist Stehen nicht möglich. Wir müssen die Sicherheit und das Gleichgewicht durch Propriozeption, kinästhetische Empfindungen, das Gleichgewichtsempfinden durch das vestibuläre System, die Augen, die Erfahrung einer stabilen Welt und so weiter entdecken, sonst kann es keine Handlung geben. Integration ist dafür entscheidend und daher ist Wahrnehmung entscheidend. Die Handlung lässt sich nicht in Wahrnehmung und motorische Aktivität aufteilen, in Gedanke und Resultat. Sobald wir die Handlung einmal organisiert haben, können wir das jederzeit wieder tun, ohne dass es dafür unserer direkten Aufmerksamkeit bedarf. Kimberly erhält davon in ihrer Lektion nur einen Vorgeschmack. Nichtsdestotrotz ist es ein wichtiger Schritt.

Wenn wir vollständig lernen, sind wir in der Lage, in der Unmittelbarkeit des Lebens zu handeln. Dabei lassen wir jedoch den größten Teil der Handlung im Unbewussten, wir richten unsere Aufmerksamkeit üblicherweise nicht auf kinästhetische, vestibuläre, taktile, visuelle, auditive oder andere Empfindungen, die unsere Bewegung zwischen Antizipation und Feedback leiten und steuern, um herauszufinden, was wir da eigentlich genau tun. Sobald unsere Handlungen organisiert sind, haben wir die Fähigkeit, diese direkt umzusetzen, ohne dafür volle Bewusstheit und bewusste Aufmerksamkeit zu benötigen. (Wir nennen das Handlungsurheberschaft.) Und doch ist eine vorangehende Steigerung von Bewusstheit hierfür wirksam. Unser System stattet uns mit Autonomie aus. Viele Denker geraten an dieser Stelle in Verwirrung. Sie meinen, dass der Mangel an bewusstem Erfassen der Bestandteile einer Handlung zwangsläufig bedeute, dass wir uns der kinästhetischen und propriozeptiven Empfindungen nicht gewahr sein könnten. Folglich gäben wir uns daher der Illusion eines freien Willens hin, täuschten uns, dass wir bewusst handelten, wo wir uns in Wahrheit doch unbewusst steuern. Manche gehen sogar soweit, sich uns als Zombies vorzustellen, als handelnde Maschine ohne bewussten Geist und Verstand. Das ist jedoch bestenfalls eine Viertelwahrheit. Eines ist jedoch sicher: Wir können nicht ohne Bewusstheit, Aufmerksamkeit, ohne neugieriges Erforschen, ohne gedankliche Beteiligung lernen, nicht einmal als Säuglinge.[45]

Das Lernen selbst ist nicht bewusst und ebenso wenig ist es der Prozesse der Integration. Trotzdem basiert dieser auf bewussten Prozessen des Fühlens und des Erkennens von Unterschieden. Die Folge dieses Prozesses wird als Unterschied gefühlt. Vielfach wiederholte Integrationen führen zu Invarianten auf allen beteiligten Ebenen, die zusammen eine vollständige *funktionale Integration* bilden. Nach meinem Verständnis kann Integration nicht ohne die Wissenschaft verstanden werden, die wir mittlerweile als den neuen Wissenschaftszweig der Koordinationsdynamik kennen, der sich noch immer in seinen ersten Anfängen befindet. Was wir im ersten und im zweiten Teil des Buchs entwickelt haben, kommt nun unserem Verständnis zu Hilfe. Moshé Feldenkrais' *Funktionale Integration* benötigt diesen Hintergrund als Basis, um sie mit unserem biologischen Erbe zu verknüpfen. Lange nach Feldenkrais' empirischen Entdeckungen hat die wissenschaftliche Forschung mit der Entwicklung der Koordinationsdynamik und der Entdeckung und dem Verständnis für die Plastizität des Nervensystems nun zu ihm aufgeholt.

45 Siehe Kapitel 15 für weitere Erläuterungen dieser Thematiken.

13 Die Denkweise des Selbstlernens

Ich unterrichte nicht, doch meine Schüler lernen. ***Moshé Feldenkrais***

Sehen wir uns zu Beginn dieses Kapitels den Entwicklungslernprozess noch einmal genauer an. Wir haben in Teil II bereits einige der Bedingungen herausgearbeitet, die hilfreich dafür sind, dass Lernen geschieht. In der Beschreibung von Feldenkrais' Lektion mit Kimberly in Kapitel 12 fallen drei wichtige Eigenschaften auf, nämlich Unterstützung (Support) und Sicherheit, Variation in der kinetischen Erfahrung und schließlich das Erkennen der neuen Muster.

Als Erstes und Wichtigstes braucht ein Mensch Unterstützung für Stabilität und Sicherheit. Und wenn noch Berührung hinzukommt, wird Vertrauen ebenfalls zu einer essenziellen Bedingung. In Kimberlys Lektion stellte Feldenkrais Vertrauen her, indem er sie als eigenständige Person anerkannte und würdigte. Als er sie auf sein Knie setzte, hielt er ihren Oberkörper mit seinen Händen so, dass sie sich sicher gehalten fühlte, und er versicherte ihr mit sanfter Stimme, dass er sie nicht fallen lassen würde. Als er die Lektion einige Tage später den Studenten seiner Ausbildung in Amherst auf Video zeigte, beschrieb er die Situation so: „Seht, sie kann ihre Hände keine Minute still halten. Das Gleiche gilt für ihren Kopf oder den Oberkörper. Sie ist es nicht gewohnt, dass ihre Wirbelsäule richtig unterstützt wird. Ich muss sie halten, sonst würde sie nach vorne fallen." (Zitiert nach der Transkription des Professionellen Trainingsprogramms in Amherst, MA; Feldenkrais, 2004, S. 19–27, 14. Juli 1981.)

Die Unterstützung und das Gehaltenwerden schaffen Bedingungen, unter denen sich ihr Nervensystem beruhigen kann. Nur in dieser Verfassung wird Entwicklungslernen möglich. Andere Arten des Lernens wie beispielsweise die Konditionierung erfordern keine Unterstützung, doch dann ist das Ergebnis des Lernens eine fixierte Reaktion, keine flexible Organisation. (Tatsächlich ist die Konditionierung als Lernform in jeder Situation möglich, aber um nützlich zu sein, muss sie nach dem Entwicklungslernen stattfinden.) Angst, Getriebenheit und die Fixierung auf ein korrektes Ergebnis sind bei uns allen Zustände, die die Möglichkeit zur Verbesserung sehr stark negativ beeinträchtigen. Dank des gegenseitigen Feedbacks durch den Körperkontakt während des Prozesses kann Feldenkrais fühlen, ob Kimberly innerlich ruhiger wird und in welchem Maße ihre innere Unruhe wieder zunimmt, wenn seine Bewegungen bei ihr mehr Unsicherheit erzeugen. Zugleich kann Kimberly auf diese Weise auch ihren eigenen Zustand wahrnehmen. Dadurch kann Feldenkrais das Maß der Herausforderung exakt so wählen, dass es innerhalb der Grenzen ihrer Möglichkeiten bleibt und sie sich sicher genug fühlt, um weiterzumachen.

Sobald die Sicherheit gewährleistet ist, sind die Voraussetzungen gegeben, einen zweiten Parameter des Entwicklungslernens zu beeinflussen. Denn nun kann diese Sicherheit innerhalb der Grenzen des einfach Möglichen durch das Schaffen von kleinen Variationen herausgefordert werden, die als Reaktion darauf eine Anpassung an die Veränderung des Musters erfordern. Feldenkrais beschreibt diese Phase so: „Nun bewege ich das Knie nach rechts und links, aber äußerst langsam, damit sie fühlen kann, was geschieht. Plötzlich ist ihr Gewicht durch die Bewegung meiner Hände tatsächlich auf dem rechten Fuß, wenn auch nur ein ganz klein wenig. Dann spürt man, was passiert. Schaut, was geschieht: Der Fuß kann so bleiben. Das gesamte System ist so konstruiert, dass wenn du Druck auf dem Fuß hast, sagt dir dein Gehirn ‚komm, geh nach oben'."

„Das ist genau die Art von Ding, die in deinem System eingebaut ist, wie bei einem Kätzchen. Man muss es einfach fünfzigmal machen, und es beginnt zu arbeiten und steht dir für den Rest deines Lebens zur Verfügung. Deshalb bewege ich meine geöffneten Knie ein Zehntelzoll nach rechts, zurück zur Mitte und dann ebenso weit nach links und wieder zurück. Dabei halte ich ihren Kopf, damit sie spürt, dass das einmal ‚Stehen auf meinem rechten Bein' und einmal ‚Stehen auf meinem linken Bein' bedeutet. Erst dann kann sie ihre Knie öffnen und muss sie nicht länger (spastisch) halten." (Transkript, 1981, ebenda.)

Die dritte Eigenschaft schließlich ist die Bedeutung des Affekts und anzuerkennen, was geschieht. Dann erkennt Kimberly die neuen Möglichkeiten mit Feldenkrais. Er sagt es ihr auch in Worten, aber die beiden sind längst in einem affektiven Austausch miteinander.

Hier ist ein Beispiel für einen längeren Arbeitsprozess mit einem Kind, der von Lucía Schütte-Ginsburg durchgeführt wurde.

Fallstudie: Die Arbeit mit Clara, einem kleinen Mädchen

von Lucía Schütte-Ginsburg
(Text und Übersetzung aus dem Englischen)

Clara war sechs Jahre alt, als sie zum ersten Mal zu mir kam. Sie war dünn, hübsch mit dunklen Locken und ziemlich schüchtern. Ihre Bewegungen waren eckig und sie setzte ihre beiden Füße nach innen, wenn sie ging. Ihre Eltern waren besorgt, weil bei beiden Füßen der zweite Zeh über den großen Zeh gewachsen war. Das war ein Leiden, das in der Familie lag. Ihre Großmutter mütterlicherseits hatte erhebliche Schwierigkeiten mit dem Gehen – sehr wahrscheinlich ein Resultat desselben Problems. Deshalb wollten ihre Eltern alles tun, um ihrem Kind dieses Schicksal zu ersparen. Später fand ich heraus, dass Clara ein sehr unruhiges Kind gewesen war, bevor sie lesen lernte. Still in einer Ecke zu sitzen und zu lesen machte sie froh, sie spielte und bewegte sich nicht gerne mit anderen.

(Im ersten Teil des Prozesses wird eine ungezwungene Begutachtung der Bewegungsmuster des Kindes vorgenommen. Wie organisiert es sich für das, was es tun möchte?)

Als wir meinen Arbeitsraum betraten, in dem viele Matten auf dem Boden liegen und wo eine Arbeitsbank steht, ging Clara schnurstracks zur Bank und setzte sich. Es schien ihr klar, das war ihr Platz. Ihre Unterschenkel baumelten und ich legte einige harte Polster unter ihre Füße, so dass sie eine Unterstützung hatte. Ihre Füße zeigten auch im Sitzen mit den Zehen nach innen und ihr unterer Rücken war nach rückwärts gerundet. Sie hielt sich aufrecht, indem sie den oberen Rücken gerade hielt. So konnte sie geradeaus schauen. Ich fragte sie, ob sie wisse, warum sie zu mir käme, und sie antwortete, wegen ihrer Zehen. Da sie Socken trug, fragte ich sie, was mit ihren Zehen sei, und sofort zog sie die Socken aus und zeigte mir ihre Füße. Sie waren sehr groß mit langen Zehen, der zweite Zeh war tatsächlich über den großen gewachsen. Die Füße waren kalt und zugleich feucht. Ich fragte sie, ob diese Füße gut fürs Gehen, Laufen und Rennen wären und sie sagte, ja klar, sie könne nur keine schicken Schuhe tragen, das wäre schade.

(In der weiteren Begutachtung werden die Wünsche des Kindes aufgenommen und die Dinge, die es schon erreicht hat, hervorgehoben. Neugier ist hier vonnöten. Es wird keine Diagnose gestellt, sondern wir finden wichtige Aspekte im Leben des Kindes und der Familie heraus.)

In diesem Moment tauchte eine Diskrepanz zwischen dem Wunsch der Eltern und dem des Kindes auf. Die Eltern waren besorgt, dass etwas

nicht richtig sei mit ihrem Kind und voller Angst, dass es eine Zukunft mit Schmerzen vor sich hätte, das Kind dagegen war frei davon und bemerkte noch nicht einmal seine Einschränkung.
Ich fragte Clara: „Was machst Du gerne?" Sie antwortete, dass sie am liebsten lesen würde. Ich war überrascht. Konnte sie lesen mit einer diagnostizierten Weitsichtigkeit von +6? „Ja", sagte sie stolz, aber sie würde ihre Brille nicht gerne tragen. Ich war überrascht, wie konnte sie ohne Brille lesen? Ich holte ein Kinderbuch und sie konnte es wirklich ohne Brille lesen. Was war das? (Ich war selbst altersweitsichtig mit +3 und konnte ohne Brille nicht lesen.) Ihre Mutter sagte mir, dass sie verschiedene Augenärzte konsultiert hätten. Alle verschrieben ihr eine Brille, aber wunderten sich nicht darüber, dass sie ohne Brille lesen konnte.
Ich entschied mich dafür, dieses Thema ruhen zu lassen, und fragte sie, ob es irgendetwas gäbe, was sie gerne besser können wolle. Sie entgegnete, sie habe nun Sport in der ersten Klasse und könne keinen Purzelbaum machen; außerdem sei sie schlecht im Sport. Das zu verbessern, wäre doch ein gutes Ziel, schlug ich ihr vor. Freundlich stimmte sie zu. In all den Jahren, in denen wir Stunden miteinander verbrachten, war es leicht mit ihr zu arbeiten. Sie war neugierig und froh, meine volle Aufmerksamkeit zu haben, wenn sie sich bewegte. Mit wachsendem Vertrauen zwischen uns und größer werdendem Selbstvertrauen bat sie mich mal um ruhige, mal um mehr bewegende Stunden oder sagte mir auch, wenn sie etwas nicht ausprobieren wollte. Am Anfang war sie allerdings immer geduldig.
(Ich sammle weitere Informationen über die spezielle Kondition des Kindes, wenn ich es an Bewegungen beteilige. Die Schwierigkeiten werden offensichtlicher.)
Ich bat sie, sich auf den Rücken zu legen, ihre Füße auf die Bank zu stellen und ihr rechtes Knie mit der rechten Hand zu halten. Sie konnte zweifellos rechts und links unterscheiden, aber es war nicht leicht für sie, Knie und Hand zueinander zu bringen. Die linke Hand zum linken Knie zu bringen, war sogar noch schwieriger. Ich schlug ihr vor, ein wenig von einer Seite zur anderen zu rollen und dabei das rechte Knie in der rechten Hand, das linke Knie in der linken Hand zu halten. Es zeigte sich, dass sie ihre Knie nicht öffnete, um in Balance zu bleiben. Wir wechselten in die Seitenlage. Sie wählte die linke Seite. Hier konnte sie ihr rechtes Knie einfacher greifen, und wir begannen ein kleines Spiel. Kopf und Knie zueinander bringen, dann Stirn und Knie, dann am rechten Knie innen oder außen vorbeischauen. Sie war sehr vergnügt und ihr oberer Brustkorb und der Hals begannen weicher zu werden. Als sie wieder auf dem Rücken lag, bat ich sie, erneut ihre Knie zu greifen, und sie bemerkte, dass es leichter war. Ich schlug vor, die Knie zu öffnen, während sie leicht hin und her rollte, und auszuprobieren, wann es besser wäre, die Knie zu öffnen, und wann es einfacher wäre, sie zu schließen. Ihr oberer Rücken wurde noch geschmeidiger, ihr Gesicht strahlte und sie wurde lebendiger. Wir fanden alle möglichen Variationen, um die Knie zu greifen und zu rollen, z.B. mit gekreuzten Armen, einmal den rechten oben, dann den linken etc. Als sie wieder ins Sitzen kam, war das Becken unter dem Brustkorb und ihr Kopf war deutlich anders unterstützt. Am wichtigsten aber war, dass sie viel lebendiger wirkte und sofort am nächsten Tag wieder kommen wollte.
Ich schlug der Mutter vor zu telefonieren, da ich nicht in Claras Gegenwart über sie sprechen wollte. Mich interessierten jetzt viele Dinge. War sie so auf die Welt gekommen? Claras Mutter erzählte mir später, dass Clara nicht so geboren war. Sie erinnerte sich, dass sie dem Kinderarzt von der Familiengeschichte erzählt hatte, als Clara fünf oder sechs Monate alt war, bevor das Problem ganz offensichtlich wurde, und er hatte versucht, sie zu beruhigen. Er schlug vor, sie solle breite Schuhe tragen, wenn sie anfange, die ersten Schritte zu machen. Dann fragte ich sie, ob Clara vom Rücken auf den Bauch gerollt sei. Sie antwortete, dass Clara im Alter von vielleicht acht Monaten circa zehn Bobath- Behandlungen hatte, da sie nicht auf ihrem Bauch liegen wollte. Die Therapeutin fand heraus, dass sie einen Beckenschiefstand hatte. Da Clara nicht auf dem Bauch liegen wollte, die Therapeutin aber darauf bestand, in dieser Lage mit ihr zu arbeiten, hörten sie nach einer Weile auf, zu ihr zu gehen.
Ich versuchte diese Information mit dem, was ich bis dahin herausgefunden hatte, zu vergleichen. Am rechten Fuß war der Zeh nicht ganz so weit über den großen gewachsen wie am linken Fuß. Sie konnte über ihr linkes Hüftgelenk nicht so leicht rollen wie über ihr rechtes. War sie vielleicht nie eigenständig vom Rücken auf den Bauch gerollt? Was bedeutete das für ihre Entwicklung? Falls dieser wichtige Schritt in ihrem Wachstum fehlte, war das ein Schlüssel für meine Arbeit mit ihr?

Viele der unendlich verschiedenen Dinge, die ein Baby in der Rückenlage macht, tauchten vor meinem inneren Auge auf. Wenn es seine Mutter von einer Seite kommen sieht, wendet es den Kopf oder die Augen und rollt dabei leicht auf eine Seite, dann wieder zurück auf den Rücken, später dann im Kreis, wobei es vielleicht schon die Füße ein bisschen am Boden benutzt.

(Beim Rollen zur Seite zieht sich eine Seite mehr zusammen als die andere, und will man zurück rollen, kehrt man den Prozess um und verlängert die Seite, die zuvor gebeugt war. Jede Seite muss sich eigenständig bewegen, so dass sich beide Seiten in Koordination miteinander bewegen können, jedoch getrennt in Bezug auf die Bewegungsrichtung. Wir nennen diesen Unterschied Differenzierung, da sich jede Seite differenziert von der anderen bewegt.)

Wenn ein Baby weiter über eine Seite rollt, gibt es einen Moment, da findet es sich auf dem Bauch liegend wieder, den Kopf in der Luft. Diese Position hatte der Kopf vorher noch nicht. Beide Seiten werden nun verlängert, der Kopf geht zurück. Jetzt kann man die Welt aus einer anderen Perspektive anschauen. Die Rückenstrecker, das sind die langen Muskeln im Rücken und Hals, arbeiten jetzt stark. Um wieder auf den Rücken zu rollen, muss das Baby die beiden Seiten ganz unterschiedlich bewegen können. Später werden die Beine und Arme helfen, eine Seite lang zu machen, indem es ein Bein ausstreckt oder die Arme. So verlängert es eine Seite und verkürzt die andere. Es gibt viele verschiedene Arten, eine solche Funktion auszuführen. Feldenkrais hat viele Variationen für diese Bewegung gefunden, und ich habe bei vielen Kindern überraschende Lösungen beobachtet. Aber alle haben am Ende eine wirklich wichtige neue Möglichkeit, die Umgebung wird aus einer anderen Perspektive gesehen. Jetzt braucht der Kopf nicht mehr von der Mutter gehalten zu werden. Die Extensoren müssen arbeiten und die Flexoren müssen aufhören, sich zusammenzuziehen. Arme und Beine können anders am Boden benutzt werden, um die Absicht zu unterstützen, nach etwas Ersehntem zu greifen, oder um sich später auf etwas zuzubewegen, was man haben möchte. Die Augen müssen anders arbeiten, wenn man hochschauen will. Unterstützt der Rücken die Bewegung der Augen? Absichten verändern unser Leben und unsere Entwicklung durch die Art, wie wir in der Lage sind, sie aus zuführen.

Ich machte mir einen Arbeitsplan. Das Gespräch zwischen Moshe Feldenkrais und Karl Pribram in San Francisco (Feldenkrais & Pribram, 1975, 2007) kam mir in den Sinn. Moshe sagte zu Karl Pribram, er versuche herauszufinden, welcher Schritt in der Entwicklung eines Kindes nicht da ist, um ihm von dort aus zu helfen, sich weiterzuentwickeln. Wie kam es, dass sich Claras Füße so gebildet haben? Sie lernte laufen, obwohl sie nie auf dem Bauch gekrochen und nie gekrabbelt ist. Wenn ein Mensch geht, rollt sein Fuß in einer bestimmten Weise ab. Der letzte Punkt, bevor der Fuß den Boden verlässt, ist zwischen zweitem und dickem Zeh. Man kann fühlen, dass dieser Punkt die obere Struktur unterstützt. Es gibt eine Verbindung durchs Skelett. Kein anderer Punkt am Fuß verleiht diese Empfindung, wenn die Ferse vom Boden gehoben ist. Wenn Kinder auf dem Bauch liegen, auf allen Vieren krabbeln, sich von dort aufrichten, um etwas zu bekommen, benutzen sie ihre Füße in unterschiedlichster Weise, um sich vom Boden wegzudrücken oder Unterstützung zu bekommen. Würde es Clara helfen, Bewegungen zu lernen, die sie nie gemacht hat, um fehlende Funktionen wieder einzuführen? Würde das etwas in ihrem Gehen und in der Struktur ihrer Füße ändern? Vielleicht die zweiten Zehen wieder langsam geradeaus wachsen lassen? Obwohl sie diese Bewegungen nie mehr so oft benutzen würde wie in der Kriech- oder Krabbelphase, in der sich ihr Leben in diesen Bewegungen abspielte, so nahm ich an, würde sie doch profitieren. Mein Plan war es, mit ihr vom Rücken auf den Bauch zu rollen und wieder zurück auf unterschiedliche Weise und zu schauen, was passieren würde. Aber wichtiger noch als alles andere war, ihr die Freude am Bewegen wieder zu geben. Die Grundebene sollte sein, sich zu freuen an dem, was sie tut, neugierig zu werden und mit sich selbst zufrieden zu sein.

(Vielleicht fällt Ihnen hier auf, dass die Interventionen die Form von Erforschungen haben und nicht nur eine Frage der Bewegung sind. Die affektive Erfahrung des Kindes ist ein wesentliches Merkmal.)

Zur zweiten Stunde kam sie offen lächelnd. Somit war klar, sie hatte Lust mit mir zu arbeiten. Ich hatte das Gefühl, dass wir einen guten Anfang gemacht hatten. Ich entschied mich, zuerst mit ihr am Boden zu arbeiten. Dann hatte sie viel Platz zum Rollen und ich konnte mit etwas beginnen, was sie sicherlich als Baby gemacht hatte. Sie zeigte mir, dass sie sich an die letzte Stunde erinnerte, indem sie ein bisschen von einer Seite zur anderen rollte. Ihr oberer Brustkorb war wieder steif. Mit den Knien in den Händen lag ihr Kopf aber am Boden und rollte mit der Bewegung mit. Ich legte eine Rolle unter ihr Becken, so dass sie ihren oberen Brustkorb besser am Boden wahrnehmen konnte, wenn ich mit ihren Schultern, mit ihrem Kopf und dem oberen Brustkorb arbeiten würde. Sie bemerkte, dass sie längere Arme bekam und griff nach ihren Füßen. Was für ein wundervoller Augenblick! Wir beide teilten ihn, als sie überrascht und erfreut ihre Füße anfassen konnte. Sie zog ihre Socken aus und schaute auf ihre Fußsohlen. Dann gaben wir allen Zehen Namen. Sie hatte große Füße. Ich hatte daran gedacht, die Zehen und Finger zu verschränken, aber ich wollte sie nicht zu sehr herausfordern und mit einem „Nichtkönnen“ die Stunde beenden. Stattdessen bat ich sie, ihre Hände zu verschränken. Wir spielten mit den verschiedenen Varianten, vielleicht würde sie das neugierig machen und wir könnten zu einer späteren Zeit Finger und Zehen und sogar beide Füße mit allen Zehen verschränken.

Es ist immer wieder ein Thema für mich, wann es gilt, jemanden herauszufordern und wann nicht. Ich bin selber vom Temperament her schnell und zupackend. Da ich das weiß, vertraue ich meiner Intuition. Hier sagte mir etwas, ich solle langsam voranschreiten, um Misserfolg nicht aufkommen zu lassen.

Das nächste Mal war sie sehr müde. Sie kam direkt nach der Schule, deshalb entschied ich mich, erst ruhig mit ihr in der Rückenlage zu arbeiten und ihre Füße zum Stehen zu bringen. Sie lag mit ausgestreckten Beinen, ihr linker Fuß war noch immer nach innen gedreht. Es war nicht nur ihr Fuß, sondern ihr ganzes Bein von der Hüfte an. Ihr rechtes Bein lag jetzt mit dem Fuß nach außen. Ich arbeitete mit beiden Füßen, hatte mit dem rechten angefangen und differenzierte[46] die Zehen. Das mochte sie. Ich bewegte sie langsam in Richtung Außenrotation des Fußes und des ganzen Beines, bis sie in der Lage war, das Bein nach außen zu drehen, den Fuß eingeschlossen. Wir spielten „Frosch, auf dem Rücken liegend“. Sie erzählte mir, dass Frösche in dieser Lage ihre Füße nicht auf den Boden stellen könnten. Ich parierte, dass ein auf dem Rücken liegender Frosch hilflos sei, sie aber nicht. Er könne auch nicht gehen, aber sie könne es. Wir lachten beide herzlich. Ihre beiden Beine lagen nun mit den Füßen nach außen. Als sie das nächste Mal kam, war der rechte immer noch so, aber der linke Fuß war wieder nach innen gedreht. Dieser Ansatz war wohl nicht so wirksam, wie ich erhofft hatte.

Ich bat sie, sich auf den Rücken zu legen und die Füße aufzustellen. Ihr linker Fuß stand nach innen mit dem zweitem Zeh über dem großen; der rechte stand mit dem Fuß geradeaus, zweiter Zeh über dem großen Zeh. Ich bat sie, das linke Bein auf die Bank zu legen und mit dem rechten Fuß den Boden leicht zu drücken. Meine Hände zeigten ihr, dass ihr Becken sich hob und nach links rollte und dass ihre Rippen sich bewegten. Ich forderte sie auf, nach und nach von verschiedenen Stellen ihres Fußes zu drücken, dann ihre Ferse ein wenig zu heben und mehr vom vorderen Teil ihres Fußes zu drücken. Wir probierten andere Stellen für den Fuß aus, um den Boden zu nutzen. Nach einer Weile legte sie den gegenüberliegenden Arm über ihren Kopf, und ich bat sie, während sie vom Fuß aus drückte, mit den Augen die Hand anzuschauen. „Kannst Du Deinen kleinen Finger sehen? Kannst Du einen nach dem anderen anschauen?“, fragte ich sie, denn damit wird eine Bewegung zu einer Funktion. Ich folgte ihren Bewegungen wieder mit meinen Händen. So konnte ich ihr sensorisches Feedback geben, erkunden, wie sie sich bewegte, Bewegungen verstärken und ihr helfen, Teile von sich in die Bewegung hineinzunehmen, die sie nicht kannte. Damit hatte ich auch die Möglichkeit, eine neue Bewegungsrichtung vorzuschlagen. Nach einer Weile ließ ich sie ihre Hand und den Arm drehen, während sie die Finger anschaute und zu ihrer Verwunderung rollte sie auf die linke Seite. „Was passiert, wenn Du die Hand und den Arm weiter drehst, während Du sie anschaust?“, fragte ich sie. Sie probierte es aus und – schwupp – lag sie auf dem Bauch. Wir lachten beide vor Freude. Sie rollte vor und zurück, zuerst langsam, dann schneller. Wir hatten keine Zeit, die „schwierigere“ Seite zu probieren, aber ihr linkes Bein lag mehr mit dem Fuß nach außen gedreht.

Ich rief Claras Mutter an, um zu erfahren, was sie an ihrer Tochter in der letzten Zeit beobachtet hatte. Sie erzählte mir, sie habe immer eine schwierige Beziehung mit Clara gehabt, da sie einerseits unruhig und nervös sei, sich anderer-

46 Differenzierung ist ein wesentlicher Teil des Lernens, in dem man lernt, verschiedene (Körper) Teile zu unterscheiden und unabhängig voneinander zu bewegen.

seits aber nicht bewegen wolle. Zurzeit sei sie offener und zugänglicher. „Es ist so viel leichter mit ihr", sagte sie. Sie konnte nicht glauben, dass unsere Arbeit das Verhalten ihrer Tochter so ändern könnte. Sie hätten nichts anderes mit ihr gemacht als sonst, also könne es nur von den Bewegungsstunden kommen. Wir waren beide überrascht und froh. Ich, weil es nun einfacher war, ihr die Weiterführung des Viertage-Rhythmus nahezubringen, und sie, weil sie die Veränderung schätzte. Ich musste bald eine Pause einlegen, da ich anderswo arbeitete. Ich wusste auch, dass die Familie noch eine kleinere Tochter hatte und finanziell nicht so gut dastand. So schlug ich Claras Mutter vor, jeden Monat einen bestimmten Betrag zu zahlen, auch wenn ich nicht da war. Das machte es möglich weiterzuarbeiten.

Als Clara wiederkam, sah sie ein dickes, mit Luft gefülltes Plastik-Ei auf dem Boden liegen, das noch von einer anderen Stunde da lag, und schmiss sich darauf. Ich schaute zu und sah, dass sie es nicht wagte, sich mit den Händen auf der anderen Seite abzustützen, obwohl ihre Füße vom Boden gehoben waren und sie wie ein Brett über das Ei rollte. Hieß das, dass sie bei Gefahr ihre Hände nicht instinktiv nutzte? Aber sie lag auf dem Bauch. Das war eine Gelegenheit. Wie wäre es, schlug ich vor, wenn sie sich um das Ei legte, immer noch mit den Füßen am Boden. Als sie ihren Nacken weich werden ließ, ließ der Tonus in ihren Beinen nach. Ich rollte sie ein wenig vor und zurück, auch indem ich von ihren Füßen aus drückte. Nach einer Weile fand sie heraus, dass sie sich selber steif wie ein Brett machen konnte oder weich wie ein Pudding, sich dem Ei anpassend. Als „Brett" konnte sie das Ei als Rolle benutzen. Als sie einmal zu schnell wurde, hätte sie beide Hände benutzen können, um sich vorm Fallen auf die Nase zu bewahren. Sie benutzte nur die rechte, war erschrocken und wollte liegen. Der feste Boden war im Moment doch sicherer. Als sie auf dem Rücken lag, verlängerte ich ihre Arme und überkreuzte sie leicht, um ihr Becken einzuladen, zu rollen. Dann bat ich sie, vom linken Fuß aus zu drücken. Ihr Becken hob sich auf der linken Seite nicht und rollte auch nicht nach rechts. Wir gingen zur rechten Seite, um zu überprüfen, an welchen Stellen das Becken den Boden presste, wenn sie den Fuß auf den Boden drückte, und langsam begann etwas aufzutauchen. Ich half ihr mit der Bewegung ihres linken Armes und dann konnte sie auf ihre rechte Seite rollen. Ihre zwei Jahre alte Schwester, die in diesem Augenblick hereinkam, imitierte die Bewegung sofort. Ihre Mutter kommentierte stolz, dass Sonja von Anfang an lebhaft und bewegungsfreudig war. Claras Miene verdunkelte sich mehr und mehr, als ihre Mutter erzählte, dass kein Klettergerüst zu hoch für sie sei, wohingegen Clara sich nichts zutrauen würde. Ich entgegnete, dass Clara eben vorsichtig sei und nicht etwas tun wolle, wenn sie sich nicht sicher fühle. Sie war offensichtlich dankbar für meine Unterstützung.

Als Clara das nächste Mal kam, ging sie seltsam. Ihr linker Fuß war mehr nach innen gedreht, ihr rechter zeigte mehr nach vorne. Was war los? Ihr Becken war verdreht. Ihr Rücken tat ihr ein bisschen weh. Als sie auf dem Rücken lag, war ihr Rücken weit von der Bank entfernt. Ich fing an, ihr linkes Bein in die Richtung zu verlängern, in die es leicht ging, bis sowohl ihr Becken als auch ihre Rippen losließen und ihr Rücken näher auf der Bank lag. Dann bat ich sie, sich auf die Seite zu legen, und sie wählte die rechte. „Wie würdest Du Dich auf den Rücken zurückrollen?", fragte ich sie und sie begann, mit dem linken Fuß den Boden zu drücken. Ich dachte ans Zusammenfalten und Entfalten und an die Differenzierung beider Seiten, um ihr zu helfen, sich von ihrem Zentrum aus zu rollen. Wir fingen an, die linke Seite zu falten und zu entfalten, während sie ihrer linken Hand mit den Augen folgte und dabei gleichzeitig ihr linkes Bein langmachte. Während sie sich auf der linken Seite zusammenfaltete, folgte sie weiterhin der Hand mit den Augen. Wir rollten von einer Seite zur anderen. In der Mitte brachte sie Knie und Ellbogen zueinander. Wie auch in allen anderen Lektionen folgte ich ihren Bewegungen mit meinen Händen. So konnte ich ihr ein Gespür dafür geben, wo sie sich selber behinderte, und sie unerwartet in eine neue Richtung lenken. Nach einer Weile konnte sie zu ihrer eigenen Freude alleine rollen – weich und bequem wie ein Baby. Beim Gehen hatte sie keine Schmerzen mehr, aber ihr linker Fuß war nach wie vor leicht nach innen gedreht.

War es an der Zeit, sie auf den Bauch zu legen? Wie könnten ihr in dieser Position ihre Augen dabei helfen, sich anders zu organisieren? Im Sitzen versteifte sie ihren oberen Brustkorb immer noch, um geradeaus zu schauen. Könnte sich dieses Muster verändern, wenn sie die Extensoren ihres Rückens anders benutzen würde?

Ich wagte es. In der nächsten Stunde bat ich sie, sich auf den Bauch zu legen. Sie wusste nicht, wohin sie ihren Kopf legen sollte. Ihre Ellbogen und Unterarme lagen neben dem Kopf, fest auf die Bank gedrückt. Sie entschied sich, nach links zu schauen. So wie sie lag, erwartete ich, dass sich ihr Becken zusammen mit den Füßen heben würde, wenn ich die Füße von der Bank heben würde. Deshalb drückte ich durch ihre Fersen, die am Boden lagen, um das Becken zu bewegen und die Spannung in ihrem unteren Rücken zu vermindern. Dann bat ich sie, ihre Ellbogen auf den Boden zu drücken, um sie erfahren zu lassen, dass die Kraft, die vom Boden zurückkommen würde, Teile ihres Brustkorbs heben würde. Zu meinem großen Erstaunen hob sie ihre Unterarme zusammen mit den Händen und rundete gleichzeitig ihren Rücken mit der rechten Seite ihrer Stirn am Boden. Die rechte Seite ihres oberen Rückens wölbte sich sowieso schon nach außen, wenn sie so lag. Ich entschied mich, dieses Muster zu benutzen, es jedoch zu differenzieren. Ich arbeitete mit der linken Schulter, den Armen, den Rippen, ebenso mit der rechten Schulter und dem Brustkorb. Dann forderte ich sie auf, mit ihrem linken Ellenbogen und Unterarm den Boden zu drücken. Nach und nach erlebte sie, wie sich verschiedene Teile ihres Brustkorbs vom Boden heben konnten. Ich kommentierte: „Schau der Boden ist Dein Freund, wenn Du ihn drückst, kommt dieselbe Kraft zurück und hebt etwas von Dir an." Sie fand die Idee sehr komisch, erlebte sie aber und lachte. Ich bat sie, den Kopf auf ihre Hände zu legen und dann ihren Bauch anzuschauen; sie fand heraus, dass sie dafür ihren mittleren Rücken heben musste. In diesem Augenblick klopfte es an der Tür und sie hob ihren Kopf richtig gut, um zu sehen, wer denn da war. Es war so schön, dass ihre Neugierde und die Umgebung diese Lernsituation unterstützen. Denn sicher war ich mir nicht, ob sie ihren Kopf gut würde heben und so mit den Rückenstreckern würde arbeiten können, dass die Flexoren ihre Arbeit nicht behinderten und sie mit dem Becken eine unterstützende Position auf dem Tisch finden könnte. Aber ihre Neugierde hatte sie dazu veranlasst, ihren Kopf dieses Mal auf die richtige Weise zu heben. Es gibt so etwas wie ein eingebautes Muster in uns, das bereit ist zu arbeiten, wenn es nicht gehemmt wird. Dieser Tatsache kann ich vertrauen. Aber ich bin jedes Mal erstaunt, wenn es passiert. Meine Lehrerin sagte oft: „Sei da, wenn das Wunder passiert." Alle Menschen lernen, sich zu setzen, zu stehen und zu gehen. Es ist etwas, was wir von unseren Vorfahren geerbt haben; wir stehen auf den Schultern von Generationen.

Als ich sie einen Monat später wiedersah, meinte ihre Mutter, es sei höchste Zeit, dass ich wieder da sei. Clara wäre unausstehlich und fordernd und sie brauche mich. Ich freute mich, dass sie so dachte, denn oft wollen die Eltern, dass ein „körperliches" Problem verschwindet, aber wenn sich ihr Kind verändert, fällt es ihnen schwer, sich darauf einzulassen. Sie zweifeln dann die gemeinsame Arbeit an. Als Clara kam, zeigte sie mir als erstes, was sie in der Schule gemacht hatte. Sie hatte die besten Noten und war sehr stolz darauf. Ich hatte natürlich immer noch im Kopf, den Purzelbaum mit ihr zu erarbeiten, aber meines Erachtens musste sie zuerst lernen, wie sie ihre Arme zur Unterstützung und zum Schutz ihres Brustkorbs und Kopf gebrauchen könnte, wenn sie auf allen Vieren stünde. „Willst Du auf dem Bauch liegen?", fragte ich sie, und sie stimmte ohne Zögern zu. Ich half ihr, herauszufinden, wohin sie ihre Hände auf beiden Seiten hinstellen konnte, um sich abzustützen. Während sie so mit den Unterarmen auf der Bank lag, bat ich sie, mit ihren Augen einem kleinen Tier zu folgen, das von ihr wegkrabbele und weit weg die Wand hoch wolle. Ich half ihr zu entdecken, dass sie ein Knie beugen und heben könnte, so dass ihr Becken sich strecken konnte, anstatt sich so von der Bank zu heben, dass ihr Knie darauf wie festgebacken war. Sie schloss auf meine Bitte ein Auge, und ich fand heraus, dass sie das gegenüberliegende Knie heben konnte, aber nur mit Schwierigkeiten das gleichseitige. Als sie wieder auf dem Rücken lag, sah ich, dass beide Beine mit den Füßen nach außen lagen.

In den folgenden vier oder fünf Stunden spielten wir mit der Funktion Kriechen auf verschiedenste Weise. Sie wurde spielerischer, fragte mich nach etwas, was sie tun wollte, und lehnte ab, was sie nicht tun wollte. Sie zeigte ihrer kleinen Schwester in einer der Stunden, wie ein Krokodil sich bewegt. Sie mochte es, mit ihrer Schwester auf verschiedenste Art zu kriechen, weil sie nun etwas verstand, was ihre Schwester als die „Bewegungsverständigere" nicht kapierte. Es war wunderbar, dass hier die schwesterliche Konkurrenz dem Lernen half. Das passierte nun häufiger, weil Vater oder Mutter sie bringen mussten und ihre kleine Schwester mitkam. Normalerweise spielte sie draußen, aber oft auch in meinem großen Raum. Zu Hause spielten sie viel zusammen. Als ich nach zwei Monaten wiederkam und sie sah, erzählte sie mir, dass sie nun Fahrradfahren könne. Ihre Mutter berichtete, dass sie auf dem Spielplatz draufgängerischer geworden sei, sie klettere jetzt auch auf schwierigere Geräte. Aber das Wichtigste erzählten sie nicht, bei ihrem rechten Fuß war der zweite Zeh nun nur ein bisschen über den großen Zeh gewachsen. Er berührte nur noch den Nagel an der Seite. Der linke Fuß war auch besser, aber nicht ganz so wie der rechte.

Ich dachte mir, nun sei sie bereit, auf Hände und Knie zu gehen. Aber hier tauchten ihre Probleme wieder auf. Wir spielten. Sie hob einen Arm, den anderen, ein Knie, das andere, sie schaute hoch, zur Seite etc., d.h. sie musste Gewicht verteilen und lernen zu balancieren. Als ich sie bat, ihren Kopf auf die Matte zu legen, war ihr das zu schmerzhaft. Ich probierte es mit einem dicken Kissen unter ihrem Kopf und das ging besser. Dann drehte ich sie auf den Rücken und entschied mich, mit einer dicken Rolle unter ihren Füßen zu arbeiten. Wenn sie ihr Becken mit ihren Knien in Richtung der Füße heben und sie die Erfahrung machen könnte, dass ihr Becken und Rücken sich strecken würden, könnte ihr das helfen, das Gewicht anders zu verteilen, so mutmaßte ich. So arbeitete ich zuerst mit ihrem rechten Fuß auf einer härteren Rolle, indem ich ihn leicht hin und her rollte, die Zehen beugte oder streckte, dann von der Ferse her, ihr Fußgelenk ebenso bewegend. Beim Rollen entfernten sich die Zehen leicht voneinander. Dann gebrauchte ich die Rolle längsseits, um die Bewegungen von Fuß und Fußgelenk zu differenzieren, sowie die von Knie und Hüftgelenk. Am Ende stand sie mit den Füßen auf zwei Rollen und hob ihr Becken hoch in die Luft. Um die Rollen zu stabilisieren, musste sie ihre Füße fest darauf drücken, so dass ihr Becken und Rücken sich strecken konnten und ihre Knie gleichzeitig Richtung Füße gehen konnten, wie bei einer Brücke.

Sie liebte das, weil sie sich auf den Rollen wie eine Akrobatin fühlte. Danach stand sie ziemlich anders. Beide Füße zeigten nach vorne, ihr Kopf saß anders auf der Wirbelsäule. Zuerst wusste sie nicht, wie sie einen Schritt machen sollte. Es muss sich für sie sehr anders angefühlt haben.

Die nächste Stunde begannen wir wieder auf Händen und Knien, dieses Mal brachte Clara einen Arm unter den Rumpf und legte eine Seite des Gesichts auf den Boden. Das war allerdings nach links ganz schwierig. Sie konnte sich in dieser Konfiguration nicht orientieren. Das Becken nach rechts zu bringen mit der rechten Schulter am Boden, war zuerst undenkbar. Sie konnte die unteren Rippen rechts und links in dieser Situation nicht bewegen. So wählte ich eine Bewegungssequenz, die leicht für sie geworden war, obwohl sie am Anfang sehr schwierig gewesen war. Das war von „allen Vieren" zum Sitzen zu kommen, zuerst zu einer, dann zur anderen Seite, indem man jeweils ein Bein vor das andere kreuzt. Ich rollte zwischendurch ihren Kopf, um sie spüren zu lassen, dass ihr Nacken mit der gesamten Wirbelsäule in Verbindung war. Dann gingen wir in die schwierige Situation zurück. Die leichtere Seite war jetzt viel leichter und die schwierige wenigstens möglich. Sonja sprang immer mal wieder herein und probierte es auch.

Beim nächsten Mal brachten die beiden Mädchen ganz stolz eine Schachtel mit verschiedenen Muscheln mit, um sie mir zu zeigen. Wir nahmen eine nach der anderen aus der Schachtel und schauten sie an. Ich wurde ein bisschen nervös wegen der Zeit, aber dann dachte ich, ich nehme die Gelegenheit wahr und mache etwas daraus. Ich bat beide Mädchen, die Socken auszuziehen und die Muscheln mit den Zehen zurück in die Schachtel zu legen. Dabei bemerkte ich, dass Sonjas Zehen gerade gewachsen waren. Wir lachten über ihre Bemühungen. Ich erzählte ihnen, dass ich eine Studentin im Heidelberger Training kennengelernt hatte, die alles mit ihren Zehen tat, da sie keine Arme hatte. Das Thema „Zehen, die wie Hände gebraucht werden" brachte uns dazu, Hände und Zehen zu verschränken. Es war nicht einfach, doch Clara schaffte es auf beiden Seiten. Dieses Thema begleitete uns durch viele der nächsten Lektionen, weil sie es mochten und mir immer wieder neue Variationen zeigten. Auch ich erfand viele unterschiedliche Möglichkeiten.

Das nächste Mal gingen wir zurück zur Judorolle, einer Variation des Purzelbaums, in der man über die Schulter rollt und den Kopf zur Seite nimmt. Ich erzählte ihr nicht, was ich vorhatte. Sie konnte ihre Schulter leicht auf den Boden legen und den Kopf zur Seite, aber beim Heben der Knie bewegte sie die Beine vom Kopf weg, statt ihren Rücken zu runden und das Gewicht auf die Schulter zu bringen. So verbrachten wir ein bisschen Zeit damit, die Zehen wie zum Rennen aufzustellen und es wieder zu lassen, um zu spüren, wie das Becken darauf reagierte. Jetzt war es wichtig, von verschiedenen Stellen des Fußes aus den Boden zu drücken. Wir untersuchten die Wirkung des Drucks von beiden Füßen aus und die Verbindung bis zur Schulter. Dann begann sie, das leichtere Knie zuerst zu heben, und ich bat sie, gleichzeitig unter ihrem stehenden Arm durchzuschauen. Dieses Mal wurde die Kraft vom Fuß auf die Schulter übertragen. Bei der leichten Seite fragte ich sie, ob sie sich vorstellen könne den Fuß vom Boden zu heben – und sie tat es. Sie war so stolz auf sich, genauso wie ich.

Ich dachte bei mir, wenn wir die Erfahrung von Erfolg nicht hätten, warum würden wir weiterlernen? Es steigert das Selbstbewusstsein gehörig, wenn man erfährt, man kann etwas tun, was man vorher nicht konnte. Wenn Wissenschaftler davon überzeugt sind, dass Menschen eine angeborene Fähigkeit mitbringen, sich selbst zu verbessern, dann glaube ich, dass Clara ein wunderbares Beispiel dafür ist, wie so ein Erfolg den Selbstwert erhöht. Da sie jemanden hatte, der ihr half weiterzugehen, als sie ohne es zu wissen feststeckte, hatte sie die Möglichkeit, das Lernen wieder neu aufzunehmen. Ihr Zutrauen zu sich selbst wuchs und ihr Umgang mit den Menschen und sich selbst veränderte sich. In den folgenden Wochen lernte sie die Judorolle.

Dann war ich wieder für einige Monate unterwegs. Als ich wieder zu Hause war, kamen die Eltern erneut mit Clara zu mir. Clara ist nun acht Jahre alt und im letzten Jahr hatte ich sie siebenmal gesehen. Ihr rechter Fuß hat alle Zehen nebeneinander und ist geradeaus gewachsen, während ihr linker Fuß den zweiten Zeh ganz nah am großen Zeh hat, wo er den Nagel berührt. Diese Veränderungen zeigten sich, ohne dass ich sie je im herkömmlichen Sinne korrigiert hatte. Clara kommt weiter zu mir. Ich habe keine Ahnung, wie sie ohne Brille beim Lesen zurechtkommt, sie trägt sie manchmal in der Schule, doch unregelmäßig. Dieses Geheimnis ließ sich nicht lüften. Zurzeit arbeiten wir daran, wie sie auf der Rolle stehen kann. Sie kann die Rolle, während sie steht, nicht mit ihrem linken Fuß rollen; auch wenn sie sich festhält, hat sie keine richtige Balance und deshalb auch keine Wendigkeit. Ich brachte sie wieder zurück auf den Boden und bat sie, mit dem linken Fuß den Boden zu drücken und zu spüren, was das Becken macht. Das hatte sie vergessen. Sie konnte mit der Außenseite ihres linken Fußes nicht drücken. Ebenso wenig konnte sie die Ferse heben und mit den Zehen drücken, ohne sich zu verkrampfen. Ich ließ sie ihre Hände mit ausgestreckten Armen verschränken, so dass ein Dreieck von Armen und Brustkorb entstand. Viele Variationen folgten, das Dreieck zu bewegen. Später konnte sie wieder drücken und am Ende sollte sie die Rolle wieder mit ihrem Fuß rollen und sich dabei an der Wand stützen – und es gelang. Sie konnte sogar mit beiden Füßen auf der Rolle stehen und nur mit den Fingerspitzen an der Wand die Balance halten.

Für mich selbst war die Arbeit mit Clara ein bedeutender Lernweg. Wenn ich daran denke, glaube ich, dass wir alle Lernfähigkeiten haben, die sich entfalten, wenn wir ihnen nicht auf die eine oder andere Art im Weg stehen. Wir können unserem System mehr vertrauen, als wir oft glauben. Und wenn wir jemanden haben, der uns hilft Bewusstheit darüber zu bekommen, was wir tun, können wir uns in Richtungen verändern, an die wir vorher gar nicht gedacht haben. Ich weiß nicht, was mit ihren Füßen passierte, als sie ein Baby war, ich kann nur spekulieren. Die Frage bleibt. Gab es eine ererbte Schwachheit? Oder ist es funktionell entstanden, weil sie bestimmte Bewegungen in einem bestimmten Alter nicht gemacht hat? Oder waren beide Prozesse daran beteiligt? Was ich weiß ist, dass wir auf unserem Lernweg wichtige Lücken in ihrem Lernprozess ausgefüllt haben. Sie begann die neuen Funktionen zu gebrauchen und ihre Körperstruktur fing an sich zu ändern, während sie wuchs, obwohl alte Muster in herausfordernden Situationen auf verschiedene Weise wieder auftauchten. Sie hat gelernt, dass sie etwas tun kann, und das hatte sie vorher nicht gewusst. Ich bin überzeugt, diese Erfahrung wird sie in ihrem Leben begleiten. Jetzt kommt ihre kleine Schwester zu mir, weil sie anfing, mit den Füßen nach innen zu laufen. Ist es ein „Familiending"? Und wenn ja, wie hängt es zusammen? Es bleiben weitere Rätsel zu entdecken …

In dieser umfangreichen Serie von Lektionen haben wir viele Bewegungsaktivitäten eingesetzt, für die Claras aktive Teilnahme essenziell war. In diesem Sinne wurde innerhalb dieses Prozesses ein Entwicklungslernen geschaffen, dessen Anforderungen so passend zu ihrem Lernniveau gestaltet wurden, dass ihr Lernen dadurch erleichtert wurde. Feldenkrais entwickelte solche Prozesse zur Lernerleichterung, die wir heute als *Bewusstheit durch Bewegung* bezeichnen, aus den Entdeckungen seiner Selbsterforschungen. Wir werden später noch einige Beispiele für solche Erforschungsprozesse vorstellen.

Körperliche Bewegung spielt für diese Art des Lernens eine Schlüsselrolle. Bei extremen Schwierigkeiten kann es jedoch vorkommen, dass Bewegung allein nicht ausreicht. Die emotionale Erfahrung des Verlusts von Fähigkeiten kann sich störend auf die Möglichkeiten zum Lernen auswirken. Die folgende Serie von Lektionen beschreibt die Arbeit mit einem Erwachsenen, der nach einem Schlaganfall mit einem dadurch verursachten ernsten Problem zu tun hatte. Bei ihm mussten wir (CG und LS-G) eine andere Ebene in unsere Arbeit einbeziehen. Wir mussten uns mit der schwierigen Beziehung zu sich selbst und seinen Mitmenschen befassen, die durch eine radikale Veränderung der Lebensumstände entstehen. Konfrontiert mit einer solchen Situation, kann das Lernen sehr schwierig erscheinen.

Fallstudie: Bernard, ein 48-jähriger Mann mit einem Schlaganfall

von Carl Ginsburg

Seine Geschichte geht so. Eines Nachts gegen ein Uhr morgens wachte Bernard auf und versuchte, sich im Bett umzudrehen. Doch das konnte er plötzlich nicht. Er versuchte, aus dem Bett aufzustehen, und bemerkte, dass er nicht mehr stehen konnte. Er fühlte sich seltsam und schwindelig und war schockiert über seine plötzliche Hilflosigkeit. Er wusste überhaupt nicht, was geschehen war. Seine Frau war ebenso schockiert. Sie riefen den Notarzt und bald darauf brachten Sanitäter Bernard ins Krankenhaus. Dort wurde er erst einmal stabilisiert und nach einigen ersten Untersuchungen teilten ihm die Ärzte mit, dass er einen Schlaganfall erlitten hatte. Auf einen Schlag war sein ruhiges und friedvolles Leben aus den Fugen geraten.

Einige Wochen später rief er mich aus einer nahegelegenen Reha-Klinik an, wohin er verlegt worden war. Dort verbrachte er seine Tage hauptsächlich damit, hilflos im Bett zu liegen. Seine täglichen Therapien schienen kaum zur Verbesserung seiner Situation beizutragen. Man riet ihm, sich damit abzufinden und brachte ihm bei, wie er mit seinen neuen Lebensumständen umgehen konnte. Verzweifelt auf der Suche nach Möglichkeiten zur Wiederherstellung seiner Fähigkeiten war er bereit, Alternativen auszuprobieren. Er hatte gehört, dass die Feldenkrais-Arbeit den Genesungsprozess beschleunigen könne, und wollte, dass ich zu ihm komme und ihn mir ansehe. Zu diesem Zeitpunkt konnte er nicht stehen oder sein linkes Bein gebrauchen. Sein linker Arm und seine linke Hand standen ihm ebenfalls nicht zur Verfügung und auch sein Sprechen war verlangsamt. Die normalen Reha-Maßnahmen fand er ermüdend. Wir arbeiteten nur ein wenig auf seinem Krankenbett, doch schon nach kurzer Zeit konnte ich für mich feststellen, dass er vor dem Ereignis ein gesunder Mann gewesen sein musste. Und auch wenn der Schlaganfall ihn behinderte, waren doch viele Aspekte seiner Bewegung und der Organisation seines Körpers intakt geblieben. Bereits in dieser ersten Sitzung fand ich heraus, dass seine Wirbelsäule in sich verbunden und fürs Stehen gut organisiert war. Ich konnte sogar in Rückenlage durch seine linke Fußsohle nach oben Richtung Kopf drücken und obwohl es die gelähmte Seite war, war es möglich, die Bewegung durch die Wirbelsäule zum Kopf weiterzuleiten. Dabei gab es keine starken muskulären Interferenzen, obwohl einige Muskeln zu stark kontrahiert, andere hingegen zu schwach angespannt waren. Ich erklärte ihm dann, dass er wahrscheinlich wieder stehen und gehen lernen könnte, auch wenn ich ihm keine Wunder versprechen konnte. Für ihn war die Information wichtig, dass es Möglichkeiten für seine Gesundung gab und sein guter Gesundheitszustand vor dem Schlaganfall seine Wiedergenesung unterstützen würde. Wir vereinbarten, dass wir nach seiner Entlassung aus der Reha-Klinik mit der gemeinsamen Arbeit beginnen würden.

Nach der Entlassung wollte er jedoch zunächst in sein Heimatland zurückkehren, wo er sich in einer zweiten Reha-Klinik behandeln ließ. In dieser Klinik gab es einen Therapeuten, der auch Feldenkrais Practitioner ist. Als er drei Monate später zurückkehrte, konnte er mit Hilfe einer Beinschiene an seinem linken Knöchel stehen. Zum Gehen verwendete er einen Gehstock in der rechten Hand, mit dem er sich stützte. Er konnte seinen linken Arm nach wie vor nicht gebrauchen. Dieser hing mit leicht abgebogenem Ellbogen steif am Körper und die Finger waren kontrahiert. Er hatte oft Schmerzen in seiner linken Schulter, besonders wenn er versuchte, den linken Arm zu bewegen. Trotzdem berichtete er mir, dass er mit den Feldenkrais-Lektionen sehr zufrieden war. Er glaubte auch, dass diese ihm mehr geholfen hätten als die Übungen, die man ihm in der Reha gegeben hatte. Er wollte weitermachen, damit er wieder seiner Arbeit nachgehen konnte.

In den ersten Lektionen entdeckte er, dass er stehen und einige Schritte ohne die Schiene an seinem Knöchel gehen konnte. Er konnte auch seine linke Schulter bewegen und den Arm senken, ihn jedoch nicht heben. Mir fielen zwei entscheidende Hindernisse für weitere Verbesserungen auf. Das erste war, dass die Anstrengung, die für Bewegungen im Alltag nötig war, sofort dazu führte, dass er Arm, Hand und Schulter links steif machte. Das zweite Hindernis war seine Ungeduld, wenn er versuchte, sich zu bewegen. Er versuchte immer sofort seine Unfähigkeit mit Kraft zu überwinden. Wo er vor dem Schlaganfall seinen Arm wahrgenommen hatte, war jetzt nur Leere. Ich ermutigte ihn, es mit ganz kleinen Bewegungen zu versuchen oder sogar solchen, die fast nur Gedanke waren. Das schien ihm unmöglich. Ohne Ahnung, wo sich sein Arm befand, spannte er alle Muskeln, die er fühlen konnte, mit maximaler Kraft an. Es gab keine kleinen Bewegungen. Er konnte daher seine Anstrengung nicht regulieren, beim Bemühen sich zu bewegen, gab es nur Alles oder Nichts.

Andererseits machte er weitere Fortschritte und fand mehr und mehr Stabilität im Stehen. Ich sah, dass er sich mit der Schiene sicherer fühlte und schlug ihm vor, sie so lange zu verwenden, bis er sie nicht mehr brauchen würde. Nach vier Wochen kam er zu den Lektionen dann ohne Schiene. Er hatte auch wieder zu arbeiten begonnen. In diesen ersten Lektionen simulierte ich Funktionen wie das Stehen, indem ich die Strukturen des Skeletts aneinander ausrichtete und miteinander in funktionale Verbindung brachte. Ich bewegte ihn dazu von der Mitte aus, das heißt, ich aktivierte zuerst Rippen und Wirbelsäule für die Beteiligung an einer Bewegung, ehe ich weiter zum Becken ging und von dort zu den Beinen und schließlich Schultern und dann Arme einbezog.

Im Verlauf von sechs Tagen hatten wir drei wichtige Lektionen, an denen auch LS-G teilnahm. In der ersten dieser drei Stunden erforschte ich die Handlung, mit der Bernard die Hand zum Gesicht bringt. Als ich die Hand annäherte, versteifte sich diese. Das war besonders ausgeprägt, wenn ich versuchte, die Hand so zu drehen, dass er mit der Handfläche sein Gesicht berühren könnte. Einmal ging ich zu weit, was Schmerzen in seiner Schulter auslöste. An dieser Stelle hatte LS-G eine Idee. Bernard lag auf seiner rechten Seite, seine Beine waren gebeugt. LS-G nahm seine linke Hand und brachte sie sanft zu seinem linken Oberschenkel. Sie bewegte sie über den Oberschenkel in einer sanft streichelnden Bewegung, wobei sie darauf achtete, dass die Hand geöffnet bleiben konnte und die Bewegung weder zu schnell noch zu langsam war. Sie fragte Bernard, ob er mit seinem Oberschenkel seine Hand darauf fühle und ob er umgekehrt mit seiner Hand und seinen Fingern den Oberschenkel spüren könne. Beides tat er. Sie fuhr damit fort, bis sie den Arm zum Knie und etwas unterhalb bewegen konnte. Sie schlug ihm vor, sich selbst zu Hause auf diese Weise zu streicheln, indem er die linke Hand mit seiner rechten bewegte. Am Ende dieses Prozesses hatte Bernard Tränen in den Augen.

Wir arbeiteten auch im Sitzen miteinander. Bernard fiel im Sitzen auf die linke Seite und sein Kopf rutschte nach vorne. Ich bewegte sein Becken sanft vor und zurück und achtete darauf, dass sich die Lendenwirbelsäule dabei mitbewegte. Als die Bewegung freier wurde, schlug ich ihm vor, sich selbst zu bewegen. Währenddessen hielt ich seinen Kopf und führte diesen durch die gleichen Bewegungen, brachte ihn aber auch nach links und rechts. Dabei achtete ich darauf, dass sich seine Rippen jeweils passend zu der veränderten Kopfposition bewegten. Am Ende saß er aufgerichteter und sein Kopf war mehr in der Mitte.

Bei der nächsten Sitzung drei Tage später hatte Bernards Hand eine andere Form, ebenso seine Schulter. Bewegungen, die er selbst ausführen konnte, fielen ihm leichter. Er hatte Kopf und Schultern im Sitzen auch spontan mehr in der Mitte. Doch obwohl Bernard Fortschritte machte, erreichte er eine Krise. Er war sehr emotional und weinte, als er einen weiteren Schritt auf dem Weg der Besserung machte. In der folgenden Sitzung zwei Tage darauf erklärte er mir seine Situation. „Ich bin zu faul, ich übe nicht genug", sagte er. Ich fragte ihn, worin die Schwierigkeit bestand. „Am Ende des Tages bin ich erschöpft und habe keine Energie zum Üben." „Meine Frau sagt, wenn ich nicht an meinem Übepensum arbeite, werde ich nicht besser werden. Sie fürchtet, dass es mit mir so bleibt wie es ist. Eine Ergotherapeutin, die ich aufsuchte, zeigte mir eine Übung, bei der ich meine linke Hand halten und sie im Stehen in Kreisen bewegen und senken muss. Sie sagte, ich müsse diese Bewegungen jeden Tag üben." Sein Kopf sank auf die Brust und er starrte zu Boden. Er erlebte seine Unfähigkeit als ein Gefühl intensiver Hilflosigkeit und Schwere. Je mehr er sich um Verbesserung bemühte, desto weniger schien er zu erreichen.

Wir mussten versuchen, Bewusstheit in die allgemeinen Glaubenssätze zu bekommen, die er stillschweigend über (seine) Genesung hatte. Diese werden oft durch die Ängste von Verwandten und die Überzeugungen von Therapeuten verstärkt. Sie werden uns in Schule und Bildung beigebracht und wir übernehmen sie, ohne sie je in Frage zu stellen, während wir mit unserer (vermeintlichen) Unfähigkeit und Hilflosigkeit ringen. Bernard war darin keine Ausnahme.

Lassen Sie uns einige dieser Glaubenssätze, Überzeugungen und Annahmen genauer ansehen. An erster und wichtigster Stelle steht dabei die Überzeugung, dass man angesichts der Schwierigkeiten nur viel üben müsse und die Verbesserung werde sich ganz von selbst einstellen. Dahinter steckt die Annahme, dass die bloße Tätigkeit die Verbesserung hervorrufen werde und harte Arbeit, große Anstrengung und Schmerzen unvermeidlich notwendige Begleiterscheinungen davon seien. Eine zweite Annahme ist, je mehr eine Bewegung wiederholt werde, desto besser sei das Lernen und desto schneller die Genesung. Und eine dritte Annahme lautet, dass angestrengtes Bemühen der Weg zum Erfolg sei. Diese Annahmen sind im besten Fall nur teilweise valide. Die dritte Annahme ist insbesondere in Fällen invalid, bei denen die Schwierigkeiten von einer Verletzung des zentralen Nervensystems herrühren, wie das beispielsweise bei einem Schlaganfall der Fall ist. Anstrengung aktiviert das Muster des Kontraktionsreflexes, der jedes mögliche Lernen stört und behindert. Zusätzlich wird die Unfähigkeit durch angestrengtes Üben sogar noch verstärkt, was den Menschen nur noch mehr entmutigt und ihn sich hilfloser fühlen lässt.

LS-Gs Vorgehensweise bildet dazu einen deutlichen Kontrast. Sie lud Bernard ein, seine Aufmerksamkeit auf die streichelnden Bewegungen zu richten, indem er die taktilen Sinneswahrnehmungen in Hand und Oberschenkel spürte. Sie schlug ihm auch vor, die Bewegung nur in dem Bereich auszuführen, in dem sich seine Hand nicht reflexartig verkrampfte und versteifte. Dieses aufmerksame Beachten der Bewegungsqualität verändert das Reaktionsmuster im Nervensystem in eine andere Richtung und erlaubt den freien Fluss des aktuell möglichen Feedbacks.

Die Annahmen, die hier normalerweise von Therapeuten und anderen Fachleuten gemacht werden, ergeben ja auf gewisse Weise gesehen logisch einen Sinn. Das Problem ist jedoch, dass sie biologisch keinen Sinn ergeben. Sie berücksichtigen nicht, welche Bedingungen biologischen Systemen erlauben, neue Muster hervorzubringen und eine neue Ordnung durch den Prozess der Selbstorganisation zu erschaffen. Daher kann Bewegung für sich genommen ohne Berücksichtigung des Wie des Prozesses mehr als nur nutzlos sein. Sie kann das selbstorganisierende Lernen sogar aktiv verhindern.

Die nächste Annahme ist, dass wir getan haben, was möglich ist, und die Person die Grenze der Verbesserung erreicht hat und an dem Punkt ist, wo weitere Rekonvaleszenz unmöglich scheint oder ist. In der neurologischen Medizin werden zufällig festgelegte Zeiträume verwendet, die prognostizieren sollen, wann ein Patient das Ende seiner Besserungsmöglichkeiten erreicht habe. Häufig wird suggeriert, dass weitere Versuche zur Rehabilitation von vorne herein zum Scheitern verurteilt seien und nur zu Enttäuschung und Depression führen würden. Wir müssen uns jedoch nicht in unser Schicksal fügen, wir haben eine andere Wahlmöglichkeit. Doch dazu müssen wir Bedingungen schaffen, die einen funktionsfähigen Lernprozess unterstützen.

Ich fühlte, dass ein wichtiger Schritt für Bernard an diesem Punkt sein würde, das was er bisher schon erfolgreich gelernt hatte, besser im Detail zu verstehen. Er musste ein Verständnis dafür entwickeln, wie er eigentlich lernte, oder anders gesagt, er musste lernen zu lernen. Ich musste ihn in diesem Prozess auf eine Weise integrieren, die für ihn angenehm und sicher war. Ich hoffte, dass er es gut genug verstehen würde, damit er an seine Frau weitergeben konnte, was für ihn nötig war. Und ich wusste, ich konnte ihm nicht einfach einen Vortrag darüber halten, was er tun müsse. Stattdessen musste ich alles, was ich ihm erklären wollte, konkret demonstrieren. Nur indem er selbst unmittelbar erfuhr, dass er durch Langsamkeit, Behutsamkeit und Achtsamkeit lernen konnte, konnte er die Veränderung im Augenblick erleben.

Wir begannen einen Dialog. Ich nahm seine linke Hand, öffnete behutsam die Finger und ergriff seine Hand. Ich forderte ihn auf, meine Hand nach unten zu bewegen, eine Richtung, die für ihn möglich war. Seine Finger spannten sich an und er drückte aus der Schulter mit Kraft nach unten. Spürte er, wie die Finger sich zusammenzogen und der Ellbogen steifer wurde? Wir probierten andere Richtungen aus, in die er meinen Arm bewegen sollte. Er konnte ihn nach vorne auf mich zu und wieder zurück zu ihm selbst bewegen. Drehen war ebenso möglich, aber nur sehr eingeschränkt. Nach oben ging gar nicht. Ich fragte ihn, ob er die Anstrengung reduzieren könne, selbst wenn mein Arm dann überhaupt nicht mehr bewegt würde. Wenn ihm eine Bewegung überhaupt möglich war, dann sollte er versuchen, sie so klein wie möglich zu machen. Er begann das zu tun. Wenn er den Arm nun nach unten brachte, öffnete sich der Ellbogen, die Schulter war leicht und die Hand griff weniger fest. Nach und nach wurden auch die anderen Bewegungen möglich. Ich bat ihn wieder, meine Hand zu drehen. Ich machte ihn darauf aufmerksam, dass er weiter drehen konnte, wenn er seine Finger locker ließ. Als ich sah, dass er sich des Unterschieds bewusst war, erläuterte ich ihm meinen Gedanken: „Wenn Sie sich anstrengen, um sich zu bewegen, werden Sie fest, ohne es zu bemerken. Doch wenn Sie auf diese Weise Bewegungen üben oder wiederholen, was können Sie dadurch schon gewinnen? Im Unterschied dazu sind Sie hier weicher, weniger angespannt und können sich freier bewegen."

Er stimmte zu, dass sich durch seine angestrengten Versuche nichts änderte, wohingegen dieses sich nur minimal Bewegen neue Bewegungen entstehen ließ. Ich fuhr fort, „Sie sehen, Sie müssen sich nicht bis zur Erschöpfung anstrengen. Sie können das Lernen genießen. Und Sie müssen den Druck, den andere Menschen Ihnen machen, nicht annehmen." Anschließend sprachen wir über die Ängste, die Menschen um uns im Zusammenhang mit der Behinderung haben, und er sprach über die tiefe Sorge seiner Frau, dass es mit ihm nicht besser werden und er sich nicht erholen würde. Ihre größte Sorge war dabei, dass er nicht mehr in seinen Beruf zurückkehren könne. Seine eigenen Befürchtungen, sagte er, deprimierten ihn sehr. Ich antwortete ihm, dass der weitere Verbesserungsprozess vielleicht nur langsam verlaufen könne. „Andererseits können Sie sich ganz klar immer weiter verbessern und es auf eine Weise tun, die sich für Sie selbst richtig anfühlt." Seine Ängste lösten sich. Wir gingen zum Tisch und ich bat ihn, sich auf den Rücken zu legen.

Als ich sein linkes Handgelenk mit meiner Hand nahm und seinen Arm über seinen Brustkorb zog, war er leichter als in vorangegangenen Situationen. Die Rippen auf der linken Seite kooperierten mit dem Gleiten seines Arms. Wir konnten langsam gemeinsam daran arbeiten, seine Hand zum Mund zu bringen. Ich versuchte, seine Hand an seine Wange zu legen, doch schon am Beginn der Bewegung verspannten sich seine Finger wieder. Wir verbrachten fünf Minuten nur damit, die Hand sanft zur Seite des Gesichts zu bringen. Während seine Hand sein Gesicht berührte, rollte ich seinen Oberkörper sanft in unterschiedliche Richtungen, achtete dabei jedoch darauf, dass sich seine Finger nicht wieder verspannten.

Ich brachte den Arm zurück zum Liegen auf dem Brustkorb. Die Hand war weich. Ich bat ihn, seinen Brustkorb mit seiner Hand zu berühren und damit über seinen Brustkorb zu gleiten. Wir probierten unterschiedliche Richtungen aus, nach oben und nach unten, quer über den Brustkorb und zurück. Die schwierige Aufwärtsrichtung wurde möglich. Im weiteren Verlauf der Lektion ging es um andere Möglichkeiten, mit denen wir simulieren konnten, wie er stehen konnte und andere Dinge mehr. Beim Aufsitzen nach der Lektion saß er spontan mit zentriertem Körper und darüber aufgerichtetem Kopf. Als er aufstand, ging er im Raum ohne seine Schuhe und seinen Gehstock umher. Ich zeigte ihm, wie er seinen Kopf über eine Seite bringen konnte, wenn er das Bein wechselte, mit dem er ging. Er kippte jetzt weniger nach links und sein linker Arm und seine linke Hand hingen entspannter am Körper.

Als seine Frau ins Zimmer zurückkam, begann er ein Gespräch mit ihr darüber, was er für sein Lernen brauchte. Er entdeckte in sich auch seine Trauer darüber, wie seine neuen Lebensumstände das Verhältnis zwischen ihnen beiden in ihrer Ehe verändert hatten. In den nächsten Wochen sprachen beide intensiv über ihre Schwierigkeiten. Die Depression wurde weniger und das Lernen ging weiter.

Nun, einige Monate später, geht Bernard ohne Schiene. Er kann seinen Arm bewegen und seine Finger ein wenig bewegen. Er sitzt im Gleichgewicht. Ich kann seine Hand auf seinen Scheitel legen, was er jedoch noch nicht selbst tun kann. Er arbeitet wieder voll und möchte sich weiterhin verbessern.

13.1 Wahrnehmung, Bewegung, Raum: Die Bedeutung der Phänomenologie

Bei neuromuskulären Schwierigkeiten ist die Körperwahrnehmung gestört. Im spezifischen Fall von neurologischen Problemen wie bei einem Schlaganfall oder einer Kopfverletzung ist auch die Raumwahrnehmung verzerrt. In beiden Situationen wirken sich die Veränderungen auf Funktion und Bewegung aus. Normalerweise werden diese Veränderungen in der Erfahrung der Person von Außenstehenden nicht beachtet oder falls doch, sieht man sie als Artefakte der Verletzung oder der Erkrankung an. Es macht jedoch einen Unterschied, wenn diese als Veränderungen auf der Ebene der phänomenologischen Erfahrung begriffen und berücksichtigt werden. Wenn Sie sich noch einmal die Beschreibung von Bernards Lektionen ansehen, werden Sie bemerken, wie oft es ein bedeutender Aspekt der Interaktion mit ihm ist, dass wir unsere Aufmerksamkeit seiner phänomenologischen Erfahrung zuwenden. So ging es beispielsweise keineswegs nur um eine Bewegung, als wir Bernard vorschlugen, seine Hand zu bewegen, um sich selbst zu streicheln. Wir übten nicht einfach eine Bewegung, ganz im Gegenteil, hier diente die sinnliche Erfahrung des Berührens als Mittel zur Erweiterung seines phänomenologischen Raums.

Auf einen Außenstehenden wirkt die Kombination von zu stark und zu schwach kontrahierten Muskeln wie eine funktionale Störung der Bewegung. Aus diesem Gedanken folgt, dass zur Behebung der Störung schwache Muskeln trainiert und verspannte massiert werden müssen. Doch was wäre, wenn die phänomenologische räumliche Verzerrung selbst die Ursache der Schwierigkeit ist? Von einem objektiven Standpunkt gesehen ist die phänomenologische Erfahrung normalerweise nicht erreichbar. Bedenken wir für einen Augenblick, was geschieht, wenn ich versuche, Bernards Hand zu seinem Gesicht zu bringen. Innerhalb eines kleinen Bereichs kann ich seine Hand und seinen Arm frei in Richtung seines Gesichts bringen, vorausgesetzt, ich lasse den Arm nahe am Körper entlanggehen. Die Muskeln gestatten eine freie Bewegung und die Hand bleibt weich. Wenn ich jedoch irgendwo an eine Grenze stoße, fangen die Finger an, sich zu kontrahieren, und ich kann weder seinen Unterarm drehen noch den Ellbogen beugen oder strecken. Das bedeutet, die störenden Muskelkontraktionen treten nicht immer auf, sondern nur wenn der Arm in einer bestimmten Position in Bezug zu Bernards Körperraum ist. Im Detail und nur für sich betrachtet kann ich die Hand nicht drehen, damit sie die rechte Seite des Gesichts berühren kann. Im Alltag ist die Berührung der gegenüberliegenden Wange mit Hand und Handfläche ein höchst vertrautes Muster, über das wir nie nachdenken. Bei Bernard scheint jedoch die dazugehörige räumliche Position zu fehlen. Der Versuch, die Hand dorthin zu bewegen, resultiert in enormen Anspannungen, die jede Bewegung verhindern. Ganze Bereiche des Raums scheinen zu verbotenen Zonen deklariert worden zu sein und es ist, als ob an deren Grenzen undurchdringliche Mauern errichtet worden wären.

Nachdem wir eine gewisse Verbesserung erreicht und den zulässigen Raum etwas erweitert hatten, brachte ich das Thema mit Bernard zur Sprache. Zu diesem Zeitpunkt unserer gemeinsamen Arbeit konnte er den Arm ein Stück vom Körper weg bewegen, das Handgelenk drehen und es nach rechts und links sowie vorne und hinten bewegen. Wenn ich ihn sehr vorsichtig bewegte, konnte ich seine linke Hand auf seinen Scheitel bringen. Ich bat ihn, seine rechte Hand auf den Kopf zu legen und dabei sein Raumgefühl wahrzunehmen. Dann bat ich ihn, die linke Hand so weit zu bringen, wie es ihm möglich war, und auch hier auf sein Raumgefühl zu achten. Er berichtete mir, dass der Raum mit der linken Hand sehr begrenzt sei. Nun brachte ich seine Hand vorsichtig auf seinen Scheitel. Daraufhin erklärte er mir, dass ihm dieser

Raum im Vergleich zu seinem Gefühl auf der rechten Seite fehle. Und tatsächlich gab es hier keine leichten, fließenden Bewegungen.

Wir müssen auf den Denkprozess in Bezug zur phänomenologischen Erfahrung eingehen.

Anders gesagt, wir können mit einem Menschen nicht nur von außen arbeiten. Wir müssen die Frage stellen, wie wir den Raum erfahren sowohl in Begriffen der Leiblichkeit als auch hinsichtlich dessen, wie wir uns selbst bewegen. Wie entwickelt sich die Wahrnehmung von Raum, wie wird sie erlernt? Welche Sinneserfahrungen kinästhetischer und visueller Art spielen dabei eine Rolle? Wie können wir wissen, welche Art von Kontakt, Berührung und Bewegung wir einer Person anbieten müssen? Wenn sich Bewusstheit und Wahrnehmung nur durch die Erfahrung der Sinne verbessern und entwickeln können, wie können wir dann die notwendigen Erfahrungen anbieten?

Wir haben diese Fragen teilweise beantwortet als wir unsere Arbeit mit Bernard beschrieben haben. Manchmal entdeckt man den Pfad ganz überraschend während der Arbeit. Diese Ereignisse machen uns beide, Lehrer wie Schüler, wach und aufmerksam und die damit einhergehenden Veränderungen werden für beide zu wichtigen Schlüsselerfahrungen für die Entwicklung neuer Fähigkeiten. Bernard sammelt und speichert diese Verbesserungen. Nach und nach werden sie ihm zur zweiten Natur werden und erfordern nicht länger seine besondere Aufmerksamkeit.

13.2 Das fehlende Bild (der Ausführung)

In unserer Kultur ist es aufgrund unseres weit verbreiteten und tief verwurzelten naturwissenschaftlich-kulturellen Denkens üblich, sich bewegende Lebewesen mit mechanistischen Metaphern zu beschreiben. Auf Grundlage dieses Ideengebildes versuchen wir dann, an uns selbst herumzubasteln. Das ist grundsätzlich natürlich möglich. Zugleich ist es eine übermäßige Vereinfachung, aus der sich viele unbeabsichtigte Konsequenzen ergeben. Im Geist dessen, was scheinbar Sinn macht, übersehen oder ignorieren wir die Konsequenzen oder mehr noch, wir verbergen vor uns selbst, was wir unter anderen Umständen ohne Mühe beobachten könnten. Dazu lassen sich leicht viele Beispiele aus Bildung, Medizin, Therapie, Politik, Ökonomie usw. finden. Die direkte Manipulation, die bis zu einem gewissen Grad in der Tat erfolgreich ist, ist zur Standardprozedur in fast jeder Situation geworden, in der wir intervenieren möchten. Zudem ist diese Vorgehensweise durch institutionalisierte Zertifizierungen, staatliche Regulierungen und soziale Kontrolle fest in den Fels unseres gesellschaftlich festgelegten Selbstverständnisses eingehauen. Wir hängen an dieser Formel von Ursache und Wirkung selbst dann, wenn die Verbindungen alles andere als stark und überzeugend sind. In den Feldenkrais-Prozessen schaffen wir einen Weg, der die Ränder vermeidet.

Um das Thema voranzutreiben, möchte ich (CG) an dieser Stelle meine persönliche Rekonvaleszenz-Erfahrung einbringen. Ich hatte das Glück, dass ich mich von meiner Feldenkrais-Erfahrung leiten lassen konnte und LS-G mich unterstützte. Auf der Flucht vor einer großen Hornisse verlor ich mein Gleichgewicht und fiel einige Stufen hinab auf eine asphaltierte Straße. Durch den Sturz wurde mein linkes Schlüsselbein vollständig vom vorderen Teil des Schulterblatts getrennt, mit dem es normalerweise verbunden ist. Ich stand unter Schock und Schmerzen und so brachte LS-G mich in ein örtliches Krankenhaus. Dort erklärte man mir, dass die Verletzung zwar auch heilen könne, ohne dass Schlüsselbein und Schulterblatt wieder operativ miteinander verbunden würden. Das Resultat davon wäre jedoch, dass der Arm dauerhaft schwach bleiben würde. Ich konnte Arm und Schulter zwar passiv bewegen, doch aus den Erklärungen der Ärzte entnahm ich, dass die Operation für die vollständige funktionale Wiedergewinnung entscheidend sei. Ich fühlte mich noch nicht bereit fürs Altenteil und wollte meine Feldenkrais-Praxis weiterführen. Daher kehrte ich nach Frankfurt zurück und ließ mich von einem hochqualifizierten Orthopädieprofessor operieren. Doch nach der Operation hatte ich meinen linken Arm, zumindest was Bewegung anging, praktisch vollständig verloren. Vor der Operation konnte ich ihn ein wenig bewegen. Doch nun, obwohl ich Berührungen unbeeinträchtigt spüren konnte, nahm ich meinen Arm als solchen überhaupt nicht mehr wahr. Als gefühltes Anhängsel war er vollständig verschwunden, was eine sonderbare Erfahrung war. Das Krankenhauspersonal war gerne bereit, mich zu bewegen. Eine nette junge Physiotherapeutin massierte Arm und Schulter, legte heiße Handtücher auf und hob und senkte den Arm sanft. Doch dann legte sie ihn in ein metallenes Gestell und schaltete einen Motor an, der den Arm mechanisch hob und senkte. Die Idee dahinter war, das Schultergelenk durch beständige Bewegung beweglich zu halten, und die Wahrnehmung von Bewegung sollte zur Wiederherstellung der Beweglichkeit führen. Ich protestierte augenblicklich. Die Maschine konnte nicht erkennen, wann die Bewegung meine Komfortgrenze überschreiten würde. Ich sagte, dass ich das Gelenk wesentlich sicherer bewegen könne, indem ich den Arm auf der Unterlage ruhen ließ und den Rumpf relativ zum Gelenk bewegte. Das gestatteten sie mir zwar, murmelten dabei jedoch etwas davon, dass dieser schwierige Patient ein steifes Schultergelenk entwickeln würde.

Sechs Wochen nach der Operation begann ich mich zu fragen, wie ich diesen Arm, den ich ein wenig hin und her schwingen konnte, wiederherstellen sollte. Ich konnte mir nicht vorstellen, wie ich ihn aus eigener Willenskraft bewegen könnte. Einmal lag ich auf dem Boden und hatte beide Arme seitlich neben mich gelegt. Ich wollte herausfinden, ob ich meinen verletzten Arm bewegen konnte, indem ich mir ihn anhand des Gefühls vorstellte, das ich im anderen Arm in der Bewegung hatte. Ich versuchte den linken Arm zu heben, aber nichts geschah. Allmählich konnte ich mich in die phänomenologische Erfahrung von Lähmung hineinversetzen. Es war, als ob der Versuch einer Bewegung lediglich Leere erzeugte. Kein Impuls formte sich.

Ich dachte an vertraute Bewegungsprozesse und erinnerte mich daran, dass der rechte Arm als Modell für das Heben des linken Arms dienen konnte. Ich erforschte also, wie ich den rechten Arm hob und achtete dabei auf die kinästhetischen Empfindungen, von denen ich annahm, dass sie mit dem Akt des Hebens verbunden seien. Ich probierte einen bekannten Feldenkrais-Prozess aus, bei dem ich zunächst meine Aufmerksamkeit darauf richtete, wie ich den rechten Arm hob, um mir anschließend im anderen Arm die gleichen kinästhetischen Empfindungen vorzustellen. Doch obwohl ich dadurch im rechten Arm eine große Klarheit über den Bewegungsablauf entwickelte, schien es mir unmöglich zu sein, mir links irgendetwas davon vorzustellen. Immer wenn ich versuchte, mir etwas vor meinem geistigen Auge vorzustellen, entglitt mir das innere Bild. Ich schien hilflos zu sein. Nun wusste ich noch besser, wie es sich anfühlte, gelähmt zu sein. Das Schlimmste war, es war wie überhaupt nichts. Es gab kein Selbstbild, das irgendeine Bewegung enthalten hätte. Der Arm war Leere und eine sehr schwere Leere noch dazu.

In seinem Buch *A Leg to Stand On* (1984; dt. „*Der Tag, an dem mein Bein fortging*", 1989) beschreibt Oliver Sacks sehr eindrücklich, wie er sich von einer ernsthaften Verletzung seines Beins erholte. Darin erzählt er auch von seiner anfänglichen Entdeckung, dass er das Bein verloren hatte. Seine Geschichte ist wahrscheinlich eine der schönsten Beschreibungen der phänomenologischen Erfahrung einer Verletzung und ihrer anschließenden Genesung, die die medizinische Literatur kennt. Am interessantesten an seiner Beschreibung ist, dass weder Ärzte noch Therapeuten fähig waren, seine Erfahrung zu begreifen. Nach ihrer Vorstellung musste er einfach einen Muskel anspannen, um das Bein zu bewegen, um damit stehen und gehen zu können. Sein Bein war jedoch wie bei einem Skotom, einem Gesichtsfeldverlust, durch ein Loch in seinem inneren Raum verschwunden. Wie sollte er auf diesem fremden Anhängsel stehen können, dass wie „eine riesige, unförmige Prothese" war, „ein Kalkzylinder in Form eines Beins" und mit einer völligen Unfähigkeit, sich irgendeine Bewegung damit vorzustellen. Er nahm an, dass ihn sein Arzt verstehen würde, „mir Sicherheit geben, mir helfen, mir einen Halt in der Dunkelheit geben".

Der Arzt sagte jedoch nichts. Seine Physiotherapeuten, vermutete Sacks, „hatten nicht die leiseste Idee, welche Art von Erfahrung ich machte, womit ich konfrontiert war." Stattdessen wiederholten sie einfach ihre Aufforderung, versuchten ihn mit ihren Worten zu ermuntern: „Kommen Sie schon, Dr. Sacks ... Sie müssen nur anfangen." Doch seine Angst, jegliches Fehlen von Sicherheit, die Unfähigkeit, sich auf sein Bein stützen, sich darauf verlassen zu können, machten jeden Anfang nahezu zunichte. Die Therapeuten bestanden jedoch darauf und so machte er seine ersten Schritte, wobei die Therapeuten sein Bein bewegten. Am Ende kam er wieder auf die Beine und begann langsam den Lernprozess. Es bleibt jedoch die Frage: Verlängerten der Zwang und die Korrekturen den Genesungsprozess womöglich, machten sie ihn aufreibender? (Zitiert nach Sacks, S. 101–113).

Ich in meiner Situation hatte hingegen das große Glück, dass ich in der Lage war, meine eigene Lösung zu finden. Ich blieb bei der Leere und beschloss, dass ich nicht genau genug wusste, wie ich meinen rechten Arm hob. Natürlich hob ich ihn, nur wie? Es nützte nichts, nur an den Arm zu denken. Es gab noch viel mehr, was ich tat, ohne es zu wissen oder in meine Bewusstheit zu bringen. Daher kehrte ich zu meinen Forschungen zurück. Ich achtete also auf meinen Rücken auf dem Boden. Ich hob den rechten Arm viele Male und nach und nach wurde mir bewusst, dass ich dabei mit der Rückseite meiner Rippen auf der rechten Seite, gerade etwas innerhalb vom rechten Schulterblatt, gegen den Boden drückte. Nun hatte ich etwas Neues, das ich auf der linken Seite erforschen konnte. Als erstes entdeckte ich dort die Rippen. Diese waren erst einmal nicht vorhanden, bis ich etwas Aufmerksamkeit dorthin brachte. Ich hatte relativ wenig Bewusstheit meiner Rippen auf der linken Seite und war mir auch kaum bewusst, wie wenig Bewegungsfreiheit ich ihnen gestattete. Tatsächlich waren die Rippen bei dem Sturz ebenfalls verletzt worden und ich versuchte sie reflexartig zu schützen, indem ich die linke Seite meines Brustkorbs steif und unbeweglich machte. Ich beschloss, den entsprechenden Teil meines Brustkorbs auf der linken Seite analog zu dem, was ich dort rechts gespürt hatte, in den Boden zu drücken. Beim Drücken formte ich die Absicht, den Arm zu heben. Ich spürte, wie er sich einige wenige Zentimeter aufwärts bewegte. Ich fühlte auch Bewegung im Becken. Aha, dachte ich, einen Arm zu heben, war nicht so einfach, wie ich mir das vorgestellt hatte. Es umfasste weit mehr als den Arm. Zusätzlich zum Arm musste auch der ganze Rest von mir dabei sein. Ab diesem Augenblick ging es mit meiner Genesung beständig aufwärts und mit der Hilfe eines Physiotherapeuten entdeckte ich, welche Muskeln besonderer Hilfe bedurften. Um mit diesen zu arbeiten, verwendete ich halbgefüllte Ballons, die den Muskeln einen sanften Widerstand boten, durch den sie ihre Aktivität allmählich wieder steigern konnten.

Der Neurophysiologe Karl Pribram (1971) postulierte vor vielen Jahren, dass für Bewegung mehr als nur Impulse zu Muskeln nötig seien. Seine Ideen stützte er auf die Arbeiten des russischen Physiologen Nikolai Bernstein (1967). Angesichts der ungeheuren Komplexität, die bei jeder beliebigen Bewegung in einem Körper mit so vielen Muskeln, Gelenken, Hebeln usw. zwangsläufig entsteht, wandte Bernstein sich gegen die zu seiner Zeit weit verbreitete Vorstellung, dass Bewegungen durch das Verketten von Reflexen oder durch Kombination von atomistischen Elementen konstruiert würden. Es musste etwas Übergreifendes geben, das er Synergien nannte, wodurch ein Bewegungsmuster auf einer höheren Ebene im Nervensystem erzeugt wurde, wo die Muskeln, Knochen und Gelenke zu einer kohärenten Handlung koordiniert und integriert wurden.

Da Muskeln und deren Intensität nicht auf der obersten Ebene des Motorkortex kontrolliert werden, nahm Bernstein an, dass die Topologie der Bewegung, also ihre räumliche Ausdehnung, für die Synergie von Bedeutung sein müsse. Darauf aufbauend folgerte Pribram weiter, dass zu einer Synergie neben der Form einer Handlung auch eine Intention oder ein Ziel gehören müsse. Es sei das Ganze, das im Nervensystem „repräsentiert" sein müsse. Er verwendete den Begriff „Image of Achievement" („Bild des Gelingens") als eine Bezeichnung für eine integrierte Synergie und ihren Impuls hin zu einer abgeschlossenen Handlung. Dieses Bild des Gelingens entsprach der Art, wie sich ein visuelles Bild formt, umfasst jedoch auch das Element der Zeit. Damit Genesung möglich wird, braucht es das fehlende Bild einschließlich des Körpers im Raum, der Spannungen, der Orientierung, des Timings und der Manipulationen, die eine Handlung benötigt, um vollständig stattfinden zu können. Auf diese Weise gewann Oliver Sacks sein Bein durch die Handlung des Gehens wieder und ich erhielt meinen Arm zurück durch die Handlung mit einem vollständigeren Körper.

14 Die Bedingungen des Selbstlernens III

14.1 Veränderliche Bewegungsmuster und der Schmerz

Was ist essenziell für Genesung und Lernen? Wenn ein Mensch unter schwierigen Einschränkungen auf Funktionsebene leidet, muss man seine Fähigkeiten zur Selbstorganisation anregen. (Das kann man auch für sich selbst tun.) Dafür verwendet man heute den Begriff Plastizität, aber Selbstorganisation beschreibt etwas besser, um was es dabei geht. Es ist nicht offensichtlich, wie man einen solchen Prozess in Gang bringt. Tatsächlich führt uns unser kulturelles Denken in die Irre, denn wir betrachten ein Problem so, dass wir zuerst nach einem Fehler als dessen Ursache suchen und uns dann bemühen, die Sache zu korrigieren, die wir als fehlerhaft ansehen. In der Medizin und verwandten Therapien geht man an das Lösen von Problemen generell so heran, dass man zuerst nach einem Symptom oder einem Defekt sucht, die man anschließend direkt behandeln kann. Diese Vorgehensweise kann erfolgreich sein, wenn die Fehlfunktion tatsächlich die Ursache des Problems ist. Sie kann auch in manch anderen Fällen nützlich sein, doch in vielen Situationen sind Verbesserungen dadurch nur sehr eingeschränkt möglich.

In den bisherigen Beispielen aus unserer Praxis ging es immer direkt um Entwicklungslernen, dies sind jedoch die weniger häufigen Fälle. Andererseits würde man normalerweise nicht annehmen, dass Schmerzen auf einen Prozess reagieren, der sich am Entwicklungslernen orientiert. Nachfolgend möchte ich Ihnen ein Beispiel aus meiner (CG) Praxis vorstellen, bei dem ich eine solche andersartige Vorgehensweise verwendet habe.

14.2 Bewegung, Muster, Schmerzen: Das Geheimnis entschlüsseln

Tim ist ein junger Mann von dreißig Jahren mit Erfahrung in *Funktionaler Integration*. Als er dieses Mal zu mir kam, hatte er einige Tage vorher Basketball gespielt. Wichtiger war jedoch, dass er vorher Monate an keinem Spiel teilgenommen hatte. Am Morgen nach dem Spiel wachte er mit Schmerzen in seinen oberen linken Rippen auf, die bei Bewegung und beim Atmen auftraten. Am nächsten Tag schien der Schmerz auf seiner linken Seite hinunter zum Becken zu wandern und er begann auch Schmerzen um seine linke Hüfte herum zu haben. Wie wir das üblicherweise tun, versuchte er sich Erleichterung zu verschaffen, indem er den Bereich seines Rückens bewegte, wo er die Schmerzen wahrnahm. Daraufhin wurden diese stärker. Er probierte den Schmerz auf andere Weise loszuwerden, nahm Schmerztabletten ein, doch dadurch wurden seine Beschwerden und seine Frustration nur noch größer. Dann fiel ihm wieder ein, dass er früher Feldenkrais-Stunden bei einem Practitioner genommen hatte und sich diese Stunden als hilfreich erwiesen hatten, während andere Verfahren sich vorher als wenig nützlich erwiesen hatten.

Bei der nachfolgenden Beschreibung des Prozesses, mit dem ich auf seine Situation einging, habe ich mich nach Möglichkeit bemüht, meine dahinter liegenden Gedanken darzulegen. Darüber hinaus möchte ich daran auch zeigen, wie ich mich mit weit offenem Blick auf die Suche nach einem Weg mache, die Fähigkeiten meines Klienten zum Vorschein zu bringen, mit denen er selbst seine Muster verändern kann. Die Details in diesem Prozess sind wichtig, mögen sie auf einen außenstehenden Beobachter auch unklar und obskur wirken. Wie bereits gesagt, tendieren wir aufgrund unserer kulturell bedingten Voreingenommenheit dazu, nach einer bestimmten Ursache und einer damit direkt verknüpften Lösung zu suchen. Obwohl ein solches Vorgehen seine Berechtigung hat, landen wir damit in einer solchen Situation oft in einer Sackgasse. Was ist der pathologische Befund? Was hat die Hüfte mit den Rippen zu tun? Diese Fragen fokussieren unsere Aufmerksamkeit auf die Stellen, an denen Tim Schmerzen hat. Eine Behandlung der schmerzhaften Stellen wird selten Besserung bringen und die Symptome vielleicht sogar noch verstärken. Müssen wir wirklich die Ursache für den Schmerz finden und ihn wegnehmen oder hindern uns diese Metaphern daran, einen Weg hinaus aus der Situation zu finden? Lesen Sie dazu die nachfolgende Beschreibung der Interaktion zwischen Tim und mir, die eine Lösung gebar.

Als Tim auf mich zu ging, bemerkte ich gleich, dass er sein Gewicht sehr viel stärker auf seine linke Seite brachte und sich auf eine seltsame Weise im Gehen in sich selbst verdrehte. Nach meiner Interpretation versuchte er dadurch, seinen Beschwerden auszuweichen, doch vermutete ich, dass sein Bewegungsmuster maßgeblich zur „Entstehung“ seiner Schmerzen beitrug. Ich bat ihn, kurz stehen zu bleiben, und berührte leicht seine Rückenmuskeln an verschiedenen Stellen, um zu fühlen, ob es Unterschiede zwischen den Seiten gab. Ich spürte, dass die Muskeln auf der rechten Seite stärker angespannt waren und ich beobachtete auch eine Verdrehung in seiner Wirbelsäule, die seinen Rumpf über sein linkes Bein brachte. Ich bat ihn, sich auf die niedrige Liege zu setzen, die ich für meine Lektionen verwende. Ich fuhr weiter fort, seinen Rücken an verschiedenen Stellen leicht zu berühren. Eine Stelle entlang seiner Wirbelsäule fühlte sich für mich anders an und ich fragte ihn: „Ist es hier?“ Er antwortete, „Ja, hier ist der Schmerz am stärksten. Und von hier spüre ich ihn den ganzen Weg um die linke Seite bis nach vorne.“ Meine Hände entdeckten jedoch viel Spannung in den Muskeln auf seiner rechten Seite. Am stärksten war diese rechts von der schmerzhaften Stelle an der Wirbelsäule.

Diese Hinweise waren von Bedeutung für die Frage, wo ich ihn berühren würde und mit welcher Intention ich dabei vorgehen würde. Aber Sie werden gemeinsam mit mir bemerkt haben, dass diese Informationen nicht ausreichten, um wirklich zu „wissen“, was zu tun ist. Die Stelle auf der Wirbelsäule, die berührungsempfindlich war, ungefähr in Höhe des vierten Brustwirbels, wies auf eine Verletzung an dieser Stelle hin. Vermutlich war die Verbindung der Rippe zum Wirbel auf der linken Seite betroffen. Es könnte auch nur eine Zerrung der Rippe gewesen sein, die Bewegungen verhinderte, die mit den starken Kontraktionsmustern der Muskeln verbunden sind. Die Kontraktion, die ich auf der rechten Seite entdeckte, könnte auch das Resultat einer Schutzreaktion auf das Gefühl der Instabilität sein, das durch den Stress verursacht wurde. Man könnte nun annehmen, die Antwort auf diese Situation bestünde darin, Rippe und Wirbel nach Möglichkeit so zueinander zu bewegen, dass der Kopf der Rippe wieder „an ihren Platz“ käme. Ein geübter Osteopath würde diese Korrektur vielleicht versuchen. Aber war diese Stelle die ganze Geschichte über Tims Verletzung und seine Schmerzen? Meine eigenen Fragen bezogen sich auf Bewegung. Dafür musste ich Ursache und Wirkung nicht kennen. Die Antworten würden von selbst auftauchen, nur indem ich Tim berührte und mich mit ihm zusammen so bewegte, dass er sich dabei sicher und bequem fühlte. Jede Bewegung, die zu groß wäre, würde nur wieder das Schutzmuster verstärken und Schmerzen auslösen.

Ich musste „wissen“, wie weit zu weit war, indem ich Tims Reaktionen auf unsere gemeinsame Bewegung, oder wie Moshé Feldenkrais es gerne nannte, unseren gemeinsamen Tanz ganz genau wahrnahm. Zwei Dinge nahm ich wahr: Erstens, ich konnte ihn am besten in die für ihn einfache Richtung bewegen. Dazu „lauschte“ ich mit meinen Händen auf seinen Widerstand und hielt die Bewegung vorher an. Zweitens, ich konnte sein Skelett in die Richtung bewegen, in der er sich unwillkürlich anspannte. So konnte ich beispielsweise die Rippen auf der rechten Seite nehmen, dort wo die Muskeln an ihnen zogen, und sie entlang der Linie der Kontraktion bewegen. Das verschaffte Tim sofortige Erleichterung, was sich an seinen tieferen Atemzügen zeigte. Während ich Tim führte, beobachtete ich auch, wie er atmete, und achtete auf feine Änderungen in den Muskeln und den damit verbundenen Bewegungen. Ich bewegte ihn absichtlich stärker in das Muster hinein, in das ihn die zu stark angespannten Muskeln hineinzogen. Diese Vorgehensweise geht ganz klar gegen unser übliches intuitives Verständnis, da dadurch doch das „fehlerhafte“ Muster noch verstärkt wird. Doch indem man mit den Muskeln, die übermäßig stark angespannt sind, mitgeht, gewissermaßen mit ihnen kooperiert, wird die Person entlastet, weil das verzerrende Muster unterstützt wird. Technisch gesehen kann man es so ausdrücken: Wenn man in einer Rückkopplungsschleife in die Richtung geht, die das System wählt, produziert man den gegenteiligen Effekt und das System lässt los. Und doch sind viele Leute davon überzeugt, dass eine solche Vorgehensweise das Problem verschlimmert. Das Gegenteil ist jedoch der Fall, denn auf diese Weise taucht ein neues Muster auf, das den Mensch mehr ins Gleichgewicht bringt.

Tim lag anfangs auf der Liege auf seiner linken Seite. Das gab mir Gelegenheit, viele Bewegungsmöglichkeiten und -kombinationen zu erforschen. So bewegte ich beispielsweise Kopf, Arm und Schulter zusammen, um zu beobachten, wie sich die Wirbel dabei drehten. (Dazu berührte ich Tims Rücken mit meiner freien linken Hand und unterstützte ihn mit meiner rechten Hand, während ich zugleich die Bewegungen der verschiedenen Wirbel fühlte.) Ich entdeckte, dass es für ihn einfach war, seinen Kopf in Richtung der Liege zu bringen, und er bemerkte dazu, dass ihm dies Erleichterung von den Schmerzen verschaffte und seine Beschwerden milderte. Nach und nach wurde auch die Drehung in die andere Richtung leichter. Nun konnte ich auch untersuchen, wie sich das Becken im Verhältnis zu den Schultern bewegte. Zuerst bewegte ich seinen ganzen Körper über die linke Seite vor und zurück. Anschließend trennte ich die Bewegung von Schultern und Becken. Es wären zu viele Details, um alle Bewegungen im Einzelnen zu beschreiben, die wir für jeden Schritt gemeinsam erforschten. Wichtig ist jedoch, dass die Stellen, an denen ich anfangs Anspannung vorfand oder auf Widerstand traf, sich nun leichter bewegen ließen.

Ich bat Tim, sich auf seine rechte Seite zu legen, und entdeckte, dass alle Bewegungen nun freier geworden waren. Ich entschied mich, den Wirbel und die Rippe links, die schmerzhaft waren, sehr vorsichtig zu untersuchen. Dazu bemühte ich mich zunächst der Bewegung in die gleiche Richtung zu folgen, in der die Kontraktion wirkte, also zur Wirbelsäule hin. Der Bereich war sehr empfindlich und Tim sagte, dass es ihm unangenehm sei, dort berührt zu werden. Ich zog mich von dem empfindlichen Bereich zurück und bat ihn, sich auf den Rücken zu legen. Das ist wichtiger, als es den Anschein haben mag. Tim musste unbedingt fühlen können, dass mein Tun für ihn durch und durch sicher ist und er sich gegen nichts schützen oder wappnen muss. So kann Vertrauen ohne Worte aufgebaut und durch die kinästhetische Wahrnehmung von Unterstützung und Sicherheit verstärkt werden. Wir haben das schon in Kimberlys Lektion mit Feldenkrais beobachtet. Bei Tim konnte ich das daran fühlen, dass er keinen Widerstand leistete, sondern mit mir mitging.

In dieser Position bemerkte ich, dass das rechte Hüftgelenk im Drehen eingeschränkt war und dass die Weiterleitung der Bewegung durch das Hüftgelenk, die Fuß, Bein und Knie mit Wirbelsäule und Kopf verbindet, nicht klar und irgendwie gestört oder verzerrt war. Sobald diese Bewegung in Tims innerer Vorstellung deutlich wurde, das heißt, wenn ich die Verbindung spüren konnte, indem ich den Fuß von der Wölbung in der Fußsohle her so unterstützte, als ob das Bein stehen würde, fühlte er wieder den Schmerz in den Rippen. Ich beobachtete, wie er lag, und die Verdrehung in seinem Brustkorb war wieder deutlich vorhanden. Es gab eine enge Verbindung zwischen dem, was in den Rippen und was in der rechten Hüfte passierte. Ich zog als Hypothese in Betracht, dass Tim sich Rippen und Hüfte in einer ungeschickten Bewegung während des Basketballspiels verzogen hatte. Eine Verbesserung in einem der Bereiche würde zu keiner Erleichterung führen, bis er alle Veränderungen in seine Fähigkeit, sich selbst zu bewegen, integriert hatte. Aber ein Element fehlte immer noch. Wo war es? Zu diesem Zeitpunkt wusste ich es nicht, ich musste weiter suchen.

Ich ging zum Kopfende der Liege, damit ich Tims Kopf heben konnte und die Bewegungen seines Nackens und oberen Rückens erforschen konnte. Dabei ging ich etwas zu schnell vor, weil ich nicht sorgfältig auf das achtete, was ich mit meinen Händen fühlte. Ich beugte Tims Kopf nach vorne, was bei Menschen normalerweise einfach geht, und hob den siebten Halswirbel gleichzeitig etwas von der Liege ab. Tim sagte sofort: „Das tut in meinem oberen Rücken weh." Tatsächlich trat der Schmerz an genau der Stelle auf wie zuvor. Nun bewegte ich seinen Kopf in die andere Richtung und verstärkte die Extension des Nackens. Tim stieß einen Seufzer der Erleichterung aus. Als nächstes erforschte ich die Bewegungen von Kopf und Nacken in dieser Richtung, wobei ich den siebten Halswirbel immer etwas von der Liege abhob. Ich probierte viele Variationen mit der Richtung seines Kinns aus, ließ es gerade nach oben gehen und dann etwas nach links und nach rechts. Die Bewegung hob auch das Brustbein ab und ich bemerkte wieder, dass diese Bewegungen seine Atmung erleichterten. Ich hielt an und bewegte dann den Kopf geradeaus nach oben. Das ging so leicht, dass ich die Beugung nach vorne ausprobierte. Es gab keinen Schmerz. Wir konnten beide die Veränderung deutlich wahrnehmen. Tim fühlte sich nun wohl. Als er sich aufsetzte, sagte er: „Das fühlt sich wirklich anders an. Ich bin größer. Es ist eine Erleichterung."

Wir machten noch etwas im Sitzen weiter. Ich führte Tims Kopf im Raum, so dass er erfahren konnte, wie sich der Kopf in Koordination mit Brustkorb und Hüften bewegt. Diese Bewegungen sind von essenzieller Bedeutung, um sich im Stehen oder Gehen angenehm und sicher von Seite zu Seite in der Schwerkraft bewegen zu können. Tim stand dann auf, ging ein wenig umher und fühlte die Unterschiede. Viele der Störungen, die ich zu Beginn wahrgenommen hatte, hatten sich gelöst. „Ich habe Angst, es zu verlieren und dass dann die Schmerzen wiederkommen," sagte Tim. „Es ist in Ordnung," antwortete ich. „Lassen Sie es heute und morgen etwas lockerer angehen. Kein Basketball. Sie werden sehen. Bewegen Sie sich langsam und seien Sie nur etwas vorsichtig und der neue Platz für Ihr Selbst wird sich bald ganz natürlich für Sie anfühlen." Zwei Tage später rief er mich aus der Arbeit an, um mir nochmal zu danken und mir zu sagen, dass es ihm nun wieder gut gehe und er sich großartig fühle.

Diese Beschreibung einer Sitzung oder „Lektion" in *Funktionaler Integration* kann neben der Information über die konkrete Arbeit mit einem Klienten auch als allgemeines Beispiel für Situationen dienen, wenn Menschen neuromuskulär bedingte Schmerzen haben. Da dies recht häufig vorkommt, ist es wichtig, dazu einige Anmerkungen zu machen. Sie werden erkennen, dass die logischste Sichtweise auf Schmerz in vielen Fällen trotzdem einfach nicht passt. Nachfolgend dazu eine

Definition eines anerkannten Philosophen, Michael Tye (2005, S. 99 – 120, hier S. 101), der eine repräsentationalistische Theorie des Schmerzes entwickelt hat: „Schmerz wird normalerweise als Folge von Verletzungen des Gewebes erfahren. Eine Gewebeverletzung ist daher der offensichtliche naturalistische Kandidat für die relevante Qualität." Ja, wir wissen alle ganz genau, wenn wir uns mit einem Messer in den Finger schneiden, ist Schmerz die Konsequenz daraus. Wenn wir in einem solchen Fall dem Gewebe erlauben zu heilen, verschwindet der Schmerz wieder. Doch meistens haben Menschen und auch höhere Tiere Schmerzen ohne eine solche klare kausale Beziehung. Die Ursache von vielen Arten von Schmerz, insbesondere von neuromuskulär bedingten Schmerzen liegt viel verborgener als das bei Tim der Fall war.

In diesem Fall empfand Tim Schmerzen an mehreren Stellen. Wo war die Gewebeverletzung? In seiner Rippe, der Hüfte, der linken Seite seines Rumpfs? Keine dieser Stellen war für meinen Prozess von Bedeutung. Tatsächlich wäre es kontraproduktiv gewesen, wenn er sich oder ich mich auf die schmerzhaften Bereiche fokussiert hätte. Natürlich hatte er sich beim Basketballspielen irgendwie verletzt, aber wo? Selbst die genaue Stelle der Verletzung blieb verborgen. Die einzigen beobachtbaren Fakten bezogen sich auf das gestörte neuromuskuläre Muster in Verbindung mit dem Stress, den er selbst verursachte, als er spielte, ohne sich vorher aufzuwärmen. (Medizinische Untersuchungsmethoden sind bekanntermaßen nicht in der Lage, Ursachen aufzudecken, wenn keine pathologischen Veränderungen gefunden werden können. Tatsächlich ist es so, dass Studien an Leichen keine eindeutige Korrelation finden können zwischen dem Schmerz, den ein Mensch zu Lebzeiten hatte, und den pathologischen Veränderungen, die nach dessen Tod in seinem Körper gefunden werden.) Bei Tim waren die muskulären Störungen mehr auf der rechten Seite und nicht auf der schmerzhaften linken Seite. Später, gegen Ende des Prozesses, entdeckten wir, dass bestimmte Bewegungen von Kopf, Nacken und dem oberen Rücken den Schmerz hervorriefen. Als alle Teile des miteinander verbundenen Musters von Tims Antwort auf seine Verletzungen und die korrekten Funktionsweisen für Stehen, Sitzen und Bewegen allgemein geklärt waren, verschwand der Schmerz. Er konnte daher nicht „Folge einer Gewebeverletzung" gewesen sein. Gab es verletztes Gewebe oder war das neuromuskuläre System als Reaktion auf den Stress gestört? War der Schmerz eine Repräsentation von irgendetwas? Vielleicht standen die Störung selbst und der Schmerz in einer engen Beziehung zueinander. Wenn der Schmerz direkt mit der Gewebeverletzung in Zusammenhang gestanden hätte, hätte der Schmerz als Ergebnis unserer Vorgehensweise nicht verschwinden können. Und wenn das neuromuskuläre Muster durch die Gewebeverletzung ausgelöst worden wäre, hätte diese nach der Veränderung des Musters weiterhin bestehen bleiben müssen.[47]

---

47 Feldenkrais machte eine interessante Beobachtung über die Beziehung zwischen Bewegung und Schmerz. Bei Bewegungen in Gelenken bewegen wir normalerweise den leichteren, weiter außen liegenden Körperteil, während der schwerere Körperteil sich nicht bewegt. Wenn eine solche Bewegung schmerzhaft wird, wie das beispielsweise bei einer *Frozen Shoulder* (auch *Schultersteife* genannt) der Fall ist, kann das betreffende Körperteil möglicherweise weder aktiv noch passiv schmerzfrei bewegt werden. Wird in einer solchen Situation jedoch der schwere Körperteil bewegt und der leichtere ruhig gehalten – wodurch aus Sicht des Gelenks exakt die gleiche Bewegung stattfindet – kann es vorkommen, dass die Person keinen Schmerz fühlt, selbst in Fällen, in denen eine passive Bewegung des leichteren Körperteils unerträglich schmerzhaft ist. Ich habe dieses Phänomen mit Klienten, die in einer solchen Situation waren, wieder und wieder bestätigt gefunden und wir verwenden diese Erkenntnis zum Entwickeln von Lernschritten in unseren Lektionen. Ich denke, wir können das gut als Hinweis ansehen, dass die repräsentationalistische Theorie von Schmerz inkorrekt ist.

Lassen Sie uns annehmen, dass der Schmerz und die neuromuskuläre Störung eine biologische Antwort auf den Stress war, der durch eine Verletzung oder Beinahe-Verletzung ausgelöst wurde. Wir können auch festhalten, dass im Schmerzzustand (und das entspricht dem, was ich in vielen Fällen bei meinen Klienten wie auch bei mir selbst beobachtet habe), die Körperwahrnehmung gestört ist und sich nicht mit dem deckt, was ein außenstehender Beobachter sieht. Zum Beispiel: Die Person sagt, dass sie ihre rechte Hüfte hinter der linken wahrnimmt, während der Beobachter sieht, dass die rechte eher weiter vorne ist. Oder die Person fühlt sich angespannter auf der linken Seite und der Beobachter fühlt eine größere Anspannung in den Muskeln der rechten Seite. Die sich daraus ergebenden Schmerzen finden sich oft nicht an den Stellen, an denen die Muskeln übermäßig angespannt sind, sondern in den Muskeln, die als Reaktion darauf schwächer geworden sind. Andererseits ist das keine feste Regel und manchmal kann eine Person auch Schmerzen in den stärker angespannten Teilen haben. Die Komplexität aller damit einhergehenden Faktoren widersetzt sich allen „auf der Hand liegenden" analytischen Schlussfolgerungen und Erklärungen. Es ist keine direkte Ursache-Wirkung-Beziehung erkennbar.

Sehen wir uns nun genauer an, welche Interventionen ich bei Tim gemacht habe. Ich fasse zusammen: Zuallererst, weder korrigierte ich ihn, noch zeigte ich ihm, in welcher Weise sein Muster gestört war. Ich korrigierte seine Selbstwahrnehmung nicht und ich sagte ihm auch nicht, was er tun solle oder gab ihm irgendwelche Übungen auf. Durch die Führung mit meinen Händen bot ich seinem System gewissermaßen Informationen an, die es einladen sollten, andere Antworten und Reaktionen als die bisherigen zu produzieren. Dazu gehörte, dass Tim an den Bewegungen unterbewusst teilhatte und empfinden konnte, wie sie sich von dem Muster unterschieden, das die Schmerzen hervorgerufen hatte. Und dann erforderte es das Selbstlernen und die Selbstorganisation von neuen Mustern und Wahrnehmungen, die ihm später in seinem Alltag zu Verfügung stehen würden. Das konnte nur eintreten, wenn Tim meine Interventionen als sicher erlebte. Dazu gehörte, dass ich ihn nicht in Richtungen bewegte, die Schmerzen hervorriefen. Falls das unbeabsichtigt doch geschah, zog ich mich sofort zurück. Ich konnte seinem System mit großer Genauigkeit und Präzision folgen und sogar subtile Reaktionen wahrnehmen, die auf schmerzhafte Empfindungen hinwiesen, ehe er sie selbst wahrnehmen konnte. Nachdem wir viele solche Prozesse mit zahlreichen Studenten und Klienten erfolgreich abgeschlossen haben, können wir beginnen, die praktische Anwendbarkeit einer solchen Herangehensweise zu verallgemeinern. Sie deckt sich mit anderen alternativen Herangehensweisen. **Ein allgemeines Prinzip: Bei einer Person, die über wandernde Schmerzen berichtet oder gestörte Bewegungsmuster im Sitzen oder Stehen hat, wird jede Intervention, deren Resultat eine Verringerung dieser Störung ist, dazu führen, dass der Schmerz nachlässt oder ganz verschwindet.**

Wenn die Veränderung nicht stattfindet oder der Schmerz verstärkt wird, wird es keine Verbesserung geben. Aufgrund der Veränderungen, die ich im neuromuskulären System einer Person empfinde, kann ich inzwischen häufig einen relativ engen Zeitraum angeben (beispielsweise innerhalb maximal einiger Stunden oder innerhalb eines Tages), in dem sich das Schmerzempfinden dramatisch verringern oder ganz verschwinden wird. Wenn es sich um eine starke Reizung wie bei Ischiasbeschwerden oder anderen ernsthafteren Symptomatiken handelt, wird es länger dauern, bis die Verbesserungen eintreten (sofern möglich), da das gereizte Gewebe erst heilen muss. Seltener kommt es vor, dass Erkrankungen wie ein Tumor oder ein großer Bandscheibenvorfall, vielleicht sogar ausgetretenes Bandscheibengewebe einen Nerv reizen. Das sind alles Fälle für die allopathische Medizin und Chirurgie. Daneben gibt es sicherlich noch weitere Fragen zu berücksichtigen. Die Störung des neuromuskulären Musters einer Person ist immer gekoppelt mit Störungen ihrer Selbstwahrnehmung und ihres verkörperten Raums. Das scheint ein Begleitumstand von Verletzungen zu sein. Das Ausmaß jedoch, in dem eine Wahrnehmungsstörung und die damit korrespondierende neuromuskuläre Schutzreaktion ein und derselbe Vorgang sein könnten, wird nicht oft erkannt. Um diesen Punkt zu verdeutlichen, möchte ich meine eigene persönliche Erfahrung mit einer Verletzung einbringen.

Ich habe bereits von der Verletzung berichtet, die durch den Sturz von einer Steintreppe auf die Straße ausgelöst wurde. Dabei wurde mein Schlüsselbein komplett von dem *Akromion* genannten knöchernen Fortsatz des Schulterblatts ausgerenkt, wodurch die Verbindung zwischen beiden vollständig getrennt wurde. Medizinisch gesehen handelte sich um eine Tossy-III-Verletzung mit vollständiger Zerreißung des Aufhängeapparats. Bei mir befand sich das Schlüsselbein nach dem Sturz oberhalb der Schulter. Bei der anschließenden Operation wurde das Schlüsselbein wieder mit dem Schulterblatt verbunden und die zerrissenen Bänder zusammengenäht. Eine Metallklammer diente dazu, die Knochen am Platz zu halten, damit die Bänder nicht erneut verletzt werden konnten. Die Klammer wurde einige Monate später entfernt. Ich muss nicht eigens erwähnen, dass das Ganze mit erheblichen Schmerzen einherging, vermutlich ausgelöst durch die gerissenen Bänder. Die merkwürdige Tatsache, von der ich berichten möchte, war jedoch, dass der Schmerz sich dramatisch reduzieren ließ, indem das „schützende" neuromuskuläre Muster, das mit der Verletzung einherging, verändert wurde. Dazu benötigte ich die Hilfe einer anderen Person (LS-G), die mir im Krankenhaus und danach Lektionen in *Funktionaler Integration* gab.

Als wir begannen, konnte ich meinen linken Arm passiv bewegen lassen, jedoch nicht höher als bis Schulterhöhe, damit die Metallklammer sich nicht versehentlich löste. Im Stehen hing meine linke Schulter tiefer als die rechte und ich war als Ganzes so verdreht, dass mein Gewicht sich auf dem linken Fuß befand und meine rechte Seite nach hinten rotiert war. All das konnte ich jedoch selbst nicht wahrnehmen. Der Arm schien an der Schulter zu ziehen, was den Schmerz vergrößerte. Nach der ersten Lektion konnte ich dank der Veränderung des Musters auf beiden Beinen stehen, die Verdrehung war verringert und die linke Schulter stand höher. Mit diesem Muster war der Schmerz in der Schulter fast vollständig beseitigt.

Ich musste mich noch von dem traumatischen Unfall und der Operation erholen. Ich hatte mir bei dem Sturz auch meine Rippen geprellt, weshalb sie nun noch steif waren. Daher kehrte das Schutzmuster innerhalb eines Tages wieder zurück. Wir wiederholten die Lektionen alle paar Tage. Jedes Mal wurde der Schmerz reduziert, wenn ich wieder fähig wurde, mein Gewicht im Stehen auf die rechte Seite zu bringen. Der weitere Heilprozess erleichterte mir natürlich ebenfalls das Leben. Man kann darüber rätseln, ob das „schützende" Muster den Stress für die beschädigten Teile nicht eher erhöhte. Doch die Funktion dieses Schmerzes war, den Wunsch, Arm und Schulter zu bewegen, so gering wie möglich zu halten und den verletzten Bereich auf diese Weise zu „beschützen". Das ist zwar ein primitiver Reflex meines Systems, doch er hindert mich daran, mich weiter zu verletzen. Das auch im wörtlichen Sinne ausgeglichenere Muster reduzierte den Schmerz jedoch, obwohl die verletzten Teile nicht direkt angesprochen wurden. Doch dabei die höhere Bewusstheitsebene beizubehalten, war nicht einfach, da die Verletzung selbst das primitive Schutzmuster auszulösen schien. Andererseits schien es so zu sein, dass der ausgeglichenere Selbstgebrauch den Heilprozess unterstützte. Die Bewusstheit überwindet das

Reflexhafte des primitiven Musters. Der schmerzhafte Anteil an der Verletzung war bei Tim und seiner schmerzenden linken Seite für die Wiederherstellung nicht mehr nötig. Sein Schmerz kehrte nicht mehr zurück. Wir möchten noch einmal betonen, dass Schmerz ein weit komplexeres Phänomen ist, als es dem Augenschein nach der Fall zu sein scheint. Chronische Schmerzen sind ein noch schwierigeres Thema, da hier noch die persönlichen Annahmen über die Bedeutung des Schmerzes und seine soziale Wichtigkeit für das Individuum hinzukommen. Für sich genommen gibt es jedoch keinen psychologischen Schmerz, der getrennt von neuromuskulär verkörperten Bewegungsmustern und Handlungen existierten könnte. Bei dem was die Medizin als psychosomatischen Schmerz bezeichnet, handelt es sich nach meiner Ansicht um ein verkörpertes Phänomen, bei dem der erlebte Schmerz in Beziehung steht zu der gestörten neuromuskulären Aktivität, die eine Konsequenz der zugrundeliegenden Emotionen und Gefühle ist.

14.3 Übertragene Schmerzen und Körpermuster

Schmerz steht manchmal in Bezug zu körperlichen Irritationen, die, wie ich erwähnt habe, durch Druck entstehen, der auf Nervenbahnen ausgeübt wird. Dazu gehören beispielsweise Ischiasbeschwerden, die bei Bandscheibenverletzungen in der Wirbelsäule in Fuß und Unterschenkel ausstrahlen, oder Nervenschmerzen im Arm, die von einer kollabierten Bandscheibe in der Halswirbelsäule ausgelöst werden. Kalkablagerungen im Spinalkanal im unteren Rücken können ebenfalls Schmerzen in den Beinen auslösen. Lucía Schütte-Ginsburg erzählt hier ein ungewöhnliches Beispiel, bei dem die Veränderung von Mustern in Bezug auf diese Art von Schmerz sehr hilfreich war:

Vor einiger Zeit rief mich ein Landwirt aus einem nahegelegenen Dorf an. Sein Sohn habe ihm meine Adresse gegeben und er wolle mich unbedingt sehen. Er erzählte, dass sein Arzt ihm wegen seiner Stenose eine Operation an der Wirbelsäule empfohlen habe. (Die Diagnose sprach von Kalkablagerungen, die sich innerhalb des Kanals in der Wirbelsäule gebildet hatten, durch den auch das Rückenmark verläuft. Die Vermutung war, dass die Kalkablagerungen aufgrund der Verengung gegen das Rückenmark drückten. So würde der Nerv gereizt, was die Schmerzen hervorriefe. In solchen Fällen sprechen wir davon, dass der Schmerz ausstrahlt, weil er nicht an der Stelle wahrgenommen wird, wo der Druck stattfindet, sondern in anderen Bereichen des Körpers, hier den Beinen, wo die Nervenendungen aktiviert werden. Das bedeutet, die Beine selbst haben keine Schmerzen, doch das Nervensystem interpretiert die Signale entsprechend der Teile des sensorischen Kortex, die normalerweise den Beinen zugeordnet sind. Bei der empfohlenen Operation wird das Kalzium abgetragen, um den Kanal zu erweitern.)

Der Landwirt konnte nicht richtig gehen und hatte große Schmerzen. Er war zweiundsiebzig Jahre alt. Ich sagte ihm, dass ich bereit wäre, ihm drei aufeinanderfolgende Lektionen zu geben und danach würden wir seine Möglichkeiten abwägen. Ich war mir nicht sicher, ob die Feldenkrais-Arbeit ein geeigneter Zugang für sein Problem war und ich wollte ihm kein bestimmtes Ergebnis versprechen. Er akzeptierte meine Bedingungen. Als er zur ersten Lektion erschien, fiel mir auf, dass er seinen Rücken nicht strecken und seine Schultern nicht aufrecht halten konnte. Und allein aus der Art, wie er sich bewegte, schloss ich, dass er große Schmerzen haben musste. Er erklärte mir, dass dieser Zustand plötzlich aufgetreten war, nachdem er die Decke in seiner Küche gestrichen hatte. Er arbeitete nach wie vor als Bauer.

Ich machte meine Lektion und war überrascht, wie er reagierte. Ich hatte nicht erwartet, dass ein Landwirt ein solches Maß an Sensibilität und Reaktionsfähigkeit hätte. Als wir fertig waren, hatte er nach wie vor Schmer-

zen, aber er konnte besser gehen. Ich gab ihm drei Lektionen und nach jeder konnte er besser gehen und sich leichter aufrecht halten. Die Schmerzen waren jedoch jedes Mal unverändert geblieben. Nach den drei Lektionen sagte ich ihm, dass ich im Augenblick nichts mehr für ihn tun könne, da ich drei Wochen weg sein würde. Ich schlug ihm vor, trotz der Tatsache, dass er besser stehen und gehen konnte, seinen Arzt aufzusuchen und sich zu überlegen, ob er die Operation nicht doch durchführen lassen wollte. Als ich drei Wochen später zurückkam, war eine Nachricht von ihm auf meinem Anrufbeantworter. Er bat mich ihn zurückzurufen, da er mich noch nicht bezahlt hatte. Ich hatte das ganz vergessen, schließlich hatte meine Arbeit ihm nicht geholfen. Er erzählte mir, dass sich sein Zustand drei oder vier Tage nach der Behandlung so sehr verbessert hatte, dass er beschloss, sich nicht operieren zu lassen. Er sagte, dass er seither keine Schmerzen mehr hatte. Davon war ich ebenso überrascht wie er.

In diesem Fall war die medizinische Diagnose eindeutig und auf den Röntgenbildern der Wirbelsäule waren mit Sicherheit übermäßige Kalkablagerungen im Rückenmark zu sehen. Anders gesagt, eine körperliche Ursache war definitiv ermittelt worden. Wie konnte dann die Reorganisation des Steh- und Gangmusters dieses Mannes dazu führen, dass sich der Druck auf die Nerven im Rückenmarkskanal veränderte? Wir können nur vermuten, dass der Druck, der durch die Stenose (die Kalkablagerungen) ausgelöst wurde, nicht die einzige Ursache gewesen ist. Das anstrengende Anstreichen der Küchendecke über Kopf muss Muskelkrämpfe und Spannungen im Rücken ausgelöst haben, die die Position der Wirbel verschoben, als er sich wieder aufrichtete. Nach den Lektionen erlaubte die Veränderung der Muster dem Landwirt wieder aufrecht zu stehen, was den Druck reduzierte, der durch die Stenose verursacht wurde. Das bedeutet, er konnte die Wirbelsäule, die bis dahin immer gebeugt war, aufrichten und auf diese Weise die Kompression reduzieren. Der Schmerz verschwand nicht sofort, da die gereizten Nerven durch die Kompression angeschwollen waren. In den Tagen danach klang die Schwellung ab und daher verschwand auch der Schmerz. Hier haben wir eine mechanische Veränderung, die in einer direkten kausalen Beziehung zum Schmerz stand, und doch löste eine neuromuskuläre Musteränderung ein schwieriges medizinisches Problem.

Der Sinn dieser Beispiele ist nicht, die Nützlichkeit der etablierten medizinischen und therapeutischen Verfahren in Abrede zu stellen. Wir behaupten jedoch, dass es viele Situationen gibt, in denen ein anders geartetes Denken und Handeln scheinbar hartnäckige und komplizierte Probleme lösen kann, die dem normalen Ursache-Wirkung-Denken nicht zugänglich sind. Einer der wichtigsten Punkte ist, dass alternative Vorgehensweisen sich oft viel stärker an dem beteiligten individuellen Menschen orientieren. Die moderne Medizin dagegen wird häufig als eine Art statistische Medizin praktiziert, die ihre Effektivität in Prozentzahlen ausdrückt. Bei diesem System bleibt jedoch verborgen, was mit dem Individuum in seinen ganz spezifischen Organisationsmustern geschieht. Zum Lernen gehört daher, herauszufinden, was gelernt werden muss.

15 Sich selbst bewegen als ein Tor zu Bewusstheit und Selbstbeobachtung

15.1 Wichtige und notwendige Bedingungen für das Lernen

Die empirischen Nachweise dafür, dass sich durch Bewegungsexplorationen neue Muster erlernen oder die Selbstwahrnehmung verändern lassen, konnten in Unterrichtsgruppen von *Bewusstheit durch Bewegung* gut etabliert werden. Der Schlüssel liegt in kinästhetischen und kinetischen Empfindungen, die in Bezug zu den Bewegungen stehen. Für das Erforschen der nachfolgenden Bewegungsschritte müssen Sie zwei Bedingungen erfüllen:

- Machen Sie jede Bewegung langsam. Schnelle Bewegungen rufen das normale automatische Muster ab, das Sie schon kennen und viele Male wiederholt haben. Die physiologischen Ursachen dafür sind nicht geklärt. Es scheint jedoch, dass das Erlernen von neuen Mustern die Beteiligung eines Gehirnbereichs erfordert, in dem viele Neuronen übereinander in kortikalen Säulen angeordnet sind. Dieser Teil operiert langsam, da die Bewegungsimpulse durch viele Nervenzellen in der Säule übertragen werden müssen. Der Prozess dauert daher wesentlich länger, als es für ein schnelles Handeln erforderlich ist. Eine Annahme ist, dass organisierte Handlungsmuster (die einige Neurophysiologen *Körperschema* nennen) nach dem Erlernen an das *Cerebellum* (das Kleinhirn) übertragen werden. Werden die Muster dann abgerufen, kann die Handlung von dort schnell gesteuert werden. Es gibt allerdings vom Kleinhirn auch noch Rückkopplungsschleifen zum Kortex und anderen Teilen der Bewegungszentren.
- Machen Sie jede Bewegung nur mit minimaler Anstrengung. Jeder Schritt im Prozess sollte leicht und ohne Unbehagen oder Schmerzen sein. Beide fesseln die Aufmerksamkeit und reduzieren oder eliminieren so die sensorische Bewusstheit. Unser Bemühen richtet sich darauf, das Lernen zu ermöglichen, indem wir auf Empfindungen achten, die unserer Aufmerksamkeit normalerweise entgehen. Hierfür gilt das Weber-Fechnersche Gesetz zum Erkennen von sensorischen Unterschieden. Das bedeutet, der minimal wahrnehmbare Unterschied hängt von der der Intensität zugrunde liegenden Empfindung ab. Je stärker die Hintergrundempfindung ist, desto weniger Sensibilität existiert für das Wahrnehmen von Unterschieden. Auf diese Weise können Sie in einem ruhigen Raum eine Nadel fallen hören, hören die Nadel aber nicht, während Sie eine Sinfonie anhören. Ähnlich verhält es sich, wenn Sie sich mit übertrieben hoher Muskelspannung bewegen, da diese Ihre Fähigkeit reduziert, mithilfe der Muskelspindeln Unterschiede in der Bewegung wahrzunehmen. Diese Organe befinden sich innerhalb des Muskelgewebes. Sie messen die Länge durch die Stärke der Last auf dem Muskel, in den sie eingebettet sind. Wir können sie zwar nicht klar für sich fühlen, doch sie signalisieren uns durch das Rückenmark

und das höhere Nervensystem, was im Muskel geschieht. Wenn ein Muskel übermäßig oder chronisch angespannt ist, erzeugt das einen hohen Geräuschpegel im neuromuskulären System. Das ist vergleichbar mit dem einer Sinfonie, die leise Geräusche übertönt und unhörbar macht. Die Sensibilität wird dabei reduziert. Wird die Anstrengung reduziert, entsteht die Möglichkeit, die vorher übertönten Signale wahrzunehmen. Falls nötig, können Sie die Bewegung auf nahezu Nichts reduzieren und sich das dabei angesprochene kinästhetische Gefühl nur vorstellen. Im zweiten Prozess werden wir die kinästhetische Imagination erforschen, indem wir eine Bewegung auf einer Seite konkret erfahren und sie uns anschließend auf der anderen Seite nur vorstellen.

Mit Aufmerksamkeit bei etwas dabei sein ist ebenfalls ein wichtiger Aspekt des Lernens. Wenn Sie Kindern in deren Entwicklungslernen zusehen, fällt immer wieder auf, mit welcher Bewusstheit und Aufmerksamkeit diese entdecken, welche komplexen Handlungen sie ausführen können. Sie richten ihre Aufmerksamkeit auf viele verschiedene Empfindungsebenen, weil sie dadurch unterscheiden können, ob etwas sicher ist und welche Konfigurationen für sich genommen zum Erfolg führen. Wie ich schon weiter oben ausgeführt habe, spielt Imitation bei Lernprozessen, die zur Entwicklung neuer Muster führen, eine untergeordnete Rolle, auch wenn das oft anders behauptet wird. Natürlich imitieren Kinder, aber erst wenn grundlegende Handlungen organisiert sind. Auch Erwachsene können über Imitation lernen. Dennoch, auch wenn das Beobachten einer anderen Person uns ermöglicht, eine Bewegung zu simulieren, bleiben gewohnheitsmäßige Muster der Mobilisation und des Selbstgebrauchs davon unberührt. Anders gesagt, ein visuelles Muster kann ohne die kinästhetische Finesse imitiert werden, die notwendig ist, um neue Möglichkeiten zu entdecken. Ich werde auf dieses Thema im letzten Kapitel bei der Diskussion der Spiegelneuronen noch einmal zurückkommen.

Bei den nachfolgenden Prozessen geht es in erster Linie darum, im Erleben eines Prozesses die Möglichkeiten zu erforschen, wie Sie Veränderungen erfahren. Ohne sich zu bemühen, entdecken Sie möglicherweise nach und nach eine gesteigerte Aufnahmefähigkeit für sensorische Bewusstheit. Die Lektionen in *Bewusstheit durch Bewegung*, aus denen diese Prozesse abstrahiert wurden, können auf vielerlei Weisen zur Selbstentwicklung und Verbesserung eingesetzt werden.[48]

Bewusstheit wächst durch den wiederholten Gebrauch. Sie wird am besten verstanden als Bewusstsein plus (kinästhetisches) Wissen. In diesem Sinne ist Bewusstheit nicht eine Erweiterung der Aktivität des Sichbewusst-seiens. Sie ist auch nicht synonym mit Bewusstsein und nicht mit Vorbewusstlichem. Feldenkrais verwendete diese Begriffe auf ganz spezielle Weise, um die dahinterstehende phänomenologische Aktivität zu bezeichnen und die Begriffe vom normalen Sprachgebrauch genau zu unterscheiden.

Beachten Sie auch, dass Sie im Verlauf der Prozesse eingeladen werden, sich selbst zu beobachten oder sich zu spüren, während Sie die Bewegungen machen, und ebenso während der Pausen. Die Idee dabei ist, achtsam im Augenblick zu verweilen. Damit ist etwas anderes gemeint als Innenschau. Schließlich möchte ich darauf hinweisen, dass die Lernbedingungen Offenheit gegenüber neuen Erfahrungen und eine Bereitschaft zum Erforschen erfordern. Das sind die gleichen Bedingungen, die auch in der Beschreibung der Lektionen in *Funktionaler Integration* bereits angesprochen wurden. Diese Bedingungen sind auch nötig, damit Practitioner mit ihren Klienten Kontakt aufnehmen und sie führen können.

48 Im Abschnitt „Vorschläge für weitere Lektüren" am Ende des Buches finden Sie Quellen für Lektionen in *Bewusstheit durch Bewegung*.

15.2 Synergien erforschen

Bewegungsexploration 1

Eine Seite erfahren

Beobachten Sie sich selbst im Stehen. Wie fühlen sich Ihre Arme und Schultern an? Sie können möglicherweise Gewicht, Spannung, Leichtigkeit und andere Qualitäten bemerken. Wenn Sie einen geeigneten Spiegel haben, betrachten Sie sich darin. Sind die Schultern symmetrisch? Eine Schulter könnte vielleicht höher oder etwas weiter nach vorne sein als die andere. Als Ursache dafür kommen Unterschiede im Muskeltonus auf beiden Seiten in Frage.

Legen Sie sich auf den Rücken. Lassen Sie die Beine lang und legen Sie die Arme seitlich neben den Körper. Beobachten Sie, wie jede Seite Kontakt mit dem Boden aufnimmt. Welche Seite hat mehr Kontakt? Welche Seite fühlt sich näher zum Boden an? Ist eine Seite länger als die andere?

Bitte setzen Sie sich auf einen flachen Stuhl ohne Armlehnen oder auf einen Hocker. Achten Sie darauf, dass die Höhe der Sitzfläche für Sie bequem ist. Rollen Sie sich nun im Sitzen einige Male ohne Anstrengung ein wenig vor und zurück, bis Sie die Mitte gefunden haben. Beziehen Sie so viel wie möglich von Ihrer Lendenwirbelsäule in die Rollbewegung mit ein. Ihr Kopf sollte sich heben, wenn Sie die Oberkante Ihres Beckens nach vorne rollen. Überprüfen Sie sich selbst und finden Sie das heraus. Sitzen Sie nun bequemer? (Wenn das Sitzen für Sie immer noch unbequem ist, können Sie einen ähnlichen Prozess im Liegen auf dem Rücken durchführen. Stellen Sie die Beine auf und machen Sie sehr leichte, kleine Rollbewegungen und erlauben Sie Ihrem unteren Rücken sich ein wenig zu heben und zu senken. Kehren Sie dann ins Sitzen zurück.)

Achten Sie nun auf Schultern, Kopf und Rumpf und achten Sie darauf, ob Ihre Arme schwerer oder leichter sind. Finden Sie die Kuppe der rechten Schulter. Lassen Sie die Hand auf dem rechten Oberschenkel liegen. (Wenn Sie sich fürs Liegen entschieden haben, legen Sie sich auf die linke Seite mit dem rechten Arm entlang Ihrer rechten Seite.) Beginnen Sie die Kuppe der Schulter in Richtung des rechten Ohrs zu bewegen und bringen Sie sie dann wieder zurück. (Auf der Seite liegend gleitet die Schulterkuppe relativ zu Ihrem Rumpf.) Beachten Sie, wie die Schulter nach oben gleitet. Kann sie das gleichmäßig tun oder kommen in der Bewegung Unterbrechungen oder Sprünge vor? Machen Sie viele Bewegungen und erforschen Sie währenddessen die Qualität und das Gefühl Ihrer Bewegung. Können Sie spüren, dass es das Schulterblatt ist, das zusammen mit dem Schlüsselbein nach oben gleitet? Halten Sie an und ruhen Sie sich einen Moment aus.

Bewegen Sie als nächstes die Schulterkuppe nach unten, weg vom Kopf. Wenn das möglich geworden ist, bewegen Sie die Schulterkuppe durch die gesamte Strecke hinauf in die Nähe des Ohrs bis hinunter weg vom Kopf. Die Bewegung bleibt weich und leicht. Bleiben Sie im einfachen Bereich. Nehmen Sie die Qualität wahr. Halten Sie die Bewegung wieder an und ruhen Sie sich aus.

Versuchen Sie nun Folgendes. Heben Sie die Schulterkuppe langsam zu Ihrem Ohr und lassen Sie sie dort. Sie können den Arm jetzt lang hängen lassen. Halten Sie nun die Distanz zwischen Schulterkuppe und Ohr gleich und senken Sie dann alles zusammen, Arm, Schulter und Kopf, indem Sie sich zur Seite neigen. Lassen Sie den Arm an der Stelle und heben Sie Kopf und Schulter hoch bis zum Ausgangspunkt. Ruhen Sie sich aus.

Überprüfen Sie, ob sich etwas verändert hat. Bewegen Sie die Schulterkuppe auf und ab wie zuvor. Hat sich die Qualität der Bewegung verändert? Hat sich der Umfang der Bewegung, dort wo sie leicht geht, vergrößert?

Bringen Sie Ihren rechten Arm über den Scheitel über den Kopf und lassen Sie die Finger der rechten Hand Ihr linkes Ohr berühren. Bringen Sie nun Kopf, Arm und Schulter nach rechts, indem Sie Ihren Rumpf zur Seite neigen. Heben Sie dann alles wieder und neigen Sie sich nach links. Wiederholen Sie das einige Male langsam und behutsam und achten Sie auf die Empfindungen im Brustkorb auf jeder Seite, die mit der Bewegung einhergehen. Achten Sie auf das Gefühl der Wirbelsäule in der Bewegung. Ruhen Sie sich aus.

Lassen Sie die Schulterkuppe und damit das Schulterblatt wieder hinauf zum Ohr und wieder hinunter gleiten. Gibt es einen Unterschied in der Qualität?

Finden Sie nun im Sitzen wieder Ihre neutrale Mitte. Wenn Sie auf der Seite gelegen haben, setzen Sie sich wieder auf einen Stuhl. Beachten Sie das Gefühl von Schwere oder Leichtigkeit in den Armen. Gibt es eine Änderung gegenüber dem, wie es zu Anfang war? Heben Sie nun den linken Arm (den wir nicht erforscht haben) über Ihren

Kopf hinauf zur Decke. Heben Sie dann den rechten Arm auf die gleiche Weise. Gibt es einen Unterschied in der Qualität? Was bewegt sich nun, was vorher unbeweglich war? Was empfinden Sie?
Legen Sie sich auf den Boden. Vergleichen Sie Ihre jetzige Empfindung mit dem, was Sie zu Beginn wahrgenommen haben.
Wir können eine andere Bewegung des Schulterblatts erforschen, indem wir die Schulterkuppe vor und zurück bewegen. Das geht sowohl im Sitzen als auch im Liegen. Beobachten Sie, wie das Schulterblatt auf den Rippen zur Wirbelsäule hin und wieder weg von ihr gleitet. Achten Sie wieder auf die Qualität der Bewegung, ob sie eher ruckartig oder eher gleichmäßig ist. Korrigieren Sie jedoch nichts, das ist nicht nötig. Verweilen Sie einfach mit Ihrer Aufmerksamkeit bei dem, was im Augenblick geschieht, und lassen Sie die einzelnen Schritte des Prozesses für Sie arbeiten.
Bringen Sie im nächsten Schritt wieder den rechten Arm über Ihren Kopf und berühren Sie mit den Fingern Ihr linkes Ohr. Wenn Sie liegen, heben Sie Kopf und Arm zusammen ein wenig, damit sie vom Boden abgehoben sind. Im Sitzen können Sie den Kopf lassen, wie er ist. Drehen Sie nun Ihren Rumpf entlang der Achse von Kopf und Wirbelsäule von Seite zu Seite, nur so weit, wie es angenehm ist. Wiederholen Sie das ein paar Mal. Bewegen Sie dann wieder die Schulterkuppe vor und zurück und achten Sie auf Unterschiede in der Qualität und im Bewegungsumfang. Legen Sie sich auf den Rücken und überprüfen Sie Ihren Kontakt mit dem Boden.
Kommen Sie zum Stehen. Gibt es einen Unterschied zwischen der linken und der rechten Seite? Was bemerken Sie im Fühlen und Spüren auf jeder Seite? Gehen Sie wieder zum Spiegel. Hat sich Ihr Spiegelbild im Vergleich zum Anfang des Prozesses verändert?

Wenn Sie diesen Prozess zum ersten Mal ausprobieren, nehmen Sie möglicherweise jedes Mal andere Unterschiede wahr. In manchen Situationen werden Sie vielleicht gar keine Unterschiede wahrnehmen. Möglicherweise brauchen Sie erst ein wenig Übung oder Sie müssen sich noch langsamer bewegen und die Anstrengung noch weiter reduzieren. Bei manchen Menschen braucht es Zeit, bis sie Unterschiede entdecken können.

Wenn Sie diese innere Entdeckungsreise vertiefen möchten, finden Sie in Lektionen in *Bewusstheit durch Bewegung* dafür reichlich Gelegenheit. Besuchen Sie Gruppenstunden in *Bewusstheit durch Bewegung* oder besorgen Sie sich Bücher oder Audioaufnahmen mit Feldenkrais-Lektionen. Informationen über Kurse, Bücher und Audioaufnahmen können Sie im Internet finden oder von den nationalen Feldenkrais-Berufsverbänden erhalten. Entsprechende Empfehlungen finden Sie auch im Abschnitt *Vorschläge für weitere Lektüren* am Ende des Buches.

Bewegungsexploration 2

Die andere Seite in der Vorstellung

Kehren Sie nun wieder zum Sitzen oder Liegen zurück, wie Sie das in der vorigen Exploration gemacht haben. Nehmen Sie sich einige Augenblicke Zeit, um die Bewegungen mit Arm und Schulter noch einmal zu machen, und spüren Sie den Unterschieden nach, die Sie dabei wahrnehmen.
Wechseln Sie nun zur anderen Schulter. Wenn Sie auf dem Boden liegen, legen Sie sich auf die andere Seite.
Machen Sie ein oder zwei Bewegungen mit dem linken Schulterblatt. Heben Sie die Schulterkuppe zum linken Ohr und lassen Sie sie wieder zurück und bringen Sie sie dann nach vorne und hinten. Achten Sie darauf, wie diese Bewegungen sich von denen unterscheiden, die Sie mit der rechten Schulter im Rahmen der Bewegungsexploration 1 gemacht haben. Lassen Sie die Bewegung dann sein. Machen Sie ab jetzt keine Bewegungen mehr, die ein Außenstehender wahrnehmen könnte. Sie können die Bewegungen der Schulterkuppe jedoch in Ihrer Vorstellung machen. Verwenden Sie die Erinnerung an die kinästhetischen Empfindungen, die Sie mit Ihrer rechten Schulter am Ende des ersten Prozesses erlebt haben. Falls nötig, machen Sie sich ein visuelles Bild der Bewegung, aber fügen Sie dann in Ihrer Vorstellung die Empfindungen

der Bewegung hinzu. Machen Sie eine oder zwei Bewegungen in jeder Richtung (auf-ab und vor-zurück) und beobachten Sie, ob die vorgestellten Bewegungen das Muster bereits verändert haben.
Bringen Sie dann im nächsten Schritt den linken Arm über den Kopf und berühren Sie mit den Fingern der linken Hand das rechte Ohr, wie Sie es vorher auf der anderen Seite getan haben.
Stellen Sie sich die Bewegung wieder mit den kinästhetischen Empfindungen vor, die Sie in Rippen und Wirbelsäule haben, wenn Sie sich zur einen und dann zur anderen Seite neigen. Können Sie in Ihrer Vorstellung spüren, wie die Rippen sich auf einer Seite näher kommen und sich auf der anderen Seite auseinander bewegen, während Sie sich zur Seite neigen? Wechseln Sie dann in Ihrer Vorstellung zur Drehbewegung und stellen Sie sich vor, Kopf, Nacken, Schulter und Arm zusammen zu drehen. Stellen Sie sich vor, wie sich Brustkorb und Wirbelsäule drehen. Wenn Sie sich daran erinnern möchten, wie es sich anfühlt, wechseln Sie zurück zur rechten Seite, machen Sie die Bewegungen dort und kehren Sie dann wieder zur vorgestellten Bewegung auf der linken Seite zurück.
Zum Abschluss des Prozesses bewegen Sie nun die Kuppe des Schulterblatts tatsächlich in beiden Richtungen (auf-ab und vor-zurück) und spüren die Unterschiede gegenüber dem, wie es zu Beginn des Prozesses war. Legen Sie sich auf den Rücken und achten Sie auf weitere Unterschiede. Stehen Sie auf und achten Sie im Stehen so gut es geht darauf, was sich anders anfühlt. Heben Sie erst den einen und dann den anderen Arm zur Zimmerdecke und vergleichen Sie beide Empfindungen.

15.3 Das Selbstbild zu vervollständigen, verbessert die Selbstwahrnehmung und die Synergie

Wenn Ihnen diese beiden Prozesse einigermaßen gelungen sind, werden Sie entdeckt haben, dass Sie anschließend jeden Arm mit größerer Leichtigkeit heben konnten. Es könnte Ihnen auch bewusst geworden sein, dass sich Ihr Selbst-(Körper)Bild erweitert hat. Möglicherweise hatten Sie ein Bild Ihres Arms, das nur vom Schultergelenk bis zur Hand reichte. Vielleicht war Ihnen nicht klar, dass das Heben des Arms einer komplexen Synergie folgt, zu der gehört, dass sich das Schulterblatt bewegt und dreht und bei der sich auch die Rippen und die Wirbelsäule bewegen. Die meisten Menschen erlernen Synergien, ohne sich daran zu erinnern, wie sie es taten, und leben ihr Leben anschließend ohne jede Bewusstheit darüber. Manchmal kann dieser Mangel zu Beschwerden führen, zum Beispiel, wenn jemand Rippen und Wirbelsäule vergisst, während er nach etwas aus einem hohen Regal greift und sich in Folge dessen irgendwelche Muskeln im Arm verletzt. Der Mensch selbst sagt sich dann jedoch nur, dass er eben steif sei.

Die Synergie zum Heben des Arms ist komplex. Sie beginnt mit der Bewegung des Schultergelenks, zu der gleich danach eine zunehmende Aufwärtsdrehung des Schulterblatts hinzukommt. In der vollständigen Synergie kooperieren Rippen und Wirbelsäule mit dieser Bewegung und das Anti-Schwerkraft-Gleichgewichtssystem sorgt durch eine Verschiebung des Gewichtszentrums zur gegenüberliegenden Seite für den nötigen Ausgleich. Doch ein kognitives Verständnis all dessen bedeutet nicht, dass Sie sich auch tatsächlich entsprechend des beschriebenen Musters bewegen können. Vielleicht sind Sie auf einer Seite geschickter als auf der anderen, ohne sich dieses Unterschieds bewusst zu sein. Und selbst wenn Sie versuchen, jemanden zu imitieren, der sich sehr elegant bewegt, würden Sie die subtilen Unterschiede nicht sehen. Der Weg zur Verbesserung erfordert das Entstehen von Bewusstheit und die Vervollständigung des „Bilds des Gelingens“[49]. Dies ist ein bewusster Prozess, was sich aus der Tatsache ergibt, dass wir die kinästhetische Vorstel-

49 „Image of Achievement“, nach Karl Pribram, siehe Kap. 13.

lungskraft benützt haben, um das beteiligte Bild zu erweitern. Bewegungen in der Vorstellung haben Wirkungen, die sich mit EMG-Messungen der beteiligten Muskeln nachweisen lassen.[50]

Wir werden im letzten Kapitel zwei Aspekte dieses Themas ausführlich diskutieren. Der erste ist die Annahme, dass propriozeptive und kinästhetische Empfindungen unbewusst und nicht notwendig seien, da wir normalerweise gewohnheitsmäßig handeln. Sollte das stimmen, ergibt sich daraus jedoch die Frage: Wie können wir ein Muster dann korrigieren? Auf irgendeine Weise müssen wir unbewusste Empfindungen durch unsere Aufmerksamkeit in die Bewusstheit holen. Zweitens gibt es die Annahme, dass es zwei getrennte Systeme gäbe. Eines, üblicherweise Körperschema (*body schema*) genannt, kontrolliert Bewegung und die meisten Bewegungswissenschaftler nehmen an, dass das „Schema“ sich unterhalb der Bewusstseinsschwelle befindet. Das andere System nach dieser Sichtweise umfasst körperliche Empfindungen und Erscheinungen und wird als Körperbild bezeichnet. Während beide Systeme vielleicht auf der neurologischen Ebene getrennt sein mögen, so können sie es niemals im phänomenologischen Raum sein, noch in den funktionalen Aspekten des sich selbst Bewegens. Unsere Erfahrung der Erweiterung des kinetisch-sensorischen Empfindens und den sich dadurch einstellenden funktionalen Veränderungen legt jedoch ganz offensichtlich die Schlussfolgerung nahe, dass es in einem größeren Rahmen zwischen beiden Systemen keine Unterschiede gibt, die für die Praxis relevant wären.

15.4 Das reflexive Gleichgewicht erforschen

Moshé Feldenkrais wurde einst als der Vater der Schwerkraft bezeichnet und Ida Rolf als deren Mutter. Bei allen Unterschieden zwischen beider Ansätzen zur Reform der Lebensqualität einte sie doch die Rolle, die sie der Schwerkraft dabei beimaßen. Schwerkraft ist in der Welt, in der wir leben, allgegenwärtig. Sie kann nicht dem Zufall überlassen werden. Sobald wir auf etwas ausrutschen, setzt ein sehr schnelles Anti-Schwerkraft-System sofort alles daran, das Gleichgewicht wiederherzustellen. Haltung und die Anti-Schwerkraft-Reaktion wurden lange Zeit als Reflexe angesehen. In der Natur gibt es sehr viele einfache Organismen, die sich im Schwerefeld orientieren. Das ist eine Notwendigkeit für funktionale Aktivität. Doch während wir die Orientierungsaktivität und die Anti-Schwerkraft-Reaktion als Reflexe betrachten können, kann die Steuerung dieser Aktivität kein Reflex sein. Berthoz (2000, S. 219) bemerkt dazu: „Haltung wird von Wahrnehmung mit den Sinnen gesteuert und nicht von lokalen Reflexen.“ Und weiter (S. 222): „Die multisensorische Steuerung des Gleichgewichts wird nicht von einer simplen Kette von Reaktionen auf Reize verursacht. Damit sie funktionieren kann, muss sie die Informationen, die sie von den Sensoren erhält, mit ihren Prognosen vergleichen.“[50]

Die nachfolgende kurze Exploration befasst sich mit der Frage, wie Bewegung das Gleichgewicht organisiert.

Es ist merkwürdig: Die meisten Menschen können an der Art, wie sie sich gewohnheitsmäßig fürs Stehen organisieren, keine Veränderungen vornehmen. Als Kind und später als Erwachsene hören Menschen oft, dass ihre Haltung fehlerhaft oder schlecht sei. Solange ein Kind auf den Fehler achtet, wird es versuchen, sich selbst zu korrigieren, indem es sich bemüht, das vorhandene Muster durch zusätzliche Muskelspannung und Anstrengung außer Kraft zu setzen. Dieses „Korrekturmuster“ wird dann ebenfalls Teil der gewohnheitsmäßigen Haltung. Wenn Erwachsene sich dessen bewusst werden, was als fehlerhaft angesehen wird, bemühen sie sich ebenfalls, sich selbst zu

50 Siehe Kapitel II (Vorgestellte Handlungen als prototypische Form von Handlungsrepräsentationen) von Marc Jeannerod, *Motor Cognition* (2006).

Bewegungsexploration 3

Verbesserung des Gleichgewichts

Bitte stehen Sie. Finden Sie die für Sie bequemste Art des Stehens. Beachten Sie so gut es geht, wie Ihr Kopf mit den Schultern und dem Becken ausgerichtet ist. Wie nehmen die Füße Kontakt mit dem Boden auf? Wo ist der Druck? Können Sie spüren, wo Sie sich selbst halten müssen?

Stellen Sie die Füße etwa schulterbreit auseinander. Beginnen Sie damit, eine kurze Strecke vor und zurück zu schaukeln. Machen Sie die Bewegungen von den Knöcheln her, lassen Sie die Knie weich gestreckt und die Beine in einer Linie mit dem Rumpf sein. Wie weit können Sie gehen, ehe Sie Ihr Gleichgewicht verlieren oder Sie bemerken, wie sich Ihr Vorderfuß beziehungsweise die Ferse vom Boden abheben? Machen Sie die Bewegung nur so groß, wie Sie Ihr Gleichgewicht bequem halten können.

Erforschen Sie nun die Bewegung nach rechts und links. Vielleicht fällt Ihnen diese Richtung leichter. Kombinieren Sie dann allmählich die beiden Richtungen, sodass Ihr Kopf anfängt, einen Kreis zu beschreiben. Stellen Sie sich einen Stift am Scheitelpunkt Ihres Kopfes vor, der einen Kreis auf ein Stück Papier zeichnt, das jemand über Ihren Kopf hält. Achten Sie bei der Bewegung darauf, dass die Füße auf dem Boden bleiben. Falls nicht, verringern Sie die Größe des Kreises, bis Sie die gesamte Fläche eines jeden Fußes auf dem Boden lassen können. Wechseln Sie die Richtung des Kreises und fahren Sie mit der Bewegung viele Male fort. Halten Sie an. Gehen Sie umher und achten Sie auf eventuelle Unterschiede.

Stellen Sie sich nun wieder hin und schließen Sie die Augen. Was ist anders? Fangen Sie dann an, vor und zurück zu schaukeln. Ist es einfacher, mit geschlossenen Augen das Gleichgewicht zu halten oder schwieriger? Wechseln Sie dann zum Schaukeln nach rechts und links. Machen Sie nach einer Weile wieder Kreise, indem Sie beide Bewegungen kombinieren. Fahren Sie eine Weile fort, Kreise in beide Richtungen zu machen. Öffnen Sie dann die Augen und machen Sie weiter. Wie unterscheidet es sich? Halten Sie an und beobachten Sie, wie Sie stehen. Gehen Sie etwas umher.

Machen Sie nun bitte wie folgt weiter: Stellen Sie sich hin und heben Sie dieses Mal Ihren rechten Arm über den Kopf zur Decke hoch. Fangen Sie wieder an, Kreise mit Ihrem ganzen Körper zu machen. Nehmen Sie wahr, dass die Bewegung nun nicht mehr symmetrisch ist. Machen Sie Kreise in die andere Richtung. Lassen Sie den Arm dann wieder herunter und fahren Sie mit dem Kreisen fort. Was ist die Form dieser Bewegung? Wiederholen Sie das mit gehobenem linken Arm. Wenn Sie den Arm herunterlassen, was geschieht dann mit der Form der Bewegung? Bei vielen wird es eine Ellipse sein, die nach links und rechts ausgedehnt ist.

Wiederholen Sie den Prozess und heben Sie dabei beide Arme schulterhoch vor sich. Machen Sie Kreise wie vorher und wechseln Sie dann wieder die Richtung. Achten Sie wieder darauf, was geschieht und wie sich die Bewegung verändert, nachdem Sie die Arme wieder haben sinken lassen.

Bringen Sie für den letzten Teil die Arme mit nach hinten gedrehten Handflächen neben den Körper. Bringen Sie die Arme so weit nach hinten, wie Ihnen das bequem möglich ist. Machen Sie Kreise in beide Richtungen. Halten Sie dann an und achten Sie auf die Unterschiede. Wenn Sie anschließend wieder Kreise wie zu Beginn des Prozesses machen, werden Sie bemerken, dass Sie weitere Kreise machen können. Halten Sie an und achten Sie darauf, ob Sie Unterschiede spüren können, wie Sie jetzt stehen.

korrigieren. Doch damit richten sie unter Umständen mehr Schaden als Nutzen an. Äußerlich betrachtet wird die Haltung korrekt erscheinen, funktional gesehen kann man jedoch zeigen, dass die Person nicht völlig stabil ist. Die Atmung ist durch Haltemuster in Brustkorb und Rücken gestört und die Wirbelsäule wird in ein Muster gezogen, das nicht zu dem passt, wie die Wirbel zusammenarbeiten. Die Konsequenz daraus können Rückenverletzungen sein. Viele Fachleute, die Menschen Ratschläge zu deren Haltung geben, sind sich nicht bewusst, was die Person eigentlich genau tut, um ihre Haltung gemäß dem Ratschlag zu korrigieren. Und so bemerken sie nicht, dass ihr Rat nur dazu führt, dass die Person nur ein weiteres fehlerhaftes Muster über ein anderes fehlerhaftes stülpt. Wenn man jedoch einen Weg findet, wie die Person mithilfe von indirekter Selbstkorrektur etwas über ihre Haltung lernen kann, führt das oft dazu, dass es dem Menschen gelingt, für sich eine neue Möglichkeit zur Organisation seiner Haltung zu kreieren.

Eine Reihe von Verfahren wurde entwickelt, um Selbstkorrektur zu ermöglichen. Ich nenne drei davon: Die *Alexander-Technik*, entwickelt von F. M. Alexander zu Beginn des 20. Jahrhunderts, verwendet unterbewusst vermittelte Selbststeuerung in der Bewegung von Kopf, Nacken und Brustkorb, die zu einer vollständigeren Länge des Körpers führt und Kopf, Rumpf und Becken in einer anderen Weise aneinander ausrichtet. Alexander war Schauspieler und entdeckte das Verfahren selbst, als er versuchte, sich von einer Erkrankung seiner Sprechstimme zu heilen. *Rolfing*, entwickelt von Ida Rolf, ist ein stärker körperlich geleiteter Prozess, bei dem die muskulären Haltemuster durch manuelle Stimulation des tiefen Muskelbindegewebes gelöst werden. Im Feldenkrais-Prozess, den wir weiter oben erforscht haben, wurde Bewegung eingesetzt, um Variationen zu erzeugen. Wir haben diese Vorgehensweise zum Hervorlocken von Änderungen bereits beim Feldenkrais-Integrationsprozess mit dem jungen Mädchen erläutert, das von einer starken Zerebralparese betroffen war. Die *Feldenkrais-Methode* insgesamt ist die dritte Möglichkeit, um die reflexiven Muster für alle Handlungen in der Schwerkraft zu verändern. Alle drei Methoden arbeiten indirekt und verwenden keine bewusste Aufmerksamkeit für den Fehler selbst. Ähnliche Prozesse werden in anderen Disziplinen verwendet, wie der *Ideokinese* nach Mabel Todd und Lulu Sweigard, *Body Mind Centering* entwickelt von Bonnie Bainbridge Cohen, dem Bobath-Konzept in der Physiotherapie, zu dem entwicklungsneurologische Elemente gehören, und der Bewegungsarbeit von Irmgard Bartenieff, die auf Rudolf von Labans Ideen über menschliche Bewegung basiert. Alle diese Verfahrensweisen beinhalten eine Form von Steigerung der Körperbewusstheit durch Bewegung und greifen daher auf die gleichen grundlegenden biologischen Prozesse zurück.

In der Bewegungsexploration, bei der wir uns mit dem Gleichgewicht befasst haben, bewirkten die Variationen mit den Kreisen, dass diese zunehmend größer werden können. Daraus ergeben sich Anpassungen in Rippen und Wirbelsäule. Der wichtigste Faktor ist jedoch die Verbesserung der Orientierung. Man kann das als Ausrichtung bezeichnen, aber die Hauptveränderung ergibt sich durch ein verbessertes Empfinden der Unterstützung, mit der die Organisation des Skeletts den Körper für Bewegung trägt. Muskeln entlang des Rumpfs und der Beine, die vorher mit dem Stützen des Körpers okkupiert waren, werden frei für Handlungen. Die muskulären Muster für die Unterstützung ändern sich durch die Entdeckung eines anderen Empfindens von Orientierung. Auf diese Weise entsteht die einfache Synergie, wenn das Skelett wieder als die haltgebende Struktur ohne muskuläres Halten und Anstrengung funktionieren kann und ohne dass dafür bewusst gerichtete Aufmerksamkeit nötig wäre.

15.5 Zwei Wege der Aufmerksamkeit finden

Aufmerksamkeit ist eine weitere Dynamik, die im Allgemeinen nicht verstanden wird. Üblicherweise denken wir, bei Aufmerksamkeit handele es sich um einen mentalen Prozess, und assoziieren mit dieser Funktion die Einschränkung auf nur eine Möglichkeit. Wenn wir aufgefordert werden, aufmerksam zu sein, engen wir unsere Aufmerksamkeit ein und fokussieren uns auf einen engen Teil des Felds unserer bewussten Möglichkeiten. So nützlich es auch ist, sich auf eine Aufgabe wie Lesen oder das Einfädeln einer Nadel zu fokussieren, so kann eine offenere Aufmerksamkeit doch viele Vorteile haben. Wie wird das erreicht? Der Schlüssel dazu liegt im Gebrauch der Augen. Aufmerksamkeit erfordert eine erhebliche muskuläre Komponente, die durch die Augenmuskeln gesteuert wird, tatsächlich aber den gesamten Rest des Körpers und insbesondere die Atmung umfasst. Die Veränderung von Aufmerksamkeitsmustern bedingt daher auch

Bewegungsexploration 4

Die Augen weich werden lassen

Für die Erforschung der nachfolgenden Prozesse haben Sie zwei Möglichkeiten. Entweder Sie lesen sich jeden Prozess durch und folgen den Schritten dann aus dem Gedächtnis. Oder Sie lassen sich die einzelnen Schritte von einer zweiten Person langsam und mit viel Zeit zwischen jedem Schritt vorlesen.

Legen Sie sich auf den Rücken mit aufgestellten Beinen. Schließen Sie die Augen und bedecken Sie sie mit Ihren Handflächen. Platzieren Sie die Handflächen so, dass sie beidseitig direkt an Ihrem Nasenrücken anliegen, damit kein Licht durchdringt. Sie sehen nun vielleicht schwarze oder bunte Flächen. Während sich Ihre Augen entspannen, suchen Sie sich eine schwarze oder dunkelblaue Stelle. Fahren Sie damit fort, jede Spannung in den Augen, im Gesicht, im Mund und Kiefer loszulassen. Lassen Sie Ihren Atem leicht und mühelos sein. Erlauben Sie den dunklen Bereichen zu wachsen, bis Ihr Gesichtsfeld entweder ganz mit schwarz oder dunkelblau gefüllt ist. Lassen Sie sich dafür so viel Zeit wie nötig. Spüren Sie, wie Ihre Augäpfel tiefer in Ihren Kopf sinken. Stellen Sie sich vor, Sie würden auf weichen Samt blicken. Bewegen Sie nun das rechte Auge langsam zum rechten äußeren Augenwinkel und zurück zur Mitte. (Lassen Sie die Augen dabei immer geschlossen und bedeckt.) Bewegen Sie das rechte Auge in den linken inneren Augenwinkel und zurück zur Mitte. Machen Sie mit dem rechten Auge einen Kreis. Blicken Sie dazu zuerst geradeaus nach unten, dann in einem Bogen zum rechten Augenwinkel, weiter im Bogen nach oben, nach links hinüber zum inneren Augenwinkel, von dort wieder nach unten. Machen Sie so einige Kreise. Kehren Sie die Richtung dann um. Ruhen Sie sich mit geschlossenen Augen aus und suchen Sie wieder das Dunkel vor Ihrem Gesichtsfeld. Blicken Sie in Ihrer inneren Vorstellung wieder auf weichen Samt. Rollen Sie sich dann langsam über eine Seite hinauf zum Sitzen und öffnen Sie Ihre Augen ganz, ganz langsam. Achten Sie auf den Unterschied zwischen der rechten Seite Ihres Gesichts und der linken. Schauen Sie umher und nehmen Sie wahr, ob Ihr Sehen sich irgendwie verändert hat.

Beim nächsten Teil des Prozesses können Sie auf einem Stuhl sitzen. Schließen Sie die Augen. Suchen Sie sich ein Bild, das Sie sich gut vorstellen können, vielleicht ein Gesicht oder ein Bild des Vollmonds. Halten Sie das Bild in Ihrer Vorstellung geradeaus vor sich. Das Bild muss gar nicht besonders plastisch oder detailliert sein. Es dient dazu, dass Sie Ihre Augen während der folgenden Bewegungen nicht relativ zum äußeren Raum bewegen: Drehen Sie den Kopf sehr langsam nach rechts und zurück zur Mitte. Lassen Sie die Augen dabei ruhig und unbewegt nach vorne auf Ihr inneres Bild schauen. Drehen Sie den Kopf dann langsam nach links und zurück nach rechts. Die Augen bleiben dabei immer nach vorne auf das Bild in Ihrer Vorstellung gerichtet. Lassen Sie Ihren Atem leicht und frei bleiben. Während sich Ihr Kopf bewegt, bleiben Ihre Augen immer ruhig. Relativ zum Kopf gesehen, bewegen sich die Augen innerhalb Ihres Kopfes. Lassen Sie die Augen geschlossen. Beginnen Sie dann, das Kinn langsam zu heben und zu senken und fahren Sie damit analog zum vorigen Prozess fort.

Öffnen Sie wie vorher langsam Ihre Augen und achten Sie darauf, wie sich die Augen anfühlen. Schauen Sie umher, fühlen und spüren Sie die Qualität des Sehens. Überprüfen Sie, ob Ihr Gesichtsfeld weiter als vorher geworden ist. Das ist eine Erfahrung in offener Aufmerksamkeit. Achten Sie darauf, ob die Weichheit aus Augen und Gesicht sich über Ihr ganzes Selbst ausbreitet. Gehen Sie umher und erkunden Sie weiter, was für Sie neu ist.

Kehren Sie während des Umhergehens dann zu Ihrem normalen engen Modus des Fokussierens zurück. Fühlen Sie den Unterschied. Wechseln Sie wieder zur offenen Aufmerksamkeit. Beachten Sie, dass Sie wählen können, auf welche Weise Sie aufmerksam sein möchten. Der Unterschied liegt in den Augenmuskeln und den Augenbewegungen. Enger Fokus und Aufmerksamkeit und offene Aufmerksamkeit stehen in allen Sinnesbereichen zur Verfügung. Beobachten Sie, wenn Sie aufmerksam und fokussiert zuhören, spannen sich auch die Augen an und ebenso die Nackenmuskeln. Auch die Atmung ist betroffen. Das Gleiche gilt für die anderen Sinne.

das Loslassen der eng fokussierten Aufmerksamkeit, indem man die Augenmuskeln weich werden lässt. Dadurch wird sich auch die Atmung ändern, wie auch der generelle Tonus Ihres ganzen restlichen Selbst.

In der letzten Exploration (siehe S. 193) können wir erkennen, wie oft wir uns nicht gewahr sind, dass unsere mentalen Zustände keineswegs so körperlos sind, wie wir sie gerne bezeichnen. Stattdessen *verkörpern* sie sich ganz konkret in der Organisation unserer Muskulatur und in unseren innersten physiologischen Vorgängen, die mit dem autonomen Nervensystem verknüpft sind. Hier haben wir einen ganz direkten Beweis der Einheit von Geist und Körper. Doch darüber hinaus wirkt sich die Erfahrung, die Augen weich werden zu lassen, auch in unserem ganzen restlichen Selbst aus und die Spannung lässt überall nach. Mit einigen Gruppen meiner Studenten, die bereits Erfahrung mit offener Aufmerksamkeit hatten, habe ich ein interessantes Experiment gemacht. Dazu ließ ich die Hälfte der Klasse auf dem Rücken liegen. Der verbleibende Teil der Studenten wurde nun aufgefordert, den Fuß einer liegenden Person zu berühren. Diese Studenten wurden folgendermaßen instruiert: Sie sollten den Fuß mit der Idee berühren, dass sie mit ihren Händen den Fokus auf das Gefühl der Knochen im Fuß legen und dass sie die Struktur mit einem Fokus auf der Aufgabe untersuchen sollten. Zu einem bestimmten Zeitpunkt wurden diese Studenten angewiesen, zur offenen Aufmerksamkeit zu wechseln. Sowohl die Liegenden als auch die sie Berührenden sollten dabei auf etwaige Änderungen bei dieser Erfahrung achten. Anschließend berichteten Studenten beider Gruppen unter anderem, dass jeder von ihnen Veränderungen in ihrer Atmung bemerkt hatte. Die berührten Personen erlebten auch eine Änderung im Fuß, die bis zum anschließenden Stehen anhielt. Hier erlebten sie, dass dieser Fuß mehr Kontakt mit dem Boden hatte und sie müheloser auf dieser Seite stehen konnten.

Diese unterschiedlichen Möglichkeiten der engen (fokussierten) Aufmerksamkeit und der offenen Aufmerksamkeit werden oft nicht verstanden. Studien zur Aufmerksamkeit befassen sich immer nur mit der fokussierten Aufmerksamkeit und von daher sind die Ergebnisse der Studien beschränkt auf diese eine Möglichkeit. Dies hat ein unvollständiges Verständnis von Aufmerksamkeit zur Folge. Hierzu ein Beispiel. Kognitionsforscher demonstrieren unbedarften Teilnehmern, die noch keine Erfahrung mit der Erforschung ihrer eigenen Aufmerksamkeitsprozesse haben, gerne das Phänomen der „Unaufmerksamkeitsblindheit". Dazu werden die Teilnehmer beispielsweise aufgefordert, einen Film zu betrachten, der ein Ballspiel zeigt. Die Teilnehmer sollen nun zählen, wie oft der Ball hin und her geworfen wird. Irgendwann im Film läuft ein Mensch in einem Gorillakostüm durch das Spielfeld, den die Mehrheit der Teilnehmer aber zu ihrer späteren Überraschung in diesem Augenblick nicht wahrnimmt. Anschließend wird den Teilnehmern mitgeteilt, dass diese Demonstration zeige, wie beschränkt ihr Bewusstsein in Wirklichkeit sei. Die Demonstration ist jedoch nur für fokussierte Aufmerksamkeit valide, die durch die Aufgabe aktiviert wird. In einer Demonstration saß einmal eine Frau, die nicht Englisch sprach und daher den Instruktionen nicht folgen konnte. Natürlich sah sie den Gorilla. In der offenen Aufmerksamkeit erreicht das, was in der Umwelt vorhanden ist, die Bewusstheit leichter. Wir können nun verstehen, dass Unaufmerksamkeitsblindheit eine Eigenschaft des engen Fokus ist und nicht eine von Aufmerksamkeit im Allgemeinen.

Offene Aufmerksamkeit erfüllt mehrere Zwecke. Um ein Beispiel zu geben: In der offenen Aufmerksamkeit werden eher ganze Muster wahrgenommen als einzelne Details. Feldenkrais Practitioner müssen darin geschult werden, genau wahrnehmen zu können. Hierfür ist das Erkennen von Mustern von essenzieller Bedeutung. Studenten sind normalerweise nur geübt darin, sich bei der

Suche nach Mustern zu fokussieren. Sie werden verwirrt, wenn sie versuchen, Muster mit dem Modus der fokussierten Aufmerksamkeit zu analysieren und sagen oft, dass sie nichts erkennen können, wenn sie eine andere Person beobachten. Wenn sie sich jedoch in offener Aufmerksamkeit geübt haben, beginnen sie ihre Fähigkeit zum Aufspüren von Mustern zu erkennen, auf die sie sowohl bei der Beobachtung als auch bei der Berührung anderer Menschen zurückgreifen können. Wichtige Details springen im Modus der offenen Aufmerksamkeit ganz von selbst ins Auge, ganz anders als wenn man angestrengt viele Details auf der Suche nach wichtigen Informationen durchsieben möchte. Es wäre denkbar, dass besonders geschickte Menschen, beispielsweise hervorragende Athleten, die außergewöhnlich schnell denken und handeln, die Kunst der offenen Aufmerksamkeit gemeistert haben, ohne vielleicht je darin unterrichtet worden zu sein. Man kann sich auch vorstellen, dass japanische Künste wie die Schwertkunst und die Kunst des Bogenschießens eine Verbindung zur Meditationspraxis im Zen und anderen Formen des Buddhismus haben.

16 Die Notwendigkeit von Dynamiken

16.1 Komplexität in der Natur

Die Wissenschaft der klassischen Physik begann mit Problemen, deren Analyse und Vorhersage mit einfachen linearen Gleichungen bewerkstelligt werden konnte. Menschen konnten eine präzise Wissenschaft von einfachen Systemen errichten, zu denen Probleme gehörten wie die Bestimmung der Laufbahnen von zwei Billardkugeln nach deren Kollision oder die Entwicklung von Gleichungen, mit denen man den Lauf der Erde um die Sonne bestimmen konnte. Wenn der Mond auch hinzugenommen werden sollte, wurde die Mathematik schon schwieriger. Als im neunzehnten Jahrhundert Atome und Moleküle entdeckt wurden, konnte man kinetische Probleme als eine Ansammlung vieler Körper betrachten, die zufällig umherfliegen wie das beispielsweise bei einem Gas in einem Behälter der Fall ist. In dieser Situation kann eine statistische Analyse beschreiben, wie die Eigenschaften des Gases miteinander interagieren. Dafür genügen relativ einfache mathematische Formeln. Situationen jedoch, in denen es um viele Körper geht, die auch noch miteinander interagieren, schienen außerhalb der Reichweite der bekannten mathematischen Verfahren zu sein. Am Ende des 19. Jahrhunderts schien es, dass Systeme aus drei sich bewegenden Körpern, die miteinander interagieren, sich einer präzisen mathematischen Beschreibung entzogen. Die Methoden der Dynamik entwickelten sich, um diese komplexeren Situationen handhabbar zu machen. Der französische Wissenschaftler, Philosoph und Mathematiker Henri Poincaré begann damit, einen mathematischen Weg zu entwickeln, um sich der Komplexität anzunähern. Er ist heute als der Begründer der Chaostheorie bekannt. In den 1960ern entwickelte Edward Lorenz die Chaostheorie weiter, als er versuchte, eine mathematische Beschreibung von unvorhersehbaren Wettersystemen zu entwickeln. Er entwickelte drei nicht-lineare Gleichungen zur Beschreibung solcher Systeme, die, obwohl sie auf den ersten Blick eher einfach aussahen, sich in einer Weise verhalten, die kein Mathematiker je zuvor gesehen hatte. Die Lösungen beschrieben ein unvorhersehbar zufälliges Verhalten. Allgemein bekannt wurden diese Gleichungen mit der – wenig glaubwürdigen – Geschichte, wonach bereits der Flügelschlag eines Schmetterlings einen Sturm an einem weit entfernten Ort auslösen könne. Lineare mathematische Gleichungen beschreiben idealisierte Situationen, bei denen Ursache und Wirkung relativ einfach sind. Lorenz' Gleichungen versuchten reale Situationen in der Natur zu beschreiben, bei denen es zu Strömen, Aufspaltungen, ungewöhnlichen Mustern usw. kommen kann. Zu den ersten Anwendungen seiner Gleichungen jenseits von Wetterphänomenen gehörten Ansammlungen von Sternen in einer Galaxie, fließende Übergänge zwischen Aggregatszuständen oder plötzlich eintretende Ereignisse wie Herzrhythmusstörungen. Nach und nach zeigte sich, dass alle Aspekte von lebenden Systemen mit verwandten mathematischen Verfahren beschrieben werden konnten. Bis in die Mitte des 20. Jahrhunderts entwickelten Wissenschaftler, die Phänomene in Biologie, Psychologie, Soziologie, Medizin und verwandten Wissenschaftsfeldern beschreiben wollten, Experimente, die in das normale Ursache-Wirkung-Schema passten. Wenn das nicht funktionierte, verwendeten sie stattdessen größere Populationen und verwendeten statistische Analyseverfahren, um Wahrscheinlichkeiten für ihre Resultate anzugeben. Doch das erwies sich auf längere Sicht als nicht befriedigend. Heute werden die verschiedenen Formen der Dynamik zunehmend als ein Weg angesehen, mit dem sich präzise und zutreffende Beschreibungen von natürlichen Prozessen gewinnen lassen. Während die Aktivitäten der kleinsten Einheiten, der Zellen und deren Bestandteile, durch direkte Experimente einige der Geheimnisse ihrer Aktivitätsmechanismen preisgegeben haben, haben weitere Forschungen die Notwendigkeit für ein dynamisches Verständnis aufgezeigt.

Die Möglichkeit einer Wissenschaft von dynamischen Interaktionen und Koordination ist ein Thema, das bei allem, was in diesem Buch ausgeführt wurde, immer mitschwang. Es ist besonders relevant für die Explorationen im vorangegangenen Kapitel. Die Pioniere dieser Denkweise über Biologie und lebende Wesen verwendeten den Begriff „Dynamik" zunächst nicht. In den 1940ern bezeichnete der Begriff Kybernetik grob eine Gruppe von Denkern, die von den selbstregulatorischen Aspekten biologischer Systeme beeindruckt waren. Gregory Bateson, Heinz von Foerster, Humberto Maturana, Warren McCulloch, W. T. Powers, Gordon Pask, neben anderen, erkannten, dass die Natur des Feedbacks in einem lebenden System die Art und Weise änderte, wie wir über die Prozesse von lebenden Wesen nachdenken. Wir haben uns in Teil I mit einigen dieser Gedankengänge befasst. Das Gebiet der Kybernetik entwickelte sich in den folgenden Jahren und spaltete sich in zwei Hauptrichtungen auf. Während die Ingenieure begannen, sich mit Fragen zur Schaffung von Künstlicher Intelligenz zu befassen, entwickelte eine andere Gruppe ein Konzept von neuronalen Netzwerken und parallel verteilten Verarbeitungsprozessen. Eine neue Wissenschaft von Komplexität begann sich zu entwickeln. Der Biologe Aharon Katzir-Katchalsky bereitete in den frühen 1970er-Jahren den Weg mit folgenden Gedanken:

Die Möglichkeit von Wellen, Schwingungen, aus kooperativen Prozessen entstehenden Makrozuständen, plötzlichen Wechseln oder Umbrüchen, Prämusterbildung usw. scheint als Ordnungssystem geeignet zu sein, um das Verständnis von integrativen Prozessen zu unterstützen [...] insbesondere bringt es uns in Fragen hinsichtlich Funktionen höherer Ordnung voran, die mit den Begriffen der zeitgenössischen Neurophysiologie unbeantwortet bleiben.
Aharon Katzir-Katchalsky, zitiert nach Kelso und Engstrøm, *(2006)*

Katzir-Katchalsky kam tragischerweise 1972 bei einem Terrorangriff am Flughafen von Tel Aviv ums Leben. Mit Kelsos Worten, „dieses Themenfeld verdorrte als sein Vorkämpfer und Vordenker ermordet wurde ...". Katzir-Katchalsky war ein Freund von Moshé Feldenkrais und Dynamik hat in der Art, wie Feldenkrais seine Prozesse entwickelt hat, deutliche Abdrücke hinterlassen. Dynamik blieb unterschwellig vorhanden in der Synergetik von Hermann Haken und in den Überlegungen von einer Reihe von anderen Biologen. (Eine Übersicht dazu geben Kelso und Engstrøm, 2006.)

In den vergangenen Jahren haben Untersuchungen, die sich auf der grundlegenden Ebene mit Neuronen und Synapsen befassten, ein großes Feld an dynamischen Prozessen zum Vorschein gebracht, die das Verhalten von Neuronen steuern (Smythies, 2002). Bis dahin wurde das Gehirn in Begriffen wie festgefügten Nervennetzwerken beschrieben und die Nerven selbst als Überträger von Nervensignalen. Nervenzellen übertragen Signale jedoch nicht so wie das bei elektrischen Drähten beispielsweise in einem Computer der Fall ist. Stattdessen befindet sich am Ende des Axons ein Spalt (im Fachjargon *Synapse* genannt) und der Nervenimpuls bewirkt die Ausschüttung von chemischen Transmitterstoffen, die sich mit den *Dendriten* verbinden (die wiederum mit den Zentren anderer Nervenzellen verbunden sind). Üblicherweise sind dabei eine große Zahl von Dendriten beteiligt, die das Signal vermeintlich zu anderen Nervenzellen weiterleiten. Man stellte sich das Innere von Nervenzellen wie eine Art „biologische Suppe" vor, wo Organellen umher schwimmen und chemische Reaktionen stattfinden. Doch diese Sichtweise entpuppt sich wohl mehr und mehr als eine zu starke Vereinfachung.

John Smythies (2002, S. 2) schlägt folgendes vor: „Neuere Forschungen haben jedoch gezeigt, dass dieses klassische Bild weitgehend unzutreffend ist. [...] Das Innere von Neuronen ist keine Suppe, sondern hoch strukturiert. Teilweise besteht es aus gerüstartig angelegten Proteinen, wodurch miteinander agierende Enzyme und ihre Substrate in hoch spezifischen, mikro-anatomischen Relationen zueinander gehalten werden." Und weiter, „Das ganze System wird von einem höchst komplexen ‚Signalsystem' gesteuert." Synapsenforscher beginnen zu beobachten, dass Synapsen „biochemisch einzigartig" sind und in Beziehung zu den sie umgebenden Zellen geformt werden, in Relation zu den größeren Organismen in der Umwelt, zu ihrer vorangegangenen Handlungsgeschichte und ihrer vorangegangenen Entwicklung. Auf der zellulären Ebene sind also auch dynamische Prozesse am Werk, die sich als kritisch für die Integration der Struktur und der Funktion der lebenden Zelle und ihrer Prozesse erwiesen haben und in Relation von Zellen zu anderen Zellen. Wenn das lineare Modell der Synapse, von der abhängt, wie das Signal von einem Neuron zum nächsten oder von einem Neuron zu einer Muskelfaser weitergeleitet wird, keine zutreffende Beschreibung ist, dann folgt daraus, dass die gesamte Basis der Neurologie neu gedacht werden muss.

Die gelebte Vergangenheit fixiert keineswegs die synaptischen Strukturen, sondern eine beständige Interaktion auf der Ebene des Organismus bewirkt Plastizität und Veränderungen in eben dieser Struktur. Auch Dendriten verzweigen sich ebenfalls in Bezug zur Aktivität eines Organismus in einer Umwelt. Smythies (S. 5) zitiert viele Untersuchungen aus mehreren Jahren, die zeigen, dass bei Tieren, die in einer komplexen Welt aufwachsen, in der sie sehr aktiv sind, eine „gesteigerte Zahl von Dendriten und Synapsen im Cerebellum [Kleinhirn] und im Kortex [Großhirnrinde]" beobachtet werden kann. Die hier beschriebenen Aktivitäten der Tiere umfassten viel Lernen durch Erfahrung in motorischen Tätigkeiten, dem Durchrennen von Labyrinthen und akrobatischen Elementen. Was daher auf den niedrigeren Ebenen geschieht, beeinflusst die höheren Ebenen. Die dynamische Sichtweise erfordert einen Wechsel in unserem Verständnis von kausalen Verbindungen. Integration findet auf vielen Ebenen statt als Konsequenz von selbsterzeugten Aktivitäten eines Tiers in einer Umgebung. Wir können hier sicherlich feststellen, dass die Umwelt in all dem kein kausales Agens ist. Ebenso wenig ist es das einzelne Neuron, außer vielleicht bei den allereinfachsten Nervensystemen. Viel klarer geworden ist nun, dass ein Nervensystem seine Fähigkeiten durch ein riesiges Netzwerk interagierender Elemente erwirbt. Diese Elemente sind die einzelnen Neuronen. Doch wenn die einzelnen Neuronen nicht genau festgelegt sind, was ist es dann? Der Ort, an dem die Handlung stattfindet, ist innerhalb des Netzwerks. Um das zu verstehen, benötigen wir Koordinationsdynamik (*coordination dynamics*).

16.2 Koordinationsdynamik

Aus dem, was wir bisher entwickelt haben, können wir mutmaßen, dass das Phänomen der Integration überall in der Natur und insbesondere in lebenden Wesen vorkommt. Alles Lebendige muss Integrität und Kohärenz besitzen und in Beziehungen mit sich selbst und seiner Umwelt treten können. Entwicklung und Lernen sind essenziell für die grundlegenden Lebensfunktionen wie Selbstversorgung und Selbsterhaltung. Und Bewegung ist essenziell für jede dieser Funktionen und ebenso für die Fortpflanzung. Lebende Wesen beginnen mit einer Zelle, die sich mit einer Grenze formt, einer Zellwand, die die Prozesse im Inneren von denen im Außen trennt und die den Zufluss von Nährstoffen und den Abtransport von Abfallprodukten kontrolliert. Auf verschiedenen Ebenen existieren integrierte Strukturen, von den allereinfachsten bis hin zu den komplexesten. Von welchen Ebenen sprechen wir hier?

Hier eine Auswahl:

- Moleküle
- Organellen
- Zellen
- Organismen
- Gesellschaften
- Umwelten
- Welt

Integrative Prozesse haben Teil an der Erschaffung von Strukturen, Funktionen und der Autonomie von Organismen. Sie wurden in einer Reihe von unseren Explorationen benannt, obwohl einige dieser Begriffe sich in ihren Bedeutungen überlappen.

- Selbstorganisation
- Wachstum
- Lernen
- Bewegungen
- Handlungen
- Funktionen
- Interaktionen und Kopplungen (Synergien)

Eines der Schlüsselkonzepte, das in all diesen Prozessen vorkommt, ist Lernen. Wo findet Lernen statt? Wir können nun eine Reihe verschiedener Ebenen benennen. Sicherlich, Veränderungen in der Synapse sind essenziell, aber es gibt auch Veränderungen in der Dynamik der Übertragung von Impulsen. Auf höheren Ebenen können wir die Veränderungen in der Koordination von Erregung und Hemmung von Neuronen bemerken. Zwischenzeitlich wurde erkannt, dass Bewegung nicht nur von der Erregung der Neuronen abhängt, die mit Muskelfasern verbunden sind, sondern dass sie vollständig auf Neuronen angewiesen ist, die Impulse hemmen. Daher benötigt die Organisation selbst von einfachsten Bewegungen die Koordination von Erregung und Hemmung. Auf einer höheren Ebene, wo eine Bewegung innerhalb der neuronalen Netzwerkattraktoren (Muster) gebildet wird, muss diese Koordination ebenfalls stattfinden. Und auf noch höheren Ebenen wird Koordination zwischen Körperteilen (Synergien) gebildet und Bewegung wird zum intentionalen Handeln in der Welt. Und auf jeder dieser Ebenen gibt es Dynamiken.

Beachten Sie, dass wir jeden beliebigen Teil des Prozesses herauspicken und versuchen können, eine lineare Erklärung für das, was dabei stattfindet, zu finden. Und ein großer Teil der wissenschaftlichen Herangehensweisen im 20. Jahrhundert waren genau solche Versuche. Denken Sie an die intensiven Forschungen zum konditionierten Lernen, die sich darauf konzentrierten, eine Variable in einer höchst eingeschränkten und (vom Forscher) kontrollierten Umwelt zu verändern. Die Ergebnisse dieser Forschungen sind bis heute anerkannt. Natürlich ergaben sich bei jedem einzelnen Versuchstier individuelle Unterschiede, doch bemühte man sich, diese durch statistische Analysen zu verstecken, damit die Versuche gültige Gesetzmäßigkeiten belegten. Andererseits wurde Linearität erzwungen. Die Bemühungen, die Gesetze des Lernens zu finden, bezogen sich immer auf die spezifischen kontrollierten Situationen und aus diesem Grund wurde das Verhalten der Tiere in die etablierten deterministischen Konzepte eingepasst. In der Natur lernen Tiere durch Koppelung mit ihrer Umgebung. Daher wurden viele dabei involvierten Ebenen und deren Interaktion untereinander in diesen Versuchen niemals berücksichtigt. In Teil I zitierten wir Heinz von Foersters Fragen über die Natur von Komplexität:

Nehmen Sie z.B. eine Kolonie von ungefähr hundert Millionen Plattwürmern der Gattung Planaria. Jede dieser Kreaturen hat ungefähr 100 Nervenzellen. Somit haben alle zusammen ungefähr zehn Milliarden Nervenzellen. Das menschliche Gehirn hat zehn Milliarden Nervenzellen. Warum vertreten diese hundert Millionen Plattwürmer nicht die Intelligenz eines menschlichen Gehirns?

Diese Frage ist ebenso amüsant wie ungeheuer tiefsinnig. Bloße Zahlen sind bedeutungslos, was zählt ist nur die Möglichkeit von koordinierten Verbindungen und Aktivitäten. Nun können wir den Gedanken würdigen, dass Wissenschaft über die Begrenzungen von angenommenen Konzeptualisierungen hinausgehen muss. Für Kelso und Engstrøm stellt die Koordinationsdynamik eine Herangehensweise an Komplexität dar, die noch in ihren Anfängen steckt, aber eine, die das Potenzial hat, eine Forschungsrichtung zu begründen, die die integrativen und disintegrativen Prozesse in lebenden Systemen von Grund auf berücksichtigt.

Hier sind einige Eigenschaften von dynamischen Systemen

- sie können linear-nicht-linear sein
- sie können von Konvergenz zu Divergenz und umgekehrt übergehen
- Attraktoren und Repelloren können gebildet werden
- Stabilität – Metastabilität – Instabilität sind alle möglich
- sie können multi-funktional sein

Diese Eigenschaften eröffnen einen Raum, der deutlich mehr Flexibilität gewährt als unser übliches Ursache-Wirkung-Modell von Prozessen. Beachten Sie, dass dynamische Systeme sowohl zur Beschreibung von integrativen als auch von disintegrativen Prozessen verwendet werden können. Noch wichtiger ist, dass sich mit beiden Prozessen wesentlich treffendere Modelle von biologischen Systemen bilden lassen, die auch Wege zur Vorhersage der Richtung ergeben. Und noch etwas: Während lineare Vorhersagbarkeit in einem breiteren Sinn weniger nützlich ist, zeigen dynamische Systeme genügend Regelmäßigkeit, um eine Wissenschaft der Koordination zu gestatten.

Daher gilt:

Koordinationsdynamik, die Wissenschaft von Koordination, ist ein Set von kontextabhängigen Gesetzen oder Regeln, die Beschreibungen, Erklärungen und Vorhersagen erlauben, wie Koordinationsmuster sich in natürlichen Systemen bilden, anpassen, bestehen bleiben und sich verändern. ***Kelso & Engstrøm,*** *(2006)*

Mit Koordinationsdynamik lassen sich viele Ebenen der Interaktion betrachten:

- in der Zelle: die Beziehungen zwischen den molekularen Komponenten – „Autopoiesis“
- im Organismus: funktionale Kopplungen
  - innerhalb eines Systems
  - zwischen verschiedenen Teilen desselben Systems
  - zwischen unterschiedlichen Typen von Dingen
  - in der sozialen und der natürlichen Umwelt

Deren Ergebnisse können dann folgende Formen annehmen:

- Synergien
- Attraktorzustände
- Kohärenz
- Funktionalität
- Nützlichkeit / Zweckmäßigkeit
- Intentionalität / Absicht
- Urheberschaft

Auch hier überlappen sich einige dieser Kategorien. Doch statt die Ursache von unten nach oben zu suchen, wo Elemente wie Neuronen kontrollieren, was auf den höheren

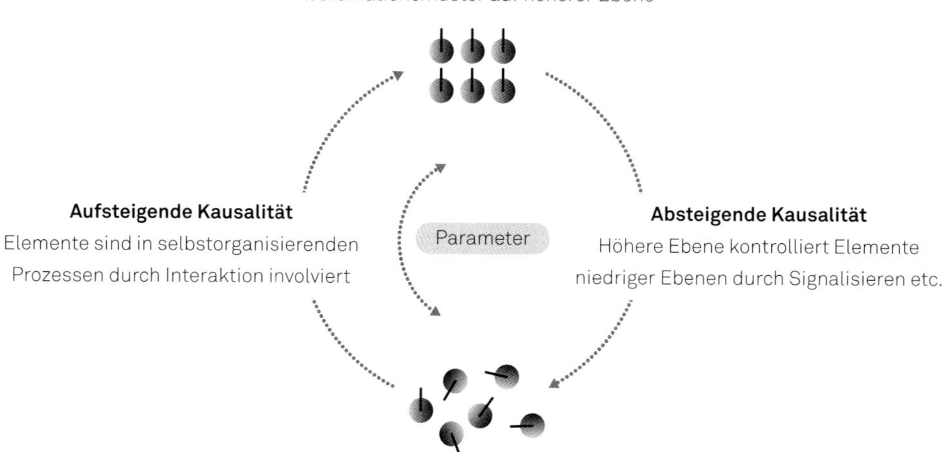

Quelle: Adaptiert von Kelso & Engstrøm, 2006, und Noble, 2006.

Abbildung 16-1: Die reziproke Kausalität von Koordinationsdynamik

Ebenen geschieht oder umgekehrt davon auszugehen, dass die höheren Ebenen bestimmen, was unterhalb passiert, erlaubt uns die Koordinationsdynamik mit reziproker Kausalität zu operieren. Also sowohl von unten nach oben, als auch von oben nach unten.

In ihrem Buch, *The Complementary Nature*, zeigen J.A. Scott Kelso und David Engstrøm, dass wir oft mit Dichotomien und Gegensätzen konfrontiert sind. Einige Beispiele dafür sind: gut~böse, Welle~Partikel, Geist~Körper, Materialismus~Idealismus, Gemeinschaft~Individuum, Bottom-Up~Top-Down bzw. Von-unten-nach-oben~Von-oben-nach-unten, Holismus~Reduktionismus. Kelso und Engstrøm zeigen, dass jeder dieser Gegensätze sich auf sein Gegenteil durch die Natur lebendiger Wesen bezieht und ebenso auf die Art und Weise, wie wir uns mit der einen oder anderen Seite identifizieren. Wie in unserem Diagramm zur aufsteigenden und absteigenden Kausalität angedeutet, deckt Koordinationsdynamik die Verbindung zwischen den beiden Seiten auf und gibt uns eine konkrete Möglichkeit, über die Gegensätze hinauszugehen. Sie weisen auch darauf hin, dass wir in der Erforschung von Dynamiken in der Natur erst am Anfang stehen und es in der Zukunft viel zu lernen geben wird. Die dynamische Herangehensweise ist jedoch kein Allheilmittel für die vielen Schwierigkeiten in den Lebenswissenschaften und den ihnen verwandten Disziplinen. Sie ist ein Weg, die unterschiedlichen Ebenen inner- und außerhalb von lebendigen Systemen akkurater zu beschreiben und ein mathematisches Gerüst für solche Beschreibungen zu entwickeln. Sie lehrt uns Demut in unseren Versuchen, die Komplexität des Lebens zu beschreiben. Sie kann wahrscheinlich nicht erklären, *wie* die Biologie des Gehirns die Erfahrung von Farbe, Klang, Berührung, Geschmack und all die anderen Attribute eines bewussten Lebens erzeugt. Aber sie kann uns Hinweise darauf geben, wie wir unser Leben in Richtungen lenken können, wie sie in diesem Buch aufgezeigt wurden, in denen wir Wege zur Entwicklung, zum Lernen und zur Selbstheilung entdecken können.

16.3 Feldenkrais' kybernetisches Schleifenmodell von Bewegung, Lernen und Umgebung

Wir können die Nützlichkeit unserer Vorschläge und Anregungen nun mit einem Modell zusammenfassen, das Feldenkrais bei einigen Gelegenheiten präsentiert hat. Es lässt sich am besten in einem einfachen Diagramm darstellen:

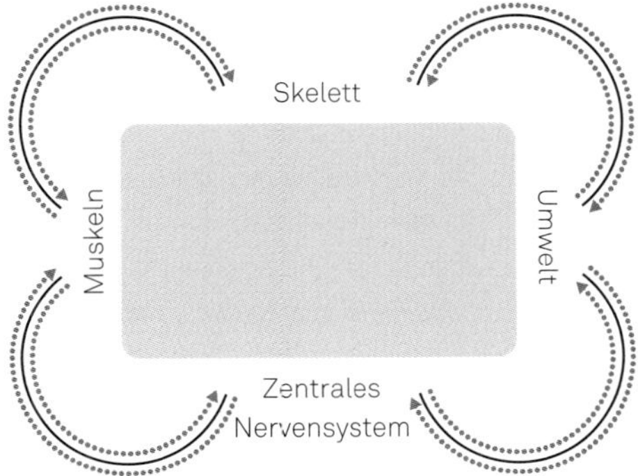

Abbildung 16-2: Feldenkrais' kybernetisches Schleifenmodell

1981 hielt Feldenkrais am CERN in Genf einen Vortrag für seine wissenschaftlichen Kollegen und stellte darin eine Reihe von provokativen Fragen. Diese Fragen rücken die essenzielle Rolle ins Blickfeld, die Beziehungen zur Welt, in der wir leben, für Leben allgemein und das Leben des einzelnen sind. In mancher Hinsicht sind sie selbstverständlich. Und doch bleiben viele Rätsel. Hier ist eine Auswahl der Fragen aus Feldenkrais' Vortrag, denen ich einige weiterführende Fragen hinzugefügt habe, die sich daraus ergeben:

- Angenommen, es gäbe kein Licht. Könnten Sie sich vorstellen, dass es überhaupt Tiere mit Augen gäbe?
- Wenn es keine Schwerkraft gäbe, weshalb würde Gott oder irgendjemand anderes dann ein Skelett erschaffen oder entwickeln? Wer würde ein Skelett brauchen, wenn es keine Schwerkraft gäbe?
- Ohne Schwerkraft, wie könnten wir lernen zu gehen?
- Ohne Schwerkraft, wer würde ein vestibuläres System brauchen, um damit Orientierung und Bewegung wahrnehmen zu können?
- Wie kommt es, dass wir Objekte nicht wie eine Kamera sehen, sondern so wie wir sie in Größe und Form als invariantes Objekt kennen? Wo haben wir so zu sehen gelernt?
- Könnte man Schlittschuhlaufen ehe man Laufen gelernt hat, oder Japanisch lernen, wenn man in Genf geboren wäre und in seiner Kindheit niemals mit einem japanischen Menschen gelebt hätte? Anders gesagt, wie könnte man eine Sprache lernen ohne eine Umwelt mit sprechenden Menschen?
- Wie könnte man lernen, ohne Fehler zu machen?
- Wie könnte man irgendetwas ohne eine Umwelt lernen?
- Wie erlernt man Zeit?

Das wichtigste Lernen im Leben hat mit der Entwicklung zu tun und damit, zu einer eigenständigen Person zu reifen. Ein solches Lernen erfordert eine Abfolge von Schritten. Dabei lernt man die Dinge, die man tun kann, auf viele verschiedene Arten. Dieses Lernen steht im Kontrast zum akademischen Lernen, das nicht für das Leben notwendig ist. Wir lernen durch unsere Sinne. Entwicklungslernen verbindet sich mit Geschicklichkeit und Fertigkeit. Wenn wir uns fragen, wie ein Geiger lernt, ein solches Instrument zu spielen, wird klar, dass man dabei das Gehirn mit dem verbindet, was man beim Üben tut. Das bedeutet, dass man handeln muss und die Auswirkungen dieses Handelns an sich selbst rückkoppeln muss. Dafür benötigt man mindestens ein Skelett, Muskeln, das Nervensystem und die Umgebung, in der man einschließlich seines Instruments handelt. Abbildung 16-2 zeigt einen Überblick der Verbindungen. Beachten Sie, dass das Skelett die Handlung ausführt, die in der Verbindung der Muskeln geformt wurde. Die Handlung findet in der

Umgebung statt und wirkt zugleich auf diese ein, die ihrerseits den Muskeln die Empfindung von Schwerkraft und Unterstützung zurückmeldet. Dieses wird wiederum an das Nervensystem zurückgekoppelt. Das Nervensystem nimmt auch wahr, was in der Umwelt enthalten ist, und steuert die Muskulatur. Auf diese Weise verbindet sich jede Seite im Diagramm in beiden möglichen Richtungen mit ihren benachbarten Seiten und das ganze System durchläuft eine Schleife von Prozessen. Mit so einem System wird Lernen möglich, vorausgesetzt, die einzelnen Elemente sind plastisch genug, dass sie sich in Reaktion auf die Rückkopplungsschleife anpassen, also ändern können. Wir haben hier eine Großansicht von Kopplungen.

17 Die Schnittmenge von Wissenschaft und Erfahrung

Nach meinem Ermessen ist die interessanteste Herausforderung für die Wissenschaft zu verstehen, wie das Gehirn es schafft, sich selbst zu organisieren. ***György Buzsáki***

Kürzlich gab ich einer jungen Frau eine Feldenkrais-Lektion, die von Geburt an einer Neuropathie leidet, wodurch sie keinerlei Gefühl in ihren Unterschenkeln und Füßen hat. Die Themen der Stunde waren Stehen, Gehen und Gleichgewicht finden. Die junge Frau nahm auch an einer Feldenkrais-Ausbildung teil, und während sie zu deren Beginn kaum gehen konnte, gelang ihr diese Funktion inzwischen recht gut, obwohl es ihr nach wie vor schwerfiel, ihr Gleichgewicht zu halten. In meiner Stunde rollte ich ihre Fußsohlen über eine Styropor-Rolle und später platzierte ich jeden ihre Füße längs auf die Rolle und forderte sie auf, ihr Becken auf jeder Seite zu heben. Sie lag dabei auf dem Rücken. Nachdem ich mit einer Seite gearbeitet hatte, bat ich sie, sich im Stehen zu erleben. Ihre erste Reaktion war, dass sie für sie völlig neue Empfindungen in ihrem Fuß hatte und sie eine Stabilität auf dieser Seite erlebte, die ziemlich neuartig war. Sie drückte ihre Empfindung als ein „Spüren der Knochen ihres Fußes" aus. Ich begann die Lektion, indem ich mithilfe der Rolle eine anders geartete Umwelt schuf. Das Rollen des Fußes über die Rolle (eine Handlung mit der Umwelt) und die weiteren Schritte, die ich ausführte, veränderten die sensorische Erfahrung. Die Muskulatur antwortete mit einer andersartigen Reaktion, die wiederum darauf basierte, wie das Nervensystem auf die ungewohnte Umwelt reagierte. Gemeinsam griffen wir in die Rückkopplungsschleife ein und veränderten die Beziehung zur Umwelt. Am Ende der Stunde ging sie mit einer Sicherheit, die sie nie zuvor erlebt hatte. Diese Erfahrung rührte sie zu Tränen und brachte ihr enorme Erleichterung nach ihrem lebenslangen Kampf.

Anschließend diskutierten wir die Lektion in der Ausbildungsgruppe. Eine Person mit medizinischer Ausbildung fragte, wie es möglich sei, dass diese junge Frau trotz ihrer Neuropathie irgendetwas in ihrem Fuß spüren konnte. Aus dem Blickwinkel dieser Person war die ganze Sache suspekt und vielleicht bildete sich die Frau die Empfindungen auch nur ein. Ihre medizinische Ausbildung und ihr darauf basierendes Verständnis sagten ihr, dass solche Empfindungen mit der Diagnose Neuropathie unmöglich waren. Ich hatte den Kopf der jungen Frau vor der Lektion im Sitzen berührt und ihn in der Schwerkraft bewegt und dabei ein sehr wackeliges Gleichgewicht beobachtet. Nach der Lektion waren ihre Reaktionen auf meine Bewegungen in der Schwerkraft fließend und geschmeidig. Für mich war diese Beobachtung ein Beweis, dass in ihrem System eine sehr tiefgreifender Veränderung stattgefunden hat. Ich musste annehmen, dass das, was sie sagte, auch wirklich ihrem augenblicklichen Empfinden entsprach.

Für die junge Frau war die Lektion ein Triumph, denn ihre Ärzte hatte ihr oft gesagt, dass sie ihren Zustand niemals würde verbessern können. Soweit sie die Experten verstand, bedeutete die Diagnose Neuropathie, dass ihr Tastsinn für den Rest ihres Lebens geschädigt war. Darüber hinaus hatte die Diagnose keine Bedeutung, denn niemand konnte ihr mehr sagen oder nützliche Vorschläge machen.

Die Frage ist, wo ist das Problem? Müssen wir unser Verständnis erweitern, was valide ist? Sind die Standards der klassischen wissenschaftlichen Untersuchung und ihres damit einhergehenden epistemologischen Modells der Aufgabe gewachsen, sich mit dem hohen Maß an Komplexität zu befassen, das lebende Organismen zeigen? Wie können wir auf Erfahrung beruhende Befunde in einer Weise einbringen, dass sie als valide angesehen werden können? Alle diese Fragen sind für die in diesem Buch untersuchten Themen relevant. Im Prinzip sollten die Befunde der Wissenschaft in Beziehung zu den Befunden aus erfahrungsbasierten Prozessen sein, auch wenn Erfahrung ein anderes Feld der Untersuchung umfasst.

Wir befassen uns hier natürlich mit unterschiedlichen Ebenen. Was sich auf Nervenimpulse und Neuropathien bezieht, kann nur mit Messungen untersucht werden, die in Relation zur Funktion von Nervenzellen stehen. Wir können weder diese noch höhere Ebenen des Funktionierens unseres Nervensystems erleben. Doch dieses Funktionieren hat Konsequenzen für das, was wir erleben. Die Erfahrung selbst geschieht auf einer viel höheren Ebene der Integration. Bei der jungen Frau geschah etwas als Reaktion auf die dabei hervorgerufene sensorische Erfahrung. Ich bewegte ihren Fuß über die Rolle und welche sensorischen Signale sie dabei immer gefühlt hat, sie müssen eine erweiterte sensorische Bewusstheit und eine Wahrnehmung bewirkt haben, die sie als das Fühlen ihrer Knochen im Fuß beschrieben hat. Sie auf die Rolle zu stellen und sie aufzufordern, ihr Becken zu heben, bewirkte weitere Integration. Es war das *Wie* der Intervention, das diesen Prozess für sie lebensfähig machte. Die integrierten Empfindungen und neuen Gefühle wurden zu einer Einfachheit, die ihr dann erlaubte, mit einem Gefühl der Stabilität zu stehen. Dem zugrunde lag eine Reihe von dynamischen Interaktionen auf niedrigeren Ebenen, die in erheblichem Maße Komplexität und Prozesse umfassten, die wir noch nicht ganz verstehen, doch als Selbstorganisation bezeichnen.

Wenn in lebenden Systemen dynamische Interaktion auf und zwischen jeder Ebene stattfindet, dann gibt es keine Ebene, deren Funktionieren mit einfachen, schlichten Modellen beschrieben werden kann. Einfachheit wird möglich durch Integrationsprozesse und die daraus entstehenden Gebilde können wahrgenommen und anschließend benannt werden. Auf der einen Seite können wir lernen uns zu bewegen, indem wir Synergien erzeugen, mit denen wir unsere Absichten verwirklichen können. Zu lernen, das Gleichgewicht zu halten, ist so etwas, wie es die junge Frau tat. Synergien sind so. Die integrierten Fähigkeiten werden zu dem, womit wir im Leben umgehen. Ich greife nach der Banane und esse sie oder ich hebe den Stock auf, um ihn für den Hund zu werfen, der ihm nachrennt, ihn schnappt und ihn mir wiederbringt. Da solche Funktionen integriert sind und augenblicklich abgerufen werden, akzeptieren wir sie als etwas Unwichtiges und verbannen sie in das, was wir das Unterbewusste nennen. Andererseits, sobald wir Sprache und Bezeichnungen haben, können wir Erklärungen schaffen und uns Mechanismen vorstellen. In dieser Art von Aktivität verwenden wir oft Annäherungen und Verkürzungen, um Konzepte über uns selbst und wo wir leben zu entwickeln. Wir machen linear, was notwendigerweise nicht-linear ist. So werden die Illusionen, die wir erschaffen, zur vorherrschenden, akzeptierten Meinung. Ein Teil unserer Schwierigkeiten rührt daher, dass die Integrationsprozesse nicht direkt kontrolliert werden. Sie sind für sich genommen nicht sichtbar und es ist schwierig, sie mit den aktuellen experimentellen Methoden zu untersuchen. Daher sind die zugrundeliegenden Annahmen, konzeptuellen Strukturen und unsere kognitiven Systeme schlussendlich keine verlässlichen Führer zu dem, was wir tun. Doch ungeachtet dessen herrscht dieses Denken vor, häufig zum Schaden unserer potenziellen Menschlichkeit und unseren Fähigkeiten zur Bewusstheit und natürlichen Intelligenz. Wir denken, wir wissen, und wissen doch nicht, und wissen nicht, wie wir wissen. Wir verkünden die Effektivität von logischen Operationen und verlassen uns implizit auf das Ursache-Wirkung-Denken. Komplexität muss dann auf uns wie Magie wirken. Die strukturellen und formalen Paradoxa, die charakteristisch für lebende Systeme auf allen Ebenen sind, von der physikalischen Beschaffenheit der Zelle bis hin zu abstrakten logischen Gedanken, werden nicht wahrgenommen und nicht gewürdigt. Wissenschaftliches Experimentieren erfordert üblicherweise das Einengen und Reduzieren der Fragestellungen auf die geringstmögliche Anzahl von Variablen und ist gekennzeichnet von dem Bemühen, eine einzelne Variable zu kontrollieren. Die Absicht dahinter ist, eine handhabbare Anzahl von Relationen zu isolieren. Doch trotz der genialen Fähigkeit vieler Wissenschaftler, die sich raffinierte Verfahren ausdenken, mit denen sie ganz spezifische Theorien und Hypothesen überprüfen möchten, können Experimente schwierige Fragen schlussendlich nicht entscheiden. Häufig lässt der eingeengte Blickwinkel viele unsichtbare Aspekte der Fragestellung außer Acht. Daher müssen viele Theorien und Annahmen im Laufe der Zeit aufgegeben werden, weil entweder neue Daten zur Verfügung stehen oder neue Perspektiven entwickelt wurden. Die Frage ist, brauchen wir eine andere Struktur für die Art und Weise, wie wir über unsere Welt und uns selbst nachdenken? Hier stellt uns die Verwendung der kybernetischen Schleife ein anderes Modell zur Verfügung, mit dem wir das Problem durchdenken können.

Es gibt einen relativ neuen Paradigmenwechsel in den Kognitionswissenschaften, der beachtenswert ist. Forscher, die sich mit Künstlicher Intelligenz und Robotik befassen, haben entdeckt, dass rein kognitive Untersuchungsmethoden nicht zu mehr Erfolg in diesen Gebieten führten. Um lebende Systeme mit ihrer Flexibilität, Anpassungsfähigkeit und Lernfähigkeit zu imitieren, haben Forscher angefangen, wieder wirkliche lebende, sich bewegende Wesen zu beobachten. Hieraus entsteht die Frage von Embodiment.[51] Während ein großer Teil der Simulationsforschung daran arbeitet, einen Lernprozess mit Mitteln des Computers zu modellieren, indem man die Ideen von Konnektivismus und neuronalen Netzwerken verwendet, gibt es auch einen Trend hin zu Koordinationsdynamik. Dazu gehört die Berücksichtigung von Kontext und Umwelt sowie der Notwendigkeit interner und externer Koppelungen. Doch es ist immer noch der holperige Versuch, das technisch nachzubauen, was lebende Systeme so elegant einfach können. Die Bescheidenheit eines Francisco Varela ist hier erfrischend.

17.1 Der Blick vom Monte Grande

Sie (Wissenschaft) ist eine Sache, die wir als Menschen tun. Sie ist eine Form von Wissen …

Wie geschieht dieser magische Prozess eigentlich genau? Wie können Spinnen mit acht Beinen laufen und werden nicht zertrampelt? Wie schaffen wir es, Hände zu schütteln und uns nicht zu verfehlen? Für mich ist das pure Magie.

Wenn ich rot sehe, gibt es irgendetwas da draußen, das durch meine Augen kommt? Es gibt keine Beziehung zwischen Licht und Farbe. Ich ziehe vor, es nicht als Paradox zu bezeichnen. Es ist ein Tanz und bei diesem

---

51 Siehe eine Reihe von Essays in Mareschal et al., (2007), *Neuro-constructivism*, Vol. 2, über neuro-robotische Simulationen, sowie Torrance et al., (2007), „Machine Consciousness: Embodiment and Imagination“.

Aufeinandertreffen zwischen dem, in das wir da hineingeworfen werden, und dem, wie wir innerlich zusammenhängen, entsteht die Welt. Da gibt es eine Welle, die eine Aktivität des Auges ist, und eine andere Welle, die ein interner Teil des Gehirns ist, und dann gibt es diese Kollision. Und daraus entsteht die sehr stabile Realität, die wir Farbe nennen.

Das Gehirn ist ein System, das so konstruiert ist, dass es eine stabile Realität erzeugt. Es ist kein Apparat zur Aufnahme von Information ... Wir können nicht gezwungen werden, ständig zu überprüfen, was wirklich wahr ist.

Diese Welt ist unser Raum und unser gemeinsamer Tanz und was immer wir tun, ändert, wie die Welt ist ... Biene und Blume gehören so eng zusammen, dass, wenn man eine von beiden wegnimmt, auch die andere verschwindet.

Man kann nicht verstehen, wie alles zusammenpasst, wenn man sich alle Teile als voneinander unabhängig vorstellt. ***Zitate von Francisco Varela im Film „MONTE GRANDE" (Franz Reichle, 2005)***

17.2 Wozu ist ein Gehirn eigentlich da?

Varelas Beschreibung des Gehirns im obigen Zitat sollte uns zum Innehalten veranlassen. Im *Oxford Companion to the Mind*, 1987 herausgegeben von Richard Gregory, kommentieren die beiden Biologen R.M. Gaze und J.S. H. Taylor (1987, S. 295) die Funktion des Gehirns und Nervensystems wie folgt: „Wenn wir uns mit neuraler Funktion befassen, sehen wir uns vor weit größere Herausforderungen gestellt, als wenn wir die neuralen Strukturen studieren. Das rührt daher, dass wir, abgesehen von seinen alleroffensichtlichsten Funktionen, nicht genau wissen, was die Funktion des Nervensystems eigentlich genau ist." Sie führen weiter aus, dass die Beschreibung der neuralen Funktion „als ‚Informationsverarbeitung' unser Unwissen lediglich hinter einem Begriff versteckt, der zwar gegenwärtig sehr populär ist, ohne jedoch irgendetwas zu erklären." Und Alain Berthoz (2000, S. 4) sagt es ganz deutlich: „Das Gehirn ist vor allem anderen eine biologische Maschine, die dazu dient sich vorausschauend schnell zu bewegen." J.J. Gibson (1973, S. 271) schreibt über die Funktion des Nervensystems in der Wahrnehmung: „Das explorative Wahrnehmungssystem produziert üblicherweise Transformationen, durch die Invarianten isoliert werden können. Und das Handeln des Nervensystem muss man sich als eine Resonanz zur Information des Stimulus vorstellen, nicht als etwas, das Bilder speichert oder Nervenzellen miteinander verbindet."[52] Das sind weder gängige Mainstream-Ansichten, noch stimmen sie überein. Nichtsdestotrotz stützen sie die Notwendigkeit für eine dynamische Sichtweise des Nervensystems in Lebewesen.

Varelas Sichtweise jedoch, die Gehirn und Stabilität miteinander verbindet, rüttelt auf. Lebewesen benötigen für ihr Überleben vor allem Kohärenz und Stabilität. Alle Funktionen haben die Tendenz auszufallen, wenn Stabilität nicht erreicht werden kann. Moshé Feldenkrais forderte seine Schüler mit der Frage heraus, was die wichtigste Funktion des Gehirns und des Nervensystems sei. Seine Schüler nannten die verbreiteten Ansichten, darunter „den Körper bewegen", „denken", „vorstellen", „Emotionen erzeugen", und einige mehr. Feldenkrais lehnte alle Antworten als unzutreffend ab. „Die primäre Funktion des Nervensystems ist es, Ordnung ins Chaos zu bringen." Er fügte jedoch auch hinzu: „Es gibt das Nervensystem, damit wir nicht wissen müssen, dass wir eines haben."

52 dt. in: *Die Sinne und der Prozess der Wahrnehmung* / James J. Gibson. Übers. von Ivo u. Erika Kohler u. Marina Groner. Hrsg. von Ivo Kohler. Mit e. Geleitw. von James J. Gibson

Wenn dynamische Interaktion auf jeder Ebene stattfindet, ist es eine Illusion zu denken, wir könnten uns selbst und lebende Prozesse ganz generell je verstehen ohne Koordination, Koppelung, Kohärenz und andere Eigenschaften, die sich aus dynamischen Eigenschaften eines ineinander verzahnten Systems ergeben. Die Wissenschaft von Koordinations- und Systemdynamik ist erst seit den 1970ern möglich und Wissenschaftler, die sich diese Sichtweise zu eigen gemacht haben, haben gerade einmal die Oberfläche angekratzt. Wir müssen noch viel lernen und erforschen.

Francisco Varela und Humberto Maturana begannen 1970 gemeinsam und mit beratender Unterstützung durch Heinz von Foerster eine dynamische Sichtweise des Prozesses eines lebenden Systems zu entwickeln. Als Varela versuchte, ihre radikal neue Sichtweise, die sie *Autopoiesis* genannt hatten, ihren Wissenschaftskollegen in den USA vorzustellen, nahmen diese es „kalt und distanziert" auf (Varela, 1996b, S. 413). Auch heute ist es noch ein schwieriges Unterfangen, auch wenn Konzepte wie *Enaction, Autonomie, Embodiment, Situatedness, Operational Closure* in wissenschaftlichen Papieren häufig genug genannt werden, dass man auf eine wachsende Akzeptanz dieser neuen Sichtweise schließen könnte. Jenseits davon können wir die Beweise berücksichtigen, die wir durch Exploration unserer selbst gewinnen. Die dadurch gewonnen Einsichten können wir dazu verwenden, Veränderungen im praktischen Bereich vorzunehmen. Hier können wir das große Feld der Erfahrung untersuchen, indem wir unsere Bewusstheit öffnen und feststellen, wie sich die so gewonnenen Entdeckungen in Beziehung zu dem Wissen aus etablierten Methoden bringen lassen. Wissenschaftliche Herangehensweisen müssen nicht aufgegebenen werden. Das gewonnene Wissen kann erweitert werden. Als Selbstbeobachter können wir eine weitere Dimension hinzufügen. Doch dazu müssen wir geübte und genaue Beobachter werden.

17.3 Einige Konflikte zwischen Wissenschaft und verbreitetem Glauben und die Nützlichkeit von Erfahrung

Theorien können einander widersprechen, Ergebnisse nicht. ***Eugene T. Gendlin***

Wie sehen wir uns selbst als sich bewegende Menschen? In Wahrheit herrscht darüber viel Verwirrung. Unsere kulturell weitergegebene Ansicht sagt uns, dass unsere Bewegungen, unsere Handlungen und unser Verhalten unserer bewussten Kontrolle unterstehen. Weiterhin haben wir die Vorstellung, dass Verbesserungen das Training unserer Willenskraft erfordern und die Unfähigkeit dazu ein Zeichen von Schwäche sei. Unsere Rechtsordnung gründet auf der Idee der persönlichen Verantwortung. Ein Teil dieser verbreiteten Ansicht wurde im 20. Jahrhundert in Frage gestellt, als der Einfluss der westlich-religiösen Sichtweise schwand und die Ideen von Freud und Persönlichkeitsformung an Einfluss gewannen. Psychologen und Neurowissenschaftler haben diesen Blickwinkel noch weiter eingeengt, indem sie die Idee des freien Willens in Bezug zur bewussten Steuerung von Bewegung untersuchten. Benjamin Libet befasste sich mit dieser Frage in einer Reihe von wichtigen Experimenten.[53] Was er innerhalb des Felds herausfand, auf das er seine Untersuchungen konzentrierte, lieferte eine ganz klare Antwort: Weder der Geist noch das Bewusstsein können für sich Bewegung und Handlung erzeugen. Libet untermauerte diese Behauptung mit Experimenten, die den zeitlichen Ablauf einer Handlung in Relation zum zeitlichen Ablauf des bewussten Auftauchens der Absicht zur Ausführung ebendieser Handlung untersuchten. Dabei wollte er herausfinden, wie diese Faktoren sich zum neu-

53 Ausführliche Diskussionen dazu finden sich in *Mind Time: wie das Gehirn Bewusstsein produziert*, Libet (2007) und *Motor Cognition*, Jeannerod (2006).

rologischen Beginn der Bewegungsvorbereitung verhielten. In diesen Experimenten wurden die Versuchspersonen aufgefordert, eine Hand zu einem zufällig gewählten Zeitpunkt zu bewegen. Die Versuchsperson bestimmte den Zeitpunkt, an dem ihr diese Absicht bewusst wurde, mithilfe einer Zeitanzeige auf einem Bildschirm. Aufzeichnungen der EMG-Ströme aus der Armmuskulatur dienten dazu, den Zeitpunkt zu bestimmen, ab dem ein Bereitschaftspotenzial zur Vorbereitung der Handlung bestand. Dieses Bereitschaftspotenzial wurde noch durch EEG-Aufzeichnungen vom Schädel der Versuchsperson gestützt. Libet fand heraus, dass sich das Bereitschaftspotenzial etwa 350 Millisekunden vor dem Bewusstwerden der Absicht aufbaute.

Libet und viele andere haben das als Paradox gedeutet, bei dem das Gehirn der bewussten Handlungsabsicht zuvorkommt, während unser subjektives Gefühl ist, dass wir die Handlung durch unsere Gedanken initiiert haben. Jeannerod (2006, S. 64) schlussfolgert daraus: „... wir erkennen, dass bewusste freie Wahl und bewusster Wille Konsequenz, nicht Ursache der Gehirnaktivität sind, die selbst Ursache ist, dass eine Handlung geschieht oder eine Wahl getroffen wird.“

Diese Schlussfolgerung hat drei fachliche Probleme. Das erste ist, dass im Experiment die Absicht zur Handlung bereits bestand, da die Versuchspersonen aufgefordert worden waren, die Hand zu einem zufällig gewählten Zeitpunkt zu heben. Das zweite ist, dass jede Handlung in einem Kontext und innerhalb der bereits beschriebenen kybernetischen Rückkopplungsschleife geschieht. Daher erfordert das Bewegen der Hand, dass bereits ein Feedback aus der Umwelt und ein Gefühl des Skeletts in Bezug zur Bewegungsabsicht vorhanden waren. Libets Experimente scheinen anzunehmen, dass eine sogenannte spontane Handlung kontextfrei ist und schlicht ein Vorwärtskoppelungsprozess ist, bei dem muskuläre Aktivität erzeugt wird. Die Annahme, die der Idee einer willkürlichen Handlung zugrunde liegt, scheint zu sein, dass diese ohne jeden Kontext einfach durch einen Gedanken ausgelöst werden könnte. Wir scheinen auf beiden Seiten der Frage misszuverstehen, was willkürliche Handlung tatsächlich bedeutet. Das dritte Problem ist die Frage der Zeit innerhalb des Rahmens eines bewussten Augenblicks. Wie Libet und andere auf neurologischer Ebene herausgefunden haben, ist ein bewusster Moment der Erfahrung keineswegs ein Punkt. Es braucht 300 bis 500 Millisekunden Aktivität im Nervensystem, ehe eine bewusste Erfahrung überhaupt entsteht. Allerdings gibt es innerhalb dieser 300 bis 500 Millisekunden anscheinend keinerlei Erfahrung von Zeit. Viele Neurowissenschaftler schlagen vor, dass das Gehirn den Beginn der Absicht zurückdatiert, damit er mit dem Beginn des Bereitschaftspotenzials übereinstimmt. Doch in der phänomenologischen Erfahrung ist der gesamte Augenblick ein einheitliches Ganzes. Wir haben hier zwei verschiedene Bezugssysteme für Zeit. Aus Sicht der gemessenen Zeit würde es keinen Sinn machen, wenn das gedankliche Ereignis vor dem neuralen Ereignis stattfindet, da dieses vorhanden sein muss, damit das gedankliche Ereignis überhaupt erfahren werden kann. Auf der anderen Seite müssen die beiden Ereignisse im phänomenologischen Raum gemeinsam auftreten, da das Nervensystem sonst einzelne Bewusstseinspunkte haben müsste. Es gibt inzwischen Forschungen, die zeigen, dass Bewusstwerden ein kohärenter Akt ist, trotz der zeitlichen Abfolge der Ereignisse, die bei der Übertragung der Impulse im Nervensystem stattfinden. Das ergibt einen Sinn. Wenn keine Kohärenz erzeugt wird, gibt es für die handelnde Person keine Stabilität. Dafür zwei Beispiele:

- Die Geschwindigkeit, mit der sich Nervenimpulse bewegen, ist relativ langsam. Daher benötigen Signale vom Fuß wesentlich länger, um das höhere Nervensystem zu erreichen, als solche vom Auge. Wenn Sie jedoch Ihre Zehen rhythmisch bewegen und ihnen dabei zusehen, stimmt Ihr visueller Eindruck mit dem Gefühl in Ihren Zehen überein. Und Sie können sogar noch lernen, Ihre Finger im gleichen Takt zu bewegen (Berthoz, 2000, S. 90).

– Der zweite Punkt ist, dass verschiedene Sinneskanäle unterschiedlich schnell in das Bewusstsein vordringen. Libets Beobachtungen des Timings bis ein Ereignis bewusst wird, ergaben mehr als 400 bis 500 Millisekunden. Natalie Angier (2009) zitiert in ihrem Bericht über aktuelle Forschungen zum Hören und Sehen Barbara Shinn-Cunningham, die an der Boston University forscht: „Die zeitliche Auflösung unseres Sehens ist um eine Größenordnung langsamer als die mit der unser auditorisches System umgehen kann." Eine Reihe von 20 Klicks pro Sekunde hören wir als getrennte Geräusche. Dagegen sehen wir 20 Bilder pro Sekunde als einen fortlaufenden Film, in dem wir keine einzelnen Bilder mehr ausmachen können.

Im Fall der Kohärenz von Intentionalität und Autonomie, was wäre die Folge, wenn Libets Messungen dem entsprächen, was in Bezug auf die Verbindung von Absicht und Handlung erfahren wird? Mit Sicherheit würde die Person Verwirrung empfinden. Würde unser Empfinden von Autonomie sich auflösen? Wie schon Fairbanks (siehe Smith und Smith, 1966, S. 367–372) vor vielen Jahren gezeigt hat, führt eine Verzögerung des Feedbacks bereits in einem kleinen Zeitmaßstab zu Störungen der Funktion. (In diesem Fall handelte es sich um elektronisch verzögerte Sprache). Bei 100 Millisekunden wird Sprache deutlich gestört, die maximale Störung tritt bei 200 Millisekunden auf. Das ist eine Störung der Kohärenz, die geringer ist als Libets gemessene Separation. Es hat den Anschein, dass die Interpretation und die ganze Frage von zeitlichen Abläufen in der bewussten Erfahrung noch einmal neu durchdacht werden müssen. Die Frage der Kohärenz innerhalb des Rahmens von Bewusstsein als auch innerhalb des Rahmens von Handlung ist ganz klar ein noch unerforschtes Themenfeld. Hier könnte ein Dialog zwischen erfahrungsbasierten und objektiven Befunden fruchtbar sein. Wir werden vermutlich sehr lange brauchen, bis wir diese Fragen werden klären können.

An dieser Stelle möchte ich anknüpfen an die Unterscheidungen zwischen dem, was bewusst, was unbewusst ist und was wir absichtlich in unsere Bewusstheit bringen können. Jeannerod (2006), der ein Leben lang das Thema Bewegung studiert hat, zeigt sich beeindruckt davon, wie viele Dinge wir im Leben ganz automatisch, ohne Bewusstheit tun. Seine Annahme ist, dass die meisten unserer Handlungen unbewusst sind und auf motorischen Befehlen beruhen, die obwohl komplexer Natur, dennoch nur durch unser nicht-bewusstes motorisches Bild programmiert werden. Wie bei vielen Wissenschaftlern basieren seine Ansichten darüber auf den empirischen Arbeiten im Labor, die er durchgeführt und über die er in wissenschaftlichen Journalen berichtet hat. Und er hat teilweise recht darin, dass bei durchschnittlichen Menschen die meisten der normalen Lebensprozesse ohne Beachtung oder Aufmerksamkeit verlaufen.

Lassen Sie uns das genauer ansehen. Durch Erfahrung wissen wir, dass bewusst fokussierte Aufmerksamkeit die Handlung stört. So berichten zum Beispiel gute Skifahrer, dass sie während Spitzenleistungen das Gefühl haben, sie würden nicht selbst aktiv sein, sondern als ob sie „Ski gefahren" würden. Um zu diesem Niveau zu kommen, muss man ein großes Maß an Fertigkeit erlernen. Wie wird das erreicht? Sicherlich wäre es falsch, dieses Lernen auf Imitation zurückzuführen. Ein Mensch, der eine solche Fertigkeit entwickelt, muss tatsächlich Skifahren und darauf achten, welche Korrekturen für die Verbesserung erforderlich sind. Dabei muss die Handlung bewusst und mit Bewusstheit ausgeführt werden. Dazu könnte man sich selbst fragen, was tue ich genau? Wo ist mein Gewicht zentriert? Wie drehe ich mich, halte mein Gleichgewicht usw. Unterricht kann dabei von Nutzen sein. Aber wie Nikolai Bernstein (1996, S. 180 f.) schon vor vielen Jahren festgestellt hat, ist Übung nicht einfach nur Wiederholung. Es ist eine Frage von Feedback, wobei man sich selbst in der Handlung beobachtet und jedes Mal korrigiert. Im Verlaufe dieses Prozesses entwickelt sich eine sensorische Bewusstheit, die schnell und sehr präzise wird. In der Tat schneller als das, was normale bewusste Aufmerksamkeit kann. Man muss auf jede Variation des Bodens und der Umwelt reagieren, ohne dabei auf langsame kortikale Denkprozesse zurückzugreifen. Aber ist das das Gleiche wie unbewusst sein? Doch nur, wenn man bewusst sein mit fokussierter Aufmerksamkeit und verbalem Denken gleichsetzt. Oder wie Glenn Gould sich darüber äußerte, wie schnell seine Finger über die Tastatur des Klaviers fliegen konnten: „Stellen Sie sich vor, der Tausendfüßler müsste bei jedem Schritt über jedes seiner Beine nachdenken." Und doch musste Gould ganz genau wissen, was er tat, um die beabsichtigte Wirkung für sein Publikum erzeugen zu können.[54]

Willkürliche Handlung und Bewegung müssen demnach gelernt werden und anschließend muss das, was willkürlich ist, mit Prozessen integriert werden, zu denen sehr schnelle Rück- und Vorwärtskoppelungsschleifen auf einer unterbewussten Ebene der Bewusstheit gehören. Die reflektorischen Aktivitäten des Nervensystem sind bei Bewegung immer aktiv und müssen mit der Intention der Handlung integriert werden. Zwar sind die reflektorischen Aktivitäten sehr genau untersucht worden, doch zugleich wurden sie von der Wissenschaft auch als ein getrenntes Thema eingeordnet und als ein reiner Mechanismus klassifiziert. Sie sind jedoch ein essenzieller Teil der Dynamik. Wir leben und handeln in der Schwerkraft und müssen dieses essenzielle Element bei allem, was wir tun, einschließen. Die reflektorischen Aktivitäten müssen auch schneller als Gedanken sein, das Überleben hängt davon ab. In diesem Sinne benötigen alle Aktivitäten reflektorische Anpassungen, die nicht mit Aufmerksamkeit arbeiten können, und alle willkürlichen Handlungen beinhalten einen nicht-bewussten Teil in der Organisation der Handlungen. Was wird dann aufseiten der bewussten Aufmerksamkeit erwartet?

Die Antwort, die wir suchen, lässt sich nicht auf der Ebene der Mechanismen des Nervensystems und des Gehirns finden. Hier findet Koordinationsdynamik ihren Platz. Wenn jede Handlung eine dynamische Organisation umfasst, dann kann die Handlung nicht als fixiertes Muster oder Programm beschrieben werden, sondern als eine Hüllkurve von dynamischen Möglichkeiten, die alle beteiligten Ebenen integrieren, um daraus ein kohärentes Muster der Mobilisierung und Handlung zu schaffen. Was sind die kontrollierenden Faktoren? Sie können nicht Befehle im gewöhnlichen Sinne des Wortes sein. Sie können auch nicht spezifisch sein und es kann sich dabei ganz sicherlich nicht um direkte, bewusste Steuerbefehle für Muskeln handeln, noch dazu keine, die für eine sich entwickelnde Struktur codiert worden wären. Kelso und Engstrøm (2006, S. 118) schreiben: „[...] Kontrollparameter beziehen sich auf natürlich vorkommende Umweltvariationen und~oder spezifische Typen von funktionalen Informationen, die ein System durch die Muster bewegt, die es für die Koordinationsmodi gebildet hat und verursacht deren Anpassung und Veränderung."

Damit gelernt werden kann, müssen die Koordinationsparameter unterscheidbar sein, sinnlich wahrnehmbar, bewusster Aufmerksamkeit zugänglich und folglich erfahrbar sein. Ohne sie spezifisch so zu bezeichnen, definierte Moshé Feldenkrais drei Hauptparameter für Bewegung und Handlung:

---

54 Siehe Payzant, 1992, S. 89 und die Geschichte vom Tausendfüßler und der Kröte, Bernstein, 1996, S. 202 – 203.

1. Manipulation: Die Laufbahnen und Bewegungen von Rumpf, Kopf und Gliedern, mit denen eine Handlung oder Bewegung bewirkt werden. (Kinästhetische Bewusstheit und Propriozeption)
2. Orientierung: Das Verhältnis der Teile des Selbst zueinander in Schwerkraft und Raum, das gestattet, eine Handlung im Gleichgewicht und mit Mühelosigkeit fortzuführen. (Propriozeption)
3. Timing: Der reale Zeitablauf einer Handlung, der eine kohärente Handlung erzeugt und die Kontinuität einer Handlung schafft. (Interne Reihenfolge und Timing)

Jeder dieser Parameter ist von entscheidender Bedeutung für effizientes und kohärentes Handeln. Das sind Parameter, die Bewusstsein und Bewusstheit zugänglich sind und meiner Ansicht nach beim Entwicklungslernen von Kindern eine Rolle spielen.

Forschungsergebnisse lassen sich durch unsere Handlungen als Beobachter und als Experimentatoren gewinnen. Dessen ungeachtet verlieren viele Annahmen an Akzeptanz, wenn neue Forschungsergebnisse präsentiert werden. Wir müssen das wissenschaftliche Streben als einen fortlaufenden Prozess sehen, in dem Ansichten und Gedanken sich langsam ändern, wenn der Kontext und die Gesellschaft sich in Verbindung mit neuen Ergebnissen hin zu neuen Metaphern und Handlungsweisen entwickeln. Können wir Selbstbeobachtung mit den Ergebnissen wissenschaftlicher Forschung kombinieren, um Missverständnisse zu entwirren? Zwei Missverständnisse über Bewusstsein und unsere Fähigkeit, uns selbst zu bewegen, bestehen weiterhin. Das erste ist die Idee, dass wir direkte bewusste Kontrolle und Steuerung über unsere Handlungen haben, im Widerspruch zur Diskussion über den Tausendfüßler weiter oben. Das andere ist, dass wir die meiste Zeit ohne Bewusstsein handeln. Lassen Sie uns diese beiden sich widersprechenden Vermutungen als Kandidaten für unsere Untersuchungen nehmen. Die erste Behauptung stammt aus früheren Zeiten und ist tief eingebettet in unserer westlichen Kultur und Gesellschaft. Er existiert in unseren Gesetzen und Religionen wo wir Menschen als verantwortlich für ihre Taten ansehen. Die zweite Behauptung entstand, als Neurowissenschaftler versuchten, die Validität der ersten zu überprüfen. Der kritischste Punkt ist das Timing von Ereignissen innerhalb des Nervensystems in Beziehung zur Absicht, zur bewussten Erfahrung. In den inzwischen berühmten Experimenten von Libet (2007), auf die wir bereits weiter oben eingegangen sind, konnte festgestellt werden, dass die Entstehung der Absicht zu handeln der bewussten Erfahrung davon bis zu 500 Millisekunden vorauseilte. Dies ist der Zeitraum, den ein Stimulus benötigt, um in den Bereich des Bewusstseins zu gelangen, und der mit der Uhr gemessene Zeitpunkt des Ereignisses unterscheidet sich vom Timing der phänomenologischen Bewusstheit, die scheinbar rückdatiert wird, damit Bewusstheit und Handlungsabsicht im persönlichen Erleben gleichzeitig geschehen. In den entscheidendsten Experimenten wurde die Versuchsperson aufgefordert, einen Finger zu einem beliebigen Moment zu bewegen. Auf diese Weise erlebte sie es als willkürliche Bewegung und teilte den Augenblick mit, wenn die Absicht dazu ihrem Erleben nach entstand. Die tatsächliche Gehirnaktivität, die auf die Entstehung einer Absicht hindeutete, wurde ebenfalls aufgezeichnet und wie bereits festgestellt, fand das Gehirnereignis bereits vor der Mitteilung statt. Daraus könnte man den Eindruck gewinnen, dass es grundsätzlich keine freie Wahl gibt. Doch diese Analyse ist nur valide, wenn wir uns auf das Mikrotiming beschränken, das Libet erforscht hat. Handlungen werden sowohl vorausgeplant als auch durch vorangegangene Entscheidungen in früheren Bezugsrahmen von gegenwärtigen Momenten initiiert. Es gibt keine Notwendigkeit, die Automatismen bewusst zu steuern. Es besteht eine Notwendigkeit, sie gut organisiert zu haben und die Bewusstheit auf die Umwelt einzustimmen. Man muss im

Bewusstsein verweilen, doch dieses Bewusstsein ist auf die Handlung und die Absicht gerichtet und nicht auf die einzelnen Bewegungsdetails. Wenn Bewegung und Körperbewusstheit entwickelt sind, geben die Parameter einer Handlung die Freiheit zum Ändern der Handlung innerhalb des Kontexts dessen, was man tut. Das Vorhandensein mehrerer Handlungsmuster erzeugt Wahlfreiheit. Nichtsdestoweniger hängen Entscheidungen und Handlung vom Kontext und vorangegangenen Bedingungen und früherem Lernen ab.

Ein Beispiel trägt womöglich zur Klärung bei. Das Aufstehen von einem Stuhl ist eine alltägliche Handlung, die ohne Bewusstheit und ohne die bewusste Absicht zum Aufstehen ausgeführt werden kann. Sie ist reflexartig und weitgehend automatisch. Häufig wird die gewohnte Handlung mit unnötiger Anstrengung ausgeführt, und älteren Menschen fällt das Aufstehen schwerer und sie müssen sich mit den Armen hochdrücken. So lange das Gewohnheitsmuster Teile in der Handlung mit einbezieht, derer man sich nicht bewusst ist, hat ein Mensch keine Wahl und muss weiter die gewohnheitsmäßige Organisation der Handlung gebrauchen. Hier gibt es keine frei Wahl.

F.M. Alexander erforschte diese Handlung auf der Suche nach einer Alternative zu seiner Gewohnheit. Bei seinen Untersuchungen fand er heraus, dass die gleiche Bewegung, die den Kopf nach unten zog und sich störend auf seine Stimme auswirkte, sich auch störend auf die reflektorische Aktivität des Aufstehens auswirkte. Tatsächlich bewirkte die zusätzliche Kontraktion der Nackenmuskeln, die den Kopf nach hinten zog oder ihn nach unten und vorne brachte, eine unelegante und ineffiziente Bewegung, die zusätzliche Anstrengung erforderte. Indem er lernte, parasitäre Bewegungen und Kontraktionen von Nacken und Kopf zu hemmen, konnte eine Ausrichtung seiner Körperteile entstehen, die eine effizientere und angenehmere Bewegung erlaubte. Hier ist der Orientierungsparameter aktiv und bewirkt, dass die Relation von Kopf zu Rumpf und Becken und vom Becken zu den Füßen das Gewicht direkt durch das Skelett vollständig auf den Boden überträgt, was wiederum die reflektorische Kontraktion der vorderen Oberschenkelmuskeln auslöst, die einen zum Stehen bringt. Das fühlt sich völlig mühelos an. Solange die Orientierung klar ist, kann man die Handlung auf viele Arten ausführen. Wenn die Orientierung hingegen nicht klar ist, kontrahieren die gleichen Muskeln, die beim Aufstehen so geschmeidig funktionieren, stärker als nötig und bewirken so eine dramatische Steigerung der notwendigen Anstrengung. Der Nacken kontrahiert reflexartig als Reaktion auf das Ungleichgewicht und die Anstrengung. Im Endergebnis bewirkt die mit Bewusstheit erfüllte Handlung die Fähigkeit, die Handlung frei von unnötigen Automatismen ausführen zu können, und gibt die Freiheit zum Handeln in verschiedenen Richtungen. Der freie Wille wird wiederhergestellt, und bereits mit minimaler Bewusstheit wird die neue Organisation auch ohne die Notwendigkeit zu direkter bewusster Kontrolle verwendet. Die Antwort auf die Frage des freien Willens hängt davon ab, ob man zwanghafte und unbewusste Mobilisierungsmuster auszusortieren weiß.

Die weitergehende Frage des freien Willens kann hier nicht beantwortet werden. Aber Neurowissenschaftler sind zu weit gegangen, wenn sie behaupten, bewiesen zu haben, dass der freie Wille unmöglich ist und dass menschliches Handeln von Kräften gesteuert wird, die Menschen von der Verantwortung für ihr Handeln freisprechen. Das ist bestenfalls die halbe Wahrheit. Wie gerade beschrieben, sind viele menschliche Handlungen zwanghaft, gewohnheitsmäßig, emotionsgesteuert und impulsiv. Doch die Möglichkeit von Wahl macht Freiheit in jedem bewussten Moment möglich. Vor allen Dingen erzeugt ein positiver Affekt die Fähigkeit, in einer konstruktiven und menschlich verbundenen Weise zu wählen. Wir haben eine biologische Fähigkeit, uns mit unseren menschlichen und nicht-menschlichen Mitwesen zu verbinden.

17.4 Das Beispiel der Spiegelneuronen

Giacomo Rizzolatti, Vittorio Gallese und ihren Mitarbeiter an der Universität Parma in Italien gelang die Entdeckung, dass es auf der „objektiven“ Ebene die biologische Fähigkeit für Kontakt und Empathie gibt. Diese facettenreiche Entdeckung von Spiegelneuronen nahm ihren Anfang, als man entdeckte, dass ganz bestimmte Neuronen im prämotorischen Kortex aktiv waren, wenn die Affen, die als Versuchstiere dienten, bestimmte Handlungen ausführten, beispielsweise eine Frucht aßen. Es schien, dass darin die ganze Handlung beteiligt war und nicht nur die Bewegung. Später sorgte ein Zufall dafür, dass ein Affe, der noch mit den Aufzeichnungsgeräten verbunden war, beobachtete wie ein anderer Affe, mit dem ein anderes Experiment durchgeführt wurde, aß, indem er eine Frucht zu seinem Mund brachte. Dabei entdeckte man, dass die gleichen Neuronen, die durch die Handlungssequenz aktiviert wurden, auch bei der Beobachtung der Handlung aktiv waren. Als Folge wurden diese Neuronen als „Spiegelneuronen“ bezeichnet, da der beobachtende Affe die Handlung des beobachteten Affen spiegelte. Ich füge den Begriff mit einiger Besorgnis in Anführungszeichen, da ich denke, dass die Metapher etwas biologisch Wichtiges überdeckt und ein mechanistisches Verständnis erzeugt, dass das Phänomen nicht treffend beschreibt. Ungeachtet dessen ist die Entdeckung nicht nur von Bedeutung, sondern ist darüber hinaus für eine Reihe von biologischen und menschlichen Fragen relevant.

Die erste wichtige Eigenschaft der Spiegelneuronen ist, dass bezogen auf die Handlung das Neuron nur feuert, wenn drei Aspekte der Bewegung zusammenkommen. Diese sind die Absicht oder das Ziel, das Empfinden von Urheberschaft (d.h., die Handlung wird vom Tier oder dem Mensch ausgeführt und auch so erlebt) und als drittes das Muster der Mobilisierung (wie die Handlung ausgeführt wird). Das korreliert mit einer wichtigen Entdeckung in Funktionaler Integration, wo Funktionen durch den Kontakt zwischen Practitioner und Klient simuliert werden und Bewegungen geführt und hervorgerufen werden. Dazu ein Beispiel. Zu Feldenkrais (1975) kam eine jungen Frau, deren Fuß und Bein infolge einer Verletzung bei der Geburt verdreht waren. (Die Lektion wurde auf Video aufgezeichnet.) Feldenkrais simulierte das Stehen, indem er den verdrehten Fuß mit einem flachen Brett berührte. Langsam berührte er zuerst die äußeren Zehen und wartete auf eine Antwortreaktion. Dann machte er damit weiter, bis der Fuß spontan normalen Kontakt zum Brett herstellte. Dabei achtete er auf das Gefühl in seinen Händen, ob die reflektorische Antwort auf den leichten Druck stärker wurde. (Diese Antwortreaktion ist eine reflektorische Reaktion, die bei stärker werdendem Kontakt die Muskeln aktiviert, die beim Stehen beteiligt wären.) Als die Antwort klar war und der Fuß sich zum Brett so verhielt, als ob er stehen würde, begann Feldenkrais den Druck so zu verändern, dass er damit eine Verbindung durch die skeletale Struktur der jungen Frau andeutete, wie sie auftreten würde, wenn sie tatsächlich auf dem Fuß stehen würde. Das Schöne an dem Prozess ist, dass dabei die Anstrengung und der Druck auf einen winzigen Anteil dessen reduziert werden, was beim wirklichen Stehen nötig wären. In dieser Situation kann das Muster sich verändern und das tat es auch. Ihr Kopf und Nacken reagierte, indem sie sich in Relation zu dem Bein hin verschoben, durch das Feldenkrais drückte. Dann forderte er sie auf, bewusst zu antworten, indem sie ihr Bein und Becken so bewegte, dass der Druck stärker wurde, während die neue Organisation beibehalten wurde.

Das Ergebnis daraus war, dass sie, als sie nachher auf dem betroffenen Fuß stand, auf dieser Seite spontan Fuß, Bein und Hüfte streckte und ihren Kopf mehr über die betroffene Seite brachte. Sie konnte nun normaler gehen. Feldenkrais bezeichnete Funktion als „die Verbindung zwischen Absicht und Ausführung." Aber das System der jungen Frau reorganisierte sich, während die Funktion simuliert wurde. Wir können mutmaßen, dass das Nervensystem die intakte vollständige Funktion erkannte. Tatsächlich habe ich bei der Arbeit mit Menschen mit neurologischen Verletzungen, die Lähmungen auslösten, beobachtet, dass Bewegungen, die in Relation zu Funktionen stehen, sehr viel schneller zur Wiederherstellung führen als abstrakte Bewegungen, die isoliert ohne jeden Bezug ausgeführt werden.

Dazu ein Beispiel aus meiner Praxis. Eine Frau mit Schlaganfall, die ich aufforderte, mit ihrer betroffenen Hand die meine zu nehmen und mich damit zu bewegen, konnte auf diese Weise eine wesentlich kohärentere Handlung ausführen, als wenn sie ihre Hand frei umher bewegte. (Siehe Ginsburg, 2004 und 1999, S. 88–89) Das scheint Rizzolatis ursprüngliche Entdeckung zu stützen, wonach die vollständige Handlung hinsichtlich Absicht, Urheberschaft und Mobilisierungsmuster begriffen und verstanden wird. (Ich ziehe es vor, den Begriff Mobilisierungsmuster zu verwenden, u. a. weil die Begriffe *motorischer Befehl, motorischer Plan, motorisches Programm* und *Motorschema* nahelegen, dass die Handlung irgendwo zentral erzeugt wird, anstatt durch dynamische Interaktion mit den Geschehnissen der Umwelt.)

Das führt uns zu einem zweiten Punkt über die Entdeckung der Spiegelneuronen. Während dabei sehr spezifische Neuronen aktiviert werden und es scheint, als ob ein Mechanismus entdeckt worden sei, können wir annehmen, dass hinter den Kulissen eine Gruppe von Neuronen als dynamische Attraktoren wirkt. Es ist der Vorliebe der Forscher geschuldet, dass sie hier die Aktivität einzelner Neuronen untersuchen.

In Fogassi und Gallese (2002, S. 28f.) finden sich starke Hinweise darauf, dass die untersuchten Neuronen im Bereich F5 an etwas mitwirken, was die Autoren als Handlungsrepräsentationen bezeichnen, die „mehr dem ganzen Schaltkreis zuzurechnen sind als den einzelnen Bereichen, die sie bilden." Und dass das Spiegelsystem biologisch gebildet wurde, „um eine bessere Steuerung der dynamischen Relation zwischen einem offenen System – dem lebenden Organismus – und der Umwelt zu erreichen." Aber Spiegelneuronen sind nur ein Teil des Bilds.

Michael Graziano und seine Mitarbeiter an der Princeton University machten eine parallele Entdeckung über den motorischen Kortex. (Eine Übersicht findet sich in Graziano (2006), „The Organization of Behavioral Repertoire in the Motor Cortex".) Viele Jahre nahm man an, dass der motorische Kortex ein Bereich ist, wo die Muskeln in Bezug zu den Körperteilen kartiert sind. In Penfields ursprünglichen Studien mit Patienten, die am Gehirn operiert wurden, berührte er einen Punkt am Kortex und stimulierte diesen kurz. Dann beobachtete er, welcher Körperteil, beispielsweise ein Finger, sich bewegte. Karl Pribram schlug 1975 in seinen Gesprächen mit Feldenkrais vor (Feldenkrais & Pribram, 1975, 2007 und Pribram, 1971), dass der Motorkortex die Bilder des Gelingens (*images of achievement*) repräsentiere und man sich den Motorkortex als „einen sensorischen Kortex für Handlung" vorstellen könne (Pribram, 1971, S. 248). Er schlug auch vor, dass das Bild des Gelingens zusammengesetzt ist „aus gelernten Antizipationen der Kraft und den Veränderungen der Kraft, die zum Ausführen einer Aufgabe nötig sind. Diese Kraftfelder werden zu den Parametern der Servomechanismen und werden direkt (über den Thalamus) und indirekt (über die Basalganglien und das Kleinhirn) an den Motorkortex weitergegeben, wo sie mit einer schnellen cerebralen Berechnung korreliert werden, um damit die nächsten Schritte der Handlung vorhersagen zu können." Diese Beschreibung eines komplexen Feedbacks stellt genau das dar, was wir heute als eine Dynamik des Handelns bezeichnen würden. Für Pribram ist das Bild des Gelingens dann eine Richtschnur für die Handlung. Der motorische Kortex ist nicht eine einfache Tastatur für Handlung. Vieles davon wird inzwischen auch von der aktuellen Neurowissenschaft der Bewegung akzeptiert (Berthoz, 2000; Jeannerod, 2006; Rizzolatti & Sinigaglia, 2008).

In Grazianos Arbeiten (Graziano, et al., 2003) wurde die ursprüngliche Entdeckung gemacht, als bestimmte Punkte im Motorkortex von Affen elektrisch über einen längeren Zeitraum (500 Millisekunden) stimuliert wurden. Die längere Stimulation erzeugte eine komplexe Bewegung, die in Bezug zu einer Handlung stand. An einer Stelle wird der Affe folgendermaßen beschrieben (S. 842): „... die linke Hand schloss sich zu einer Griffstellung, drehte sich zum Gesicht, bewegte sich zum Mund und der Mund öffnete sich." In seinem Übersichtsartikel schafft Graziano (2006) einen sehr dynamischen Überblick eines Motorkortex, der topografisch um, wie Graziano sie nennt, „ethologische Kategorien" herum organisiert ist. Das heißt, hierbei werden Funktionen in der Welt, Bilder des Gelingens, absichtliche Aktivitäten hervorgerufen, nicht einzelne Bewegungen. Es scheint jedoch, dass einzelnen Neuronen auf „Endpositionen" abgestimmt sind, wie Graziano das Ziel einer Handlung nennt. Er schlägt auch vor, dass die „kortikale Karte der Muskeln durch Feedback kontinuierlich neu zugeordnet wird." Die Konnektivität im Nervensystem ist „... nicht fixiert, sondern fließend, ändert sich ständig auf der Basis der Rückkopplung von der Peripherie." Was hier beschrieben wird, ist ein sehr plastisches, dynamisches System, das relevantes Handeln in der Umgebung gestattet. Die Absichtlichkeit der Beziehung zwischen Organismus und Umgebung, die wir in Teil I beschrieben haben, bleibt die ganze biologische Geschichte hindurch eine Invariante, also eine unveränderliche Größe. Nur die Komplexität steigert sich.

Galleses Arbeit demonstriert mit herausragender Klarheit, dass es nicht die Bewegung der Handlung war, die die Antwortreaktion der Spiegelneuronen hervorgerufen hat, sondern die Tatsache, dass ein artgleiches oder -verwandtes Tier die Handlung ausgeführt hat. Dementsprechend erfolgte eine nur sehr geringe Reaktion, wenn der Affe einen mechanischen Arm beobachtete, der die gleiche aktive Bewegung ausführte. Das passt zu Entdeckungen, dass selbst sehr junge Säuglinge bereits wesentlich stärker auf Menschen reagieren als auf Roboter. Aber Säuglinge reagieren auch auf den Geruch der Muttermilch, die Berührung durch ihre Mutter oder andere Menschen, auf ausgedrückte Affekte usw. Das Spiegelsystem, das in diesen Experimenten beschrieben wird, spricht nur den visuellen Sinn an, der auf irgendeine Art mit dem Gefühl der zugehörigen kinästhetischen Handlung verbunden wird. Es gibt sicherlich Nachweise für chemische Kommunikation (durch Geruch oder Geschmack), die ebenfalls eine Übertragung zwischen Lebewesen beinhaltet (Brennan, 2004). Es scheint demnach, dass biologisch gesehen viele Tiere und Menschen sich miteinander auf vielen Ebenen verbinden und dies Teil ihrer Wechselbeziehungen untereinander einschließlich ihrer sozialen und familiären Beziehungen ist. Menschen bringen sich auch in Beziehung zu Tieren. Das Spiegelsystem kann folglich nicht der Mechanismus für alles sein, was ihm zugeschrieben wird. Im Gegenteil, es muss sich auf eine breitere biologische Fähigkeit von vielen Tieren beziehen, die zu Beziehungen und Verbundenheit führt. Noch ein letzter Hinweis: Es gibt starke Nachweise dafür, dass das Spiegelsystem nicht von Geburt an vorhanden ist, sondern während der Entwicklung gelernt werden muss. Forscher verglichen Tänzer aus zwei unterschiedlichen Trainingssystemen, Ballett und Capoeira. Jeder Teilnehmer beobachtete Tänzer von beiden Disziplinen. Wenn sie Tänzer aus ihrer eigenen Disziplin beobachteten, waren Spiegelneuronen aktiv, nicht jedoch, wenn sie Tänzer der ihnen nicht vertrauten Tanzform beobachteten. In diesem Fall zeigte das Spiegelsystem keinerlei Aktivität.[55]

Bei besonders überraschenden Entdeckungen springen viele Leute auf den Zug auf und verwenden die neuen Ergebnisse, um Dinge zu erklären, die bisher anders erklärt wurden. Die Reaktionen vieler Soziologen, Linguisten und anderer Wissenschaftler sind ein Paradebeispiel für dieses Phänomen. Ein Teil dieser Arbeiten möge das auch tatsächlich bestätigen. Doch das vielleicht beste Ergebnis dieses Interesses ist, dass das Thema Intersubjektivität nun als seriöser Forschungsgegenstand angesehen wird.

17.5 Intersubjektive Verbindungen: Die Kunst, zusammen zu tanzen

Intersubjektivität ist eine Bedingung von Menschlichkeit. ***Daniel Stern***

Intersubjektivität ist ein heikles Thema, bei dem wir es wieder mit Annahmen zu tun bekommen. In diesem Fall lautet die Annahme unserer (Hoch)Schulweisheit, dass die subjektive Erfahrung eines jeden Menschen innerhalb seines Bewusstseins isoliert ist. Die Essenz dieser Ansicht ist, dass kein Mensch die Erfahrung eines anderen Menschen wirklich verstehen kann. Mütter und Babys, Liebende, Menschen, die von der Begeisterung einer Gruppe angesteckt werden, Musiker und Publikum bei einem Konzert oder Menschen auf einer politischen Kundgebung würden das wohl ganz anders sehen. Stern führt weiter aus (Stern, 2005, S. 97): „Ich gehe weiter davon aus, dass es sich bei ihr [der Intersubjektivität] um ein angeborenes, primäres System der Motivation handelt, das essenziell für das Überleben der Art ist und einen Status wie Sex oder Bindung hat.“ Weiter schlägt er vor (S. 98), dass „es die Gruppenbildung fördert, das Funktionieren der Gruppe verbessert und den Zusammenhalt der Gruppe durch das Entstehen von moralischem Verhalten sichert.“ Sterns besonderes Interesse gilt dem psychotherapeutischen Prozess. Therapie funktioniert für einen Klienten dann wirklich, wenn es eine Form empathischer Verbundenheit gibt und ein gegenseitiges Verstehen von Einsichten vorhanden ist. Verbundenheit hängt von der Anwesenheit des Therapeuten ab. Eugene T. Gendlin schreibt (1990, S. 205) „Das Wesentliche der Arbeit mit einer anderen Person ist, als Lebewesen präsent zu sein. Zum Glück, denn wenn wir klug, gut, reif oder weise sein müssten, könnten wir in Schwierigkeiten geraten ... Was zählt, ist ein Mensch mit einem anderen Menschen zu sein, die andere Person als ein Wesen hier und jetzt wahrzunehmen.“

Feldenkrais (1985, S. 25f. schreibt über die Verbindung zweier Personen in der Funktionalen Integration: „Durch Berührung können zwei Menschen, Berührende und Berührter ein Gemeinsames werden: zwei Körper, durch zwei Hände und Arme miteinander verbunden, bilden eine neue Einheit. Diese Hände spüren und führen zugleich. Berührender und Berührter fühlen, was sie durch die verbindenden Hände spüren, auch wenn sie das, was da geschieht, nicht im gewöhnlichen Sinn erkennen und verstehen.“ Lernen ist das wesentliche Ergebnis dieses Prozesses.

Die Koordinationsdynamik erlaubt uns, die Interaktionen beim Lernen zu betrachten. Das gilt ganz besonders, wenn wir mit uns selbst und anderen arbeiten und uns in integrativen und selbstenthüllenden Prozessen begegnen. Koppelung ist essenziell für jedes Entwicklungslernen. Sie impliziert eine dynamische Interaktion zwischen Organismus und Umwelt, Organismus und anderen und führt zu neuen Mustern. Nach Stern geschieht Intersubjektivität daher, wenn zwei oder mehrere Menschen ihre Gegenwartsmomente miteinander teilen.[56] In der Arbeit von Moshé Feldenkrais bildet der ge-

---

55 Spivey, 2007, S. 240, gibt Literaturhinweise auf diese Untersuchungen.

meinsame Tanz einen Schlüsselbegriff. Bei Daniel Stern ist die Idee des Abstimmens der Schlüssel, der Veränderungen in Wahrnehmung, Handlung und Einsicht ermöglicht. Koordination von Bewegung und Qualität, Affektabstimmung und gegenseitiges Erkennen von Übergängen sind einige der beteiligten Dynamikparameter.

17.6 Lernen – wieder aufgegriffen

Was wir bis zu dieser Stelle dargelegt haben, erfordert, dass wir unser Verständnis von Lernen grundlegend ändern. Lassen Sie mich mit einer persönlichen Geschichte beginnen. Im Sommer 1974 besuchte ich ein Seminar, bei dem man frühmorgens an Lektionen in Bewusstheit durch Bewegung teilnehmen konnte. In einer dieser Lektionen sollten wir auf dem Bauch liegend, den rechten Arm über dem Kopf ausgestreckt, den Boden erforschen. Wir wurden aufgefordert, den Arm vom Boden abzuheben. Zu diesem Zeitpunkt in meinem Leben hatte ich sehr wenig Erfahrung mit Bewegungen außerhalb meiner gewohnten Muster und ich litt oft unter enormen Rückenschmerzen. Diese einfache Bewegung – den Arm über Kopf gestreckt vom Boden abheben – war offensichtlich außerhalb des für mich Gewohnten, denn es war mir völlig unmöglich herauszufinden, wie es ging, ja, ich konnte mir nicht einmal vorstellen, wie es mir je gelingen sollte, den Arm auch nur einen Millimeter abzuheben. Für die anderen Teilnehmer des Workshops war es kein Problem, ich dagegen hatte kein Muster, das mir dienen konnte. Ich versuchte den Boden mit der linken Hand zu drücken. Das hob den rechten Arm zwar ein wenig an, erforderte jedoch eine Anstrengung, die anscheinend weit über das hinausging, was nötig sein sollte. Ich wechselte die Hände. Der linke Arm war ebenso lahm. Ich hätte noch viel Zeit mit weiteren Anstrengungen verbringen können, doch wir wurden ermutigt, den Prozess sein zu lassen, wenn wir keinen Weg finden konnten, uns leicht und einfach zu bewegen. Also tat ich das.

Als ich am folgenden Morgen erwachte, hatte ich den Impuls, mich auf den Boden zu legen und die Bewegung auszuprobieren, die wir am Tag vorher erforscht hatten. Ich lag auf dem Bauch mit einem Arm am Boden entlang über dem Kopf ausgestreckt. Dann hob ich den Arm ohne die geringste Anstrengung. In diesem Moment war es mir völlig schleierhaft, weshalb die Bewegung am Tag vorher nicht möglich gewesen war. Doch was auch immer ich gelernt hatte, es hatte stattgefunden, während ich schlief und benötigte keine weiteren Versuche.

Bei der zweiten bemerkenswerten Erfahrung erforschte ich eine Lektion namens „Die Kopfhaltung wirkt auf die ganze Muskulatur“ aus Feldenkrais’ Buch *Bewusstheit durch Bewegung* (1978). In der Lektion liegt man auf dem Bauch und hebt die Füße vom Boden weg in Richtung Zimmerdecke; der Kopf liegt dabei auf einer Seite. Dann kippt man das Becken und lässt dabei die Unterschenkel zur Seite in Richtung Boden kippen, wobei die Füße sich zu Beginn an ihren Innenseiten berühren und ein Fuß dann am Unterschenkel des anderen Beins entlanggleitet, während beide Unterschenkel zur Seite kippen. In einer späteren Variation bringt man Füße und Beine eng aneinander und kippt das ganze Paket in Richtung Boden; dabei verschieben sich die Beine nicht gegeneinander. Im ersten Teil der Lektion kippt man die Beine immer nach rechts, ändert währenddessen jedoch die Position von Kopf und Beinen. Anschließend wird man im Buch aufgefordert, sich die verschiedenen Bewegungen noch einmal genau geistig zu vergegenwärtigen und in der Erinnerung zu wiederholen, bis das Bild klar ist. Danach

56 Stern (2005) führt genauer aus, was er mit „Gegenwartsmomenten“ meint. Damit bezeichnet er kurze Zeitspannen von kohärenter Aktivität innerhalb des Flusses des bewussten Erlebens, die jeweils einige Sekunden dauern. Das ist etwas länger als die minimale Zeitspanne, die nötig ist, damit das Bewusstsein sie als eine „weiträumige Gegenwart“ wahrnimmt.

soll man sich alle Bewegungen mit dem Becken nach links kippend vorstellen, also auf der Seite, auf der man zuvor nichts gemacht hatte. Als ich die einzelnen Schritte auf der anderen Seite langsam in meiner Vorstellung durchging, fühlte ich klar und deutlich eine Empfindung entlang meiner Wirbelsäule, die synchron zur Bewegung in meiner Vorstellung hinauf zum Kopf wanderte. Die angespannten kleinen Muskeln entlang der Wirbelsäule ließen Segment für Segment los und am Ende konnte ich nach links weiter kippen, als ich es auf der rechten Seite gekonnt hatte. Der Lernprozess auf der linken Seite fand zeitgleich mit dem vorgestellten Prozess statt. Feldenkrais schreibt dazu (S. 177 der Suhrkamp Taschenbuchausgabe von 1978): „Sehr langsam wird sich bei Ihnen eine Ihnen bisher unbekannte Empfindung einstellen: Sie werden sich Ihres Ich-Bildes deutlicher bewußt. Vor allem Ihre Muskulatur und Ihr Knochenbau werden Ihnen in Ihrem Bilde klarer sein. Mit dem Bild verglichen, das Sie bisher gewohnt waren, wird es jetzt soviel vollständiger und genauer sein, dass Sie sich fragen werden, wie Sie mit dem kaum rudimentären, früheren Bild so lange haben auskommen können." Ich empfehle Ihnen, sich ein Exemplar des Buches zu besorgen, und die verschiedenen Lektionen auszuprobieren.[57]

Der Punkt hier ist einfach. Wenn komplexes Lernen, wie ich es beschrieben habe, ohne wiederholtes Üben, ohne Lernkurven, Versuch und Irrtum, Imitation, oder irgendeine der anderen Ideen, die wir über das Lernen hegen, erreicht werden kann, dann müssen wir die Konzepte überdenken, die wir geschaffen haben, um zu erklären, wie wir am besten lernen. Gewiss wurden in fast allen Experimenten der vergangenen mehr als hundert Jahre nur primitivere Lernmöglichkeiten erforscht wie Konditionierung, Konnektionismus, assoziatives Lernen, etc. Irene Pepperberg (2001), eine vergleichende Psychologin der Universitäten Brandeis und Harvard, die über ihre mehrjährige Arbeit mit Graupapageien berichtet, merkt an: „Ein Papagei verlässt sich, wie ein junges Kind, nicht nur auf konditionierte Reflexe oder einfaches assoziatives Lernen, sondern er hat ein Repertoire von Wünschen und Absichten, die ihn dazu bringen, Ideen über die Welt zu formen und diese zu testen und herauszufinden, wie er mit der Welt umgehen und in ihr funktionieren kann ..." Wenn ein Experimentator einem von Dr. Pepperbergs Papageien namens Alex ein Papierdreieck zeigte, konnte dieser sagen, „... welche Farbe das Papier hatte, welche Form es hatte, und – nachdem er es berührt hatte – woraus es gemacht war."[58] Alex wurde trainiert, indem er ein Vorbild/einen Rivalen beobachtete, ähnlich wie Papageien in Volieren voneinander lernen. Da der Vogel dabei gleichzeitig den Zwecks des Lernens und die sprachliche Interaktion beobachtete, wurden beide Ereignisse aneinander gekoppelt. Unter diesen Bedingungen, die hier nur sehr oberflächlich angedeutet werden, lernte der Vogel schnell und beherrschte innerhalb eines Tages sowohl die Wörter als auch ein gewisses kognitives Verständnis. Vorangegangenen Versuchen, die Papageien durch assoziatives Lernen zum Sprechen zu trainieren, „gelang es nicht, irgendein Niveau von kommunikativer Kompetenz zu lehren." (Pepperberg, 2001)

Pepperberg weist darauf hin, dass Tiere in der freien Wildbahn schnell lernen müssen und nicht überleben könnten, wenn zum Lernen Versuch und Irrtum gehörten. Sie schreibt weiter dass „der Spracherwerb bei Kindern so schnell verläuft, dass der Prozess Forscher selbst nach 30 Jahren noch per-

57 „Bewusstheit durch Bewegung" erhalten Sie in jeder gut sortierten Buchhandlung.

58 Am 11. Sept. 2007 erschien in der New York Times ein Bericht von Benedict Carey über Alex' Tod unter dem Titel „Brainy Parrot Dies, Emotive to the End", der aktuell noch auf der Website der New York Times abgerufen werden kann (www.nytimes.com). Details über diese Studien finden sich in I. Pepperberg, The Alex Studies, Harvard Univ. Press, 1999.

plex macht." B.F. Skinner, der bekannte behavioristische Psychologe, lag ganz klar falsch mit seinen Annahmen über das Sprachenlernen, aber das gilt wohl auch für Professor Chomskys Gegenvorschlag, wonach Syntax dem menschlichen Nervensystem angeboren ist. Es gibt sicherlich Befunde, die darauf deuten, dass es angeborene Aspekte gibt, die in Zusammenhang stehen mit der für die Entwicklung nötigen Organisation. Doch andererseits, können spezifische Strukturen wie Syntax in der Evolution als eine neue Form aus dem Nichts auftauchen? Es gibt zunehmend Hinweise darauf, dass Gene nicht auf diese Art funktionieren und nur spezifisch hinsichtlich der Bildung von Proteinen sind und darüber hinaus miteinander agieren, um komplexere Prozesse zu erzeugen. Die anderen Komplexitäten scheinen bei der Interaktion und dem Austausch von Signalen zwischen Genen eine Rolle zu spielen, die mit dem zeitlichen Ablauf des Wachstums und der Interaktion mit der Umwelt zu tun haben. Auch hier scheint ein Verständnis für die Dynamiken ein notwendiger nächster Schritt zu sein.

17.7 Ein Nachwort

Wir begannen die Einleitung zu Teil I (Kapitel 1) mit zwei Geschichten und den Fragen, die sie aufwerfen. Die eine war die von Vernon, der sein Sehvermögen früh im Leben verlor und es durch eine Operation als Erwachsener wiedererlangte. Die andere war die von Ian Waterman, der seinen Sinn für Propriozeption und die Fähigkeit, sich zu bewegen, verlor. Beide Geschichten zeigen uns einige Dinge über uns selbst, die tief verborgen sind durch die Mühelosigkeit unseres Entwicklungslernens und unseren Mangel an Erinnerung daran. Vernons Sehfähigkeit wurde wiederhergestellt, aber er konnte nicht sehen, sprich, er war unfähig, das wahrzunehmen, was normal sehende Menschen durch ihr Sehen wahrnehmen können. Oliver Sacks erzählt, dass Vernon scheinbar sein Gleichgewicht verlor, als er das Gesehene nicht wahrnehmen konnte, und es erst wiederfand, als er sein Sehvermögen wieder verlor. Sehen zu können war für ihn zu verwirrend. Hingegen hatte er sich an seine Blindheit so gut angepasst, dass er so sein alltägliches Leben weit bequemer führen konnte. Die Geschichte macht uns bewusst, dass das Sehen nicht gleichbedeutend mit der Fähigkeit zum Sehen ist. Der Wahrnehmungsprozess erst macht das Sehen möglich. Tatsächlich hat sich die Wissenschaft, abgesehen von einigen wenigen Neurowissenschaftlern und Psychologen, den größten Teil des 20. Jahrhunderts mit diesem Prozess nie ernsthaft befasst. Wir verstehen ihn nach wie vor noch nicht vollständig. Und dann ist da Ian Waterman, der den Teil seiner Körperwahrnehmung verlor, den wir Propriozeption nennen, und sich davon dennoch nicht dauerhaft deprimieren und niederschlagen ließ. Doch da ihm anfangs weder Medizin noch Therapie Hilfe boten, entdeckte er schließlich selbst, wie er seine Fähigkeit zur Bewegung teilweise wiederherstellen konnte. Er wollte sich nicht mit seinem gelähmten Zustand abfinden. Indem er einen anderen Sinn (das Sehen) als Ersatz für den fehlenden kinästhetischen Sinn einsetzte und ihn durch die verbliebenen Empfindungen wie das Fühlen von Schmerz, möglicherweise Druck und Temperatur ergänzte, gelang es ihm, ein gewisses Maß an Autonomie zurückzugewinnen. Und er lernte wieder, sich so normal wie möglich zu bewegen. Wissen wir, wie das möglich war? Es ist klar, dass Ian unwissentlich eine bahnbrechende Entdeckung über das menschliche Potenzial machte. Damit widersprach er auch den Prognosen seines Arztes, doch es ist bezeichnend, dass der ihn hauptsächlich behandelnde Arzt seine Entdeckung und seinen Erfolg nicht anerkennen wollte. Vielleicht verhinderte die kognitive Dissonanz zwischen dem Wissen des Arztes und dem, was er sah, als Ian nach der Wiederherstellung seiner Bewegungsfähigkeit in seine Praxis kam, dass er es anerkennen konnte.

Was uns zur folgenden Beobachtung bringt: Der Glaube an die Leistungsfähigkeit unserer kognitiven und konzeptuellen Überzeugungen über uns selbst und unsere Fähigkeiten verhindert weitere Entdeckungen und die Weiterentwicklung dessen, was es heißt, menschlich zu sein. Es verzerrt auch das soziale Milieu und unsere Leben darin. Das soll nicht in Opposition zu Forschung und Medizin gesagt werden, sondern gegen die Dominanz von objektivistischen Forschungsstrategien und einer damit einhergehenden Weigerung, andere Möglichkeiten auch nur in Erwägung zu ziehen. Gendlin (2007) schreibt: „Die Wissenschaft schließt ihren Kontext nicht ein. Ein Resultat davon ist, dass sie, wenn sie einmal eine schlüssige Erklärung gefunden hat, keinen Grund mehr sieht, weiter zu suchen, ob sie vielleicht etwas anderes nur noch nicht gefunden hatte." Gendlin schlägt eine „neue Empirie" vor, die das umfasst, was er eine „gelebte Ordnung" (*responsive order*) nennt. Statt anzunehmen, dass man jeden Faktor einzeln isolieren könne, nimmt man an, dass Interaktion auf vielen Ebenen stattfindet, auch mit dem Forscher selbst. Die Anwendung eines solchen Verfahrens ist besonders relevant für die Themen, die in diesem Buch angesprochen werden. Ian Waterman erforscht seine eigenen Möglichkeiten und entdeckt die Überkreuzbeziehung zwischen seinem Sehen und seiner Bewegung. Und was hätte das Ergebnis für Vernon sein können, den Mann, dessen Augen wiederhergestellt wurden und der dennoch damit nicht sehen konnte? Wenn er die Möglichkeit gehabt hätte, die Bewegung seiner Augen zu erforschen, wie er sie dazu bringen könnte, koordiniert und mühelos wahrzunehmen, hätte er so vielleicht seine Fähigkeit zum wahrnehmenden Sehen wieder entwickeln können? Wir wissen es nicht. Vernon hatte niemals Gelegenheit, neue Möglichkeiten zu erforschen. Er blieb verwirrt, ohne je fähig zu werden, Ordnung in sein Sehen zu bringen und eine Beziehung zum Rest seiner Selbst herzustellen. Am Ende wurde er wieder blind.

Die Fragestellung spitzt sich zu, wenn wir die moderne wissenschaftliche Medizin und ihr unausgesprochenes Modell vom Körper als Maschine berücksichtigen, einer Maschine, die ganz generell nur mit chemischen Stoffen, operativen Eingriffen, usw. manipuliert werden kann. Während die Erfolge im Retten und Verlängern von Leben im Vordergrund stehen, existiert die Schattenseite nicht einfach nur. Sie wird zu einem immer größeren Problem. Menschliche Wesen haben Probleme, die sich mit der Maschinenmetapher nicht abbilden lassen. Zugleich sind Menschen entzückt von den Möglichkeiten magischer medizinischer Heilmethoden und sind bei ihrer Suche nach alternativen Verfahren oft zugleich auf der Suche nach einem Zaubertrank. Doch wenn die Zirkularität und die Nicht-Linearität von lebenden Systemen und ihrer Beziehung zur Welt nicht anerkannt und wertgeschätzt werden, ist katastrophales Unglück programmiert.[59]

Das Anliegen dieses Buchs war es, zu zeigen, dass unser biologisches Leben Möglichkeiten hat, die unsere Vorstellung überschreiten. Der Prozess, den wir als Selbstorganisation bezeichnet haben, arbeitet – auch wenn er noch nicht völlig verstanden ist –, für viele Tiere und Menschen ihr ganzes Leben hindurch. Er sorgt für Lebensformen mit multiplen Intelligenzen auf verschiedenen Ebenen und ist mit Sicherheit an allen komplexen Lernprozessen beteiligt. Und er wird angestoßen und umgesetzt durch Bewegung (Aktivität) in den verschiedenen Umwelten, die diese Lebensformen und natürlich auch Menschen bewohnen. Das beste Beispiel dieser Fähigkeit ist ihre Beteiligung an allen Formen des somatischen Lernens und des Entwicklungslernens. Oder, um es anders auszudrücken, Wachstum und Verbesserung sind mächtige Möglichkeiten.

59 Siehe Groopman, (2007), und Gigerenzer, (2007), S. 20 – 21 und Kapitel 9 „Less is more in health care".

Einige dieser Möglichkeiten haben wir in unserem Buch aufgezeigt und die empirischen Beweise mit Berichten von jüngst gemachten Entdeckungen und dem sich wandelnden Denken in der Biologie und den Neurowissenschaften untermauert. Als Grundlage und Prinzipien dieser Arbeiten haben wir die Koordinationsdynamik, neue Ideen über die Plastizität des Gehirns und die Idee von Autopoiesis als einem fundamentalen Aspekt von lebenden Systemen eingeführt. Unser wichtigstes Anliegen ist es, das Streben nach Selbsterkenntnis durch somatische Praktiken als einen Weg bekannt zu machen, auf dem sich die menschlichen Fähigkeiten weiterentwickeln und menschliches Leben verbessern lässt. Es gab eine Zeit, da war das das Anliegen der Philosophie, beginnend mit dem sokratischen Diktums des „Erkenne dich selbst“ und in neuerer Zeit mit Wittgenstein (1987), dessen Empfehlung lautete: „Der Weg zur Lösung eines Problems, das Sie im Leben sehen, ist, das Leben auf eine Art zu führen, die das Problem zum Verschwinden bringt.“ Und „um in die Gussform des Lebens zu passen ... müssen Sie ändern, wie Sie leben ...“ (S. 27). Somatische Praktiken klären die Selbsterkenntnis durch kinästhetische und kinetische Erforschungen, die enthüllen, was und wie Sie die Dinge in Ihrem Leben tun müssen, damit sich die problematischen Dinge auflösen können oder wenigstens, wie Sie Ihr Leben für sich selbst und andere angenehmer gestalten können.

Das Wie eines solchen Projekts erfordert ein Engagement und eine Praxis, mit der Sie eine Disziplin in Ihre Explorationen bringen können. Elsa Gindler entwickelte Übungen, mit denen eine einfache Handlung, beispielsweise sich vom Boden auf einen Stuhl zu erheben, in ihrer Ausführung durch genaueste detaillierte Selbstbeobachtung erforscht wird, bis man den Bewegungspfad versteht und im vollen Wissen dessen handelt, was man dabei tut. Heinrich Jacoby forderte seine Schüler auf, ein Bild von dem zu zeichnen, was sie sehen, bis sie den Unterschied zwischen dem Skizzieren der Idee des Objekts unterscheiden konnten von dem Zeichnen des Eindrucks, durch den Licht und Schatten dafür sorgen, wie man das Objekt sieht. Er forderte seine Schüler auch auf, ein Stück aus dem Gedächtnis zu spielen, damit sie erkennen konnten, dass Sich-Anstrengen die Aufgabe nahezu unmöglich werden ließ. Er zeigte, dass Qualität entsteht, indem die Anstrengung und verbales oder bildhaftes Denken reduziert werden und man bei dem Phänomen verweilt. F.M. Alexander brachte seinen Schülern bei, in sich selbst einen kinästhetischen Denkprozess vor dem Handeln zu erzeugen, wodurch nutzlose Kontraktionen und störende Einmischungen in die Handlung gehemmt werden.

Die Genialität von Moshé Feldenkrais war, die Bedingungen zu entdecken, die das Lernvermögen verbessern und „Lektionen“ zu hinterlassen, die Bewusstheit in die Handlung bringen und damit nutzlosen Interferenzen und kinästhetischer Verwirrung entgegenwirken. Die größte Herausforderung in seinen Prozessen liegt vielleicht darin, dass diese Fehler nicht direkt korrigieren, sondern dem Mensch erlauben, seine Fehler selbst zu entdecken. Was tun Sie und wie tun Sie es und können Sie das in Ihrem eigenen Empfinden und Beobachten aufspüren? Die Übung braucht Zeit und Geduld, doch der Lohn ist die Entdeckung, wie Sie mit Bewusstheit Ihres ganzen Selbst handeln können.

Die entscheidende Botschaft, die ich meinen Lesern mitgeben möchte, ist diese: Technologie kann faszinierend und hilfreich sein, doch sie kann sich auch gegen den Benutzer wenden. Unser eigenes System verfügt über integrierte Qualitäten und Werkzeuge zur Entwicklung und Problemlösung, auf die wir oft nicht zurückgreifen. Diese Aspekte unserer Existenz arbeiten auf unerwartete Arten und zeigen wie mächtig es sein kann, den Fluss gewähren zu lassen, statt ihn antreiben zu wollen. Das ist das Geschenk unserer Biologie und unserer Intelligenz. Doch wir können es nur mit Offenheit und der Absicht zum Erforschen empfangen. Die besten Lösungen für die Probleme unseres Lebens sind vielleicht die, die wir selbst entdecken. Hier benötigen wir die Schulung unseres Empfindens, Beobachtens und Handelns. Es braucht mehr als nur loszulassen, auch wenn dieser Schritt essenziell ist. Es ist eine alte empirische Entdeckung, die durch den Aufstieg des Modernismus und der westlichen Wissenschaft verdeckt wurde. Und ohne dass sie die Quelle notwendigerweise erkennen, beruht der Erfolg vieler alternativer Therapien und Verfahren auf diesen Aspekten unserer lebendigen Möglichkeiten.

Zuletzt meinen wir, dass die Erfahrung durch somatische Exploration eine zweite Disziplin für die Erforschung in den biologischen Fächern und in den Humanwissenschaften schafft. Viele Probleme in der Philosophie des Geistes, den Bewusstseinsstudien, den Neurowissenschaften von Empfinden, Wahrnehmung, Bewegung, Handlung usw. können von einem Dialog zwischen der sogenannten Erste-Person-Erfahrung der somatischen Erkundung und der üblichen Dritte-Person-Perspektive der wissenschaftlichen Forschung in diesen Feldern profitieren. Varela (1996a) schlug genau einen solchen Dialog vor, als er ein Forschungsprogramm empfahl, das „Verständigung sucht durch gegenseitige Verschränkung des Felds der Phänomene, die durch Erfahrung zutage gefördert werden, und dem entsprechenden

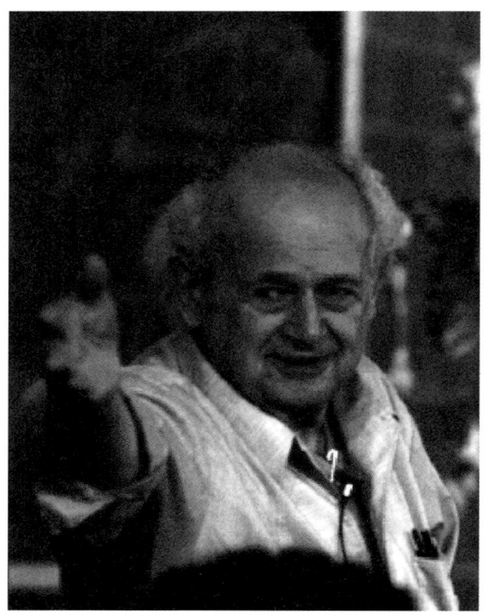

Abbildung 17-1: Feldenkrais unterrichtet in Amherst, Massachusetts (1981)

Feld der Phänomene, die durch die Kognitionswissenschaften erhärtet werden.“ Es bleibt zu hoffen, dass ein solches Projekt wirklich beginnt. Dagegen gibt es erhebliche Widerstände in der wissenschaftlichen Gemeinschaft und doch kann ein Dialog beide Seiten bereichern. Ohne ein solches Projekt wird zukünftig eine konzeptuell bedingte Verzerrung fortgesetzt. Es muss noch viel getan werden.

Anhänge
Literatur

Anhang I – Hinweise zu Begriffen und Vergleichen

Beim Schreiben dieses Buches habe ich Begriffe und Konzepte in mancher Hinsicht anders verwendet als das in wissenschaftlichen, philosophischen und allgemeinverständlichen Texten üblich ist. Einige Begriffe stammen aus dem Sprachgebrauch von Moshé Feldenkrais, der allgemein gebräuchliche Begriffe aufgriff, ihre Bedeutung jedoch so verändert und neu definiert hat, dass er damit seine Erkenntnisse ausdrücken konnte. Andere Begriffe im Buch habe ich in einem weiteren Sinne gefasst als dies gemeinhin üblich ist. Dieses Glossar vergleicht viele Begriffe und Konzepte aus verschiedenen Disziplinen, setzt sie zueinander in Beziehung und gibt Hinweise auf den speziellen Sinn, in dem sie hier verwendet werden.

Aufmerksamkeit

In der Psychologie und den Kognitionswissenschaften wird **Aufmerksamkeit** häufig als die Selektion von sensorischen Informationen verstanden. Damit solche Informationen nützlich sind, dürfen sie den Verstand nicht überwältigen und aus diesem Grund findet ein essenzieller automatischer Selektionsprozess statt, der Teile dessen, was durch die Sinne aufgenommen wird, auswählt. Diese Sichtweise gipfelt in der Ansicht, dass Bewusstsein entweder fokal oder nicht-existent ist. Eine Person sieht oder erfährt einen kleinen Teil dessen, was verfügbar ist, und daher leiden wir unter Aufmerksamkeitsblindheit und können durch das Phänomen der Veränderungsblindheit getäuscht werden. Doch während diese Bedingung üblicherweise auf moderne Personen zutrifft, nehmen Psychologie und verwandte Wissenschaften fälschlicherweise an, dass es sich dabei um den einzig möglichen natürlichen Zustand handele. Feldenkrais und andere haben beobachtet, dass das Feld fokaler Aufmerksamkeit mit einer Fixierung der Augenmuskulatur und des restlichen Körpers einhergeht. Durch eine Öffnung des Aufmerksamkeitsfelds durch die Entspannung der Augen etc. ist es möglich, sensibel für ein wesentlich größeres Aufmerksamkeitsfeld zu werden. In Feldenkrais-Lektionen lenkt man zunächst die kinästhetische Aufmerksamkeit auf viele Details der Bewegungserfahrung und dann auf ein erweitertes Selbst in der Bewegung. (Siehe **Bewusstheit** unten.) Lerner werden angeleitet, ihre Aufmerksamkeit zwischen verschiedenen Aspekten der Bewegung im Vordergrund zu verschieben und wechselweise auf Teile des Körpers zu achten, die normalerweise nicht wahrgenommen werden. Bei der Rückkehr zum Hintergrund werden die Details im Kontext des Ganzen erfahren. Auf diese Weise können viele Details aufgenommen werden und das Muster und das Ganze werden vollständiger. Als Folge davon entsteht u. a. mehr Koordination durch ein erweitertes und verbessertes Selbstbild. In der offenen Aufmerksamkeit kann der Augenblick, in dem eine neue Bewusstheit auftritt, bemerkt werden.

Bewusstheit

Bewusstheit wird selbst im Sprachgebrauch der Philosophie des Geistes häufig nicht von Bewusstsein unterschieden. Aus phänomenologischen und praktischen Gründen musste Feldenkrais Bewusstheit spezifizieren, um den Zustand des Wissens als Empfindung oder Wahrnehmung zu kennzeichnen, der Unterschiede im Handeln herbeiführt. In diesem Sinne sprach er von **Bewusstheit** als Bewusstsein plus Wissen (insbesondere kinästhetischem Wissen oder Selbstwissen). Es gibt eine Beziehung zum Begriff Achtsamkeit[60] wie er in Meditationspraktiken verwendet wird, wo Achtsamkeit oder Gewahrwerden beschrieben werden, als ob man ein Licht auf verschiedene Aspekte der fortlaufenden Erfahrung in der Meditation wirft. An einer Stelle spezifizierte Feldenkrais: „Bewusstheit ist der Teil des Denkmechanismus, der dem Selbst lauscht, während ich handele."[61] Die Parallele zur Meditation liegt darin: Indem man das Licht des Bewusstseins auf das wirft, was man automatisch und ohne nachzudenken oder ohne es zu wissen tut, beginnen sich Wahlmöglichkeiten für das Wie und das Was des eigenen Handelns zu eröffnen. Bewusstheit in diesem Sinne kann nur eingeladen und nicht gesteuert werden. Bewegungen mit Aufmerksamkeit können jedoch Möglichkeiten für Bewusstheit schaffen.

Differenzierung, Unterschied

Gregory Bateson (1972) schlug vor, „Ein Bit Information ist definiert als ein Unterschied, der einen Unterschied macht."[62] Solch ein Unterschied „oder [eine] Unterscheidung oder Nachricht über einen Unterschied"[63] scheint essenziell für das Lernen zu sein. J. J. und E. J. Gibson (in einem Aufsatz von 1955)[64] sahen den Begriff Differenzierung als den essenziellen Prozess des wahrnehmenden Lernens, bei dem die aktive Suche nach Information im Kontrast stand zu der damals etablierten Sichtweise des Lernens durch Assoziationen. Demnach bauen sich Wahrnehmungen durch wiederholte Interaktionen mit dem Perzept auf, das dabei mit immer differenzierteren Details angereichert wird. (Durch Wiederholung der Koppelung in den Variationen der Interaktion entwickelt sich ein Perzept zu einer Invarianten.) Feldenkrais merkte an, dass koordinierte Bewegung eine vorangehende Differenzierung der Körperelemente oder Bewegungen erfordert. Vergleichen Sie dazu, wie Sie jeden Finger einer Hand separat und in einer koordinierten Weise gemeinsam bewegen können, beispielsweise um nach etwas zu greifen, damit, wie Sie die Zehen Ihrer Füße bewegen können. Bei den meisten Menschen bewegen sich alle Zehen gemeinsam wie eine Einheit, selbst wenn man versucht, einen einzelnen Zeh zu bewegen. Kinder, die ohne Arme geboren wurden, können mit dem Fuß oft eine Tasse zum Mund bringen oder mit einem Stift schreiben, den sie mit den Zehen halten.

Die Differenzierung wird durch die Verwendung des Fußes als Ersatz für die fehlenden Hände entwickelt und durch den Wunsch, nicht hilflos zu sein. Differenzierung ist ein essenzieller Prozess beim Lernen mit der Feldenkrais-Methode.

---

60 Im amerik. Original steht hier *awareness*. Mögliche Übersetzungen für *awareness* sind Bewusstheit, Achtsamkeit, Bewusstsein, Gewahrsein, Gewahrwerden, Wahrnehmung. A. d. Ü.

61 „Moshe Feldenkrais Discusses Awareness and Consciousness with Aharon Katsir (Katchalsky)" Feldenkrais Journal, 19, 2006, S. 6.

62 G. Bateson, *Steps to an Ecology of Mind,* Jason Aaronson,1972, S. 315.

63 G. Bateson, *Mind and Nature*, Dutton, 1979, S. 228.

64 J.J. Gibson und E.J. Gibson, „Perceptual Learning: Differentiation Or Enrichment?" In E.J. Gibson, ed., *An Odyssey in Learning and Development*, MIT, 1991.

Empfindung, Sinneseindruck

Empfindungen werden durch Stimulation sensorischer Oberflächen hervorgerufen und als Licht, Berührung, Schall usw. erlebt. Sie unterscheiden sich von der Wahrnehmung und sind doch essenziell für diese. Feldenkrais leitete seine Schüler an, sensorische Unterschiede zu erkennen, und auf diese Weise wird sensorische Bewusstheit zu einem Schlüssel für das Entwicklungslernen.

Funktion

Feldenkrais verwendete den alten Begriff **Funktion** als Bezeichnung für die Handlungen, die wir im Leben ausführen. Dazu kann alles gehören, vom Atmen über das Stehen zum Sprechen und auch spezifische Handlungen wie z. B. etwas zum Mund bringen und es zu essen. Mit Funktion ist hier ein konkreter biologischer Prozess gemeint, der nicht mit der abstrakten Idee von Funktion verbunden ist, die der Funktionalismus vertritt. Da alle Handlungen komplexe Organisation erfordern und in Bezug zu den Eventualitäten des Augenblicks stehen – angefangen von der Schwerkraft bis hin zu dem Sich-Verbinden mit einem sich bewegenden Objekt oder einer Person, stellt sich die grundlegende Frage, wie ein Mensch oder ein Tier Absichten mit Handlungsmustern verbinden kann. Feldenkrais betrachtete Funktion exakt in Begriffen dieser Verbindung. Die Funktion hatte dabei die Rolle, die Handlung in Bezug zur Absicht zu organisieren. Darüber hinaus entdeckte er die Macht des Simulierens von Funktionen als ein Mittel zur Etablierung neuer Muster.

Das Nervensystem scheint auf eine solche Stimulation harmonisch zu reagieren, wenn sie von einer geschickten und sensiblen Person durch Berührung, Kontakt und Bewegung vermittelt wird. Viele Jahre lang wurde besonders im Bereich der Psychologie die Idee von Intention als ein unnötiges mentales Konzept angesehen. Stattdessen wurde Handlung als eine Verkettung bereits etablierter reflexiver Verbindungen betrachtet. Im Ergebnis wurde so die Notwendigkeit eliminiert, Lernen als eine kohärente Handlung zu erklären oder zu erforschen. Sie war entweder im Organismus eingebaut oder wurde durch Konditionierung etabliert. Nikolai Bernstein[65] erkannte als Erster den gedanklichen Fehler einer solchen Herangehensweise und entwickelte die Idee der Synergie. Diese bezieht sich auf sich selbst organisierende Muster der Mobilisierung, die durch Rückkopplung und Wiederholung in Interaktion mit der Umwelt entwickelt werden. Synergie ist der Idee von Funktion sehr ähnlich. Karl Pribram[66], der stark von Bernstein beeinflusst war, prägte den Ausdruck „Bild des Gelingens" (*Image of Achievement*), womit er die Synergie in Relation zur beabsichtigten Handlung bezeichnete. Von daher entspricht seine Denkweise in vieler Hinsicht Feldenkrais' Idee von Funktion. In den letzten Jahren hat die Entdeckung von „Spiegelneuronen" dazu beigetragen, die Verbindung von Absicht und Handlung als einen wichtigen Funktionalismus des Gehirns für Handlung anzuerkennen. Ebenso wurde auch die Bedeutung erkannt, die das beobachtete Verstehen von Handlungen, die bei anderen Artgenossen gesehen werden, für das Gehirn hat. In der jungen Wissenschaft der Koordinationsdynamik werden Funktionen durch die Bildung von Attraktorzuständen etabliert, die koordinierte Zellverbände zum Ausführen von Handlungen benötigen. Einige Bewegungswissenschaftler (Alain Berthoz[67], Marc Jeannerod[68]) sprechen davon, dass Antizipation dazu dient, Handlungen zu lenken. Beide Autoren unter-

65 Siehe insbesondere N. Bernstein, *The Coordination and Regulation of Movements,* Pergamon Press, 1967.

66 K. Pribram, *Languages of the Brain,* Prentice Hall, 1971, Kap. 13.

67 A. Berthoz, *The Brain's Sense of Movement,* Harvard Univ. Press, 2000.

68 M. Jeannerod, *Motor Cognition,* 2006.

scheiden sich zwar hinsichtlich ihrer Nomenklaturen und Beschreibungen, in Bezug auf die ihnen zugrundeliegenden konzeptuellen Sichtweisen ähneln sie einander jedoch. Doch die Natur des Lernprozesses, den wir als Selbstorganisation bezeichnet haben, bleibt rätselhaft. György Buzsáki[69] ist der Ansicht, dass diese Fähigkeit des Gehirns „die interessanteste Herausforderung in der Wissenschaft" ist.

Integration

Ein Säugling kann sich bewegen aber nur bestimmte, sehr spezifische Funktionen wie Atmen und Saugen sind sehr bald nach der Geburt organisiert. Diese sind essenziell für das Überleben. Andere Bewegungen sind entweder chaotisch oder global ohne die Möglichkeit der Koordination oder Kohärenz. In dem Maße, in dem sich Funktionen entwickeln, werden mehr und mehr Fähigkeiten organisiert, wie beispielsweise den Kopf hoch zu halten und zu schauen. Die Funktion wird integriert in das, was wir als Synergie bezeichnet haben. Solange unsere Muskeln in der Kindheit noch nicht stark genug geworden sind, dass sie eine Schwäche überspielen können, organisieren wir Funktionen häufig mit besserer Integration als Erwachsene. Später im Leben sind viele Funktionen gestört, weil zum Erwachsenwerden auch Traumata und falsches Lernen gehören. Zu den Punkten, an denen Störungen auftreten, gehört der Verlust der skeletalen Integrität, übermäßige und dazu korrespondierend schwache Muskeltätigkeit, geschwächte Atmung etc. Man kann den Verlust der idealeren Integration entdecken, indem man simulierte funktionale Bewegungen beobachtet und darauf achtet, wo es Abweichungen und Unterbrechungen in einer Bewegungsänderung gibt. Man kann das visuell oder durch Berührung feststellen. Auch Verbesserungen lassen sich durch die nacheinander auftretenden Änderungen in einem Lernprozess einschätzen. Integration lässt sich folglich auf einer körperlichen Ebene beobachten, aber das muss auch als Ausdruck und Widerspiegelung einer besseren Integration auf der neurologischen Ebene angesehen werden.

Intention, Absicht

Moshé Feldenkrais verwendete den Begriff Intention, um damit den Zweck (das Ziel) einer Handlung oder Bewegung zu bezeichnen, und in diesem Buch haben wir diese Bedeutung des Begriffs mit einem weitreichenden biologischen Verständnis von Bewegung in Beziehung zu den Bedürfnissen und Wünschen eines Organismus unterlegt. Der Neurowissenschaftler Walter Freeman (2000) schlug vor, diese Bedeutung des Begriffs von Motiv oder Begehren zu unterscheiden.[70] In der philosophischen Disziplin der Phänomenologie wird Bewusstsein als intentional angesehen, da es auf etwas zielt, das sich außerhalb seiner selbst befindet und damit auf die Welt und die wahrgenommenen Objekte darin ausgerichtet ist.[71] Während die beiden Bedeutungen in Beziehung zueinander stehen, sprechen sie verschiedene Bereiche des Verstehens an. Denker, die eine mechanistische Darstellung von lebenden Systemen in der dritten Person bevorzugen, vermeiden beide Verständnisweisen von Intention als inkohärent. Der Philosoph Daniel Dennett schlägt den Begriff „intentionale Haltung" vor, um damit zu vermeiden, dem Begriff Intention irgendein Gewicht zu geben. Neuere Fortschritte in den Neurowissenschaften konnten eine neurologische Basis für die Intention durch die Entdeckung der „Spiegelneuronen" nachweisen, die sowohl durch das Ausführen einer zweckbestimmten Handlung aktiviert werden wie auch durch die Beobachtung ei-

---

69 G. Buzsáki, (op. cit.), S. 270.

70 W. Freeman, *How Brains Make Up Their Mind*, Columbia Univ. Press, 2000, S. 8. Siehe auch Kapitel 2 für weitere Erläuterungen.

71 Vgl. E. Thompson, *Mind in Life*, Belknap (Harvard Univ. Press), 2007, S. 22 – 33.

ner solchen Handlung, die von einem Artgenossen ausgeführt wird.[72]

Kinästhetisches Empfinden, kinästhetische Bewusstheit

Das Maß, in dem die Empfindung von Bewegung von gebildeten Personen entweder nicht wahrgenommen oder nicht anerkannt wird, ist bemerkenswert. Nicholas Humphrey beispielsweise, der dafür argumentieren möchte, dass das Bewusstsein vollständig in den Empfindungen und nicht im Wahrgenommenen residiert, schreibt, „... es ist eine bedeutende Sache, Empfindungen zu haben, aber nichts besonderes, sich in den meisten anderen körperlichen Aktivitäten zu ergehen!" Er meint tatsächlich Bewegung, wenn er schreibt: „Aber sicherlich lässt sich Winken kaum damit vergleichen, was es bedeutet, Schmerzen zu spüren, Salz zu schmecken oder die Farbe Rot zu empfinden."[73] Dabei beschränkt er die Bedeutung von sinnlichem oder sensorischem Empfinden auf die klassischen fünf Sinne. Heute wissen wir, dass es sensorische Rezeptoren gibt – Golgi-Sehnenorgane in den Sehnen und in das Muskelgewebe eingebettete Muskelspindeln –, die sensibel auf Bewegungen reagieren, die Veränderungen in den Winkeln von Gelenken und im Muskelgewebe bewirken. Zwar ist die Frage unter Forschern umstritten, ob beispielsweise Spindeln tatsächliche Empfindungen produzieren oder nur Informationen liefern, die nötig sind, um den Körper in der Bewegung im Raum wahrnehmen zu können, doch wenn man auf sich selbst aufmerksam achtet und Bewusstheit entwickelt, ist es klar, dass man Arbeitsaufwand, Spannung, Orientierung und Gelenkbewegungen wahrnehmen kann, die beim Winken mit der Hand geschehen. Diese Aspekte des Bewegungsempfindens tragen auch zur Propriozeption und dem Gefühl des Verkörpertseins bei. Auch wenn bei einigen Menschen kinästhetische Empfindungen völlig im Randbereich ihrer bewussten Erfahrungswelt bleiben, können sie doch durch Bewegung hervorgerufen werden. In seltenen Fällen kommt es vor, dass eine Seite des Körpers im kinästhetischen Bild fehlt, obwohl die Bewegungsfunktion intakt bleibt. Häufig wird dieses Phänomen von einer Sehschwäche begleitet, bei der ein Auge keine deutliche Verbindung mit dem visuellen Kortex entwickelt, was sich auch in korrespondierenden Bewegungsstörungen des betroffenen Auges äußert.

Konzept

Normalerweise werden Konzepte so betrachtet, dass sie als Aussagen in Form verbaler oder mathematischer Theoreme oder als Metaphern angesehen werden, die Konzepte durch analoge Ähnlichkeiten repräsentieren. Es gibt eine Tendenz, konzeptuelles Denken als fundamental symbolisch und verbal zu verstehen. In den letzten Jahren wurde die Existenz von nonverbalem Denken bei Säuglingen, Wirbeltieren und einigen Wirbellosen wie Kopffüßlern anerkannt. In unserem Sprachgebrauch befinden sich nonverbale Konzepte auf einem höheren, komplexeren Organisationsniveau als Empfindungen und generell involvieren sie Handlung, die in Relation zur Wahrnehmung steht. Konzepte erfordern die vorangegangene Organisation einer Wahrnehmungswelt. Symbolische und darstellerische Konzepte wie in der Mathematik und verbalem Denken stehen in Beziehung zur Erfahrungsebene durch ausgedehnte metaphorische Beziehungen.[74] Es gibt häufig Fragen über

---

72 G. Rizzolati und C. Sinigaglia, *Empathie und Spiegelneurone: die biologische Basis des Mitgefühls*, Oxford, (2008).

73 N. Humphrey, „How to Solve the Mind-Body Problem", Journal of Consciousness Studies 7 (4), (2000, p. 14).

74 Siehe G. Lakoff und M. Johnson, *Leben in Metaphern* (1998), und G. Lakoff und R. Nunez, *Where Mathematics Comes From*, Basic Books, (2000).

die Angemessenheit und Validität von Konzeptualisierungen. Die wissenschaftliche Methode und ihre Variationen stellen Versuche dar, Nachweise zu liefern, die Validität unterstützen. Ansichten und Überzeugungen sind unschärfer und stehen häufig in Relation zu gesellschaftlichen Lehrmeinungen und Gewohnheiten. Sprache wird oft dazu verwendet, in verschiedenen gesellschaftlichen Domänen innere Beziehungen aufzubauen, wo die Beweise nur schwach oder äußerst dürftig sind. Folglich werden starke Bande zwischen Sprache und Affekt geknüpft. Sprache wird auch im sozialen Feld erlernt und ihre Syntax und Regeln sind extern gegenüber unseren internen Prozessen. Dennoch werden Symbole und symbolische Gedanken absorbiert und integriert, damit wir mit ihnen verbale und geschriebene Kommunikation schaffen können.

Körper, Körper-Geist

Im lebenden Zustand ist die Wahrnehmung oder Erfahrung des eigenen Körpers klar unterschieden vom Körper als Korpus. In der alltäglichen Sprache trennen wir den Körper oft von Geist oder Verstand in der Art von „Ich habe einen Körper" oder „mein Körper." Der Begriff *Embodiment* ist im Feld der Bewusstseinsstudien populär geworden, um damit die Situationsgebundenheit von geistigen Zuständen im bewusstem Erleben zu betonen. Deshalb Körper-Geist. Feldenkrais schrieb: „Ich behaupte, dass die Einheit von Geist und Körper eine objektive Realität ist, und dass es sich dabei nicht um Gebilde handelt, die auf die oder andere Weise zueinander in Beziehung stehen, sondern die in ihrem Funktionieren ein untrennbares Ganzes bilden." Und „Ein Gehirn ohne motorische Funktionen könnte nicht denken ..."[75] Diese Aussage findet ihren Widerhall durch den Neurowissenschaftler György Buzsáki, der auf die Idee, ein Gehirn könnte durch hervorgerufene Aktivität Bewusstsein entwickeln, folgendermaßen reagierte:

„Ein Gehirn, gewachsen *in vitro* und mit Sensoren ausgerüstet aber ohne die Fähigkeit, diese Sensoren durch seinen Output zu bewegen ... könnte nicht bewusst werden, in dem Sinne, dass die neuronalen Antwortreaktionen, die von den sensorischen Eingängen stammen, keine Bedeutung annehmen oder widerspiegeln könnten."[76]

Mental, Geist, Verstand

In ihrer historischen Entwicklung bezogen sich die Konzepte **Geist** und **Verstand** beide auf die bewusste Erfahrung. Ein Dualismus entstand, als Philosophen erkannten, dass der Bereich von Geist und Verstand radikal von dem der Körperlichkeit verschieden zu sein schien. Körperlichkeit schien Räumlichkeit, konkrete Eigenschaften wie Masse und Ausdehnung usw. zu haben, wohingegen der mentale Bereich scheinbar leer war und außerhalb von räumlichen Dimension zu existieren schien. Diese Dichotomie schuf eine schier unendliche Zahl von Problemen für Philosophen. Die Versuche, das sogenannte Leib-Seele-Problem zu lösen, also das Problem, wie der Geist oder Verstand aus der physikalischen Realität hervorgehen konnte, bedienten sich einer Reihe von unterschiedlichen Strategien. Spinoza schlug eine Form vor, bei der Geist und Körper aus derselben Substanz bestanden. Berkeley wählte einen Idealismus, der nahelegte, dass Realität im Wesentlichen durch den Geist erkannt wird. Eliminative Materialisten votierten dafür, das Physische als die einzige Realität anzusehen, mit dem Gehirn als verantwortlichem Agens; auf diese Weise eliminierten sie das Konzept Geist vollständig. Funktionalisten bleiben primär Physikalisten, aber sie schlagen funktionale Zustände vor, die symbolisch und abbildend sind und in jedem physischen

75 M. Feldenkrais, „Mind and Body", Systematics, 2 (1), 1964.

76 G. Buzsáki, *Rhythms of the Brain*, Oxford, 2006, S. 371.

System wie einem Computer oder einem Gehirn ablaufen können. Mystiker bestehen darauf, dass das Problem generell unlösbar sei. Jede dieser polarisierten Optionen hat irgendein Problem, und keines konnte trotz ausgiebiger Diskussionen vollständig geklärt werden. Vom Standpunkt dieses Buches aus ist es wichtig festzuhalten, dass jedes Konzept und jeder Standpunkt von einem Beobachter stammt und daher immer eine Rückkopplungsschleife zwischen etwas, das erfahren wird, und wie es wahrgenommen und konzeptualisiert wird, existiert. Alles, was als Realität gesehen wird, entsteht aus der Interaktion eines Organismus mit der Welt, die einen Organismus und eine Ordnung erzeugt, die das Leben und seine Prozesse unterstützt. Diese Schleife kann nicht eliminiert werden. Daher können wir das Konzept von Geist sowohl auf die Prozesse beziehen, die Gehirn und Körper organisieren, als auch auf die Erfahrung, die der phänomenologische Raum ist, in dem wir leben. Die Dichotomie lässt sich möglicherweise auflösen, wenn wir die Koordinationsdynamik der Interaktion untersuchen. Der kognitive Psychologe Michael Spivey schreibt: „... der Geist scheint eine emergente Eigenschaft zu sein, die aus den Interaktionen zwischen einem Gehirn, seinem Körper und der sie umgebenden Welt auftaucht, zu der interessanterweise häufig andere Gehirne und Körper gehören.“[77]

Mobilisierungsmuster

Feldenkrais verwendete gelegentlich den Begriff **Mobilisierungsmuster** für das, was er sonst als Funktion bezeichnete. Hier bezog er sich auf das spezifische Muster der muskulären Organisation, das eine Handlung herbeiführte. Solche Muster können selbst durch vorgestellte Handlungen hervorgerufen werden, bei denen keine Bewegung aktiviert wird. Hierbei lässt sich feststellen, dass sehr geringe muskuläre Aktivitäten beim gedanklichen Durchgehen einer Bewegung stattfinden. Es gibt hier eine Beziehung zum Begriff Körperschema (siehe **Selbstbild** weiter unten).

Reflex, reflektorisch

Sir Charles Sherrington führte den Begriff des Reflexes 1906 ein, um damit eine klar begrenzte Aktivität der motorischen Neuronen zu beschreiben, den man mit rein physiologischen Mitteln analysieren und untersuchen konnte. Sherringtons Studien führten ihn tief in die Materie und doch notierte er, „aber der einfache Reflex ist ein bequeme, wenn nicht sogar glaubhafte Fiktion.“[78] Iwan Pawlow generalisierte die Idee des Reflexes und spezifizierte durch seine Forschung, wie ein angeborener Reflex so konditioniert werden konnte, dass die „Reflex“-Antwort auf einen Stimulus auf einen völlig anderen Stimulus verschoben werden konnte. Daraus versuchte er eine vollständige Psychologie und eine Theorie des Lernens zu entwickeln. Dieses Projekt wurde von den Behavioristen fortgeführt, insbesondere von B. F. Skinner und dessen operanter Konditionierung, die mit Belohnung und Verstärkung arbeitet. Wie Feldenkrais anmerkte, hätte die Erweiterung der Entdeckungen von Pawlow und seinen Schülern und Nachfolgern nicht eine solche Quelle für die Psychologie etablieren können, „es sei denn, man weitet die physiologischen Begriffe über ihre ursprünglich akzeptierte Bedeutung hinaus.“[79] Weiter führt er aus, dass Pawlows Befunde (wie auch die von Skinner) unter künstlichen Laborbedingungen gewonnen wurden, die wegen ihrer Inkompatibilität mit der größeren Kapazität und Komplexität menschlichen Verhaltens und Denkens nicht auf das menschliche Verhalten und Lernen verallgemeinert werden

---

77 M. Spivey, *The Continuity of Mind*, Oxford, 2007, S. 301.

78 C. Sherrington, *The Integrated Action of the Nervous System*, Yale Univ. Press, 1906, 1961, S. 7.

79 M. Feldenkrais, *Der Weg zum reifen Selbst*, Junfermann 1994, S. 79.

könnten. Dank neuester Beobachtungen beginnen wir zu verstehen, dass viele Tiere Kapazitäten für das Lernen haben, die weit über Konditionierung hinausgehen. Nichts von dem hier gesagten mindert die Validität der Erkenntnisse dieser Forschungsprogramme, solange die Grenzen der Arbeit anerkannt werden. Die Idee des Reflexes kann auch nützlich dabei sein, Reflexivität als eine essenzielle nicht-bewusste Aktivität zu begreifen, die allen Handlungen in der Schwerkraft zugrunde liegt. Das bedeutet, dass Handlungen häufig Geschwindigkeiten benötigen, für die reflexive Aktivitäten eine Notwendigkeit darstellen, da die Antwortreaktionen des Kortex im Verhältnis zu den Gegebenheiten von Gleichgewicht und Reaktionsverhalten zu langsam erfolgen.

Repräsentation

Der Gebrauch des Wortes **Repräsentation** in der Kognitionswissenschaft beruht auf dem populären Input-/Output-Modell des Nervensystems, verbunden mit dem Konzept der Informationsverarbeitung. Demnach trifft die äußere Realität auf die Sinne und der Informations-Input wird dann zu den höheren Hirnzentren weitergeleitet, wo er verarbeitet wird, um einen Output als Handlung oder als mentalen Inhalt zu erzeugen. Daher ist Erleben eine Repräsentation der äußeren Realität. Dieser metaphorische Gebrauch von Repräsentation zieht folgende Probleme nach sich: Wir bezeichnen etwas als Repräsentation, wenn ein Ding wie ein Wort, ein Zeichen, ein Bild etc. durch Konvention verwendet wird, um etwas zu repräsentieren. Komplexes Denken in Sprache, Mathematik oder in den bildhaften Künsten sind nicht möglich ohne Repräsentationen. Von daher steht ein Ding für etwas anderes und wird auf diese Weise repräsentiert. In der Welt der Computer ist Repräsentation ebenfalls essenziell in dem Sinne, dass im Interface zwischen Mensch und Maschine die elektrischen An-/Aus-Signale in Zahlen und Wörter für das menschliche Interface konvertiert werden. Die Bedeutung wird erst in diesem Interface möglich, da Sinn und Bedeutung nur in einer menschlichen Welt möglich sind. Der Computer repräsentiert für sich genommen gar nichts. Er verarbeitet nur Signale und verändert Formen. Im Erleben wird uns Menschen das, was da ist, **präsentiert**, ohne dass wir wüssten, was wirklich in der Welt ist oder wie die Sinne, die anscheinend als Nervenimpulse übertragen werden, in den vielfältigen Modalitäten des Sinnesempfindens zu Erleben werden. Alle Nervenimpulse von Augen, Zungen, Nase, Ohren, Tastsinn, Gleichgewichtssinn usw. sehen exakt gleich aus: als eine Folge von Erregungsspitzen. Auf dieser Ebene gibt es keine Unterscheidung zwischen Klang oder Licht oder Geruch oder Geschmack. Sie scheinen genau wie die elektrischen Impulse im Computer zu sein. Aber das sind sie nicht. Zum einen ist der Fluss keine Einbahnstraße, sondern die sensorischen Oberflächen sind Teil einer Schleife von hin und her gehenden Signalen. Die Wahrnehmungsinhalte scheinen nicht in Relation zu individuellen Impulsen zu stehen, sondern zu einer synchronen rhythmischen Aktivität innerhalb von Gruppen von Nervenzellen. Wo diese Aktivitäten im Nervensystem erscheinen, scheinen sie sich auf die Modalität des sensorischen Erlebens zu beziehen. Das Phänomen der Synästhesie, bei dem Überkreuzmodalitäten erlebt werden, wie beispielsweise das Sehen von Farben mit bestimmten Klängen, deutet jedoch darauf hin, dass die Grenzen nicht immer so festgefügt sind. Derzeit ist in der Neurowissenschaft noch nicht verstanden, wie dieses sensorische Erleben in diesen spezifischen Bereichen erzeugt wird. Wenn wir sensorisches Erleben und die dazu korrespondierende Wahrnehmung, bei der die Integration die spezifischen Inhalte des Erlebens erzeugt, als *Präsentation* bezeichnen, dann können wir *Repräsentation* im treffenden Kontext verwenden. In dieser Sichtweise beginnt die Repräsentation außerhalb in der sozialen Interaktion. Worte, Sätze, Bilder, Zeichnungen, Symbole, musikalische

Noten, Karten, Zahlen, mathematische Gleichungen usw. sind Produkte von Gesellschaften und werden jeder Generation gezielt vermittelt. Wenn Repräsentationen gelernt und internalisiert werden, dann werden sie zu Werkzeugen der inneren Erkenntnis und des Denkens. Auf diese Weise sprechen wir zu uns selbst und durchdenken Probleme mit verschiedenen Repräsentationen. Was aus dem direkten Erleben entspringt, kann oft nicht ohne Schwierigkeit repräsentiert werden, und daher entsteht der Konflikt zwischen repräsentativem Denken und affektivem Erleben. Gleichwohl können Affekt und nicht-repräsentatives Erleben direkt kommuniziert werden. Das geschieht mittels zeitbezogener Formen wie Musik oder Poesie, mittels Farbe und Form in den bildenden Künsten und im unmittelbaren menschlichen Kontakt, indem sich einer auf den anderen einstimmt.

Selbstbild

In den Bewegungswissenschaften wird häufig zwischen Körperbild und Körperschema unterschieden. Grob gesagt lassen sich beide wie folgt unterscheiden: Das Körperbild ist die Vorstellung, die Sie von Ihrem verkörperten Wesen haben, einschließlich Ihrer Wahrnehmung, Einstellungen und Überzeugungen. Maxine Sheets-Johnstone widerspricht der Verwendung des Wortes Bild, da es ihrer Ansicht nach eine visuelle Komponente impliziert, während es doch primär um kinästhetische und propriozeptive Dimensionen geht, die ganz klar nicht-visuell sind.[80] Körperschema wird dagegen häufig als Bezeichnung für motosensorische Fähigkeiten verwendet und für „Prozesse, die Haltung und Bewegung steuern und regulieren."[81]

Die Unterscheidung lässt sich zwar auch im Nervensystem finden, andererseits sind Körperbild und Körperschema unzweifelhaft dynamisch ineinander verzahnt. Feldenkrais verwendete den Begriff **Selbstbild**, um diese Verzahnung einzuschließen, und betonte: um in der Welt handeln zu können, muss man wissen, wie, und man muss sein Selbst im Handeln kennen. Er gebrauchte den Begriff „Bild" im herkömmlichen Sinne, aber ihm war klar, dass ein Kind durch kinetische und propriozeptive Erfahrungen lernt, sich selbst zu bewegen. Es gibt gute Hinweise und Belege dafür, dass dieses Lernen durch den Gebrauch von Bewusstheit geschieht. Die Erfahrung der Bewusstheit gerät nach dem Lernen allerdings in Vergessenheit, wodurch beim Erwachsenen ein falscher Eindruck entsteht, der vielleicht dazu neigt, der Art und Weise seines Handelns keine Aufmerksamkeit zu schenken. Handlung wird dann als automatisch angesehen und oft zu stereotypen Gewohnheitsmustern geformt, die normalerweise keine weitere Erforschung erfordern. So entsteht die Idee, dass Körperschema ein nicht-bewusster Prozess sei. Durch die Wiedereinführung von Bewusstheit wird es jedoch möglich, die Spannbreite an Mustern zu erweitern und das führt zu größerer Geschicklichkeit und gesteigerter Fertigkeit in den Aktivitäten des Lebens. Eine Annahme ist, dass das Lernen mit Bewusstheit es erfordert, etwas langsamer und mit Aufmerksamkeit auszuführen, wodurch spezifische Aktivitäten im Kortex hervorgerufen werden. Die Muster, die sich entwickeln, sind nicht notwendigerweise an die Stelle gebunden, an der sie geformt wurden, sondern werden flexibel im Nervensystem als dynamische Attraktorenzustände und Zellgruppen bewegt. Auf diese Weise können sie in schnell agierende Zentren wie das Kleinhirn verschoben werden. Je mehr Muster einer Person zur Verfügung stehen, desto schneller kann sie auf die Zufälligkeiten reagieren, die schnelles Handeln im Augenblick mit sich bringt. Man nimmt an, dass

80 M. Sheets-Johnstone, „What are we naming", in H. De Preester and V. Knockaert (Hrsg.), *Body Image and Body Schema*, John Benjamins Pub. Co. (2005).

81 S. Gallagher, „Dynamic models of body schematic processes." In De Preester and Knockaert (op. cit.) S. 234.

das Kleinhirn das Muster dann aktiviert und die Handlung mit Feedback von und zum Motorkortex und den sensorischen Zentren erzeugt wird. Man kann das bei sehr geschickten Künstlern und Athleten beobachten, die ohne zwischengeschaltete Denkprozesse handeln und sich bewegen, als ob sie die Situation direkt aus dem Denken in Handlung umsetzen.

Somatik / somatisch

Die Begriffe **somatisch** und **Soma** gehen auf Thomas Hanna zurück. Hanna gründete 1976 ein neues Journal *der körperlichen Künste und Wissenschaften*, das er *Somatics* nannte[82]. Hanna vertrat die Ansicht, dass „lebende Funktionen niemals zufälligen Veränderungen unterliegen, noch sind lebende Strukturen je statisch. Je mehr wir lebende Körper beobachten, desto weniger erscheinen sie als ‚Körper' in dem grundlegenden Sinne, in dem wir sie traditioneller Weise als Körper gesehen haben." Und weiter: „Lebende Organismen sind Somas, d. h. sie sind ein integraler und geordneter Prozess von verkörperten Elementen, die weder von ihrer geschichtlichen Entwicklung noch von ihren zukünftigen Anpassungen getrennt werden können. Ein Soma ist jede individuelle Verkörperung eines Prozesses, der über die Zeit bestehen und sich anpassen kann und dabei, solange es lebt, ein Soma bleibt." Und an anderer Stelle: „Ein Soma – also jeder Organismus jeder beliebigen Spezies – ist eine Verkörperung von Funktionen, die sich ständig in einem Kreislauf des Abbaus und der Zerstörung und des Wiederaufbaus und der Wiederherstellung befinden." Diese Begriffe schaffen eine klare Abgrenzung, die eine Unterscheidung von Geist und Körper als Gegensätze unnötig macht. Die Funktionen von lebenden Organismen, die Hanna aufzählt, sind Timing, Stehen, sich auf etwas ausrichten, manövrieren, wünschen und Absichten haben. Sie scheinen auf die Anfänge von organisierten Funktionen hinzudeuten, die wir dem Geist zugeordnet haben, und doch waren sie in lebenden Organismen aktiv, lange bevor sich ein Nervensystem im Verlauf der Evolution formte. Timing ist in Organismen vorhanden durch Handlungen der Koordination; Stehen erfordert, sich aktiv in der Schwerkraft zu organisieren; zur Ausrichtung gehört, dass Organismen sich an ihren Absichten wie beispielsweise der Nahrungsaufnahme orientieren; Manövrieren erfordert die Selbstbewegung, zu Wünschen zählt der Appetit und Absichten haben, ist die „spezielle Form von Handlung, die das Soma funktional mobilisiert, um seinen Appetit in der Welt zu stillen." Während der Begriff **Somatik** verwendet wurde, um die Bereiche der Geist-Körper-Arbeit und die damit einhergehenden Lernprozesse zu bezeichnen, hat er darüber hinaus keine weitere Verbreitung gefunden.

Unterstützung

Das Entwicklungslernen und das Lernen von Fertigkeiten werden sehr stark von den Bedingungen beeinflusst, unter denen das Lernen stattfindet. Wird eine Fertigkeit unter Druck oder Anspannung erlernt, so werden diese Faktoren oft ein integraler Bestandteil dieser Fertigkeit. Dadurch wird bei der Aktivierung des zu dieser Fertigkeit gehörenden Mobilisierungsmusters auch die mitgelernte Spannung aktiviert, was irgendwann zu Problemen für den Menschen führt.

Obwohl die Spannung unterbewusst bleibt, kann sie eine starke Wirkung auf die muskuläre Aktivität haben. Man kann dieses Phänomen häufig bei Künstlern der darbietenden Künste beobachten, die ihre Kunst einem inneren Zwang folgend mit größter Genauigkeit darbieten müssen. Eine der massivsten Folgen davon ist insbesondere bei Musikern die fokale Dystonie, bei der die Person die muskuläre Kontrolle über entscheidende Bestandteile der Handlung verliert.

82 T. Hanna, „The Field of Somatics", *Somatics 1* (1), 1976.

Lernen funktioniert am besten in Situationen in denen das Nervensystem ruhig ist und der Mensch sich bequem und sicher fühlt. In der Feldenkrais-Methode werden Personen oft durch körperlichen Kontakt unterstützt, um unnötige Muskelspannungen zu verringern. Bei kleinen Kindern ist Lernen ohne Sicherheit und physische Unterstützung möglicherweise sogar unmöglich, bis sie sich selbst unterstützen können. Hier ruft ein Mangel an Stabilität eine Kontraktion der Flexoren (Beuger) hervor. Feldenkrais nahm an, dass das Beugemuster, das durch Angst oder Gefahr hervorgerufen wird, unsere Vorfahren im Laufe der Evolution beim Fallen von Bäumen geschützt hat. Der verletzliche Bauchbereich wird durch das Zusammenfalten kleiner und beim Fallen trifft der durch Knochen geschützte Rücken auf den Boden auf. Dieses Reaktionsmuster stellt somit einen evolutionären Vorteil dar. Andererseits, wenn die Aktivierung dieses muskulären Musters jedoch aufrechterhalten bleibt, behindert es das Anti-Schwerkraftsystem und die Koordination des Menschen ist gestört. Das Lernen wird blockiert. Unterstützung ist somit essenziell nötig, um die Fähigkeit zum Lernen wiederzuerlangen.

Ursache und Wirkung

Feldenkrais war der Ansicht, dass die klassische Vorstellung von **Ursache und Wirkung** für das Nachdenken über Prozesse des Lebens sowohl ungenau als auch zu limitierend sei. Auf der Grundlage seiner Kenntnis von Systemen und Steuerung mit Feedbackschleifen empfahl er, die Art von linearen Feedforward-Mechanismen aufzugeben, die ein System auf einem direkten Pfad von Punkt A zu Punkt B bewegen, beispielsweise von einem Stimulus-Input zu irgendeiner Form von Handlungs-Output. Die Annahme von direkter Kausalität hier ist korrekt für lineare, mechanisch verbundene Artefakte wie den digitalen Computer oder Maschinen mit positiver Steuerung. In lebenden Systemen gilt die Koordinationsdynamik. Das ermöglicht Verzweigungen und anderes nicht-lineares Verhalten. Vor einigen Jahren machte der Kybernetiker W.T. Powers (1973) folgenden Vorschlag. Nicht Stimuli sind Ursache unseres Verhaltens, sondern unsere Handlungen selbst funktionieren, indem wir unsere Wahrnehmungen und Empfindungen steuern.[83] Das bedingt reziproke Feedbackschleifen zwischen Organismus und Umwelt.

In der Praxis folgt daraus, statt einen Fehler in einem lebenden Organismus direkt zu korrigieren, rufen wir eine selbstkorrigierende Veränderung im System (von innerhalb des Organismus) hervor. Auf einer allgemeineren biologischen Basis postuliert die Idee der Autopoiesis eine zirkuläre Kausalkette bei der A B erzeugt und B wiederum A erzeugt. Auf diese Weise erzeugt eine lebende Zelle sich selbst innerhalb ihrer Grenzen, die ebenfalls selbstgeschaffen sind. Thompson (2007) zitiert dazu Immanuel Kant: „Ein organisiertes Produkt [Organismus] der Natur ist das, in welchem alles Zweck und wechselseitig auch Mittel ist."[84] Das sollte jedoch nicht so verstanden werden, dass lebenden Systemen eine grundlegende Ordnung fehle.

Wahl, Entscheidung

In vielen naturwissenschaftlichen Modellen von lebenden Systemen und dem Universum generell ist die grundlegende Annahme, gestützt auf die klassische Idee von Kausalität, dass der Determinismus in der Natur vorherrscht. In der Biologie werden Gene als kausale Agenzien gesehen, in der behavioristischen Psychologie fungiert die Umwelt zugleich als Trigger und Determinante des Ver-

83 W.T. Powers, *Behavior: The Control of Perception*, Aldine, 1973.

84 E. Thompson, *Mind in Life*, Belknap Press of Harvard Univ. Press, (2007, p. 137). Deutsch zitiert nach: Immanuel Kant, *Kritik der Urteilskraft* – Kapitel 76, § 66; bei Kant fehlt der Begriff Organismus (A. d. Ü.).

haltens, in neurowissenschaftlichen Studien scheinen Untersuchungen zum Timing der neuralen Ereignisse einer Handlung zu zeigen, dass die neuralen Ereignisse der Erfahrung der Entscheidung vorangehen. Diese Vorstellungen scheinen auszuschließen, dass wir Entscheidungen treffen könnten oder bei unserem Handeln in der Welt eine Wahl hätten und legen nahe, dass das Leben eines Organismus von seiner genetischen Ausstattung vorherbestimmt ist. Basierend auf der Sichtweise seines strukturellen Determinismus schlägt Humberto Maturana einen dynamischen Blickwinkel vor, bei dem alles, was im Fluss der Existenz geschieht, in „Korrespondenz mit den strukturellen Kohärenzen des Augenblicks" ist.[85] Hier ist es die interne und fließende Struktur des Organismus, die determiniert ist, und nicht die externe Umwelt. Die Struktur ändert sich mit Lernen und Erfahrung.

In diesem Licht schlug Feldenkrais vor, dass wir eine Wahl haben, da uns die Struktur alternative Muster der Mobilisierung zur Verfügung stellt. Wenn nur eine Möglichkeit verfügbar ist, gibt es keine Wahl. Man ist durch frühere Konditionierung festgelegt. Das Gegenmittel ist die Kultivierung von Bewusstheit und alternativen Mustern. (Siehe **Ursache und Wirkung**.)

Wahrnehmung

Wahrnehmung wird oft in Zusammenhang mit Begriffen von bestimmten sensorischen Modalitäten verstanden. Daher wurde sie oft als visuelle Wahrnehmung, als taktile Wahrnehmung usw. untersucht. Wir haben Alain Berthoz' Sichtweise übernommen, wonach Wahrnehmung besser als multimodal angesehen werden sollte und die Objekte der Wahrnehmung von verschiedenen oder mehreren sensorischen Kanälen gebildet werden.[86] Demzufolge wird das Wahrgenommene auf einer höheren Ebene organisiert als die sinnliche Empfindung. Wir haben auch die interaktive Bildung von Perzepten (Wahrnehmungsinhalten) betont, worauf wir unsere Behauptung gründen, dass die Mechanismen der Wahrnehmung bei jeder Interaktion wirksam sind und die Perzepte von Objekten, anderen Menschen, uns selbst, dem Körper und seinen Teilen, Bewegungen usw. bestimmen können. Wahrnehmungen erfordern keine Benennung und können zwischen Menschen und anderen höheren Tieren geteilt werden, die über keine Sprache verfügen. Wenn Wahrnehmung das Erkennen einer Affordanz bedingt, können wir annehmen, dass dies auf einer höheren gedanklichen Ebene stattfindet, da das Perzept nun in Relation zu einer bestimmten Absicht begriffen wird. Der Begriff Affordanz (eng. *affordance*) wurde von J. J. Gibson eingeführt, der damit die Aspekte von Dingen in der Umwelt bezeichnete, die für den Wahrnehmenden einen erstrebenswerten Nutzen haben oder die er vermeiden muss.[87]

Auf diese Weise wird die Wahrnehmung zu Vorstellung und Gedanke. Für Menschen wird ein Perzept auch zu einem Konzept durch Etikettierung und Abstraktion. So können wir ein Objekt mit einer flachen Oberfläche sehen, das wir einordnen und wegen seiner funktionalen Affordanz als Tisch bezeichnen können. Nun ist es ein Konzept und kann für alle Objekte stehen, die die Funktion erfüllen. Oder wir können Analogien und Ähnlichkeiten bilden und es als Tafelländer (eng. *tablelands*), Wasserspiegel (eng. *water table*), bei Tisch sein oder den Spieß umdrehen (eng. *turning the tables*) usw. bezeichnen. Die Macht der Konzeptualisierung mittels Sprache erweitert die Möglichkeiten der Wahrnehmung dramatisch. Während die meisten Wissenschaftler ein Perzept als eine interne Repräsentation von

85 H. Maturana/B. Poerksen, *Vom Sein zum Tun*, CarlAuer Verlag, 2002.

86 A. Berthoz, 2000 (op. cit.)

87 J. J. Gibson, *The Senses Considered as Perceptual Systems*, Houghton Mifflin, 1966, reprinted 1983, Greenwood Press, S. 285.

erkannten Eigenschaften der Umwelt ansehen, schlägt Christine Skarda folgende Definition vor: „Wahrnehmung ist ein Prozess, durch den Organismen ihr Eingebettetsein in die physikalische Realität so nutzen, als ob sie davon unabhängig wären.“[88] Diese Ausgangsposition verschiebt Perzepte von dem, was als integrativer Prozess zur Organisation von Sinnesempfindungen angesehen wird, hin zu einer Aktivität, durch die das Gebilde der Wahrnehmung in einzelne Teile zerlegt wird.

88 C. Skarda, „The Perceptual Form of Life“, in *Reclaiming Cognition*, R. Nunez and W. Freeman, eds., Imprint Academic, 1999, S. 79.

Anhang II – Neurologische Aspekte der Feldenkrais-Methode

1. Eine Liste einiger Interventionen, die in der Feldenkrais-Methode angewandt werden, und ihr Einfluss auf Bewegungsmuster im ZNS[89]

Die unvorhergesehenen Zufälle des Lebens bewirken Änderungen in der optimalen Funktionsweise des neuromuskulären Systems durch Störungen der Bewegungsmuster für Handlungen und den reflektorischen Aktivitäten, die Gleichgewicht und Bewegung in der Schwerkraft ermöglichen. Erfahren und erlebt werden können diese Störungen auf einige oder alle der folgenden Weisen: Schmerz, eingeschränkte Atmung, Gefühle von Angespanntheit, Müdigkeit, Energieverlust, Verlust von Affekt, Gereiztheit und negative Emotionen etc. Zu den Konsequenzen, die im funktionalen Körper beobachtet werden können, gehören der Verlust der Ausrichtung von Körpersegmenten, der Verlust für die Unterstützung für Kopf und Nacken, unbeholfene Bewegungen, ein eingefallener Brustkorb, Störung des Beckens, Verschiebungen der Ausrichtung auf einer Seite. Versuche, die fehlerhaften Körpermuster außer Kraft zu setzen, produzieren oft weitere Störungen in der Atmung, der Anti-Schwerkraftfunktion und einen Verlust von Bewegungsfähigkeit. Die Störungen können hervorgerufen werden durch physische oder psychische Traumata oder Stress, stressbehaftetes Lernen, negativen Sozialkontakt, Schuldgefühle, Einsamkeit, Verlassenheit und so weiter. Menschen suchen Linderung auf vielerlei Arten, häufig ohne Erfolg oder mit unerwünschten Komplikationen, durch Drogen, Entspannung, Dissoziation, gedämpfte Gefühlszustände, Hypnose, Religion, Aggression und Verleugnung. Direktere Interventionen, die entweder somatische oder körperliche Aspekte umfassen wie die Manipulation von Muskelgewebe (Massage), Akupunktur, Körperarbeit etc. oder die mentale Aspekte einbeziehen, wozu Meditation, Beratung, Psychotherapie etc. gehören, sind wahrscheinlich effektiver.

Wichtig ist hierbei der Hinweis, dass Linderung im Allgemeinen nicht durch den Einsatz von Willenskraft erzwungen werden kann und als Ergebnis einer bewussten Steuerung zur Veränderung dieser verkörperten Muster eintritt. So führen beispielsweise Versuche, die Haltung in der Schwerkraft durch direkte Korrektur zu verbessern, üblicherweise dazu, dass dabei ebenso viel kompensierende Körperspannungen entstehen wie in dem gestörten Aufrichtungsmuster bereits vorhanden waren. Das Nervensystem arbeitet einfach nicht so und reagiert nicht auf direkte Unterweisung. Gleichwohl gibt es eine Reihe von Lernsystemen, die Wege zur Selbstkorrektur bieten. In diesem Anhang listen wir einige spezifische Interventionen aus der Feldenkrais-Methode auf, die im Nervensystem unmittelbar Veränderungen hinsichtlich der neuromuskulären Organisation hervorrufen können. Die Liste ist keineswegs vollständig, sondern soll nur einige Ideen darüber geben, was möglich ist. Die Interventionen basieren auf einem

89 ZNS: Zentrales Nervensystem

kybernetischen und dynamischen Verständnis, auf dessen Grundlage die effektivsten Verbindungen zum Gehirn selbst hergestellt werden können. Die Beschreibungen umfassen nicht die dafür nötigen Fertigkeiten, die in einer Ausbildung erlernt werden müssten. Die vorgestellten Interventionen können jedoch zur Entwicklung von Lektionen herangezogen werden, mit denen sich Muster ändern lassen, wie das beispielsweise in Lektionen in *Bewusstheit durch Bewegung* der Fall ist, die eine Reihe von Lernschritten beinhalten, die eine Person nacheinander macht. Die gleichen Interventionen werden auch in der *Funktionalen Integration* verwendet, wo der Practitioner Variationen dieser Interventionen verwendet, um eine Bewegungserfahrung für die Person zu schaffen. Beide Prozesse gleichen sich in ihrer Wirkung auf das Nervensystem. Die Interventionen, die hier beschrieben werden, beziehen sich hauptsächlich auf die *Funktionale Integration*.

- Einfühlsamer, nicht-invasiver Kontakt durch Berührung: Diese Art von Berührung erzeugt ein Gefühl der Sicherheit, wodurch sich der Tonus senken und die sensorische Bewusstheit des berührten Körperteils erhöhen kann. Häufig wird dadurch das Atemmuster verändert und die Atmung so erleichtert.
- Unterstützung von Gliedmaßen oder anderen Körperteilen in einer neutralen Lage im Raum: Indem eventuell vorhandene unnötige Haltearbeit der Muskulatur übernommen wird, kann sich der Muskeltonus senken und unnötige neuromuskuläre Aktivitäten können aufgegeben werden.
- Ein Körperteil durch eine optimale Bahn bewegen, indem man einen Weg des minimalen Widerstands findet: Indem ein Mensch einem anderen gestattet, ihn zu bewegen, entsteht ein Gefühl von Sicherheit. Dadurch entsteht eine erhöhte Bewusstheit für die bevorzugten einfachen Pfade und Bewegungsbahnen von Rumpf und Gliedmaßen.
- Ein Körpermuster unterstützen, indem man sanft hebt oder drückt, um so die Richtung, die durch das Muster bereits vorgegeben ist, noch zu verstärken: Eine tiefere Atmung kann Hinweis auf Veränderungen im Körpertonus sein.
- Körperteile werden gemeinsam als ein verbundener Block bewegt (sogenannte undifferenzierte Bewegung). Dieses bezieht sich auf beobachtete Haltemuster von distalen und proximalen Körperteilen. Paradoxerweise ermöglicht das ein stärkeres Loslassen und eine sensorische Diffenzierung der Teile.
- Körperteile entlang des Pfads des kontrahierenden Muskels annähern: Dieser Schritt schafft die Möglichkeit des Loslassen von unnötiger muskulärer Haltearbeit.
- Körperteile und Gelenke in einem differenzierten Muster bewegen: Je größer die Differenzierung von Rumpf (Wirbelsäule und Rippen), großen Teilen des Rumpfes (Becken und Schultergürtel), Gliedmaßen und der Verbindung zum Rumpf (beispielsweise Gelenke und Schulterblätter), Kopf und Nacken im Verhältnis zum Rumpf usw. ist, desto mehr kann sich die gesamte Körperstruktur an die Notwendigkeiten der Bewegung in der Schwerkraft anpassen und desto besser ist die natürliche reflektorische Ausrichtung.
- Simulieren von Skelettfunktionen durch Verlängern oder sanftes Drücken der Verbindungen der Gliedmaßen zum Rumpf und der Wirbelsäule: Wenn man zum Beispiel die Wirbelsäule vom Fuß her bewegt, indem man eine klare Verbindung der Knochen des Fußes, Knöchels, Knie, Becken, Steißbein, Wirbelsäule, Nacken und Kopf fühlbar macht, kann das eine Veränderung in der Ausrichtung der Person im Stehen auf diesem Bein hervorrufen, die die muskuläre Organisation entlang des gesamten Pfads ändert.

- Diagonale Beziehungen durch die Körperstruktur finden: Zum Gehen gehört beispielsweise eine reziproke Verschiebung des Gewichts von einem Bein zum anderen und zurück. Der Rumpf verschiebt sich, um sich an die Schwerkraft anzupassen, indem Wirbelsäule und Schultern in Relation zum Becken in einer fließenden Bewegung gegeneinander bewegt werden. Das Schwingen des Arms und die Bewegung der Schulter stehen in Bezug zum gegenüberliegenden Bein. Auf diese Weise spiegelt sich ein Problem mit dem rechten Bein oder der Hüfte in der linken Schulter. Indem man mit der Diagonale arbeitet, um die Beziehungen entlang dieser zu klären, wird sich die Funktion des rechten Beins beim Gehen verbessern.
- Den Ursprung einer Bewegung umkehren, indem man den distalen, also weiter von der Körpermitte entfernten Teil hält, während man den zentralen Körperteil bewegt: Das ist zum Beispiel in einer Situation nützlich, in der eine Person schmerzhafte Bewegungseinschränkungen im Schultergelenk hat. Das Schultergelenk bewegt sich genau gleich, egal, ob der Arm bewegt wird oder ob der zentrale Teil, also das Schulterblatt, bewegt wird. Doch während das Bewegen des Arms schmerzhaft ist, treten keine Schmerzen auf, wenn das Schulterblatt bewegt wird, wenn man dabei gleichzeitig den Ellbogen ruhig hält. Das zentrale Nervensystem begreift die Bewegungen unterschiedlich, sodass es schmerzhaft wäre, den distalen Teil zu bewegen, wohingegen es nicht schmerzhaft ist, den proximalen Teil zu bewegen. Das gestattet eine Änderung im Mobilisierungsmuster beim Bewegen des distalen Teils. Sobald die Bewegung im Gelenk bei der einen (proximalen) Bewegung als nicht schmerzhaft wahrgenommen wird, verbessert sich die andere (distale) Bewegung.
- Die Simulation von Funktionen durch eine Skelett-zu-Skelett-Verbindung zwischen Practitioner und der Person in der Bewegung erlaubt es dem ZNS, die Funktion zu erkennen: Hier kann die gesamte Funktion durch Kontakt hervorgerufen werden. Dieses Erkennen stellt anscheinend eine Resonanz oder ein Einschwingen her, das die an der Funktion beteiligten neuromuskulären Muster und damit das Mobilisierungsmuster reorganisiert. Es ist noch unklar, ob dieses Erkennen eines funktionalen Musters bereits ab der frühen Entwicklungsphase vorhanden ist, aber der Umstand, dass sich diese Art des Erkennens auch bei einem Kind zeigt, das die betreffende Funktion niemals vorher erlebt hat, spricht dafür.
- Keine der oben beschriebenen Erleichterungen können für das Etablieren neuer funktionaler Muster wirksam werden, wenn nicht bestimmte andere Elemente vorhanden sind. Ein neues Mobilisierungsmuster in bestimmten Bereichen des Selbst oder des sich bewegenden Körpers muss in die gesamten funktionalen Bewegungsmuster eingebettet werden. Das könnte sich beispielsweise so äußern, dass eine Person zwar eine neue Mobilität im Gebrauch eines Hüftgelenks erlebt, doch beim Stehen oder Gehen mit dieser neuen Mobilität im Bein kann sie ihren Kopf und Nacken dennoch nicht über das nun freiere Bein bringen. Doch wenn nicht das gesamte Muster erfahren wird, greift das Nervensystem nach und nach wieder auf das fehlerhafte Muster zurück und die Person erlebt einen Verlust ihrer neu gewonnenen Mobilität. Integration kann durch eine Verbindung über einen Skelett-Kontakt erleichtert werden und auf diese Weise integrierte funktionale Muster hervorrufen. Zur Integration können manchmal Bewegungen der Augen eingesetzt werden, oder man findet eine bessere Funktionsweise für einen Fuß, um damit die eine oder andere Seite besser zu unterstützen. Ent-

scheidend ist jedoch, dass in der Integration die Aufmerksamkeit darauf gerichtet wird, wie sich die Qualität eines neuen Musters beim Gehen oder während anderer normaler Aktivitäten anfühlt.

2. Der Körper in der Schwerkraft

Schwerkraft ist für die Entwicklung und das Funktionieren eines lebenden Körpers eine der wesentlichen Eigenschaften unserer Welt. Für Menschen ist das besonders kritisch, da wir unser Gleichgewicht über einer sehr schmalen Basis organisieren. Wir werden uns zwar unserer grundlegenden reflektorischen Anti-Schwerkraft-Aktivitäten im täglichen Leben nicht bewusst, dennoch sind wir in jedem Augenblick damit beschäftigt, unser Gleichgewicht zu halten. Die Antizipation einer jeden Handlung beinhaltet daher auch immer die Vorstellung, wie sich diese in der Schwerkraft entfalten wird. Wenn Sie im Stehen Ihren rechten Arm nach rechts bewegen, verschieben Sie Ihr Gravitationszentrum, also Ihren Schwerpunkt nach rechts. Wenn Sie Ihre Handlung nicht an diese Veränderung anpassen würden, würden Sie in Kürze Ihr Gleichgewicht verlieren. Doch wenn Sie sich genau beobachten, werden Sie bemerken können, dass bereits die Absicht, den Arm zu bewegen, genügt, damit sich Ihr Kopf und Ihr ganzer Körper auf die antizipierte Verschiebung des Schwerpunkts einstellen. Normalerweise geschieht das so mühelos, dass es keine Notwendigkeit gibt, den Fokus der Aufmerksamkeit oder einen Gedanken auf das Problem zu lenken. Es wäre naheliegend, diese Fertigkeit schnellen Reflexen zuzuschreiben, doch die ausführenden reflektorischen Aktivitäten sind zu langsam, um den Verlust des Gleichgewichts zu verhindern. Daher nimmt man an, dass die erlernte Antizipation der Gleichgewichtsverschiebung essenziell für diese Fähigkeit ist. All dies geschieht normalerweise außerhalb unserer direkten Bewusstheit. Das ändert sich nur wenn etwas Unerwartetes geschieht, das unsere bewusste Aufmerksamkeit darauf lenkt, dass die antizipierte Handlung nicht zu dem passt, was tatsächlich passiert. Dann werden wir uns bewusst, dass wir stolpern oder unser Gleichgewicht wiedergewinnen müssen.

Die Frage des Gleichgewichts ist kritisch für das Stehen und das Gehen, da hier ein Mangel an Gleichgewicht zum Stolpern oder Stürzen führen kann. Die Reaktion der Anti-Schwerkraft-Mechanismen, mit denen wir unser Gleichgewicht wiederherzustellen versuchen, sind sehr schnell, auf jeden Fall schneller als Denken und von primär reflektorischer Natur. Dass überhaupt etwas geschehen ist, bemerken wir erst viele Millisekunden später. Dann liegt man entweder bereits auf dem Boden oder hat sich nach der Störung wieder stabilisiert. Beim Erlernen des Gleichgewichts hingegen findet Fallen sehr häufig statt, und obwohl die Sicherheit und das Gefühl von Geborgenheit im Lernprozess häufig kompromittiert werden, besteht ein Kind darauf, mit dem Lernen so lange fortzufahren, bis die Sicherheit in der Schwerkraft erreicht ist. Folglich wird das Fallen und der damit einhergehende Schmerz während des Lernprozesses toleriert und der Lohn der Mühen liegt dann in der Freude und Befriedigung über das Gelingen. Auf diese Weise unterstützt das Affektsystem den Entwicklungsprozess.

An dieser Stelle möchten wir wieder darauf hinweisen, dass Anleitung und Instruktion kein valider Weg zum Erlernen von komplexen dynamischen Handlungen wie dem Balancieren sind. Direkte Korrektur wird nur neue Fehler im Entwicklungsprozess erzeugen. Erwachsene können die Funktionen in der Schwerkraft durch die Entwicklung von Bewusstheit verbessern und indem sie auf die Parameter Orientierung, Manipulation und Timing einer Bewegung und Funktion achten. Es kann jedoch ein längerer Prozess sein, dieses Lernen zu entwickeln.

Optimales Stehen

Das menschliche Skelett erlaubt ein beträchtliches Maß an Extension für die Aufrichtung, das im Kontrast zu den meisten anderen Tieren steht, die entweder auf vier Beinen stehen oder wie Affen teilweise in Flexion sind, wenn sie sich aufrichten möchten. Menschen hingegen halten ihr Gleichgewicht über relativ kleinen Füßen, was zu einem sonst nirgends erreichten Grad an Bewegungsfreiheit führt, insbesondere beim Drehen des Körpers. Das hohe Maß an Instabilität, die durch einen so hoch platzierten Schwerpunkt entsteht, hat daher auch einen Vorteil. Kleine Kinder, die Aufrichtung suchen, tun das mit einer Präzision in der Orientierung von Kopf und Schultern in Relation zum Becken und den Beinen, die später im Leben oft nicht mehr möglich ist. Die Muskulatur ist noch verhältnismäßig gering entwickelt und kann daher die grundlegende Gleichgewichtsorientierung nicht außer Kraft setzen. Im Laufe des Erwachsenwerdens verlieren viele Kinder jedoch eine klare Orientierung. Dann wird muskuläre Anstrengung nötig, um das Gleichgewicht zu halten. Wenn die Orientierung von muskulärer (Fehl-)Arbeit unbeeinträchtigt ist, richten sich die Segmente der Wirbelsäule so aus, dass die Kräfte (das Gewicht der oberen Teile) Wirbel für Wirbel entlang der Tangente der Doppel-S-Kurve des Rückens weitergeleitet werden, ohne dass irgendwo scherende Kräfte auftreten. Der muskuläre Tonus wird minimiert und der Brustkorb und das Zwerchfell sind frei beweglich für die Atmung.

Die Zufälligkeiten des Lebens können sich störend auf das optimale Stehen auswirken

Gleichgewicht ist für das Leben so kritisch, dass es unter allen Umständen, erreicht und erhalten werden muss, ganz gleich wie. Daher kann jedes kleine und große Trauma den Tonus der reflektorischen Aktivität und damit die funktionale Organisation des Körpers beeinträchtigen. Ebenso rufen Verletzungen Schutzreaktionen in der Muskulatur hervor, die die funktionale Organisation beeinträchtigen. Nehmen wir an, jemand verletzt sich den rechten großen Zeh und hat infolgedessen Schmerzen darin. Um den Zeh zu entlasten und die Schmerzen zu vermeiden, wird der Mensch nun sein Gewicht auf dem rechten Fuß verlagern, um es weg vom Zeh zu bringen. Das betrifft zuvorderst den unteren Teil des Beins, doch da das Gewicht durch das Hüftgelenk geht, werden auch Hüfte und Becken verschoben. Die Wirbelsäule organisiert sich nun passend zur Veränderung auf der rechten Seite, ebenso das linke Bein, das mehr Gewicht tragen muss. Der Kopf bewegt sich immer, um den Schwerpunkt über jedem Fuß zu halten, doch nun muss er ein neues Muster entwickeln, um sich an die Unterschiedlichkeit der Seiten anzupassen. In anderen Worten, die funktionale Körperorganisation muss immer auf die Notwendigkeit für das Gleichgewicht reagieren. Aus diesem Grund gibt es keine Verletzung, die nur lokal wäre und die Verteilung des Tonus im Stehen und Gehen wird von dieser Notwendigkeit bestimmt. Die Verletzung mag bald ausheilen und der Zeh nicht mehr schmerzen, aber das schützende Muster kann noch lange danach aktiv bleiben. Dessen Wirkung wird sich hauptsächlich in der Wirbelsäule und den Rippen entfalten, wo die Kräfte von beiden Seiten zusammenströmen. Doch eine Reorganisation des Musters zwischen beiden Seiten ist üblicherweise nicht durch bewusste Korrektur möglich, es sei denn, die Person hat ein hohes Niveau von Bewusstheit entwickelt.

Wir müssen auch noch ergänzen, dass die Entdeckung eines optimaleren Musters in der Schwerkraft dazu führen kann, dass sich der gesamte Zustand eines Menschen verbessert, wozu Selbstwertempfinden, Wohlbefinden, Eignung und Potenz auch im Sinne von Macht, Kraft und Wirksamkeit gehören. Gleichzeitig können diese Veränderungen auch Verbesserungen der persönlichen Ausdrucksfähigkeit und der Fähigkeit zum Kontakt mit anderen Menschen bewirken und zu einer größeren Gelassenheit im Handeln führen. Die Gesamtwirkung ist eine gesteigerte Mobilität, Geschicklichkeit, Stärke und Balance. Und daran können wir am besten erkennen, dass der Körper ~ Geist als Ganzes funktioniert.

3. Intersubjektivität vermittelt durch Körperkontakt

Wir haben oben einige der Interventionen kurz angedeutet, die Veränderungen in den Mobilisierungsmustern des ZNS hervorrufen. Diese Veränderungen können mit den Techniken der *Funktionalen Integration* stark unterstützt werden, besonders, wenn daneben Fertigkeiten im intersubjektiven Kontakt entwickelt werden. In anderen Worten, Techniken allein können hilfreich sein, aber der Prozess, bei dem man sich selbst auf die Person, mit der man Kontakt aufnimmt, abstimmt, kann die Effektivität der Interaktion erheblich steigern.

Der Mensch, der berührt wird, erlebt dabei ein Gefühl der Leichtigkeit und das Nachlassen von Spannungen. Die Person nimmt es möglicherweise wahr als „Das ist die Stelle, an der ich am liebsten unterstützt und berührt werden möchte.“ Oder „Diese Art, bewegt zu werden, fühlt sich wie meine ureigenste Art an.“ Da gibt es ein Empfinden des gemeinsamen Fließens oder ein Gefühl, als ob man in den Bewegungen mit einem Partner „getanzt“ wird.

Der Practitioner empfindet ein sich Einschwingen auf die Person, mit der er arbeitet. Wo ist die einfachste Bewegung? Wo sind die Grenzen, bei denen Widerstand sich nur als ein minimales Zäher-werden der Bewegung anfühlt? Wo können die Verbindungen durch das Skelett aufgespürt werden und kann man bestimmte Stellen beispielsweise in der Wirbelsäule fühlen, wo es Störungen und Unannehmlichkeiten gibt? Können Sie die entdeckte Stelle von einer entfernten Stelle aus beeinflussen, so dass Sie und Ihr Klient eine Veränderung erleben? Man lauscht mit den Händen und mit dem ganzen Körper. Man bewegt sich langsam und achtet dabei auf jede Veränderung im Empfinden. Man kann die Schädelbasis sanft unterstützen und eine subtile und sanfte, aber mächtig wirksame Verlängerung der Wirbelsäule erreichen, die die gesamte Organisation der Person in der Schwerkraft verändert. Das macht man, indem man die verlängernde Bewegung mit dem ganzen Selbst erzeugt. Die Hände übernehmen die Kommunikation, aber sie machen die Bewegung nicht für sich isoliert.

4. Zukünftige Untersuchungen

In diesem Kapitel und im ganzen Buch wurde eine Reihe von Entdeckungen präsentiert, die aus der Praxis verschiedener somatischer Methoden stammen, vornehmlich aus der *Feldenkrais-Methode*. Diese Entdeckungen sind von praktischem Nutzen und haben Bedeutung, aber sie bleiben bisher in der Domäne der somatischen Praktiken. Damit sie eine breitere Anerkennung und Anwendung in weiten Teilen der Gesellschaft finden können, sind weitere Untersuchungen der verschiedenen Phänomene und Verfahren nötig. Mit neuen Hilfsmitteln für Untersuchungen wie beispielsweise bildgebenden Verfahren zur Untersuchung des Gehirns („Gehirn-Scanning“) wird vielleicht der Nachweis gelingen, dass die oben dargestellten Praktiken mit Veränderungen im Nervensystem einhergehen. Eine umfangreiche Dokumentation auf Video und anderen Medien könnte sich hierfür auch als nützlich erweisen. Experimente müssen erfunden und entwickelt werden, mit denen sich die Wirksamkeit spezifischer Interventionen und die Effektivität des Selbstlern-Modells insgesamt nachweisen lassen. Wir blicken gespannt in die Zukunft.

Literaturverzeichnis

Angier, N., 2009. „When an Ear Witness Decides the Case". *New York Times*, 22 Juni.

Anon., 1963. *Oxford Dictionary*. Oxford: Oxford Univ. Press.

Bach-y-Rita, P., 1978. *Brain Mechanisms in Sensory Substitution*. New York: Academic Press.

Bateson, G., 1972. *Steps to an Ecology of Mind*. Northvale, NJ: Jason Aronson.

Bateson, G., 1979. *Mind and Nature*. New York: E.P. Dutton.

Bateson, G. & Bateson, M., 1987. *Angels Fear: Towards an Epistemology of the Sacred*. New York: Macmillan.

Bernstein, N., 1967. *The Coordination and Regulation of Movements*. Oxford: Pergamon Press.

Bernstein, N., 1996. „On Dexterity and Its Development". In: M.L. Latash & M.T. Turvey, Hrsg. *Dexterity and Its Development*. Mahwah, NJ: Lawrence Earlbaum Associates.

Berthoz, A., 2000. *The Brain's Sense of Movement*. Cambridge, MA: Harvard Univ. Press.

Berthoz, A., 2003. *Emotion and Reason*. Oxford: Oxford Univ. Press.

Birnbaum, D., 2002. Augen und eine Anmerkung zur Sonne. In: P. Noever, Hrsg. *James Turrell: The Other Horizon [anlässlich der Ausstellung im MAK, Wien 1998/99]*. Ostfildern-Ruit: s.n., S. 219–232.

Blakeslee, S., 2000. „A Decade of Discovery Yields a Shock about the Brain". *New York Times*, 4 Januar.

Bloom, H.K., 1999. *Global Brain: die Evolution sozialer Intelligenz*. Stuttgart: s.n.

Bohm, D., 1985. *Die implizite Ordnung. Grundlagen eines dynamischen Holismus*. München: s.n.

Brennan, T., 2004. *The Transmission of Affect*. Ithaca: Cornell Univ. Press.

Buzsáki, G., 2006. *Rhythms of the Brain*. Oxford: Oxford Univ. Press.

Camazine, S. & et_al, 2001. *Self Organization in Biological Systems*. Princeton, NJ: Princeton Univ. Press.

Carey, B., 2007. „Brainy Parrot Dies, Remains Emotive to the End". *New York Times*, 11 September.

Celibidache, S., 1991. *Symphonie Classique: Rehearsal and Performance*. s.l.:Teldec Video.

Chomsky, N., 1975. *Reflections on Language*. New York: Pantheon Books.

Clynes, M., 1996. *Auf den Spuren der Emotionen*. Freiburg im Breisgau: Verl. für Angewandte Kinesiologie.

Cole, A., 2002. „My Eyes Uncover My Hands: A Pianist's Journey". *Feldenkrais Journal*, Band 14, S. 3–9.

Cole, J., 1995. *Pride and a Daily Marathon*. Cambridge, MA: MIT Press.

Cotman, C., 1978. *Neural Plasticity*. New York: Raven Press.

Craig, A., 2003. „Interoception: The Sense of the Physiological Condition of the Body". *Current Opinion in Neurobiology*, Band 13, S. 500–505.

Crick, F., 1994. *Was die Seele wirklich ist. Die naturwissenschaftliche Erforschung des Bewusstseins*. München: Artemis und Winkler.

Damasio, A., 1995. *Descartes' Irrtum. Fühlen, Denken und das menschliche Gehirn*. München; Leipzig: List.

Damasio, A., 2000. *Ich fühle, also bin ich. Die Entschlüsselung des Bewusstseins*. München,: List.

Darwin, C., 1882. *Die Bildung der Ackererde durch die Thätigkeit der Würmer*. Stuttgart: Schweizerbart.

Darwin, C., 2000 (Stuttgart, 1872). *Der Ausdruck der Gemütsbewegungen bei den Menschen und den Tieren. Kritische Edition*. Frankfurt am Main: Eichborn Verlag.

Dawkins, R., 1999. *Gipfel des Unwahrscheinlichen. Wunder der Evolution.* Reinbek bei Hamburg: Rowohlt.

Dennett, D.C., 1994. *Philosophie des menschlichen Bewusstseins.* Hamburg: Hoffmann und Campe.

Dennett, D.C., 2002. „How Could I Be Wrong? How Wrong Could I Be?". *Journal of Consciousness Studies,* 9(5/6), S. 13–16.

Depew, D. & Weber, B., 1998. „What Does Natural Selection Have to Be Like in Order to Work with Self-Organization?". *Cybernetics and Human Knowing,* 5(1).

Depraz, N., Varela, F. & Vermersch, P., 2000. „The Gesture of Awareness: An Account of its Structural Dynamics". In: M. Velmans, Hrsg. *Investigating Phenomenal Consciousness.* Amsterdam: John Benjamins Publishing Co.

Descartes, R., 1979 (1641). *Meditationen über die erste Philosophie.* Hamburg: Meiner.

Doidge, N., 2008. *Neustart im Kopf: wie sich unser Gehirn selbst repariert.* Frankfurt, M.: Campus-Verl.

Edelman, G., 1987. *Neural Darwinism.* New York: Basic Books.

Edelman, G. & Tononi, G., 2002. *Gehirn und Geist. Wie aus Materie Bewusstsein entsteht.* München: Beck.

Eibl-Eibesfeldt, I., 2004. *Grundriß der vergleichenden Verhaltensforschung.* 8., überarb. Aufl. Hrsg. Vierkirchen-Pasenbach: BuchVertrieb Blank.

Ekman, P., 2003. Die Universalität der Emotion. In: D. Goleman & u.a., Hrsg. *Dialog mit dem Dalai Lama – wie wir destruktive Emotionen überwinden können.* 3. Aufl., 2008 Hrsg. München: Hanser, S. 183–235.

Ekman, P., 2004. *Gefühle lesen. Wie Sie Emotionen erkennen und richtig interpretieren.* 2. unveränd. Auflg. Nachdruck, Heidelberg, 2010 Hrsg. München: Elsevier, Spektrum, Akad. Verl.

Ekman, P. & Davidson, R., 1994. *The Nature of Emotion.* Oxford: Oxford Univ. Press).

Feldenkrais, M., 1981b. *Feldenkrais Training Program Transcript, Amherst, MA.* Portland, OR: International Feldenkrais Federation.

Feldenkrais, M., 1981c. *Functional Integration Series: Video, Amherst, MA, July 9: Kimberly E.* Portland, OR: International Feldenkrais Federation.

Feldenkrais, M., 1985. *Die Entdeckung des Selbstverständlichen.* 12. Aufl., 2009 Hrsg. Berlin: Suhrkamp.

Feldenkrais, M., 1999 (1949). *Der Weg zum reifen Selbst. Phänomene menschlichen Verhaltens.* Paderborn: Junfermann.

Feldenkrais, M., 2003. *Abenteuer im Dschungel des Gehirns. Der Fall Doris.* Frankfurt, M.: Suhrkamp.

Feldenkrais, M., 2004. *Professional Training Group Transcript, July 14, 1981.* Paris: International Feldenkrais Federation.

Feldenkrais, M., 2010. *Bewusstheit durch Bewegung. Der aufrechte Gang.* Berlin: Suhrkamp.

Feldenkrais, M., 2013. Bewusstsein und Bewusstheit (ca. 1970). Gespräch mit Aharon Katzir. In: E. Beringer, Hrsg. *M.F., Verkörperte Weisheit. Gesammelte Schriften.* Bern: Huber/Hogrefe, S. 201–219.

Feldenkrais, M., 2013. Geist und Körper (1964). In: E. Beringer, Hrsg. *M.F., Verkörperte Weisheit. Gesammelte Schriften.* Bern: Huber/Hogrefe, S. 55–74.

Feldenkrais, M. & Pribram, K., 1975, 2007. *Taped discussions [Audioaufnahme].* Portland, OR: International Feldenkrais Federation.

Fogassi, L. & Gallese, V., 2002. „The Neural Correlates of Action Understanding in Non-human Primates". In: M.I. Stamenov & V. Gallese, Hrsg. *Mirror Neurons and the Evolution of Brain and Language.* Amsterdam: John Benjamins.

Freeman, W., 2000. *How Brains Make Up Their Mind.* New York: Columbia Univ. Press.

Gallagher, S., 2005a. *How the Body Shapes the Mind.* Oxford: Oxford Univ. Press.

Gallagher, S., 2005b. „Dynamic Models of Body Schematic Processes". In: H.D. Preester & V. Knockaert, Hrsg. *Body Image and Body Schema.* Amsterdam: John Benjamins.

Gaze, R. & Taylor, J., 1987. „Neural Connectivity and Brain Function". In: R. Gregory, Hrsg. *The Oxford Companion to the Mind.* Oxford: Oxford Univ. Press.

Gendlin, E.T., 1962, 1997. *Experiencing and the Creation of Meaning.* Evanston, IL: Northwestern Univ. Press.

Gendlin, E.T., 1987. „A Philosophical Critique of Narcissism". In: D.M. Levin, Hrsg. *Pathologies of the Modern Self.* New York: New York Univ. Press.

Gendlin, E.T., 1990. „The Small Steps of the Therapy Process: How They Come and How to Help Them Come“. In: G. Lietaer, J. Rombauts & R. Van Balen, Hrsg. *Client- centered and Experiential Psychotherapy in the Nineties.* Leuven: Leuven University Press, S. 205–224.

Gendlin, E.T., 1997. „The Responsive Order: A New Empiricism“. *Man and World,* 30(www.focusing.org/gendlin4.html), S. 383–411.

Gendlin, E.T., 1998. *Focusing. Selbsthilfe bei der Lösung persönlicher Probleme.* Reinbek bei Hamburg: Rowohlt.

Gendlin, E.T., 2007. „A Theory of Personality Change“. In: P. Worchel & D. Byrne, Hrsg. *Personality Change.* New York: John Wiley.

Gerber, M., kein Datum *Seeing Infants with New Eyes (Undatierte Video-Dokumentation).* Los Angeles: Resources for Infant Educators.

Gibson, J. & Gibson, E., 1991. „Perceptual Learning: Differentiation or Enrichment?“. In: E. Gibson, Hrsg. *An Odyssey in Learning and Development.* Cambridge, MA: MIT Press.

Gibson, J.J., 1973. *Die Sinne und der Prozess der Wahrnehmung.* 2. unveränd. Aufl., 1982 Hrsg. Bern: Huber.

Gibson, J.J., 1973. *Wahrnehmung und Umwelt. Der ökologische Ansatz in der visuellen Wahrnehmung.* 2. unveränd. Aufl., 1982 Hrsg. München, Wien, Baltimore: Urban und Schwarzenberg.

Gigerenzer, G., 2007. *Bauchentscheidungen: die Intelligenz des Unbewussten und die Macht der Intuition.* Aufl. 2008 Hrsg. München: Bertelsmann.

Ginsburg, C., 1999. „Body-image, Movement and Consciousness: Examples from Somatic Practice in the Feldenkrais Method“. *Journal of Consciousness Studies,* 6(2/3), S. 79–91.

Ginsburg, C., 2001. „Mind and Motion: A Review of Alain Berthoz's The Brain's Sense of Movement“. *Journal of Consciousness Studies,* 8(11), S. 65–73.

Ginsburg, C., 2004. *Die Wurzeln der Funktionalen Integration.* München: Feldenkrais-Gilde.

Glanville, R., 2003. „Machines of Wonder“. *Cybernetics and Human Knowing,* 10(3/4), S. 91–105.

Goldberg, E., 2007. *Die Weisheits-Formel: wie Sie neue Geisteskraft gewinnen, wenn Sie älter werden.* Reinbek: Rowohlt.

Goleman, D. & u.a., 2003. *Dialog mit dem Dalai Lama – wie wir destruktive Emotionen überwinden können.* 3. Aufl., 2008 Hrsg. München: Hanser.

Graziano, M., 2006. „The Organization of Behavioral Repertoire in the Motor Cortex“. *N. Rev. Neuroscience,* Band 29, S. 105-34.

Graziano, M., Taylor, C. & Moore, T., 2003. „Complex Movements Evoked by Microstimulation of Precentral Cortex“. *Neuron,* Band 34, S. 841–851.

Groopman, J., 2007. *How Doctors Think.* Boston: Houghton Mifflin.

Hanna, T., 1976. „The Field of Somatics“. *Somatics,* 1(1), S. 30–34.

Heinrich, B. & Bugnyar, T., 2007. „Just How Smart are Ravens?“. 296(4), S. 64–71.

Hoffman, D., 1998. *Visual Intelligence.* New York: Norton.

Hofstadter, D.R., 2008. *Ich bin eine seltsame Schleife.* Stuttgart: Klett-Cotta.

Humphrey, N., 2000. „How to Solve the Mind-Body Problem“. *Journal of Consciousness Studies,* 7(4), S. 5–20, 98–112.

Jackson, M., 2003. *Pain: The Science and Culture of Why We Hurt.* London: Bloomsbury.

Jacoby, H., 1992. *Jenseits von ‚Begabt‘ und ‚Unbegabt‘.* Hamburg: Christians Verlag.

James, W., 1909. *Psychologie.* Leipzig: Quelle & Meyer.

Jeannerod, M., 2006, 2010. *Motor Cognition: What Actions Tell the Self.* Oxford: Oxford Univ. Press.

Johansson, G., 1975. „Visual Motor Perception“. *Scientific American,* 232(6), S. 76–87.

Johnson, D., 1995. *Bone, Breath, and Gesture: Practices of Embodiment.* Berkeley, CA: North Atlantic Books.

Kaetz, D., 2007. *Making Connections: Hasidic Roots and Resonances in the Teachings of Moshe Feldenkrais.* Metchosen/Victoria, BC: River Centre Publishing.

Kauffman, S., 1993. *The Origins of Order.* Oxford: Oxford Univ. Press.

Kauffman, S., 2000. *Investigations.* Oxford: Oxford Univ. Press.

Kauffman, S., 2008. *Reinventing the Sacred.* New York: Basic Books.

Kelso, J., 1995. *Dynamic Patterns: The Self-Organization of Brain and Behavior.* Cambridge, MA: MIT Press.

Kelso, J., 2002. „The Complementary Nature of Coordination Dynamics: Self-organization and Agency". *Nonlinear Phenomena in Complex Systems,* 5(4), S. 364-371.

Kelso, J. & Engstrøm, D., 2006. *The Complementary Nature.* Cambridge, MA: MIT Press.

Kirschner, M.W. & Gerhart, J.C., 2007. *Die Lösung von Darwins Dilemma: wie die Evolution komplexes Leben schafft.* Reinbek: Rowohlt-Taschenbuch-Verl.

Lakoff, G. & Johnson, M., 1998. *Leben in Metaphern: Konstruktion und Gebrauch von Sprachbildern.* 8. Aufl., 2014 Hrsg. Heidelberg: Carl-Auer-Verl.

Lakoff, G. & Núñez, R., 2000. *Where Mathematics Comes From: How the Embodied Mind Brings Mathematics into Being.* New York: Basic Books.

Latash, M. & Turvey, M., 1996. *Dexterity and Its Development.* Mahwah, NJ: Lawrence Earlbaum Associates.

Libet, B., 2007. *Mind time: wie das Gehirn Bewusstsein produziert.* Frankfurt, M.: Suhrkamp.

Lilly, J., 1976. *Das Zentrum des Zyklons. Eine Reise in die inneren Räume.* Neuaufl. Aarau, 2000 Hrsg. Frankfurt, M.: Fischer Taschenbuch Verl.

Mareschal, D. & et al., 2007. *Neuroconstructivism II: Perspectives and Prospects.* Oxford: Oxford Univ. Press.

Margulis, L., 1981. *Symbiosis in Cell Evolution.* San Francisco: W.H. Freeman.

Margulis, L. & Sagan, D., 1986. *Origins of Sex: Three Billion Years of Recombination.* New Haven, CT: Yale Univ. Press.

Margulis, L. & Sagan, D., 1997. *Leben: vom Ursprung zur Vielfalt.* Heidelberg: Spektrum, Akad. Verlag.

Margulis, L. & Sagan, D., 1997. *Slanted Truths.* New York: Copernicus/Springer.

Maturana, H., 1980. „Introduction to Autopoiesis and Cognition". In: H. Maturana & F. Varela, Hrsg. *Autopoiesis and cognition : the realization of the living.* Dordrecht, Holland: D. Reidel Pub. Co.

Maturana, H. & Pörksen, B., 2002. *Vom Sein zum Tun: Die Ursprünge der Biologie des Erkennens.* 2. Aufl. 2008 Hrsg. Heidelberg: Carl-Auer Verlag.

Maturana, H. & Varela, F., 1987. *Der Baum der Erkenntnis: die biologischen Wurzeln des menschlichen Erkennens.* Bern: Scherz.

Maturana, R.H., 2002. „Autopoiesis, Structural Coupling and Cognition". *Cybernetics and Human Knowing,* 9(3 - 4), S. 5-34.

Merleau-Ponty, M., 1976. *Die Struktur des Verhaltens.* Berlin: De Gruyter.

Metzinger, T., 2003. *Being No One.* Cambridge, MA: MIT Press.

Narby, J., 2006. *Intelligenz in der Natur. Eine Spurensuche an den Grenzen des Wissens.* Baden: AT-Verl.

Ninio, J., 1999. *Macht Schwarz schlank? Über die Täuschungen unserer Wahrnehmung.* Leipzig: Kiepenheuer.

Noble, D., 2006. *The Music of Life: Biology Beyond Genes.* Oxford: Oxford Univ. Press.

Noë, A., 2004. *Action in Perception.* Cambridge, MA: MIT Press.

Panksepp, J., 1998. *Affective Neuroscience.* Oxford: Oxford Univ. Press.

Panksepp, J., 2005. „On the Embodied Neural Nature of Core Emotional Affects". *Emotion Experience, Journal of Consciousness Studies,* 12(8/10), S. 158-184.

Payzant, G., 1992. *Glenn Gould: Music & Mind.* Toronto: Key Porter Books.

Pepperberg, I., 2001. „Lessons from Cognitive Ethology". In: C. Balkenius & et al., Hrsg. *Proceedings of the First International Workshop on Epigenetic Robotics.* Lund: Lund Univ.

Pepperberg, I., 2002. *The Alex Studies: Cognitive and Communicative Abilities of Grey Parrots.* Cambridge, MA: Harvard Univ. Press.

Pepperberg, I.M., 2009. *Alex und ich. Die einzigartige Freundschaft zwischen einer Harvard-Forscherin und dem schlausten Vogel der Welt.* 2014 Hrsg. München: mvg.

Plessner, H., 1928. *„Die Stufen des Organischen".* s.l.:(http://www.uni-potsdam.de/phi).

Poincaré, H., 2003(1904). *Wissenschaft und Hypothese.* Unveränd. Neuaufl. d. 4. Aufl. 1928 Hrsg. Leipzig; Berlin: XENOMOS.

Pollock, J., 1959. As quoted in The New American Painting. In: M.O. M. ART, Hrsg. *The new American painting, as shown in eight European countries, 1958-1959.* New York: MMA/ Doubleday & Co.

Port, R. & van Gelder, T., 1995. *Mind as Motion: Explorations in the Dynamics of Cognition.* Cambridge, MA: MIT Press.

Powers, W., 1973. *Behavior: The Control of Perception.* Chicago: Aldine.

Prete, F.R., 2004. *Complex Worlds from Simpler Nervous Systems.* Cambridge, MA: MIT Press.

Pribram, K., 1971. *Languages of the Brain.* Englewood Cliffs, NJ: Prentice Hall.

Reed, E., 1988. *James J. Gibson and the Psychology of Perception.* New Haven, CT: Yale Univ. Press.

Reed, E., 1996. *Encountering the World: Toward an Ecological Psychology.* Oxford: Oxford Univ. Press.

Reichle, F., 2005. *Monte Grande: A Film about Francisco Varela.* s.l.:(www.franzreichle.ch).

Rizzolatti, G. & Sinigaglia, C., 2008. *Empathie und Spiegelneurone: die biologische Basis des Mitgefühls.* 4. Aufl. 2012 Hrsg. Frankfurt, M: Suhrkamp.

Rolls, E., 2007. *Emotions Explained.* Oxford: Oxford Univ. Press.

Rothko, M., 1994. As quoted in D. Waldman, Mark Rothko in New York. In: *Mark Rothko in New York.* New York: Guggenheim Museum/ Harry N. Abrams.

Sacks, O., 1989. *Der Tag, an dem mein Bein fortging.* 2. Auflage: 16. – 25. Tsd. Hrsg. Reinbek bei Hamburg: Rowohlt.

Sacks, O., 1995. „Sehen oder nicht sehen". In: *Eine Anthropologin auf dem Mars. Sieben paradoxe Geschichten.* 10. Aufl. 2015 Hrsg. Reinbek bei Hamburg: Rowohlt-Taschenbuch-Verl, S. 159–217.

Sacks, O., 2004. „In the River of Consciousness". *NEW YORK REVIEW OF BOOKS,* Band 51, S. 41–45.

Schilder, P., 1942. *Mind, Perception and Thought.* New York: Columbia Univ. Press.

Sheets-Johnstone, M., 1999. *The Primacy of Movement.* Amsterdam: John Benjamins Publishing Co.

Sheets-Johnstone, M., 2005. „What Are We Naming?". In: H.D. Preester & V. Knockaert, Hrsg. *Body Image and Body Schema.* Amsterdam: John Benjamins.

Sherrington, C., 1906, 1961. *The Integrative Action of the Nervous System.* New Haven, CT: Yale Univ. Press.

Skarda, C., 1999. „The Perceptual Form of Life". In: R. Núñez & W. Freeman, Hrsg. *Reclaiming Cognition.* Exeter, UK: Imprint Academic.

Smith, K. & Smith, M., 1966. *Cybernetic Principles of Learning and Educational Design.* New York: Holt, Rinehart and Winston.

Smythies, J., 2002. *The Dynamic Neuron: Comprehensive Survey of the Neurochemical Basis of Synaptic Plasticity.* Cambridge, MA: MIT Press.

Sole, R. & Goodwin, B., 2000. *Signs of Life: How Complexity Pervades Biology.* New York: Basic Books.

Spencer-Brown, G., 1997. *The Laws of Form – Gesetze der Form. Internationale Ausgabe englisch-deutsch.* Lübeck: Bohmeier.

Spivey, M., 2007. *The Continuity of Mind.* Oxford: Oxford Univ. Press.

Stern, D.N., 1992. *Die Lebenserfahrung des Säuglings.* 9. erw. Aufl., 2007 Hrsg. Stuttgart: Klett-Cotta.

Stern, D.N., 2005. *Der Gegenwartsmoment. Veränderungsprozesse in Psychoanalyse, Psychotherapie und Alltag.* 4. Aufl., 2014. Hrsg. Frankfurt, M.: Brandes und Apsel.

Sugita, Y. & Tani, J., 2002. „A Connectionist Model which Unifies the Behavioral and the Linguistic Process". In: M. Stamenov & V. Gallese, Hrsg. *Mirror Neurons and the Evolution of Brain and Languages.* Amsterdam: John Benjamins.

Thelen, E. & Smith, L., 1994. *A Dynamic Systems Approach to the Development of Cognition and Action.* Cambridge, MA: MIT Press.

Thompson, E., 2007. *Mind and Life: Biology, Phenomenology and the Sciences of Mind.* Cambridge, MA: Harvard/Belknap.

Torrance, S., Clowes, R. & Chrisley, R., 2007. „Machine Consciousness: Embodiment and Value". *Journal of Consciousness Studies,* 14(7), S. 7–14.

Turnbull, C.M., 1963. *Molimo: drei Jahre bei den Pygmäen.* Köln; Berlin: Kiepenheuer & Witsch.

Tye, M., 2005. „Another Look at Representation about Pain". In: M. Aydede, Hrsg. *Pain: New Essays on its Nature and the Methodology of its Study.* Cambridge, MA: MIT Press.

Varela, F., 1979. *Principles of Biological Autonomy.* New York; Oxford: Elsevier North Holland.

Varela, F., 1986. „Laying Down a Path in Walking: A Biologist's Look at a New Biology and its Ethics". *Cybernetics,* 2(1), S. 6–15.

Varela, F., 1996a. „Neurophenomenology". *Journal of Consciousness Studies,* 3(4), S. 330–349.

Varela, F., 1996b. „The Early Days of Autopoiesis: Heinz and Chile". *Systems Research,* 13(3), S. 405–415.

Varela, F., 2000. „The Specious Present: A Neurophenomenology of Time Consciousness".

In: J. Petitot, F. Varela & B. P. J. Roy, Hrsg. *Naturalizing Phenomenology: Issues in Contemporary Phenomenology and Cognitive Science.* Stanford, CA: Stanford University Press, S. 266–314.

Varela, F. J., Thompson, E. & Rosch, E., 1992. *Der mittlere Weg der Erkenntnis : der Brückenschlag zwischen wissenschaftlicher Theorie und menschlicher Erfahrung.* Bern, München, Wien: Scherz.

Vijver, V. d., G., S., S. & Delpos, M., 1998. *Evolutionary Systems: Biological and Epistemological Perspectives on Selection and Self-Organization.* Dordrecht, Holl: Kluwer Academic Publishers.

von Békésy, G., 1970. *Physiologie der Sinneshemmung.* München: Goldmann.

von Foerster, H., 1963. „Logical Structures of Environment and its Internal Representations". In: R. E. Eckerstrom, Hrsg. *International Design Conference, Aspen, CO 1962.* Zeeland, MI: Herman Miller Inc.

von Foerster, H. & Pörksen, B., 1998. *Wahrheit ist die Erfindung eines Lügners: Gespräche für Skeptiker.* 10. Aufl. 2013 Hrsg. Heidelberg: Carl-Auer Verlag.

Waal, F. d., 1998. *Chimpanzee Politics.* Baltimore: Johns Hopkins University Press.

Waal, F. d., 2006. *Der Affe in uns. Warum wir sind, wie wir sind.* 3. Aufl. als TB, 2013 Hrsg. München: Dt. Taschenbuchverl.

Wittgenstein, L., 1987. *Vermischte Bemerkungen. Eine Auswahl aus dem Nachlass.* Frankfurt, M: Suhrkamp.

Wittgenstein, L., 2001. *Philosophische Untersuchungen.* Erstauflage 1953 Hrsg. Frankfurt, M.: Wissenschaftliche Buchgesellschaft.

Wolinsky, S., 1993. *Quantum Consciousness.* Norfolk, CT: Bramble Books.

Wolinsky, S., 1997. *Das Tao der Meditation: praktische Methoden der Selbsterkenntnis.* Freiburg i. Br: Lüchow.

Vorschläge für weitere Lektüren

Bücher, die zu neuem Denken anregen

Bücher von Moshé Feldenkrais

- *Bewusstheit durch Bewegung*. Suhrkamp, 1996 (Feldenkrais' grundlegende Bewegungslektionen).
- *Der Weg zum reifen Selbst: Phänomene menschlichen Verhaltens*. Junfermann, 1995.
- *Abenteuer im Dschungel des Gehirns: Der Fall Doris*. Suhrkamp, 1981.
- *Das starke Selbst: Anleitung zur Spontaneität*. Suhrkamp, 1992.

Bücher über somatische Methoden

- Alan Fogel, *Selbstwahrnehmung und Embodiment in der Körperpsychotherapie: Vom Körpergefühl zur Kognition*. Schattauer, 2013.
- Don Hanlon Johnson, *Bone, Breath & Gesture: Practices of Embodiment*. North Atlantic Books, 1995.
- Don Hanlon Johnson, *Body, Spirit and Democracy*. North Atlantic Books, 1994.
- Don Hanlon Johnson, Ed., *Groundworks: Narratives of Embodiment*. North Atlantic Books, 1997.

Plastizität des Gehirns

- Norman Doidge, *Neustart im Kopf: Wie sich unser Gehirn selbst repariert*. Campus, 2014.
- Norman Doidge, *Wie das Gehirn heilt – Neueste Erkenntnisse aus der Neurowissenschaft*. Campus, 2015.
- Elkhonon Goldberg, *Die Weisheits-Formel: Wie Sie neue Geisteskraft gewinnen, wenn Sie älter werden*. Rowohlt, 2007.
- Gerald Hüther, *Bedienungsanleitung für ein menschliches Gehirn*. Vandenhoeck & Ruprecht, 2010.
- Gerald Hüther, *Die Macht der inneren Bilder: Wie Visionen das Gehirn, den Menschen und die Welt verändern*. Vandenhoeck & Ruprecht, 2014.

Entwicklung und Affekt

- Daniel Stern, *Ausdrucksformen der Vitalität: Die Erforschung dynamischen Erlebens in Psychotherapie, Entwicklungspsychologie und den Künsten*. Brandes & Apsel, 2011.
- Paul Ekman, *Gefühle lesen. Wie Sie Emotionen erkennen und richtig interpretieren*. Spektrum Akademischer Verlag, 2010.

Dynamik und eine neue Biologie

- Scott Camazine et al., *Self-Organization in Biological Systems*. Princeton University Press, 2001.
- Denis Noble, *The Music of Life: Biology Beyond the Genes*. Oxford University Press, 2006.
- Ricard Sole and Brian Goodwin, *Signs of Life: How Complexity Pervades Biology*. Basic Books, 2000.
- Steven Strogatz, *Synchron: vom rätselhaften Rhythmus*. Berlin Verlag, 2004.

Intelligenz bei Tieren mit kleinem Nervensystem

- Frederick Prete, ed., *Complex Worlds from Simpler Nervous Systems*. MIT Press, 2004.

Sprache und Intelligenz bei Tieren

- Roger Fouts, *Unsere nächsten Verwandten. Von Schimpansen lernen, was es heißt, ein Mensch zu sein*. Droemer Knaur, 2000.
- Irene Pepperberg, *Alex und ich: Die einzigartige Freundschaft zwischen einer Harvard-Forscherin und dem schlausten Vogel der Welt*. mvg Verlag, 2014.

Philosophie sich bewegender Körper und Körper ~ Geist

- Eugene Gendlin, Focusing: Selbsthilfe bei der Lösung persönlicher Probleme. Rowohlt, 2012.
- Maxine Sheets-Johnstone, The Corporeal Turn: An Interdisciplinary Reader. Imprint-Academic, 2009.

Quellen für Materialien und Informationen über die Feldenkrais-Methode

- www.feldenkrais.de/shop/
- www.AchievingExcellence.com
- www.feldenkrais.com/shop/
- www.feldenkraisresources.com

Informationen zu Trainings, Gruppen und Practitionern erhalten Sie bei:

- www.feldenkrais.de – FVD Feldenkrais-Verband Deutschland e.V.
- www.feldenkrais.at – Feldenkrais Verband Österreich
- www.feldenkrais.ch – SFV Schweizerischer Feldenkrais Verband

Danksagungen

Dieses Buch entstand im Laufe von fünf Jahren, in denen ich intensiv darüber nachdachte, was Leben und Menschsein ausmacht. Ich versuchte zu artikulieren, was ich auf der Basis der Arbeit, die ich liebe, verstand.

Ich absorbierte diese Arbeit von meinem großen Lehrer im Leben, Dr. Moshé Feldenkrais. Die grundlegenden Ideen des Buches kommen von Feldenkrais. Sie waren nicht einfach zu verstehen, und ich musste eine neue Methode praktizieren, um ungewohntes Wissen über mich selbst zu erkunden. Wie habe ich gelernt, mich zu bewegen? Wie tauchte Wahrnehmung auf? Was hatte Bewegen mit Denken zu tun? Wie bin ich anwesend und präsent im Tun und im Bewegen?

Meine Frau Lucía Schütte-Ginsburg wurde meine Partnerin im Gespräch. In unseren langen frühmorgendlichen Diskussionen erforschten wir Fragen, die in Beziehung zum entstehenden Buch standen. Ohne ihre liebende Hilfe wäre das Buch nicht entstanden. Ich danke ihr auch für die Beiträge zu grundlegenden Entwicklungen im frühen Kindesalter und ihre Fallbeschreibung. Wir lernten einer vom anderen.

Carl möchte besonders Francisco Varela danken, er ermutigte ihn vor seinem zu frühen Tod, zu schreiben und in Fachzeitschriften zu veröffentlichen und riet ihm, nicht zu versuchen, ein Philosoph zu sein.

Es gibt viele Lehrer, denen wir Dank schulden, besonders Mia Segal, Gaby Yaron, Ruthy Alon, Stephen Wolinsky, Myriam Pfeffer, Eilat Almagor, Russell Delman, Majorie Barstow, Maxine Sheets-Johnstone und den vielen Studenten in der ganzen Welt, die dazu beitrugen, unser Denken klar zu artikulieren.

Einige Kollegen halfen in der Diskussion, Dank an Roger Russell, Dennis Leri, Edward Dwelle, Ilana Nevill und Livia Calice.

Ein Dankesschön geht auch an Klaus Reinhardt, der uns ermutigt hat, das Buch ins Deutsche zu bringen und an Susanne Ristea vom Hogrefe Verlag für die gute Betreuung.

Drei Menschen waren an der deutschen Übersetzung maßgeblich beteiligt.

Teil I wurde von Lucía Schütte-Ginsburg gemacht, Claus-Jürgen Kocka übersetzte Teil II und III sowie den Anhang. Ohne ihn wäre das Projekt nicht vorwärtsgekommen. Cornelia Berens lektorierte und gab viele hilfreiche Hinweise.

Herzlichen Dank für die Zeit und die harte Arbeit.

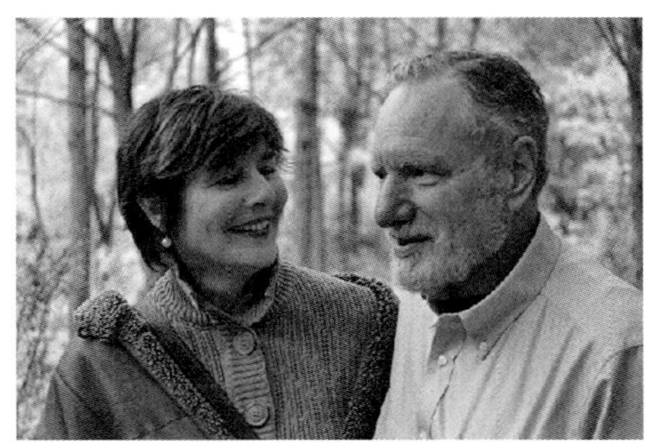

Lucía Schütte-Ginsburg und Carl Ginsburg

Über die Autoren

Dr. Carl Ginsburg machte seinen Doktor in anorganischer physikalischer Chemie und lehrte einige Jahre als Professor an einem College, als er 1975 das erste professionelle Training mit Dr. Moshé Feldenkrais in San Francisco begann. Seine Erfahrungen mit Bioenergetik, Alexander-Technik, Rolfing, Körperpsychotherapie und Feldenkrais-Arbeit bewogen ihn dazu, seinem Leben eine andere Richtung zu geben. Er suchte Hilfe für seine chronischen Rückenschmerzen und sann über die gemachten Erfahrungen nach, die sich ihm als ein Körper-Geist-Phänomen darstellten. Seit 40 Jahren hat er eine private Praxis. In einem Programm für querschnittgelähmte erwachsene Menschen, genannt „shake-a-leg“, erforschte er über mehrere Jahre, wie die Teilnehmer durch viele unterschiedliche Herangehensweisen verloren gegangene Funktionen durch Evokation von Plastizität wiedererlangen konnten. 1986 begann er, Feldenkrais Practitioner auszubilden. Er leitete viele Feldenkrais-Trainings als Pädagogischer Direktor in den USA, Deutschland, England, Österreich, Kanada und Italien und arbeitete als Gasttrainer in vielen Trainings unter anderem in Frankreich, Schweden, Schweiz, Australien, Neuseeland, Japan und Argentinien. Er hat über viele Aspekte der Feldenkrais-Methode in den Zeitschriften *Feldenkrais Journal, Interface Journal, Somatics* geschrieben und über das Körper-Geist-Phänomen im *Journal of Humanistic Psychology* und im *Journal of Consciousness Studies* publiziert. (Siehe die Liste seiner ausgewählten Veröffentlichungen.)

Lucía Schütte-Ginsburg studierte Pädagogik und begann als Volksschullehrerin. Sie arbeitete an verschiedenen Schulprojekten mit, davon zehn Jahre als Elternteil im Projekt Freie Schule Frankfurt. Da ihr Sohn durch die Feldenkrais-Methode große Entwicklungsschritte gemacht hatte, begann sie ihr Feldenkrais-Training bei Mia Segal, Dr. Feldenkrais' erster Assistentin. Danach konnte sie im Schulsystem vielen kranken Kindern im Krankenhaus und zu Hause auf vielfältige Weise helfen, weiterzulernen. Sie unterhält eine Praxis in Bad Soden und unterrichtete weltweit viele Feldenkrais-Studenten als Feldenkrais-Trainerin.

Carl Ginsburg

„Seit 25 Jahren arbeite ich mit meinen Schülern und Klienten aus einer praktischen Perspektive an der Beziehung zwischen Bewegung, Empfindung, Wahrnehmung und Kognition, um sie dabei zu begleiten, ihr menschliches Potenzial und ihre Bewusstheit zu erweitern. Dabei habe ich bei mir selbst und anderen beobachtet, dass ein Fortschritt in einem Aspekt, beispielsweise der Bewegungskoordination, sich auch auf andere kognitive Ebenen überträgt, wie jene der Wahrnehmung und Kognition. Ich arbeite unmittelbar mit Aufmerksamkeit und sensorischer Bewusstheit, besonders damit, wie man sich selbst im Bewegen spürt. Ein einfaches Beispiel. Ich könnte fragen: ‚Was spüren Sie in Ihren Rippen und der Wirbelsäule, wenn sie Ihr Gewicht im Sitzen von einer Seite zur anderen bewegen und wie unterschiedlich fühlt sich diese Gewichtsverlagerung jeweils rechts und links an?' Alternativ könnte ich sanft meine Hände auf die Stellen legen, die sich bewegen, um dadurch die sensorische Bewusstheit für normalerweise unbeachtete Anteile der Bewegung zu wecken. Jetzt wird etwas in diesem Tun wahrgenommen, das vorher dem bewussten Zustand nicht zugänglich war. Interessant dabei ist, dass diese Veränderungen einen so tief greifenden Effekt haben. Ein Mensch mit Gleichgewichtsstörungen beispielsweise wird dann diese Funktion leichter ausführen können, er wird besser im Gleichgewicht sein. Jemand anderes wird eine Veränderung im Sehen erfahren und ein Dritter wird weniger Rückenschmerzen haben. Und wieder bei einem anderen werden vielleicht bisher nicht empfundene und uneingestandene Gefühle auftauchen."

(aus C. Ginsburg, „Mind and Motion", *Journal of Consciousness Studies*, vol. 8, no. 11, 2001, S. 65; Ginsburg, 2001)